Fachwissen Pflege

Diese Reihe bietet neuen Kollegen und Wiedereinsteigern Unterstützung bei der schnellen Einarbeitung in einen neuen Bereich oder auf einer neuen Station. Motto: „Keine Angst vor einem Stationswechsel." Ziel ist es, die Pflegekraft auf Station optimal für ihren Stationsalltag auszustatten und die Qualität der Versorgung zu sichern. Die Spezialisierung der Krankenhäuser in Deutschland nimmt zu. Die Stationen in Kliniken konzentrieren sich auf spezielle Krankheits- und Fachbereiche. Das Pflegepersonal braucht umfangreiches Wissen und praktische Anleitung zu speziellen Pflegemaßnahmen für ihren Stationsalltag. Außerdem kommt es immer wieder zu Personalwechsel und neue Kollegen müssen meist sehr schnell eingearbeitet werden.

Deborah Beilharz-Gabold • Kevin Gaa • Jessica Golenia
Hrsg.

Pflegewissen Neurologie und Neurochirurgie

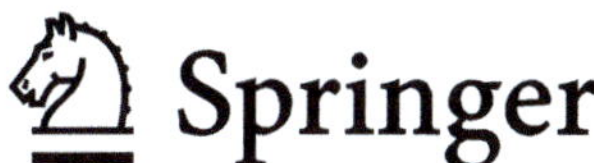

Hrsg.
Deborah Beilharz-Gabold
Intensivzentrum Kopfklinik
University Hospital Heidelberg
Heidelberg, Deutschland

Kevin Gaa
Intensivzentrum Kopfklinik
University Hospital Heidelberg
Heidelberg, Deutschland

Jessica Golenia
Heidelberg, Deutschland

ISSN 2510-0866   ISSN 2510-0858   (electronic)
Fachwissen Pflege
ISBN 978-3-662-71738-7   ISBN 978-3-662-71739-4   (eBook)
https://doi.org/10.1007/978-3-662-71739-4

Die Deutsche Nationalbibliothek verzeichnet diese Publikation in der Deutschen Nationalbibliografie; detaillierte bibliografische Daten sind im Internet über https://portal.dnb.de abrufbar.

Planung/Lektorat: Sarah Busch
Springer ist ein Imprint der eingetragenen Gesellschaft Springer-Verlag GmbH, DE und ist ein Teil von Springer Nature.
Die Anschrift der Gesellschaft ist: Heidelberger Platz 3, 14197 Berlin, Germany

Wenn Sie dieses Produkt entsorgen, geben Sie das Papier bitte zum Recycling.

Widmung

Den Pflegekräften, die sich für die Neurologie und Neurochirurgie entschieden haben – und jeden Tag aufs Neue entscheiden.

Für ihren Mut, ihre Hingabe und ihr unermüdliches Engagement, mit dem sie Menschen mit unterschiedlichsten Schicksalen zur Seite stehen.

Dieses Buch ist euch gewidmet.

Deborah Beilharz-Gabold

Kevin Gaa

Jessica Golenia

Geleitwort für ein Pflegefachbuch für Neurologie und Neurochirurgie

Sehr geehrte, liebe Leserinnen und Leser,
die Pflege von Patientinnen und Patienten mit neurologischen Erkrankungen durch Fachkolleginnen und -kollegen in der Neurologie, Neurochirurgie, rehabilitativen Medizin und anderen angrenzenden Bereichen stellt in der heutigen Medizin eine der komplexesten und herausforderndsten Aufgaben überhaupt dar. Große Fortschritte in Diagnostik, Akuttherapie und Rehabilitation begegnen insbesondere im stationären Kontext zunehmend sehr kranken Patientinnen und Patienten bei ständig differenzierter werdenden wissenschaftlichen, aber auch bürokratischen Herausforderungen. Für die Versorgung sind interdisziplinäre und interprofessionelle Zusammenarbeit, profunde Fachkenntnisse und ein besonders hohes Maß an Empathie gefordert.

Das vorliegende Fachbuch versteht sich als praxisnaher Begleiter und wissenschaftlich fundiertes Nachschlagewerk für Pflegende, die im neurologischen und neurochirurgischen Fachgebiet sowie in angrenzenden Bereichen tätig sind. Es verbindet aktuelles Fachwissen mit aktueller Evidenzbasierung, berücksichtigt Leitlinien und Richtlinien sowie die pflegerischen Besonderheiten als auch die interprofessionellen Schnittstellen innerhalb der Patientenversorgung.

Die Neuromedizin hat in den letzten zehn Jahren in den Bereichen der neurovaskulären Medizin, der operativen Verfahren, der Neurointensivmedizin, der Neuroimmunologie, der Neuroonkologie und in der Beschäftigung mit neurodegenerativen Erkrankungen erhebliche Fortschritte erlebt. Diese rasante Entwicklung in der Neuromedizin und die zunehmende Komplexität der von uns versorgten Erkrankungen verlangen nicht nur eine ständige Wissensaktualisierung, sondern auch eine vertiefte Auseinandersetzung mit ethischen, sozialen und psychosozialen Fragestellungen. Ziel dieses Fachbuches ist es, Pflegenden das nötige Rüstzeug für die Bewältigung professioneller Herausforderungen an die Hand zu geben, die kritische Reflexion anzuregen und die wissenschaftliche Durchdringung pflegerischer Praxis zu fördern.

Ich möchte alle Autorinnen und Autoren, die mit Expertise und Leidenschaft für die Neurologie und Neurochirurgie wertvolle Beiträge zur Professionalisierung ihres Fachbereichs leisten, für das vorliegende Werk beglückwünschen und mich vorausgreifend im Namen aller zukünftigen Leserinnen und Leser besonders herzlich bei ihnen bedanken. Mögen die hier vermittelten Inhalte dazu beitragen, die Pflegequalität stetig zu verbessern, innovative Pflegekonzepte zu etablieren und nicht zuletzt das Wohl der Patientinnen und Patienten in den Mittelpunkt professionellen Handelns zu stellen.

Wolfgang Wick
Neurologie, Prodekan für Struktur und Entwicklung,
Wissenschaftsratsvorsitzender seit 2023, Heidelberg, Deutschland
04.08.2025

Vorwort

Liebe Leserinnen und Leser,

Neurologie und Neurochirurgie gehören zu den faszinierendsten und anspruchsvollsten Fachgebieten der medizinischen Versorgung. Für Pflegende bieten diese Bereiche eine einzigartige Mischung aus Herausforderungen und Chancen: Sie erleben ein breites Spektrum an Krankheitsbildern von akuten neurologischen Notfällen bis zur langfristigen Rehabilitation und Begleitung von Patient:innen in oft kritischen Lebensphasen. **Pflegewissen Neurologie und Neurochirurgie** richtet sich daher gezielt an Auszubildende in der Pflege, die im Rahmen ihrer generalistischen Ausbildung einen Praxiseinsatz in der Neurologie oder Neurochirurgie absolvieren, sowie an erfahrene Pflegefachpersonen, die ihr Wissen auffrischen oder vertiefen möchten.

Gerade vor dem Hintergrund der aktuellen Pflegereform und der Einführung der generalistischen Pflegeausbildung ist ein solches Werk äußerst relevant. Durch diese Reform haben sich neue Anforderungen an das pflegerische Fachwissen ergeben. Künftige Pflegefachpersonen müssen nun ein noch breiteres Spektrum an Kompetenzen abdecken und fundierte Kenntnisse in allen Versorgungsbereichen mitbringen, einschließlich der hochkomplexen Neurologie und Neurochirurgie. Dieses Buch trägt dieser Entwicklung Rechnung, indem es aktuelles, umfassendes Wissen bereitstellt, das für die moderne Ausbildung und Praxis unerlässlich ist.

Das Besondere an **Pflegewissen Neurologie und Neurochirurgie** ist die übersichtliche Aufbereitung der Inhalte. Komplexe Sachverhalte werden verständlich dargestellt und durch didaktische Elemente strukturiert. So finden sich im gesamten Buch **Exkurse**, die Hintergrundinformationen und vertiefendes Wissen anschaulich vermitteln. Zudem gibt es speziell gekennzeichnete **Abschnitte mit Pflegefokus**, in denen wichtige pflegerische Schwerpunkte und praxisnahe Hinweise hervorgehoben werden. **Zu jedem Kapitel wurde außerdem eine „In Kürze"-Zusammenfassung erstellt, die die Kernpunkte noch einmal kompakt zusammenfasst und als schnelle Orientierungshilfe dient. Darüber hinaus wurde bei der Wortwahl bewusst darauf geachtet, statt des nicht mehr zeitgemäßen Begriffs „Pflegefachkräfte" durchgängig „Pflegefachpersonen" zu verwenden. Der Begriff „Kräfte" wirkt reduzierend und betont den Aspekt der Arbeitskraft, während „Pflegefachpersonen" die Professionalität, die fachliche Expertise und den heute verbindlichen Titel gemäß dem Pflegeberufegesetz angemessen widerspiegelt.

Die tägliche Zusammenarbeit mit Patient:innen, ihren Angehörigen und dem interdisziplinären Team erfordert nicht nur fachliches Können, sondern auch Empathie, Kreativität und die Bereitschaft, immer dazuzulernen. Genau diese Mischung macht die Arbeit in der Neurologie und Neurochirurgie so besonders. Wir hoffen, dass diese Begeisterung für das Fach beim Lesen spürbar wird und Sie dazu motiviert, die Möglichkeiten Ihres Ausbildungseinsatzes oder Arbeitsbereichs in vollen Zügen zu nutzen.

Abschließend möchten wir allen Beteiligten danken, die dieses Buch ermöglicht haben. Unser besonderer Dank gilt den Pflegefachpersonen und Ärzt:innen, die als Autor:innen ihre Expertise geteilt haben, sowie den Kolleg:innen, die durch ihr Feedback und ihre Anregungen zur Entstehung dieses praxisnahen Werkes beigetragen haben. **Pflegewissen Neurologie und Neurochirurgie** ist aus einem gemeinsamen Engagement entstanden – mit dem Ziel, alle Leserinnen und Leser bestmöglich zu unterstützen.

Wir wünschen Ihnen eine spannende Lektüre, viel Erfolg beim Lernen und Anwenden des Wissens und vor allem Freude an der weiteren Entdeckung der Neurologie und Neurochirurgie!

Deborah Beilharz-Gabold
Kevin Gaa
Jessica Golenia
Heidelberg, Deutschland
April 2025

Inhaltsverzeichnis

Herausgeber- und Autorenverzeichnis

Herausgebende

Deborah Beilharz-Gabold Neurologische Klinik des Universitätsklinikums Heidelberg, Heidelberg, Deutschland

Kevin Gaa Neurologische Klinik des Universitätsklinikums Heidelberg, Heidelberg, Deutschland

M.Sc. Jessica Golenia Neurologische Klinik des Universitätsklinikums Heidelberg, Heidelberg, Deutschland

Autorinnen und Autoren

Dipl. Theol. Ulrich Bickhhardt Neurologische Klinik des Universitätsklinikums Heidelberg, Heidelberg, Deutschland

Dr. med. Nina Bieber Neurologische Klinik des Universitätsklinikums Heidelberg, Heidelberg, Deutschland

Lisa Ferreira Miranda Neurologische Klinik des Universitätsklinikums Heidelberg, Heidelberg, Deutschland

Ivonne Ferrer Neurologische Klinik des Universitätsklinikums Heidelberg, Heidelberg, Deutschland

Zoé Fleischhauer Neurologische Klinik des Universitätsklinikums Heidelberg, Heidelberg, Deutschland

M.Sc. Kristin Gerhäuser Neurologische Klinik des Universitätsklinikums Heidelberg, Heidelberg, Deutschland

M.Sc. Franciska Grauer Neurologische Klinik des Universitätsklinikums Heidelberg, Heidelberg, Deutschland

Heinrich Hegert Neurologische Klinik des Universitätsklinikums Heidelberg, Heidelberg, Deutschland

Dr. phil., M. A. Beate Herrmann Deutsches Krebsforschungszentrum, Heidelberg, Deutschland

Dr. phil. Klaus Heß Neurologische Klinik des Universitätsklinikums Heidelberg, Heidelberg, Deutschland

Claudia Hülsmann Neurologische Klinik des Universitätsklinikums Heidelberg, Heidelberg, Deutschland

M.Sc. Nadja Hundertmark palliNEO GmbH, Deutschland

PD Dr. med. Tobias Kessler Neurologische Klinik des Universitätsklinikums Heidelberg, Heidelberg, Deutschland

M.Sc. Sachin Konkani Neurologische Klinik des Universitätsklinikums Heidelberg, Heidelberg, Deutschland

Dr. Verena Mätzke Neurologische Klinik des Universitätsklinikums Heidelberg, Heidelberg, Deutschland

Gabi Otero Universitätsklinikum Heidelberg, Heidelberg, Deutschland

Anand Padmanabhan Neurologische Klinik des Universitätsklinikums Heidelberg, Heidelberg, Deutschland

Svenja Scheiber Neurologische Klinik des Universitätsklinikums Heidelberg, Heidelberg, Deutschland

B.A. Nils Schneckenberger Neurologische Klinik des Universitätsklinikums Heidelberg, Heidelberg, Deutschland

Marco Stenzel Neurologische Klinik des Universitätsklinikums Heidelberg, Heidelberg, Deutschland

Hannah Tönsfeuerborn Medizinischen Hochschule Hannover, Klinik für Pädiatrische Kardiologie und Intensivmedizin, Hannover, Deutschland

Herausgebende

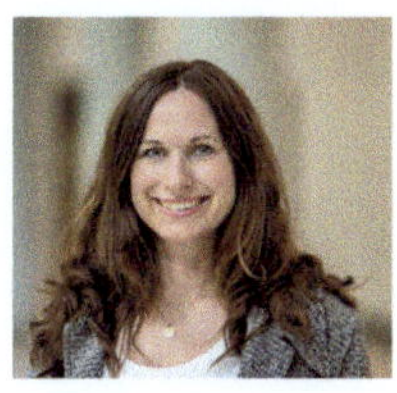

Deborah Beilharz-Gabold

Stellvertretende Pflegedienstleitung an der Neurologische Klinik des Universitätsklinikums Heidelberg,

Bereichsleitung Intensivzentrum und Stroke Unit an der Neurologische Klinik des Universitätsklinikums Heidelberg,

Fachwirtin für Gesundheits- und Sozialwesen,

Fachgesundheits- und Krankenpflegerin für Anästhesie- und Intensivpflege

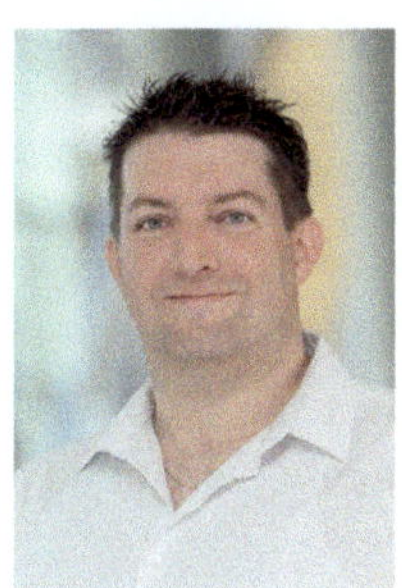

Kevin Gaa

Stellv. Bereichsleitung der Pflegedienstleitung Intensivzentrum an der Neurologische Klinik des Universitätsklinikums Heidelberg,

Fachgesundheits- und Krankenpfleger für Anästhesie- und Intensivpflege,

Hauptamtlicher Praxisanleiter,

Reanimationstrainer (ERC)

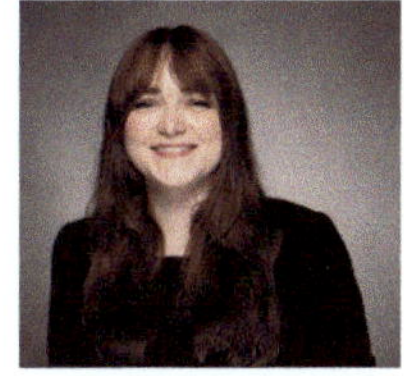

Jessica Golenia

Pflegeexpertin im Bereich der Schlaganfallnachsorge an der Neurologische Klinik des Universitätsklinikums Heidelberg,

M.Sc. Inclusive Design- Digital Health and Case Management,

B.A. Angewandte Pflegewissenschaften,

Gesundheits- und Krankenpflegerin

Abkürzungsverzeichnis

AAT	Aachener Aphasie Test
AEP	Akustisch evozierte Potentiale
ACP	Advance Care Planning
ADEM	Akute disseminierte Enzephalomyelitis
AEM	Arbeitsgemeinschaft Ethikberatung in der Medizin
ALS	Amyotrophe Lateralsklerose
APN	Advanced Practice Nursing
BGB	Bürgerliches Gesetzbuch
BI	Barthel-Index
CE	Conformité Européenne (europäische CE-Kennzeichnung für Medizinprodukte)
COMT	Catechol-O-Methyltransferase
CP	Cerebralparese (infantile Zerebralparese)
CT	Computertomographie
DSGVO	Datenschutz-Grundverordnung
DGN	Deutsche Gesellschaft für Neurologie
DMSG	Deutsche Multiple Sklerose Gesellschaft
DNQP	Deutsches Netzwerk für Qualitätsentwicklung in der Pflege
DRN-RND	Deutsches Referenznetzwerk für Seltene Neurologische Erkrankungen
DSO	Deutsche Stiftung Organtransplantation
EFB	Ethische Fallbesprechung(en)
EEG	Elektroenzephalogramm
EFA	Early Functional Abilities
EKG	Elektrokardiogramm
EMG	Elektromyographie
EoL	End-of-Life
ERP-RND	European Reference Network for Rare Neurological Diseases
EU	Europäische Union
EVD	Externe Ventrikeldrainage
FAST	Telemedizinisches Netzwerk für Schlaganfallversorgung (Heidelberg)
FK	Fieberkrampf
GBN	Global Burden of Disease (Studie)
GCS	Glasgow Coma Scale
GUSS	Gugging Swallowing Screen
HF	Herzfrequenz
IBP	Invasive Blood Pressure (invasive Blutdruckmessung)
ICDSC	Intensive Care Delirium Screening Checklist
ICB	Intrazerebrale Blutung
IHA	Irreversibler Hirnfunktionsausfall
ICP	Intrakranieller Druck
IMRT	Intensitätsmodulierte Strahlentherapie
IHA	Irreversibler Hirnfunktionsausfall

LBD	Lewy-Körperchen-Demenz
LM	Lebensmonat
LIS	Locked-In-Syndrom
LISA	Lungenbelüftung verbessern/Infektion verhindern/Sekretmobilisation fördern/Aspiration vermeiden
MAP	Mittlerer arterieller Druck
MEP	Motorisch evozierte Potentiale
MG	Myasthenia gravis
MS	Multiple Sklerose
MS-Nurse	Multiple-Sklerose-Fachpfleger *in
MRT	Magnetresonanztomographie
NIBP	Non-Invasive Blood Pressure (nicht-invasive Blutdruckmessung)
NIHSS	National Institutes of Health Stroke Scale (auch NIHSS Plus)
PANAMA	Parkinsonnetzwerk Mittelhessen und Marburg
PANOS	ParkinsonNet Ost-Sachsen
PC	Palliative Care
PD	Parkinson's Disease
PflBG	Pflegeberufegesetz
PNS	Peripheres Nervensystem
PVS	Persistierender vegetativer Status
RASS	Richmond Agitation Sedation Scale
RWT	Regensburger Wortflüssigkeits-Test
SAB	Subarachnoidalblutung
SE	Status epilepticus
SHT	Schädel-Hirn-Trauma
SRS	Stereotaktische Radiochirurgie
SSEP	Somatosensorisch evozierte Potentiale
SpO_2	Periphere Sauerstoffsättigung
TE Ruhr	Tele-Epileptologie Ruhr
THS	Tiefe Hirnstimulation
VEP	Visuell evozierte Potentiale
WHO	World Health Organization
ZNS	Zentrales Nervensystem

Grundlagen der neurologischen und neurochirurgischen Pflege

Inhaltsverzeichnis

Einführung in die neurologische und neurochirurgische Pflege

Kevin Gaa, Deborah Beilharz-Gabold und Jessica Golenia

Inhaltsverzeichnis

© Der/die Autor(en), exklusiv lizenziert an Springer-Verlag GmbH, DE, ein Teil von Springer Nature 2026
D. Beilharz-Gabold et al. (Hrsg.), *Pflegewissen Neurologie und Neurochirurgie*, Fachwissen Pflege,
https://doi.org/10.1007/978-3-662-71739-4_1

1.1 Einleitung

Die Neurologie und Neurochirurgie sind faszinierende und dynamische Felder der Medizin, die sich mit der Diagnose, Behandlung und Pflege von Erkrankungen des Nervensystems befassen. Dieses Kapitel widmet sich einer umfassenden Betrachtung dieser Disziplinen, beginnend mit einer Analyse der epidemiologischen Daten, die das weitreichende Vorkommen neurologischer Erkrankungen und deren Einfluss auf die Gesellschaft verdeutlichen. Durch das Fortschreiten in die historischen und entwicklungsbezogenen Aspekte wird die Evolution der Neurologie und Neurochirurgie nachgezeichnet, um ein tiefes Verständnis für die aktuellen medizinischen Praktiken zu schaffen. Darüber hinaus werden die ökonomischen Faktoren, welche die Behandlung und Forschung in diesen Bereichen beeinflussen, detailliert dargestellt.

Ein besonderer Fokus liegt auf der Entwicklung der neurologischen und neurochirurgischen Pflege, die für die effektive Beobachtung, Behandlung und das Wohlbefinden der erkrankten Personen von zentraler Bedeutung ist. Die Rolle der Pflege im neurologischen Kontext wird dargestellt, um die Bedeutung einer empathischen, wissensbasierten und interprofessionellen Pflegepraxis zu unterstreichen, die notwendig ist, um den komplexen Anforderungen dieser spezialisierten Disziplin gerecht zu werden.

Die Darstellung erfolgt durch das durchgehende Fallbeispiel von Julia Meyer, einer jungen Frau mit neurologischen Symptomen, deren Erfahrungen die realen Herausforderungen und Fortschritte in der Neurologie illustrieren. Ihr Fall führt durch das gesamte erste Kapitel und verbindet die theoretischen Inhalte mit der praktischen Anwendung, was nicht nur die Relevanz der diskutierten Themen unterstreicht, sondern auch die lebensverändernde Wirkung einer qualitativ hochwertigen neurologischen Versorgung demonstriert.

▶ **Fallbeispiel**

Julia Meyer, eine 28-jährige Softwareentwicklerin, erlebt seit mehreren Monaten intermittierende Kopfschmerzen und gelegentliche Taubheitsgefühle in ihren Händen. Trotz dieser Symptome, die sie zunächst auf Stress und Überarbeitung zurückführt, verschlechtert sich ihr Zustand allmählich, was sie schließlich dazu veranlasst, ärztliche Hilfe zu suchen … ◀

1.2 Epidemiologie von neurologischen und neurochirurgischen Erkrankungen

… Julias Symptome, die initial als intermittierende Kopfschmerzen und Schwindel begannen, haben sich zu ernsthafteren sensorischen Ausfällen entwickelt. Diese neurologischen Zeichen sind zunehmend besorgniserregend und beeinträchtigen ihren Alltag und ihre Arbeit als Softwareentwicklerin. Die Symptome, die sie erlebt, sind bezeichnend für die Komplexität neurologischer Diagnosen, die oft schwer zu bestimmen sind, und die Notwendigkeit einer gründlichen medizinischen Untersuchung unterstreichen.

Angesichts der hohen Prävalenz neurologischer Erkrankungen in der Bevölkerung und der fortschreitenden Alterung der Gesellschaft könnte Julias Fall repräsentativ für jüngere Erwachsene sein, die ähnliche Symptome aufweisen … ◀

Neurologische Erkrankungen stellen eine bedeutende Ursache für Behinderungen und vorzeitige Todesfälle in der Europäischen Union dar und betreffen fast 60 % der Bevölkerung in Deutschland. Diese hohe Prävalenz wird voraussichtlich aufgrund der fortschreitenden Alterung der Gesellschaft weiter ansteigen. Die Deutsche Gesellschaft für Neurologie (DGN) hebt hervor, dass eine effektive neurologische Versorgung in der Lage ist, die Zahl der durch Behinderung verlorenen Lebensjahre signifikant zu reduzieren (Deutsche Gesellschaft für Neurologie 2020; Deuschl et al. 2020).

Die Belastung durch neurologische Krankheiten, wie von der Studie „Global Burden of Diseases" 2016 dokumentiert, zeigt, dass in der EU im Jahr 2017 307 Mio. Menschen, d. h. 60 % der Bevölkerung, von mindestens einer neurologischen Störung betroffen waren (Deutsche Gesellschaft für Neurologie 2020). Diese Zahlen unterstreichen die dringende Notwendigkeit, sowohl die Versorgungsstrukturen zu stärken, Forschung und Präventionsprogramme zu intensivieren als auch eine Pflegekompetenz für neurologische Kernkrankheiten aufzubauen (Bonse 2010).

Interessanterweise ist die Krankheitslast in Europa bei Männern größer als bei Frauen, mit einem Altersgipfel bei 80–84 Jahren. Die häufigsten neurologischen Erkrankungen sind Schlaganfälle, Demenz und Kopfschmerzen (Deutsche Gesellschaft für Neurologie 2020). Obwohl die Inzidenz von Schlaganfällen, bei deren Behandlung die Neurochirurgie eine wesentliche Rolle spielt, seit 1990 um 54 % reduziert wurde, zeigt die Zunahme der älteren Bevölkerung, dass die Zahl der Erkrankten um 25 % gewachsen ist, was die Bedeutung von verbesserten Präventionsstrategien und Therapien unterstreicht (Deuschl et al. 2020).

Die Inzidenz anderer neurologischer Erkrankungen, wie Multiple Sklerose (MS) und Epilepsie, zeigt charakteristische Altersabhängigkeiten. Während die Epilepsie im Kindesalter eine Inzidenz von 90 pro 100.000 aufweist, die im Alter wieder ansteigt, beginnt die Hälfte aller MS-Fälle zwischen dem 10. und 30. Lebensjahr. Trotz der Fokussierung auf diese Erkrankungen in der öffentlichen Wahrnehmung sind Erkrankungen wie Kopfschmerzen und Schwindel weit verbreitet, wobei Kopfschmerzen 55 % der Frauen und 35 % der Männer in den letzten sechs Monaten betrafen (Bonse 2010; Deutsche Gesellschaft für Neurologie 2020).

Die Epidemiologie von Hirntumoren stellt einen weiteren wichtigen Aspekt der neurochirurgischen Erkrankungen dar. Hirntumoren, sowohl gutartige als auch bösartige, betreffen Menschen jeden Alters, zeigen jedoch eine erhöhte Inzidenz bei älteren Erwachsenen. Primäre Hirntumoren machen etwa 2 % aller Krebserkrankungen aus, wobei die häufigsten bösartigen Tumoren Glioblastome sind, die eine besonders schlechte Prognose haben. Laut der Deutschen Gesellschaft für Neurologie (DGN, 2020) liegt die Inzidenzrate für primäre Hirntumoren bei etwa 10 bis 12 pro 100.000 Personen jährlich. Bei Kindern sind Hirntumoren nach Leukämien die zweithäufigste Krebserkrankung, wobei Medulloblastome und Astrozytome am häufigsten auftreten. Die Behandlung von Hirntumoren erfordert eine interdisziplinäre Herangehensweise, die Neurochirurgie, Onkologie und Strahlentherapie kombiniert, um die Überlebensraten zu verbessern und die Lebensqualität der Betroffenen zu steigern. Trotz Fortschritten in der Behandlung bleiben die Überlebensraten für aggressive Hirntumoren niedrig, was die Notwendigkeit weiterer Forschungsanstrengungen zur Entwicklung neuer Therapieansätze unterstreicht (Erdmann et al. 2021).

Zusammenfassend ist festzuhalten, dass die Epidemiologie neurologischer und neurochirurgischer Erkrankungen durch eine hohe und steigende Prävalenz gekennzeichnet ist, die durch demografische Veränderungen weiter beeinflusst wird. Die Notwendigkeit, die Versorgungsstrukturen zu erweitern, die Forschung zu stärken und die Pflegekompetenz für neurologische Kernkrankheiten auszubauen, wird durch die zunehmende Krankheitslast unterstrichen. Zukünftige Strategien müssen auf eine Verbesserung der Prävention und Versorgung abzielen, um den Herausforderungen gerecht zu werden, die durch die zunehmende Lebenserwartung und die damit verbundenen neurologischen und neurochirurgischen Erkrankungen entstehen (Bonse 2010, Deutsche Gesellschaft für Neurologie 2020).

1.3 Geschichte und Entwicklung der Neurologie und Neurochirurgie

Die Disziplinen der Neurologie und Neurochirurgie, als spezialisierte Felder der Medizin, haben ihre Wurzeln tief in der Geschichte, beginnend mit den ersten neurologischen Beschreibungen in ägyptischen Papyri etwa 1500 Jahre v. Chr., die Kopfschmerzen, Schwindel und Epilepsie thematisieren. Die Bedeutung des Gehirns und des Nervensystems wurde durch den antiken Arzt Galen, der als einer der größten Neurologen der Antike gilt, maßgeblich geprägt. Galen erkannte bereits die Zusammenhänge zwischen bestimmten Schädigungen des Nervensystems und resultierenden Lähmungen oder sensorischen Störungen (Flashar 2016).

Die moderne Neurologie begann sich jedoch erst im 18. Jahrhundert als eigenständiges Fach aus der Inneren Medizin und Psychiatrie herauszubilden, wobei der wirkliche Aufschwung im 20. Jahrhundert durch Fortschritte in Neuroanatomie, Neuropathologie und Neurodiagnostik sowie durch die Notwendigkeit zur Behandlung kriegsbedingter Verletzungen und chronischer Erkrankungen des Nervensystems erfolgte. Dieser Aufschwung setzte sich mit der Zunahme der Lebenserwartung und damit verbundener neurodegenerativer Erkrankungen fort (Bonse 2010, Flashar 2016).

Im Zusammenhang der drei Disziplinen Psychiatrie, Neurologie und Neurochirurgie ist auch die Entwicklung der Lobotomie von Bedeutung. Hirnoperationen aus psychiatrischer Indikation waren bis in die 1960er-Jahre hinein meist präfrontale Lobotomien. Bei diesem Eingriff ins Frontalhirn wurden durch einen Schnitt im weißen Hirngewebe Verbindungen zwischen Frontalhirn und Thalamus durchtrennt. 1935 entwickelte der Portugiese António Egas Moniz eine erste Variante dieser Gehirnoperation, die er Leukotomie nannte. Moniz glaubte, dass Geisteskrankheiten durch fixe Ideen verursacht würden, die sich auf abnormal stabilisierte Verbindungen von Nervenzellen zurückführen ließen, und wollte daher diese Synapsen zerstören. Aufgrund seiner positiven Berichte führten der Neurologe Walter Freeman und der Neurochirurg James W. Watts 1936 die ersten Leukotomien in den USA durch (◙ Abb. 1.1). Diese Methode erzeugte bei Psychiatern, Neurologen und Neurochirurgen Interesse und verbreitete sich rasch, nachdem Freeman und Watts 1942 ihre

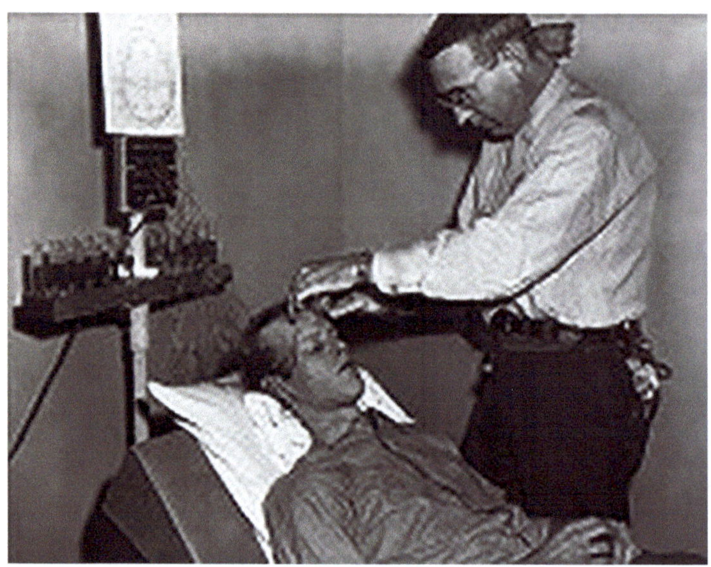

◘ Abb. 1.1 Walter Freeman führt eine Frontallobotomie durch. (Aus: Kreutzer et al. 2011, Encyclopedia of Clinical Neuropsychology)

Monografie „Psychosurgery" veröffentlicht hatten (Meier 2009, Berhorst o. J.)

Die formelle Trennung der Neurologie von anderen Fachgebieten, wie beispielsweise der Psychiatrie, war besonders in Deutschland eine schwierige, jedoch wichtige Entwicklung. Die Neurologie hat sich über die Jahrhunderte von einer fast mystischen Betrachtung des Gehirns zu einem hoch spezialisierten Bereich entwickelt, der durch technische Fortschritte wie moderne Bildgebungstechniken und pharmakologische Therapien revolutioniert wurde (Bonse 2010).

Heinrich Moritz Romberg gilt als einer der Begründer der modernen Neurologie mit der Veröffentlichung seines umfassenden Lehrbuchs der Nervenkrankheiten im 19. Jahrhundert. Im Laufe des 20. Jahrhunderts wurde die Neurologie weiter durch bedeutende Entdeckungen in der Neurophysiologie und Neurogenetik geprägt, die unser Verständnis über die Funktion und Pathologie des Nervensystems grundlegend erweiterten. Die Entwicklung von Behandlungen für Krankheiten wie MS und Parkinson sowie die Anwendung von Therapeutika wie Botulinumtoxin haben das Fach weiter vorangebracht und neue Behandlungsmöglichkeiten eröffnet (Bonse 2010; Helfer und Winau 2017).

Parallel dazu entwickelte sich die Neurochirurgie, die sich auf die akute und chirurgische Behandlung des Nervensystems spezialisiert hat. Die Einführung der neurologisch-neurochirurgischen Frührehabilitation, die Integration von Intensivmedizin und Rehabilitation, sowie die systematische

Einordnung in Phasenmodelle haben die Versorgung und Rehabilitation von erkrankten Personen mit schweren Hirnschäden verbessert. Die Schaffung von Spezialgebieten innerhalb der Neurologie und die stetige Weiterentwicklung von diagnostischen und therapeutischen Methoden tragen dazu bei, dass die Neurologie eines der dynamischsten Felder in der Medizin bleibt (Bonse 2010; Rollnik 2013).

Das Fachgebiet der Neurochirurgie umfasst die Verletzungen und chirurgisch behandelbaren Erkrankungen des Gehirns und des Rückenmarks sowie deren Hüllen und der peripheren Nerven und die dazu erforderlichen diagnostischen Untersuchungen. Wie die gesamte Chirurgie hat sich die Neurochirurgie aus der Behandlung von Verletzungen, insbesondere von Kriegswunden, entwickelt. Die Anfänge der gesamten Chirurgie und Traumatologie liegen weit im Dunkel der grauen Vorzeit. Schädeleröffnungen wurden bereits vor 10.000 Jahren durchgeführt und, wie gefundene Schädel zeigen, auch überlebt. Es handelte sich offensichtlich um die Behandlung von bestimmten Verletzungen des Schädels, was an manchen gefundenen Schädeln durchaus nachweisbar ist. Die Schädeltrepanation stellt somit den ältesten bekannten chirurgischen Eingriff überhaupt dar (Schirmer und Holtermann 2021).

Das älteste Dokument, das Verletzungen und ihre Behandlung anhand von Einzelfällen beschreibt, ist der 1862 von dem Ägyptologen Edwin Smith in Luxor entdeckte Papyrus mit der Beschreibung von 48 Fällen verschiedener Verletzungen, wobei die Beschreibung nach dem 48. Fall abbricht. Man nimmt an, dass der etwa 3500 Jahre alte Papyrus von Edwin Smith eine Abschrift eines älteren Textes ist, der auf die Jahre 2500 bis 3000 vor Christus datiert wird. In dem Dokument werden mehrere Fälle von Schädel-Hirn- und Rückenmarksverletzungen exakt beschrieben, wobei den frühgeschichtlichen Autoren offensichtlich bereits die Beziehung zwischen Gehirnverletzungen und daraus resultierender Lähmung aufgefallen war (Schirmer und Holtermann 2021).

Der berühmte griechische Arzt Hippokrates von Kos hat im 4. Jahrhundert vor Christus eine Schrift über Schädelbrüche verfasst, in der sich bereits genaue Angaben über Frakturen, Fissuren und Impressionsfrakturen befinden und deren Behandlung beschrieben ist. Von Hippokrates bis zum 19. Jahrhundert nach Christus, also über nahezu 2500 Jahre, hat sich keine wesentliche Weiterentwicklung der frühen Neurochirurgie ergeben. Erst in der Neuzeit aufkommende Kenntnisse anatomischer und physiologischer Zusammenhänge, die Einführung aseptischer Operationsverfahren und der Narkose haben die gesamte Chirurgie entscheidend vorangetrieben, wovon schließlich auch die neurochirurgische Tochter profitiert hat, die im 19. Jahrhundert, ebenso wie an-

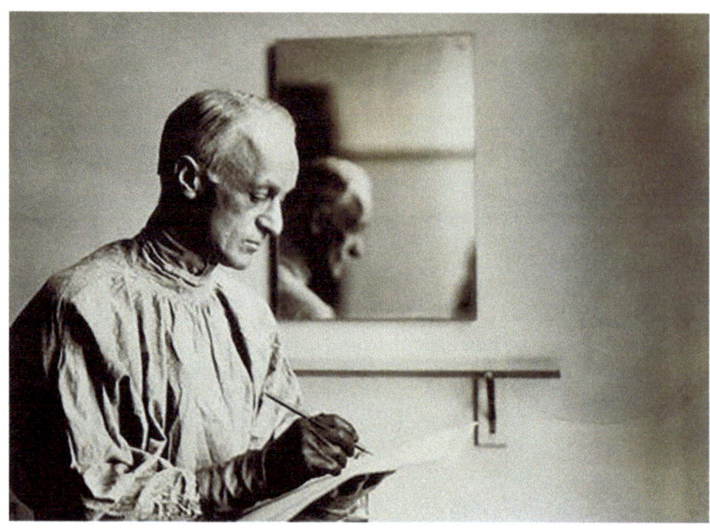

◼ Abb. 1.2 Harvey Williams Cushing (1869–1939), Begründer der wissenschaftlichen Neurochirurgie und Pionier der Hypophysenchirurgie. (Aus: Krieken 2017, Encyclopedia of Pathology)

dere Subspezialitäten der Chirurgie wie die Augenheilkunde, die Hals-Nasen-Ohren-Heilkunde, die Urologie oder Orthopädie, noch kein eigenes Fachgebiet war (Schirmer und Holtermann 2021).

Als ersten Neurochirurgen in engerem Sinne kann man den am 8. April 1869 in Cleveland geborenen Amerikaner Harvey W. Cushing (◼ Abb. 1.2) bezeichnen, der Wesentliches zur neurochirurgischen Operationstechnik, zur Klassifikation der Hirntumoren und zur Erforschung der Hypophysenfunktion beigetragen hat. Von Cushing stammt die Einführung von Silberclips zur Blutstillung an Gefäßen; zusammen mit William T. Bovie hat er die Elektrokoagulation entwickelt. Sein Hauptwerk ist jedoch die Erforschung der Hypophyse und die zusammen mit Percival Bailey an über 2000 Hirntumoren entwickelte Klassifikation dieser Geschwülste, die die Grundlage auch der heutigen Klassifikation der intrakraniellen Tumoren darstellt. Cushings Mitarbeiter Walter Dandy entwickelte 1919 die Luftventrikulografie, durch die es erstmalig möglich war, Veränderungen des Gehirns durch Röntgenaufnahmen sichtbar zu machen. Auch die Myelografie ist eine Entwicklung Dandys. Dandy hat sich viel mit der Verbesserung neurochirurgischer Operationstechniken beschäftigt (Schirmer und Holtermann 2021).

Die Geschichte der Neurologie und Neurochirurgie zeigt eine faszinierende Entwicklung von den Anfängen in der Antike bis hin zu den hoch spezialisierten und differenzierten Disziplinen, die sie heute sind. Durch den kontinuierlichen

Fortschritt in Wissenschaft und Technik bleiben sie zentrale Säulen in der Behandlung und Erforschung des menschlichen Nervensystems.

> ▶ **Fallbeispiel**
>
> … In Julia Meyers Fall ermöglicht der historische Fortschritt in der Neurologie eine präzisere Untersuchung ihrer Symptome. Während frühere Generationen möglicherweise mit rudimentären Mitteln und wenig Verständnis für neurologische Krankheiten um Hilfe rangen, kann das ärztliche Fachpersonal heute auf umfassende diagnostische Werkzeuge zurückgreifen, die aus jahrhundertelanger medizinischer Evolution stammen.
>
> In der Antike wären Julias unerklärliche Kopfschmerzen und sensorischen Ausfälle vielleicht als mystische oder spirituelle Zustände gedeutet worden, ohne echte Heilungschancen. Doch durch die Entwicklungen, die durch Personen wie Galen eingeleitet und durch spätere Neurologen wie Heinrich Moritz Romberg weiterentwickelt wurden, ist es nun möglich, Julias Symptome systematisch zu bewerten und mögliche neurologische Ursachen zu erforschen.
>
> Die moderne Neurologie, geprägt durch Fortschritte in der Neuroanatomie und Neuropathologie, bietet ärztlichem Fachpersonal nun die Werkzeuge, um Julias Zustand nicht nur als eine Liste von Symptomen zu sehen, sondern als ein behandelbares neurologisches Problem. Dieser Paradigmenwechsel in der Wahrnehmung und Behandlung neurologischer Erkrankungen eröffnet Julia die Möglichkeit einer Diagnose und Therapie, die auf den neuesten Erkenntnissen der medizinischen Wissenschaft basiert … ◀

1.4 Ökonomische Aspekte in der Neurologie und Neurochirurgie

Die Einführung des DRG-Systems (Diagnosis Related Groups) in Deutschland im Jahr 2003 markierte eine signifikante Veränderung in der Abrechnung von Krankenhausleistungen (Ishag et al. 2002). Anstelle der tagesgleichen Pflegesätze, die auf der Verweildauer basierten, werden nun pauschale Fallgebühren berechnet. Dies setzt ökonomische Anreize, da eine längere Verweildauer und aufwendige Versorgung sich finanziell nicht mehr „auszahlen" (Kienzle 2012).

Diese Umstellung hat erhebliche Auswirkungen auf die Neurologie: Die Verlagerung ehemals stationärer Leistungen in ambulante, vor- und nachstationäre Versorgung ist ebenso zu beobachten wie eine Aufwertung der Versorgung von Hauptdiagnosen zulasten der Nebendiagnosen. Es entsteht ein Druck zur Aufwärtsverlegung komplizierter Fälle in spezialisierte Zentren wie Voll-Neurologien oder Universitätskliniken, was diese wirtschaftlich benachteiligen kann, da sie für vergleichbar komplexe Fälle nicht höher vergütet werden (Jörg 2015).

Die Ökonomisierung hat allerdings auch zu einer kritischen Hinterfragung und Optimierung klinischer Abläufe geführt, jedoch mit dem Risiko einer Über-Ökonomisierung, bei der ökonomisches Denken die medizinische Indikationsstellung beeinflusst, was ethische Grenzen überschreiten kann (Kienzle 2012). Darüber hinaus hat sich gezeigt, dass die Vergütungsstrukturen oft zu einer Bevorzugung von technischen Leistungen führen, während die beratende, betreuende Medizin, die intensivere Gespräche erfordert, finanziell unterbewertet bleibt (Dohmen und Fiedler 2015; Jörg 2015; Erbguth & Jox, 2024).

Speziell in der Neurologie ist die ökonomische Herausforderung durch die hohe Prävalenz von chronischen und komplexen Erkrankungen wie MS oder Epilepsie gegeben. Diese Erkrankungen betreffen oft vergleichsweise junge Menschen und erfordern eine kontinuierliche, oft lebenslange Betreuung und Pflege, was die Kosten weiter in die Höhe treibt. Das neurologische Krankheitsbild, das häufig durch eine mangelnde Regenerationsfähigkeit des Nervengewebes gekennzeichnet ist, macht eine vollständige Heilung oft unerreichbar und verstärkt die Notwendigkeit langfristiger Betreuungsstrategien. Zusätzlich erfordert der ökonomische Druck eine stärkere Spezialisierung innerhalb der Krankenhäuser. Dies betrifft auch den Pflegebereich, wo eine zunehmende Differenzierung nach Berufsfeldern und eine mögliche Weitergabe pflegerischer Leistungen an weniger qualifiziertes Fachpersonal notwendig werden könnte. Gleichzeitig ist eine Erhöhung der Qualifikation und spezifische neurologisch-pflegerische Kompetenz zur fachlichen Anleitung erforderlich, was die Entwicklung von Ausbildungsgängen für neurologische Fachpflege vorantreibt (Bonse 2010).

Die ökonomischen Aspekte in der Neurologie und Neurochirurgie stellen somit sowohl eine Herausforderung als auch eine Chance dar. Sie erfordern eine sorgfältige Balance zwischen ökonomischer Effizienz und ethisch-medizinischer Verantwortung, um die Qualität der Versorgung von erkrankten Personen langfristig zu sichern und zu verbessern.

> **Fallbeispiel**
> … Nachdem bei Julia Meyer die Diagnose Multiple Sklerose gestellt wurde, steht sie vor einer Auswahl an Behandlungsoptionen, darunter auch neue, kostspielige Medikamente.

Unter dem DRG-System, das die Kostenübernahme durch Krankenkassen regelt, beeinflussen ökonomische Faktoren maßgeblich, welche Therapien ihr angeboten werden können. Die ökonomischen Aspekte des Gesundheitssystems wirken sich somit direkt auf Julias Behandlungsmöglichkeiten aus, indem sie den Zugang zu bestimmten Therapien und die Therapieauswahl aufgrund ihrer Kosten beeinflussen …

1.5 Entwicklung der neurologischen und neurochirurgischen Pflege

▶ Fallbeispiel

… Während ihres Krankenhausaufenthalts arbeitet Julia Meyer eng mit spezialisierten Pflegekräften zusammen, die in der Betreuung von MS-Betroffenen geschult sind. Ihre kontinuierliche Überwachung und spezialisierte Pflege sind entscheidend für das Management von Julias Symptomen und die Anpassung ihrer Behandlung … ◀

Die Geschichte der Krankenpflege in der Neurologie und Neurochirurgie reicht weit in die Vergangenheit zurück und ist tief verwurzelt in den frühen Hochkulturen der Antike. Seit jeher wurden Kranke und Verletzte von gesunden Menschen gepflegt, wobei spezialisiertes Wissen entwickelt und weitergegeben wurde. Diese pflegerische Heilkunst umfasste neben der Wund- und Körperpflege auch Ernährung, Diätetik und die Bereitung von Arzneien. Insbesondere im Christentum wurde die Pflege als Ausdruck der Nächstenliebe praktiziert, was zur Gründung der ersten öffentlichen Hospitäler führte (Bonse 2010).

Mit der Zeit professionalisierte sich die Krankenpflege zunehmend. Die erste öffentliche Krankenpflegeschule wurde 1781 in Mannheim gegründet und im 19. Jahrhundert etablierten sich weltliche Krankenschwestern als gesellschaftlich anerkannte Berufsgruppe. Trotz der oft schwierigen Arbeitsbedingungen und geringen Bezahlung, insbesondere für Frauen, entwickelte sich die Krankenpflege zu einem staatlich anerkannten Berufsbild mit einer dreijährigen Ausbildung, unterstützt durch die Krankenpflegegesetze von 1957, 1985 und 2003 (Bonse 2010; Simon 2019).

In der Neurologie und Neurochirurgie sind die Anforderungen an die Pflege besonders hoch, da viele Erkrankungen chronisch sind oder mit dauerhaften Funktionsminderungen einhergehen. Die neurologische Fachpflege erstreckt sich von der Akutversorgung über die Rehabilitation bis hin zur Pflege im häuslichen Umfeld oder Pflegeheim.

Dabei spielen auch die therapeutischen Berufe eine wichtige Rolle, da Physiotherapie und Ergotherapie eine entscheidende Unterstützung in der Behandlung neurologisch erkrankter Personen bieten. Der Bedarf an spezialisierter neurologischer Fachpflege wächst stetig. In den Kliniken ist ein Trend zu fachpflegerischen Spezialisierungen erkennbar, vergleichbar mit den Diabetes-Fachberater:innen. Es entwickeln sich neue Berufsrollen wie die der Präventionsassistent:innen und spezielle Betreuungsformen für die ambulant und stationär durchgeführte Behandlung mit Interferonen (Bonse 2010).

Als Antwort auf den Fachkräftemangel hat die DGN fünf spezialisierte Pflege-Curricula entwickelt, die Weiterbildungen in den Bereichen Schlaganfall, Parkinson, Epilepsie, MS und Demenz umfassen. Diese Curricula, die in Zusammenarbeit mit Partner-Fachgesellschaften, Pflegedidaktiker:innen und Weiterbildungsstätten entwickelt wurden, sind modular aufgebaut und können innerhalb von sechs bis zwölf Monaten abgeschlossen werden. Sie zielen darauf ab, den Fachbereich Neurologie für Pflegende attraktiver und bewältigbar zu machen, indem sie sowohl das fachliche Wissen als auch die kommunikativen Fähigkeiten stärken, die für eine effektive Versorgung der Betroffenen unerlässlich sind (Pflege 2022).

Dr. Waltraud Pfeilschifter, Sprecherin der DGN-Kommission „Interprofessionelle Zusammenarbeit in der Neurologie", betont die Bedeutung dieser spezialisierten Ausbildung. Sie weist darauf hin, dass die Neurologie eine Disziplin ist, die intensive und koordinierte Teamarbeit erfordert. Der individuelle und oft sehr spezifische Pflegebedarf von neurologisch erkrankten Personen stellt besondere Herausforderungen dar, die eine sorgfältige und informierte Planung des Pflegeprozesses erforderlich machen.

Die Curricula adressieren nicht nur die praktischen Fähigkeiten, die für die Pflege neurologisch erkrankter Personen benötigt werden, sondern legen auch einen starken Fokus auf das Thema Kommunikation. Pflegende übernehmen oft eine Schlüsselrolle in der Kommunikation zwischen ärztlichem Fachpersonal und erkrankten Personen (Pflege 2022). Sie agieren als Mediator:innen, die komplexe medizinische Informationen verständlich machen und gleichzeitig die Bedürfnisse und Sorgen der Betroffenen aufnehmen. Dies erfordert ein tiefes Verständnis der jeweiligen Krankheitsbilder sowie der therapeutischen und nebenwirkungsbezogenen Aspekte der Behandlung, die in den Weiterbildungskursen intensiv behandelt werden (Bonse 2010).

1.6 Bedeutung und Haltung der Pflege im neurologischen Kontext

Die Bedeutung der Pflege im neurologischen Kontext ist von immenser Tragweite, da sie eine zentrale Rolle in der umfassenden Betreuung und Unterstützung von Menschen mit neurologischen Erkrankungen spielt. Neurologische Störungen können tiefgreifende Auswirkungen auf das physische, kognitive und emotionale Wohlbefinden der Betroffenen haben. Hierbei wird von Pflegefachpersonen nicht nur ein ausgeprägtes medizinisches Fachwissen gefordert, sondern auch ein hohes Maß an Empathie, Geduld und Verständnis (Deutsche Gesellschaft für Neurologie 2020; Pflege 2022). Die Professionalisierung der Pflege spielt hier eine entscheidende Rolle, da sie durch die Akademisierung und kontinuierliche Weiterbildung der Pflegefachpersonen zur Verbesserung der Pflegequalität beiträgt. Die Akademisierung, die seit den 1990er-Jahren verstärkt in Deutschland Einzug gehalten hat, ermöglicht es Pflegefachpersonen, wissenschaftlich fundiertes Wissen in die Praxis zu integrieren und hochkomplexe Pflegeprozesse zu steuern (Kurmann 2023).

Die Haltung in der neurologischen Pflege geht über die reine Anwendung von Pflegetechniken hinaus. Sie beinhaltet eine tiefgehende Verpflichtung, die Würde und das Selbstwertgefühl der erkrankten Personen zu respektieren und zu fördern, insbesondere weil viele neurologische Erkrankungen die Selbstständigkeit der Betroffenen einschränken können. Ein proaktiver und personenzentrierter Pflegeansatz hilft dabei, die individuellen Bedürfnisse jeder betroffenen Person zu erkennen und darauf einzugehen, was oft eine Anpassung der Pflegestrategien und -pläne erfordert (Bonse 2010). Hierbei spielt die Bildung einer eigenen pflegewissenschaftlichen Wissensbasis eine wesentliche Rolle, um pflegerisches Handeln evidenzbasiert und unabhängig von der Medizin zu gestalten (Kurmann 2023).

Die interprofessionelle Zusammenarbeit ist ein weiterer Schlüsselaspekt in der neurologischen Pflege. Die Sprecherin der DGN-Kommission für Interprofessionelle Zusammenarbeit in der Neurologie hebt hervor, dass Neurologie eine Disziplin ist, die intensive und koordinierte Teamarbeit erfordert. Pflegende arbeiten eng mit Neurolog:innen, Therapeut:innen, Sozialarbeiter:innen und anderen Fachkräften zusammen, um eine umfassende Versorgung zu gewährleisten, die sowohl die medizinischen als auch die sozialen und emotionalen Bedürfnisse der erkrankten Personen abdeckt (Pflege 2022).

Ein weiteres spezifisches Beispiel für die Komplexität der Pflege im neurologischen Kontext ist die Parkinson-

Erkrankung. Die Vielschichtigkeit dieser Erkrankung macht eine multiprofessionelle Versorgung erforderlich. Während viele beteiligte Berufsgruppen wie Fachkräfte aus der Medizin, Physiotherapie, Ergotherapie, Logopädie und Psychologie meist nur kurze und sporadische Begegnungen mit den betroffenen Personen haben, befinden sich Pflegekräfte oft in einem durchgehenden und engen Kontakt mit ihnen. Sie sind somit besonders wichtig, da therapeutisches und ärztliches Fachpersonal auf ihre Beobachtungen und Einschätzungen angewiesen sind. Die Momentaufnahmen der Sprechstunden, Visiten oder Therapiesitzungen liefern oft kein vollständiges Bild von den häufig wechselhaften Zuständen der Betroffenen. Pflegefachpersonen sind außerdem erste Ansprechpersonen für ein weites Spektrum an Fragen zu jedem Aspekt der Erkrankung, zur Medikation und zu Unterstützungsmöglichkeiten im Alltag, sowohl vonseiten der Betroffenen selbst als auch deren Angehörigen (Ebersbach und Süß 2021). Ein weiteres Beispiel für die Bedeutung spezialisierter Pflege ist die Weiterbildung im Bereich der Stroke Units. Pflegefachpersonen können hier spezifische Schulungen und Zertifikate erwerben, die es ihnen ermöglichen, die komplexen Anforderungen der Akutversorgung von Schlaganfallpatient:innen zu erfüllen. Diese Weiterbildungen umfassen Themen wie die akute Schlaganfallversorgung, die Pflege und Überwachung von Patient:innen während der Rehabilitation und die Zusammenarbeit im interdisziplinären Team. Die Deutsche Schlaganfall-Gesellschaft (DSG) bietet hierzu strukturierte Fort- und Weiterbildungsprogramme an, die eine hohe Pflegequalität sicherstellen (Hundenborn 2017).

Advanced Practice Nursing (APN) stellt ein weiteres wichtiges Konzept im Rahmen der Professionalisierung der Pflege dar. APN beschreibt die erweiterte und vertiefte Pflegepraxis, die auf einem Masterabschluss und spezialisierter Ausbildung basiert. Diese Pflegefachpersonen übernehmen komplexe klinische Aufgaben, die traditionell den Ärzt:innen vorbehalten waren, wie beispielsweise die Durchführung von Diagnosen und die Entwicklung von Behandlungsplänen. Durch APN wird die Versorgung der Patient:innen verbessert und die Arbeitszufriedenheit der Pflegefachpersonen erhöht, da sie mehr Autonomie und Verantwortung in ihrem beruflichen Handeln erfahren (Kurmann 2023).

Abschließend ist die Rolle der Pflegenden im neurologischen Kontext durch eine ständige Bereitschaft zur Weiterbildung und Professionalisierung geprägt. Die rasche Entwicklung neuer Therapien und Medikamente in der Neurologie erfordert von Pflegenden, fortlaufend ihr Wissen und ihre Fähigkeiten zu aktualisieren, um eine evidenzbasierte und effektive Pflege sicherzustellen. Die von der DGN entwickelten

Pflege-Curricula sind ein Beispiel für Ressourcen, die Pflegenden helfen, mit den neuesten Entwicklungen in ihrem Fachbereich Schritt zu halten und ihre Kompetenzen entsprechend zu erweitern (Pflege 2022). Diese Haltung und der multifunktionale Ansatz in der neurologischen Pflege sind unerlässlich, um den komplexen Anforderungen dieser spezialisierten Disziplin gerecht zu werden und das Leben der Betroffenen nachhaltig zu verbessern. Die kontinuierliche Professionalisierung und Akademisierung tragen maßgeblich dazu bei, die Pflegequalität zu erhöhen und die Attraktivität des Pflegeberufs zu steigern (Kurmann 2023).

> **► Fallbeispiel**
>
> … Durch die kontinuierliche und kompetente Betreuung sowie die enge Zusammenarbeit im interdisziplinären Team verbessert sich Julia Meyers Zustand. Dies unterstreicht die kritische Rolle der Pflege in der Neurologie, wo Empathie, Fachwissen und interprofessionelle Zusammenarbeit essenziell sind. Die Pflegefachpersonen bieten nicht nur medizinische Unterstützung, sondern auch psychologische und emotionale Unterstützung, die für das Management chronischer Erkrankungen wie MS unerlässlich ist. ◄

Im Fallbeispiel von Julia beleuchtet der Weg von den ersten Symptomen bis zur Diagnose und Behandlung von MS nicht nur die medizinischen und ökonomischen Aspekte der Neurologie, sondern auch die Relevanz der spezialisierten Pflege und des interdisziplinären Teams.

> **In Kürze**
>
> **Epidemiologie:**
>
> Neurologische und neurochirurgische Erkrankungen weisen eine hohe Prävalenz in alternden Bevölkerungen auf. Statistische Daten belegen signifikante Inzidenzraten und eine erhebliche Krankheitslast in Deutschland und Europa, die den Bedarf an präventiven Maßnahmen und optimierten Versorgungsstrukturen unterstreichen.
>
> **Historische Entwicklung:**
>
> Die Entwicklung reicht von den ersten antiken Beschreibungen neurologischer Symptome bis hin zu modernen bildgebenden und operativen Verfahren. Bedeutende Meilensteine und Persönlichkeiten wie Galen, Romberg und Cushing kennzeichnen den Übergang von mystisch geprägten Ansätzen zu einer wissenschaftlich fundierten Disziplin.
>
> **Ökonomische Aspekte:**
>
> Das DRG-System und weitere ökonomische Rahmenbedingungen haben zu strukturellen Veränderungen im

1

Krankenhauswesen geführt. Wirtschaftliche Zwänge beeinflussen sowohl die Behandlungsmethoden als auch die Versorgungsmodelle, insbesondere im Management chronischer neurologischer Erkrankungen.

Entwicklung der neurologischen und neurochirurgischen Pflege:

Die pflegerische Versorgung hat sich von der allgemeinen Akutpflege hin zu spezialisierten Betreuungskonzepten entwickelt. Eine fundierte Ausbildung, kontinuierliche Weiterbildung und der Einsatz spezialisierter Pflege-Curricula sind zentrale Elemente einer evidenzbasierten und interdisziplinären Versorgung.

Interprofessionelle Zusammenarbeit und Advanced Practice Nursing:

Die enge Kooperation zwischen medizinischen Fachkräften und spezialisierten Pflegefachpersonen optimiert die Versorgung der Patient:innen. Das Konzept des Advanced Practice Nursing (APN) erweitert die klinischen Kompetenzen und trägt zur Steigerung der Pflegequalität bei.

Literatur

Berhorst R (o.J.) Lobotomie: Tiefe Schnitte ins Gehirn. In: GEO Kompakt – Die Grundlagen des Wissens. https://www.geo.de/magazine/geo-kompakt/7221-rtkl-lobotomie-tiefe-schnitte-ins-gehirn. Zugegriffen am 16.07.2024

Bonse M (2010) Neurologie und neurologische Pflege: Lehrbuch für Pflegeberufe. Kohlhammer, Stuttgart

Deuschl G et al (2020) The burden of neurological diseases in Europe: an analysis for the Global Burden of Disease Study 2017. Lancet Public Health 5(10):e551–e567

Deutsche Gesellschaft für Neurologie, D (2020) In: Diener PD m H-C (Hrsg) Fast 60 § der Deutschen leiden unter einer neurologischen Erkrankung. Deutsche Gesellschaft für Neurologie (DGN), Berlin

Dohmen A, Fiedler M (2015) Ökonomisierung im Gesundheitswesen: Betriebswirtschaftlicher Erfolg als Unternehmensziel. Dtsch Ärztebl 112(9):364–366

Ebersbach G, Süß T (2021) Pflege von Menschen mit Parkinson: Praxisbuch für die häusliche und stationäre Versorgung. Kohlhammer, Stuttgart

Erbguth F, Jox RJ (2017) Angewandte Ethik in der Neuromedizin. Springer, Berlin/Heidelberg

Flashar, H. (2016). *Hippokrates: meister der heilkunst*. CH Beck.

Helfer O, Winau R (2017) Männer und Frauen der Medizin: Illustrierte Kurzbiographien zur Geschichte der Medizin. Walter de Gruyter GmbH & Co. KG, Berlin

Hundenborn, G. (2017). Systematik von Fort- und Weiterbildungen der professionellen Pflege in Deutschland. Vorstudie (unter Mitarbeit von B. Kemper). Deutsches Institut für angewandte Pflegeforschung e. V. (DIP). https://www.dip.de/wpcontent/uploads/2025/01/projektbericht-_dbr_dip_vorstudie_2017_10_05-2.pdf. Zugegriffen am 16.07.2024

Ishag SE-D et al (2002) Einführung der Diagnosis Related Groups (DRGs) in Deutschland – Vorbereitungserfahrungen aus der Praxis. Gesundheitsökon Qualitätsmanag 7(02):106–113

Jörg J (2015) Berufsethos kontra Ökonomie: Haben wir in der Medizin zu viel Ökonomie und zu wenig Ethik? Springer, Berlin/Heidelberg

Kienzle H (2012) Statement: Ökonomisierung und ärztliche Freiheit. Vortrag auf dem 41. Symposium für Ärzte und Juristen der Kaiserin-Friedrich-Stiftung

Kurmann J (2023) Wandel im Gesundheitswesen – Die Professionen Medizin und Pflege im Rahmen der gesellschaftlichen Veränderungen: Demenz als Störfaktor? In: Die Auswirkungen des professionellen Habitus auf die interprofessionelle Versorgung von Demenzkranken im Krankenhaus. Springer, S 79–117

Meier M (2009) Hirneingriffe historisieren: Ethische Standpunkte zur Lobotomie in den 1940er und 1950er Jahren. In: Das technisierte Gehirn. Brill | Fink, Brill | mentis, Brill | Schöningh, S 63–86

Pflege S (2022, November 09) DGN stellt neurologische Pflege-Curricula vor. Abgerufen von https://www.springerpflege.de/weiterbildung/dgn-stellt-neurologische-pflege-curricula-vor/23692284. Zugegriffen am 16.07.2024

Robert Koch-Institut (RKI) & Gesellschaft der epidemiologischen Krebsregister in Deutschland e. V. (GEKID). (2021). Krebs in Deutschland für 2017/2018 (13. Ausgabe). https://doi.org/10.25646/8353

Rollnik JD (2013) Pflegerische Leistungen in der neurologisch-neurochirurgischen Frührehabilitation. Springer, Berlin/Heidelberg

Schirmer M, Holtermann H (2021) Neurochirurgie. Elsevier Health Sciences, München

Simon J (2019) Pflegewissenschaftliche Ansprüche in der Unterrichtsplanung: Eine empirische Untersuchung. University of Bamberg Press, Bamberg

Anatomie und Physiologie des Nervensystems

Nina Bieber und Tobias Kessler

Inhaltsverzeichnis

© Der/die Autor(en), exklusiv lizenziert an Springer-Verlag GmbH, DE, ein Teil von Springer Nature 2026
D. Beilharz-Gabold et al. (Hrsg.), *Pflegewissen Neurologie und Neurochirurgie*, Fachwissen Pflege,
https://doi.org/10.1007/978-3-662-71739-4_2

> ▶ **Fallbeispiel**
>
> Donnerstagnachmittag, 14 Uhr, neurologische Notfallambulanz. Das Telefon klingelt: „Hallo, hier ist der Rettungsdienst, wir stehen in einem italienischen Restaurant bei Herrn Mayer, 72 Jahre alt, Verdacht auf Schlaganfall im Zeitfenster!" Der Patient sei zum Mittagessen mit seiner Frau im Restaurant gewesen, dort gegen 13:30 zur Toilette gegangen und nicht wieder zurückgekommen. Von einem anderen Restaurantbesucher wurde Herr Mayer im Bad liegend vorgefunden, er kann seinen rechten Arm und das rechte Bein nicht mehr bewegen und nicht mehr richtig sprechen, er wiederholt nur „ja, ja". Auch schaut er die ganze Zeit nach links. „Okay, bitte Medikamentenplan und Telefonnummer der Ehefrau mitbringen, wir erwarten Sie!" Fünfzehn Minuten später trifft der Rettungsdienst ein. Eine zügige Untersuchung ergibt, dass der Patient weiterhin den Blick starr nach links gewendet hat, keine sinnvolle Sprachproduktion zeigt und den rechten Arm gar nicht, das rechte Bein nur unter Schmerzreiz auf der Unterlage bewegt. Zudem hängt der rechte Mundwinkel. Der Blutdruck ist mit 180/90 mmHg erhöht, das EKG zeigt einen schnellen, unregelmäßigen Puls. Eine notfallmäßig durchgeführtes CT des Kopfes mit CT-Angiografie zeigt einen Verschluss der Arteria cerebri media links im M1-Segment und ohne Infarktdemarkation. Nach Aufklärung der Ehefrau wird eine systemische Thrombolysetherapie verabreicht und der Patient zur Thrombektomie aufgelegt. Das Gefäß kann erfolgreich eröffnet werden, am Folgetag ist eine Beinbewegung wieder gut möglich, auch den Arm kann Herr Mayer wieder anheben. Nach vier Tagen auf der Schlaganfallstation kann Herr Mayer, nun mit einer oralen Antikoagulation aufgrund seines Vorhofflimmerns, in die Rehabilitation verlegt werden. Dieses in der Klinik nicht seltene Beispiel zeigt eindrücklich die Auswirkungen eines Ausfalls der linken Hirnhälfte im Mediaterritorium. ◄

2.1 Gliederung des Nervensystems

Das menschliche Nervensystem besteht aus mehreren Milliarden von Nervenzellen. Diese sind untereinander über Fortsätze verbunden, über die elektrische und chemische Signale ausgetauscht werden.

Das Nervensystem lässt sich auf verschiedene Arten einteilen. Einerseits wird das vegetative (auch autonome oder viszerale) vom somatischen Nervensystem unterschieden. Vereinfacht gesagt übernimmt das vegetative Nervensystem die unbewusste Regulation von Organfunktionen, während das somatische für bewusste Wahrnehmung und Handlungen zu-

2

ständig ist. Dabei besteht das vegetative Nervensystem aus zwei Gegenspielern:

- Der Sympathikus führt zu einer Aktivitätssteigerung des Organismus und bereitet auf eine Kampf- oder Fluchtreaktion (englisch: „fight or flight") vor,
- Der Parasympathikus überwiegt in Ruhe- und Regenerationsphasen (englisch: „rest and digest", ausruhen und verdauen).

Vegetatives und somatisches Nervensystem beeinflussen sich gegenseitig. Zum Beispiel führt die bewusste Wahrnehmung eines Säbelzahntigers oder das Betreten eines Prüfungsraums zu einer unbewussten Aktivierung des Sympathikus, der den Körper durch Schwitzen, erhöhten Puls und Weitung der Pupille zur Flucht bereit macht.

Eine andere Einteilung unterscheidet nach der Lage im Körper den zentralen und den peripheren (d. h. „äußeren") Teil des Nervensystems. Das zentrale Nervensystem (ZNS) umfasst das Gehirn und Rückenmark und bildet die Steuerzentrale, welche vom knöchernen Schädel und der Wirbelsäule geschützt wird. Der Austausch mit Muskeln, Sinnesorganen und Organen des Körpers findet über Nerven statt, die zusammen das periphere Nervensystem (PNS) bilden (◖ Abb. 2.1).

So wie man auf einer Landkarte die relative Lagebezeichnung von Städten mit Himmelsrichtungen angeben kann („Berlin liegt nördlich von München"), so gibt es auch für das ZNS Richtungsbezeichnungen (◖ Abb. 2.2). Die Achsen dieser Richtungen unterscheiden sich zwischen Gehirn und Rückenmark, das Gehirn ist quasi nach vorne „abgekippt". Man unterscheidet die Richtungspaare rostral (oder oral, zum Mund hin) und kaudal („zum Schwanz hin"), ventral (zum Bauch hin) und dorsal (zum Rücken hin). Außerdem spricht man von medial (zur Mittellinie hin) und lateral (zur Seite, d. h. links oder rechts). Oft werden Läsionen auch nach dem entsprechenden ZNS-Abschnitt benannt („frontal gelegenes Glioblastom", „entzündliche Läsion im Rückenmark auf Höhe C1").

In anatomischen Schnitten des ZNS erscheinen Bereiche mit einer hohen Dichte an Nervenzellkörpern eher dunkel und werden als „graue Substanz" bezeichnet. Die Fortsätze dieser Nervenzellen wiederum laufen in gemeinsamen Bahnen, die aufgrund einer Umhüllung mit isolierenden Myelinscheiden weiß erscheinen. Das Vorhandensein von Myelinscheiden führt zu einer Beschleunigung der Informationsweiterleitung. Im Gehirn bildet die graue Substanz die äußerste Schicht

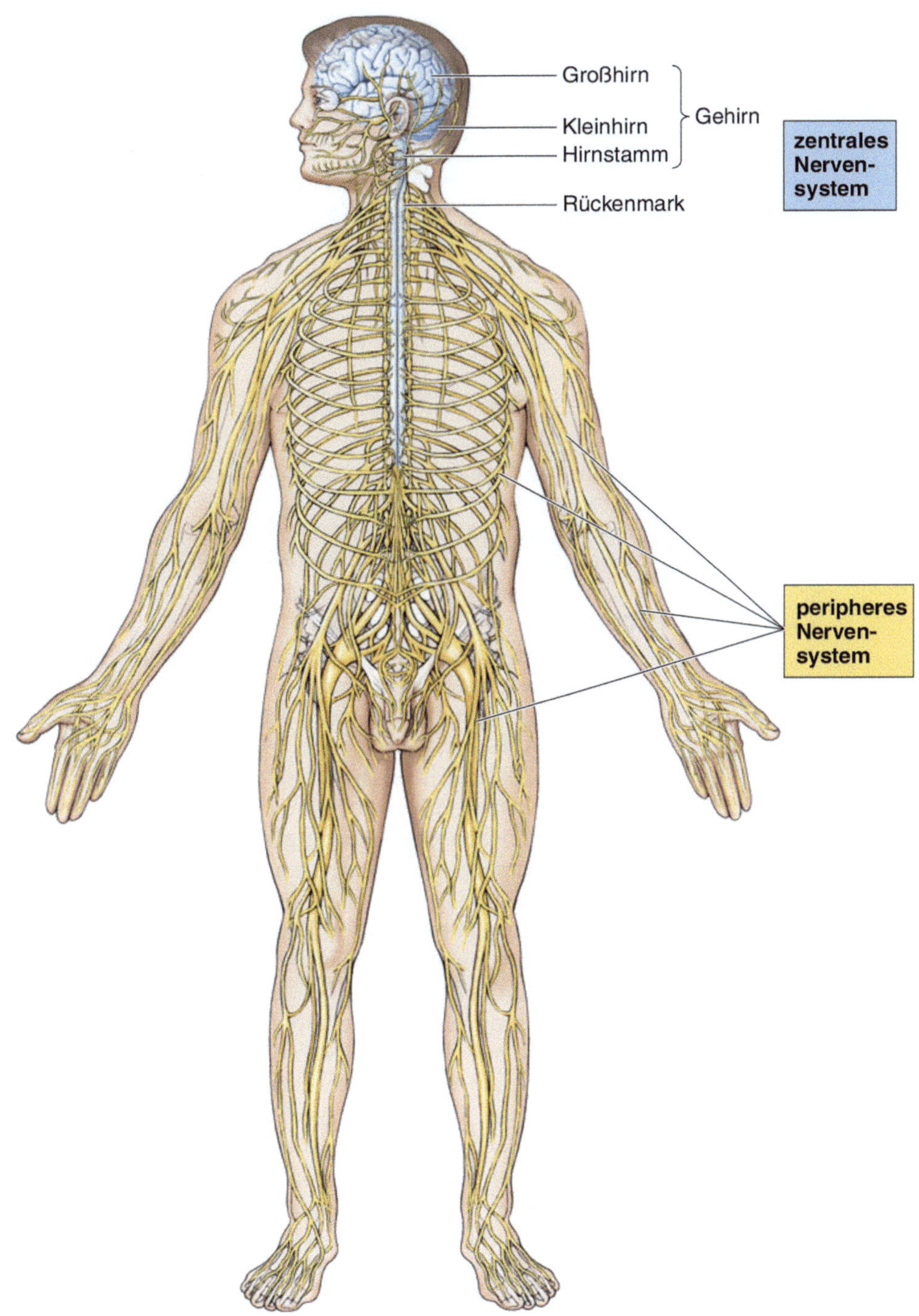

■ **Abb. 2.1** Zentrales und peripheres Nervensystem. (Aus: Bear et al. 2018)

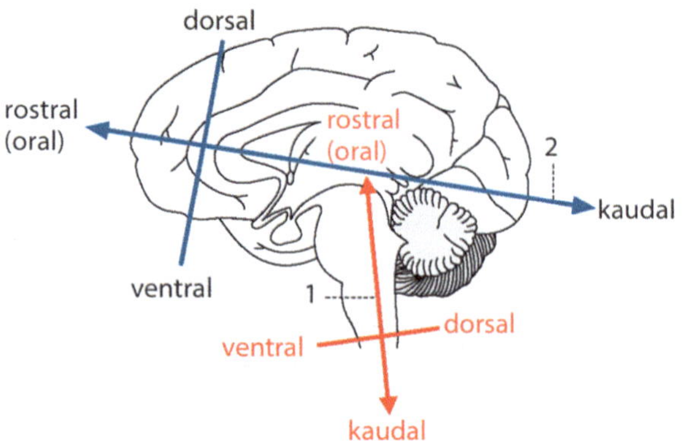

Abb. 2.2 Lateralansicht des Gehirns. (Aus: Fiedler et al. 2017)

(Hirnrinde oder Kortex genannt) sowie mehrere Ansammlungen im Inneren, die als Kerne (lat. „nucleus") bezeichnet werden. Im Rückenmark liegt die graue Substanz innen und ist ringsum von der weißen Substanz, den langen Informationsbahnen von und zum Gehirn, umgeben (**Abb. 2.3**).

Die kleinste Einheit des Nervensystems ist die Nervenzelle. Im Grundaufbau besteht eine Nervenzelle aus einem Zellkörper und mehreren Fortsätzen, den Dendriten, sowie einem Axon (**Abb. 2.4**).

Über die Dendriten erhält die Zelle Informationen von anderen Nervenzellen, die miteinander „verrechnet" werden. Erreicht die elektrische Erregung der Zelle eine bestimmte Schwelle, erzeugt sie selbst ein elektrisches Signal, das sogenannte Aktionspotenzial, das über das Axon zu anderen Zellen gelangt. Die Länge des Axons variiert je nach Nervenzelle enorm – von Bruchteilen eines Millimeters bis zu Längen über einem Meter. Am Ende des Axons befinden sich Kontaktstellen mit den Dendriten anderer Nervenzellen, die Synapsen. Das eintreffende elektrische Signal führt am Axonende der Synapse (Präsynapse) zur Ausschüttung von Neurotransmittern. Diese gelangen durch den synaptischen Spalt zur dendritischen Seite der Synapse (Postsynapse), wo sie sich an passende Rezeptoren binden. Je nach Neurotransmitter und Rezeptor entsteht in der Empfängerzelle eine elektrische Erregung oder Hemmung, zum Teil werden auch komplexere Vorgänge angestoßen. Zu den häufigsten Neurotransmittern im Nervensystem gehören Glutamat und Acetylcholin, die in der Regel erregend (exzitatorisch) wirken, und Gamma-

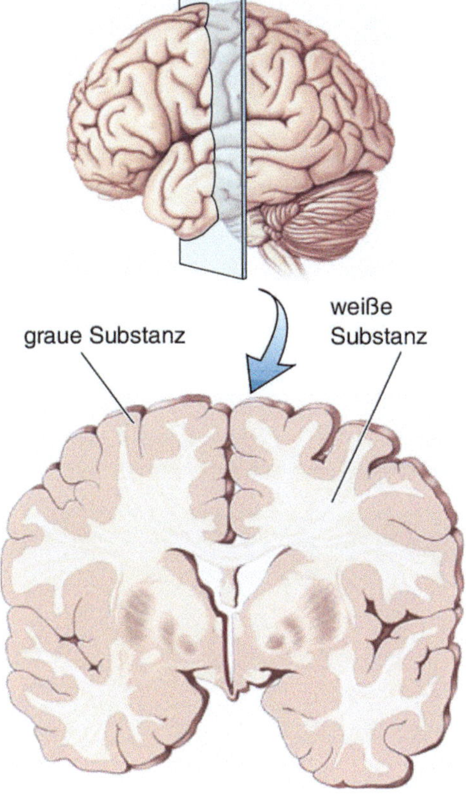

□ **Abb. 2.3** Graue und weiße Substanz im Gehirn. (Aus: Bear et al. 2018)

Aminobuttersäure (GABA), das einen hemmenden (inhibitorischen) Effekt hat. Daneben gibt es weitere Neurotransmitter wie z. B. Dopamin und Serotonin, die je nach Rezeptoren verschiedenste Wirkungen haben können. Die meisten Neurone bilden nur eine Art von Neurotransmitter aus, man spricht z. B. von GABAergen (GABA produzierenden) oder dopaminergen (Dopamin produzierenden) Neuronen.

Die Nervenzellen sind umgeben von zahlreichen anderen Zellen, die zusammen als Gliazellen bezeichnet werden:

- **Astrozyten** bilden im ZNS eine Art Grundgerüst, unterstützen Neurone in ihrem Stoffwechsel und halten ein Elektrolytgleichgewicht aufrecht.
- **Oligodendrozyten** bilden Myelinscheiden im Gehirn und Rückenmark aus, welche die Axone umhüllen und einerseits für eine deutlich schnellere Signalübertragung (ähn-

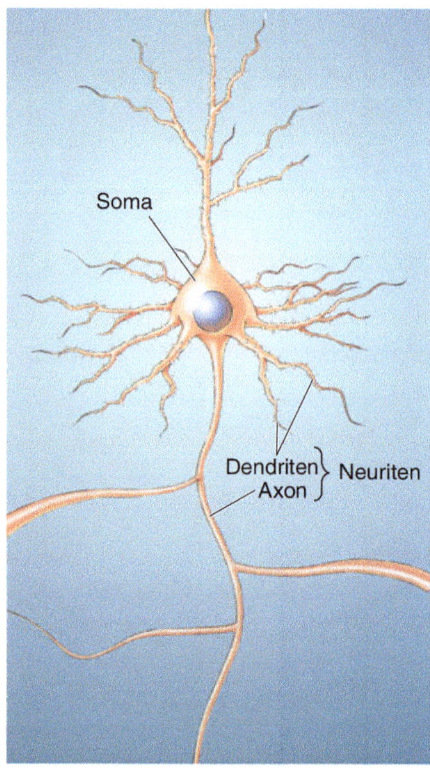

◘ Abb. 2.4   Nervenzelle. (Aus: Bear et al. 2018)

lich einer Kabelisolation) sorgen, andererseits die Gesundheit des Axons aufrechterhalten (◘ Abb. 2.5).
- **Mikroglia** sind Makrophagen (Fresszellen) des ZNS und erfüllen zahlreiche immunologische Aufgaben.

Im PNS gibt es analoge Zelltypen, Mantelzellen (ähnlich wie Astrozyten) und Schwannzellen, die Myelinscheiden bilden. Im Gegensatz zu den Nervenzellen teilen sich Gliazellen zeitlebens, sodass sie zum Beispiel nach einem Hirninfarkt eine Narbe im Gehirn ausbilden. Die Teilungsfähigkeit wird dann zur Gefahr, wenn aus Gliazellen bzw. deren Vorläuferzellen die sogenannten hirneigenen Tumoren (Astrozytom, Oligodendrogliom, Glioblastom) entstehen.

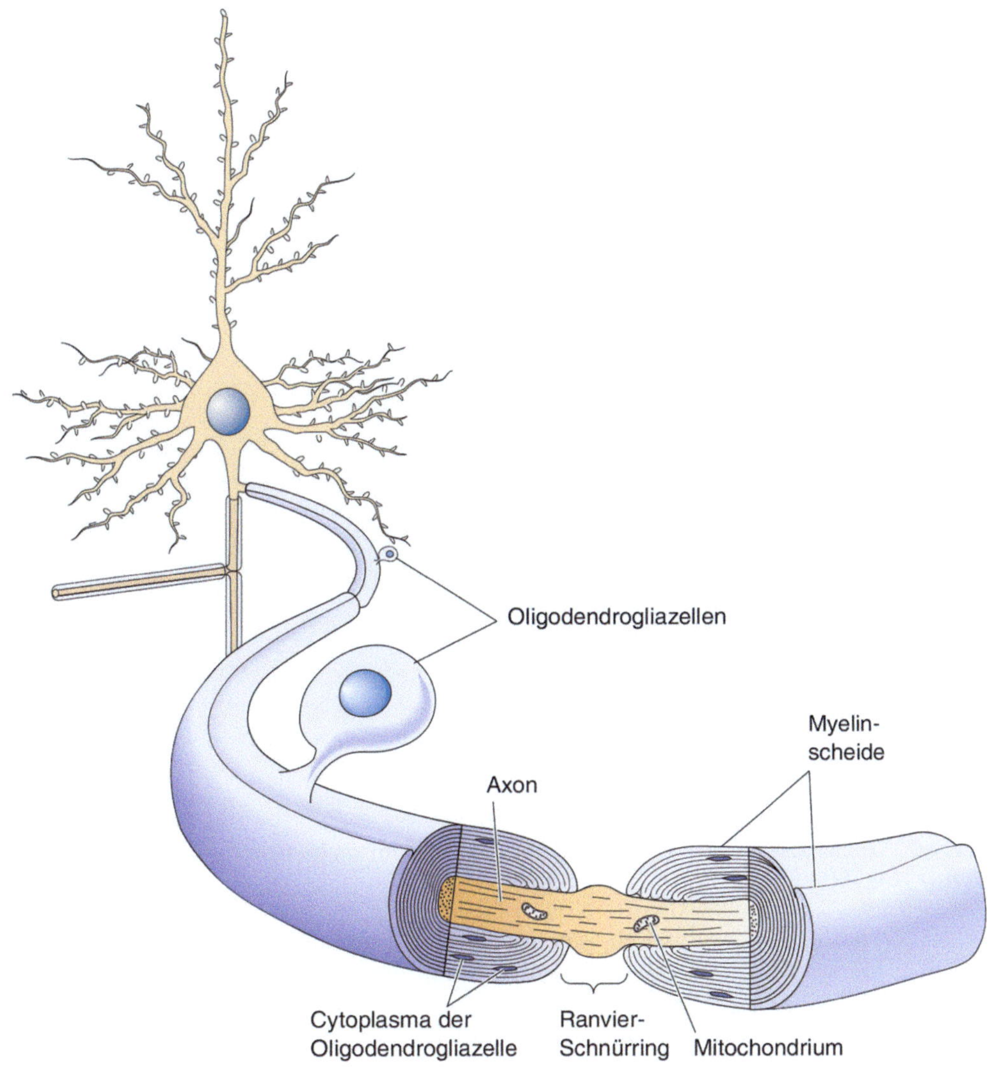

Abb. 2.5 Myelinscheide. (Aus: Bear et al. 2018)

2.2 Peripheres Nervensystem

Die mit bloßem Auge teilweise sichtbaren Nerven des peripheren Nervensystems sind letztlich bindegewebig umhüllte Bündel aus Axonen. Viele dieser Axone besitzen eine Myelinscheide, die Einheit aus Axon und Myelinscheide wird auch als Nervenfaser bezeichnet.

Je nachdem, zu welchem Nervenzellkörper eine Nervenfaser (■ Abb. 2.6) gehört, kann sie Teil des bewussten (somatischen) oder unbewussten (vegetativen/viszeralen) Nervensystems sein. Fasern, die einen Muskel ansteuern, heißen mo-

2

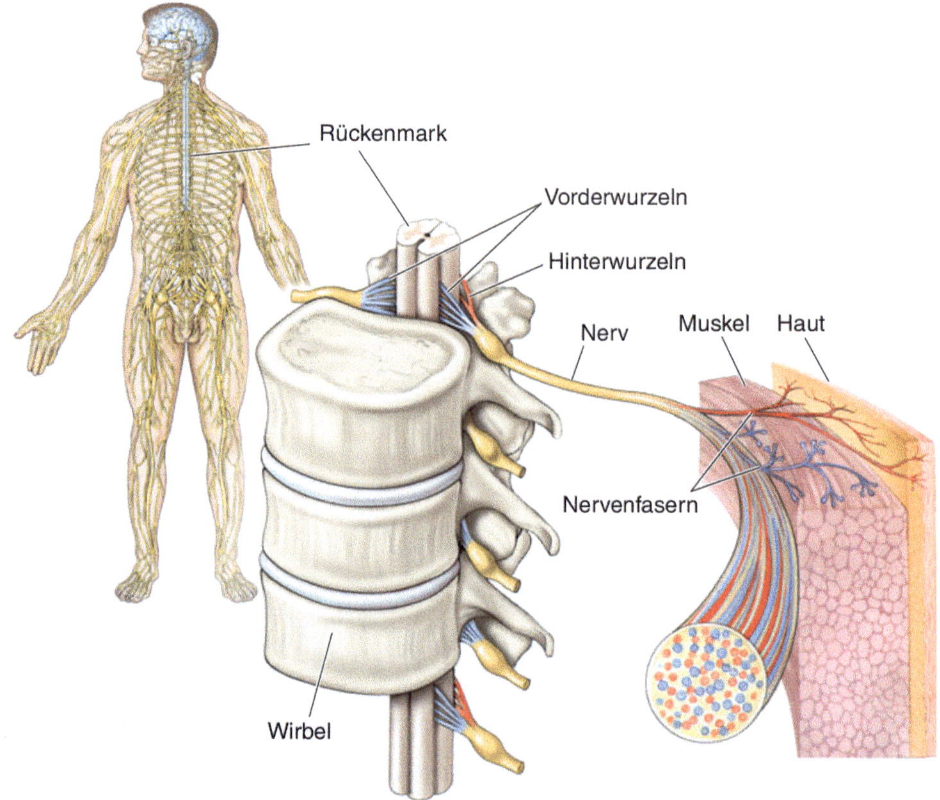

◘ Abb. 2.6 Verschiedene Nervenfasern in einem Nerv (rot = motorisch, blau = sensibel). (Aus: Bear et al. 2018)

torisch, solche, die eine Empfindung wahrnehmen, sensibel oder sensorisch. Somit unterscheidet man folgende Faserqualitäten:

- **Somatomotorisch** für bewusst angesteuerte Muskeln.
- **Somatosensibel** für bewusste Wahrnehmung.
- **Viszeromotorisch** für unbewusst angesteuerte Muskeln (z. B. im Darm).
- **Viszerosensibel** für unbewusste Wahrnehmung (z. B. Blutdruckrezeptoren).

Je nach Richtung des Informationsflusses spricht man auch von efferenten Nerven (leiten Information aus dem ZNS in den Körper, motorisch) und afferenten Nerven (leiten Information aus dem Körper/Sinnesorganen ins ZNS, sensibel).

Die zu den Nervenfasern des PNS zugehörigen Zellkörper befinden sich teils im Rückenmark (bzw. Gehirn), teils in sogenannten „Ganglien", bindegewebig umhüllten Zellansammlungen. Die Nerven, die direkt dem Gehirn entspringen, werden auch als Hirnnerven bezeichnet und in Abschn. 3 behandelt. Aus dem Rückenmark entspringen 31–33 paarige Spinalnerven, die zu beiden Seiten aus der Wirbelsäule austreten. Analog zu den Abschnitten der Wirbelsäule werden die Spinalnerven von oben nach unten in

- 8 zervikale (oder cervicale, C1-C8),
- 12 thorakale (Th1-Th12),
- 5 lumbale (L1-L5),
- 5 sakrale und
- 1-3 kokzygeale Nervenpaare
- eingeteilt (◘ Abb. 2.7).

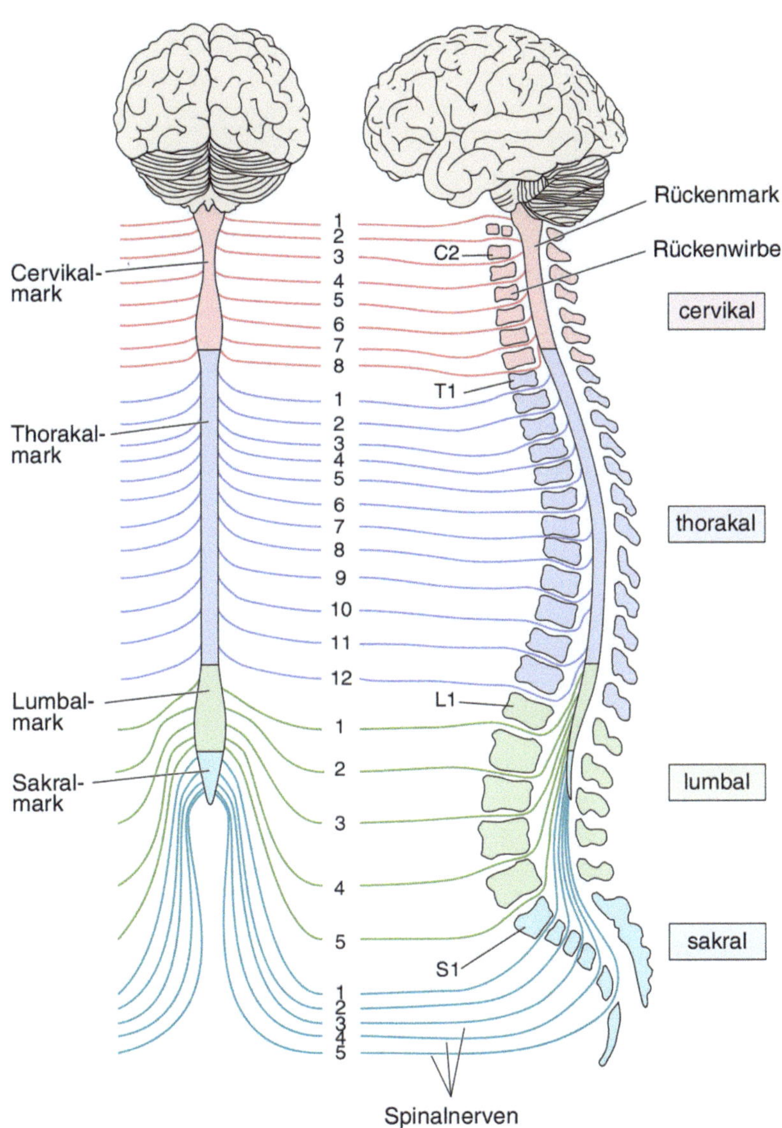

◘ **Abb. 2.7** Spinalnerven. (Aus: Bear et al. 2018)

Die Wirbelsäule wächst weiter in die Länge als das Rückenmark, sodass beim Erwachsenen das Rückenmark bereits auf Höhe des 1. oder 2. Lendenwirbelkörpers endet. Das spitz zulaufende Ende des Rückenmarks wird auch als Conus medullaris bezeichnet. Die Spinalnerven L3-5 sowie die sakralen (und kokzygealen) Spinalnerven ziehen unterhalb des Conus medullaris durch den Wirbelkanal bis zu ihren jeweiligen Austrittsstellen. Gemeinsam bezeichnet man sie als Cauda equina („Pferdeschweif").

Im Bereich des Rumpfes versorgen die Spinalnerven in der Regel Muskeln und Haut ungefähr auf ihrer Ursprungshöhe. Komplizierter wird es im Bereich der Arme und Beine: Hier laufen die Spinalnerven zunächst zu Nervengeflechten, sogenannten Plexus, zusammen, in denen die Fasern verschiedener Spinalnerven neu zusammengemischt werden. Aus den Plexus entspringen mehrere periphere Nerven mit Anteilen jeweils mehrerer Spinalnerven, die bestimmte Muskeln und Hautbereiche versorgen.

Klinisch relevant wird diese Plexusbildung bei Verletzungen der Nerven. Je nachdem, ob ein peripherer Nerv, ein Plexus oder ein Spinalnerv verletzt wird, zeigt sich ein anderes Verteilungsmuster von sensiblen (Taubheit) und motorischen Ausfällen (Lähmung). Dabei bezeichnet man die Hautbereiche, die sensibel durch einen bestimmten Spinalnerv versorgt werden, als dessen „Dermatom", die Muskeln als „Myotom". Eine Übersicht über die Dermatome beim Menschen zeigt folgende Abbildung (◘ Abb. 2.8).

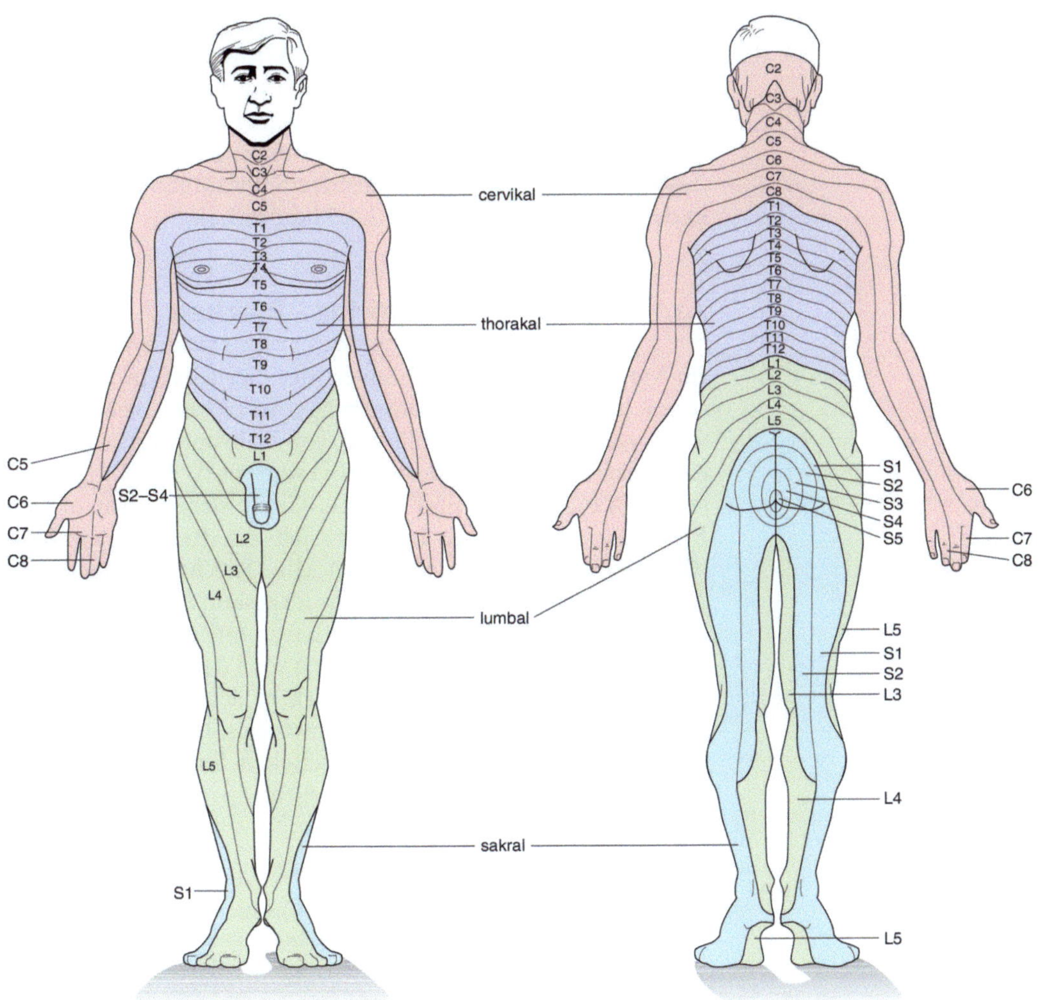

◘ Abb. 2.8 Dermatome. (Aus: Bear et al. 2018)

2.3　Hirnnerven

Zwölf Paar Hirnnerven entspringen dem Gehirn und versorgen Teile des Kopfes/Halses, nur der X. Hirnnerv, der Nervus vagus (N. vagus), zieht bis zum Zwerchfell. Die Zellkörper der Hirnnervenfasern befinden sich größtenteils im Hirnstamm, wo sie zu einem oder mehreren Kernen (Hirnnervenkerne) zusammengelagert sind. Jeder Hirnnerv hat einen Eigennamen und eine zugeordnete Nummer, hier werden in der Regel römische Zahlen verwendet. Neben sensiblen, motorischen und vegetativen Funktionen gibt es auch Hirnnerven, die für das Riechen (I), Sehen (II), Hören (VIII) sowie Schmecken (VII, IX, X) zuständig sind. Die Hirnnerven II (Sehnerv) und VIII (Hören und Gleichgewicht) werden aufgrund der unmittelbaren Assoziation mit den entsprechenden Sinnesorganen gesondert in den ► Abschn. 2.4.4 und 2.4.5 besprochen.

2.3.1 I – Nervus olfactorius – Riechen

Im Vergleich zu vielen Tieren ist der Geruchssinn des Menschen deutlich weniger ausgeprägt, trotzdem spielt er eine wichtige Rolle zur Kontrolle z. B. von Nahrungsmitteln (riecht ein Essen appetitlich oder ist es verdorben?), der Umgebung (z. B. Brandgeruch) und für das Gefühlsleben. Am oberen Ende der Nasenhöhle befindet sich die Riechschleimhaut (◘ Abb. 2.9), in der sich ca. 10 Mio. Riechzellen befinden. Jede Riechzelle bildet eine Art aus insgesamt ca. 350 verschiedenen Geruchsrezeptoren aus, die bestimmte chemische Moleküle aus der Atemluft binden. Die Axone der Riechzellen ziehen in die Schädelgrube und enden in der primären Riechrinde, dem sogenannten Bulbus olfactorius. Der N. olfactorius ist somit nicht ein Nerv im klassischen Sinne, sondern die Gesamtheit der Axone der Riechzellen.

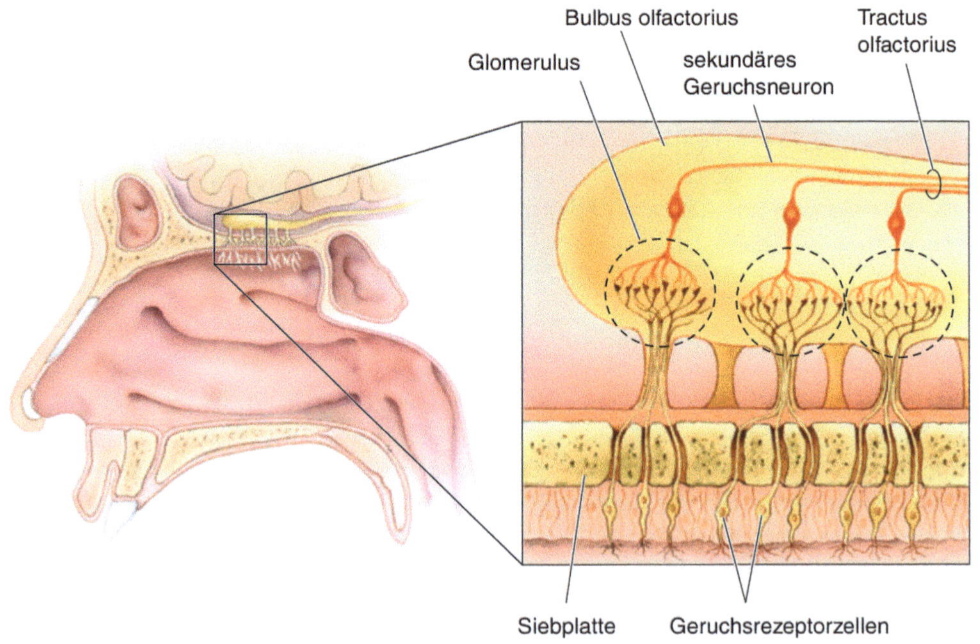

◘ **Abb. 2.9** Lage und Aufbau der Riechschleimhaut. (Aus: Bear et al. 2018)

2.3.2 III, IV, VI – Nervus oculomotorius, trochlearis und abducens – Augenbewegungen

Damit wir unsere Augen in alle Richtungen bewegen können, sind sie von jeweils sechs Muskeln umgeben, vier „geraden" Augenmuskeln und zwei „schrägen". Die Hirnnerven III, IV und VI steuern (innervieren) diese Muskeln (◘ Abb. 2.10):

Der Nervus (N.) abducens (VI) steuert den Musculus rectus lateralis (M. rectus lateralis), der das Auge nach außen bewegt. Ein Ausfall des *rechten* N. abducens führt zu nebeneinanderstehenden Doppelbildern, die beim Blick nach *rechts* (gleichseitig zur Läsion) am ausgeprägtesten sind.

Der N. trochlearis (IV) innerviert den M. obliquus superior, der das Auge nach außen unten bewegt. Bei Schädigung dieses Nerven steht das Auge etwas nach oben und innen, was zu schräg stehenden Doppelbildern, insbesondere beim Lesen oder Treppe laufen (beim Blick nach unten), führt. Kompensatorisch neigen Patient:innen den Kopf zur gesunden Seite, was als Bielschowsky-Phänomen bezeichnet wird (◘ Abb. 2.11).

Exkurs

Das Bielschowsky-Phänomen tritt bei Lähmungen des Musculus (M.) obliquus superior (IV. Hirnnerv, N. trochlearis) auf und ist durch eine charakteristische kompensatorische Kopfhaltung gekennzeichnet.

Bei einer Neigung des Kopfes zur Seite des betroffenen Muskels verstärkt sich die Schielabweichung, da der Augapfel nach oben und innen abweicht. Um diese Fehlstellung zu korrigieren und Doppelbilder zu vermeiden, neigen die Patient:innen ihren Kopf reflexartig zur gegenüberliegenden Seite.

Ursachen für dieses Phänomen sind vor allem vaskuläre Veränderungen, darunter Diabetes mellitus, Hypertonie und Arteriosklerose, aber auch Traumata, die den N. trochlearis schädigen.

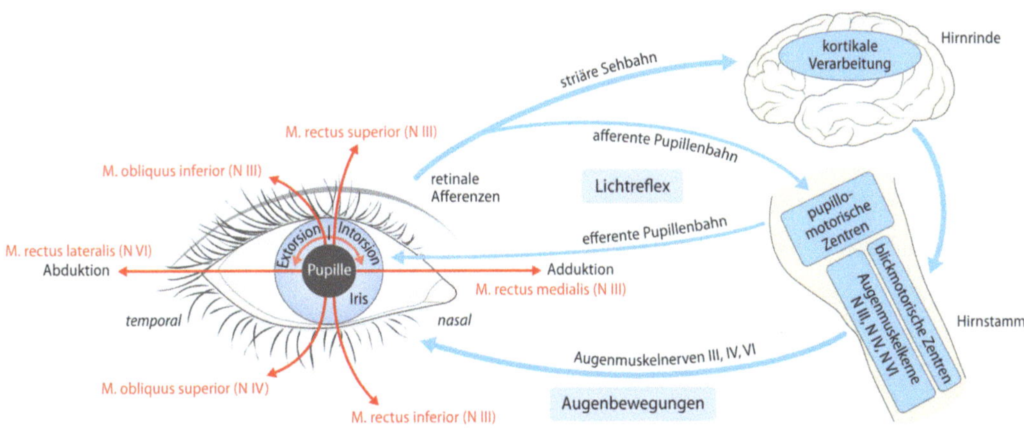

◘ **Abb. 2.10** Augenbewegungen. (Aus: Brandes et al. 2019)

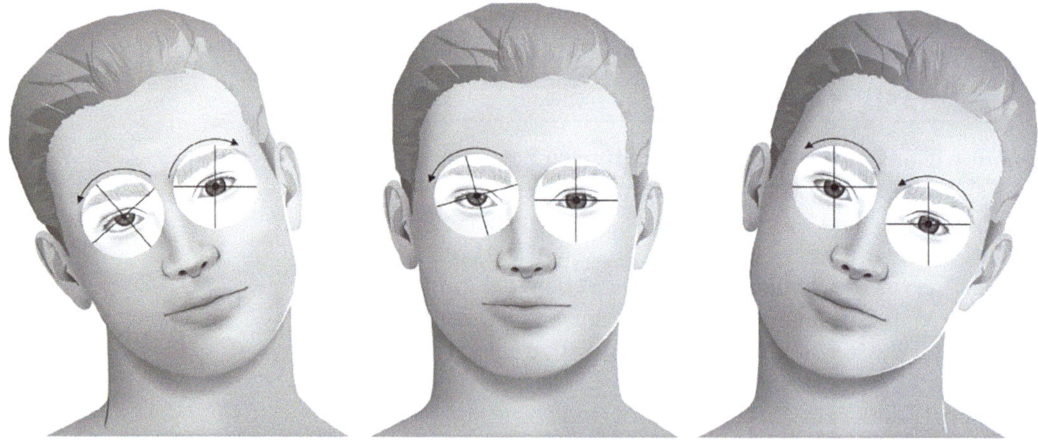

Abb. 2.11 Mitte: Bei einer Trochlearisparese steht das betroffene Auge (hier das rechte Auge des Patienten) leicht höher (Hypertropie) und die Innenrotation ist eingeschränkt. Links: Die stärkste Schielabweichung tritt bei Kopfneigung zur Seite des paretischen Muskels auf, da der Augapfel nach oben innen abweicht (Bielschowsky-Phänomen). Rechts: Um Doppelbilder zu vermeiden, neigen die Betroffenen den Kopf zur Gegenseite, wodurch der Schielwinkel verringert wird. (Aus: Steffen 2023)

Der N. oculomotorius (III) innerviert die restlichen Augenmuskeln sowie den Lidöffner und enthält viszeromotorische Fasern, die zu einer Miosis (Engstellung der Pupille) führen. Ein vollständiger Ausfall führt zu einer Ptosis (hängendes Augenlid), Mydriasis (weitgestellte Pupille) sowie einem nach außen unten gerichteten Auge. Bei leichter Druckschädigung sind zunächst nur die viszeromotorischen Fasern betroffen, die Pupille ist weit, bei erhaltener Augenbeweglichkeit.

Eine Weitstellung der Pupille wird durch viszeromotorische Fasern des Sympathikus bewirkt. Diese laufen zunächst unabhängig vom N. oculomotorius in unmittelbarer Nähe der Halsschlagader, sodass eine Schädigung dort (z. B. bei einer Dissektion der Halsschlagader) eine Miosis (sowie durch Beteiligung des M. tarsalis eine leichte Ptosis) bewirkt (sogenanntes Horner-Syndrom).

Damit die Augenbewegungen koordiniert ablaufen, sind die Kerne der Hirnnerven III, IV und VI im Hirnstamm über Faserbahnen verbunden. Eine Schädigung dort (z. B. ein entzündlicher Herd bei Multipler Sklerose) führt zu komplexeren Augenbewegungsstörungen. Bei der internukleären Ophthalmoplegie (INO) ist zum Beispiel beim Seitblick die Bewegung des Auges zur Nase hin gestört, während sie bei der Konvergenz, d. h. beim Blick auf nahe Gegenstände, erhalten ist.

2.3.3 V – Nervus trigeminus – Sensibilität

Der N. trigeminus ist für die Sensibilität des Gesichts zuständig, außerdem enthält er motorische Fasern für die Kaumuskulatur. Die sensiblen Fasern sind auf drei Äste aufgeteilt: N. ophthalmicus (V1), N. maxillaris (V2) und N. mandibularis (V3), deren Versorgungsgebiete in Abb. 2.12 zu sehen sind.

Bei der Trigeminusneuralgie leiden Patient:innen auf einer Seite unter heftigsten einschießenden Schmerzen, meist im Bereich V2 oder V3. Ursache kann zum Beispiel Druck auf den N. trigeminus durch engen Kontakt zu einer Arterie sein. Neben der Gesichtshaut inneviert der N. trigeminus auch die Hornhaut des Auges, die Schleimhaut im Nasen-, Mund- und Rachenraum sowie Anteile der Hirnhäute.

Der Hinterkopf und die behaarte Kopfhaut werden nicht durch den N. trigeminus, sondern durch den N. occipitalis, einen Ast des Spinalnerven C2, sensibel inneviert (Abb. 2.12).

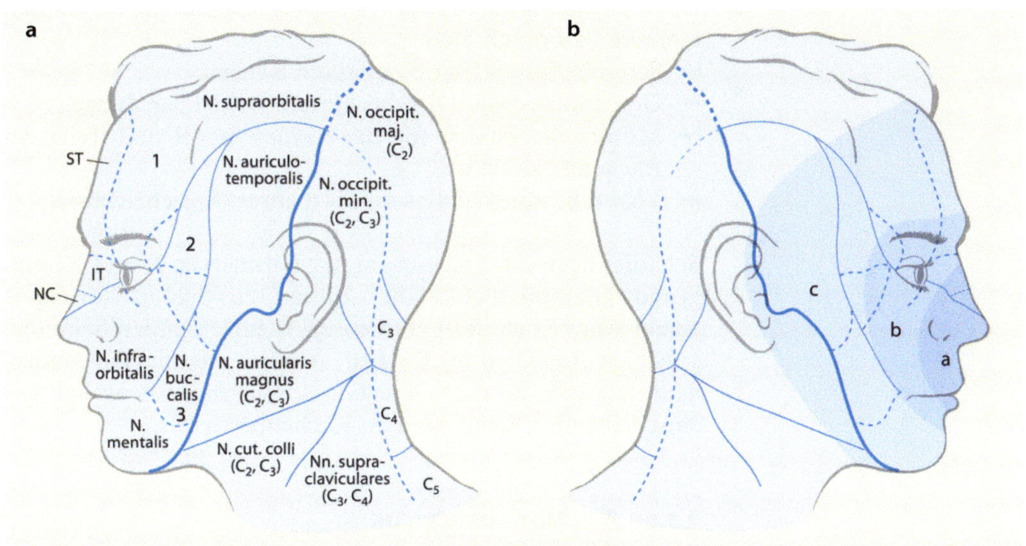

Abb. 2.12 Sensible Versorgungsbereiche der drei Äste des Nervus trigeminus (V1 = 1, V2 = 2, V3 = 3). (Aus: Hacke 2016, Neurologie)

2.3.4   VII – Nervus facialis – Gesichtsmuskulatur

Der N. facialis ist für die mimische Muskulatur zuständig, mit Ausnahme des Lidöffners (der vom III. Hirnnerv versorgt wird). Zudem enthält er Geschmacksfasern für die vorderen zwei Drittel der Zunge. Bei einer Gesichtslähmung (lat. „facies" = Gesicht, Parese = Lähmung) ist es wichtig, periphere faziale Paresen (Schädigungen des N. facialis, daher auch als *Fazialisparese* bezeichnet, oft harmlos) von zentralen *fazialen Paresen* (Schädigung im ZNS, zum Beispiel Schlaganfall) zu unterscheiden. Bei beiden hängt der Mundwinkel auf einer Seite, entscheidend ist die Beweglichkeit der Muskulatur im Bereich Auge/Stirn: Diese wird zentral von beiden Hirnhälften versorgt, peripher aber nur vom N. facialis einer Seite. Daher ist bei zentraler Lähmung ein Stirnrunzeln und Augenschluss auf der betroffenen Seite noch möglich, bei peripherer Lähmung jedoch nicht mehr.

2.3.5   IX – Nervus glossopharyngeus

Der N. glossopharyngeus („Zungen-Rachen-Nerv") enthält mehrere Faserqualitäten:
- Sensible Fasern für den hinteren Rachen.
- Geschmacksfasern für das hintere Drittel der Zunge.
- Motorische Fasern für das Gaumensegel und Teile der Rachenmuskulatur.
- Viszeromotorische Fasern für mehrere Speicheldrüsen.

Schädigungen (oft gemeinsam mit Hirnnerven X und XI aufgrund anatomischer Nähe) führen zu Schluckstörungen, einem Abweichen des Gaumensegels zur gesunden Seite und sensiblen Ausfällen im Rachen. Ähnlich wie die Trigeminusneuralgie gibt es auch eine Glossopharyngeusneuralgie mit einschießenden Schmerzen im Rachenbereich.

2.3.6   X – Nervus vagus

Der N. vagus (lat. „wandernder Nerv") ist der einzige Hirnnerv, der über den Kopf-Hals-Bereich hinaus wirkt, nämlich bis in den Brust- und sogar Bauchraum hinein. Hier spielt er eine wichtige Rolle als größter Nerv des Parasympathikus, des „rest and digest"-Teils des vegetativen Nervensystems. Ebenso wie der IX. Hirnnerv besitzt der N. vagus auch verschiedene Faserqualitäten:

- Sensible Fasern für Teile der Hirnhaut und den äußeren Gehörgang.
- Geschmacksfasern für den Zungengrund und Kehldeckel.
- Motorische Fasern für den Rachen und die Kehlkopfmuskulatur.
- Viszerosensible und -motorische Fasern für Herz, Lunge, Blutdruckrezeptoren im Aortenbogen und im Karotissinus, alle Oberbauchorgane und Darm bis zur linken Kolonflexur

Eine Schädigung des N. vagus führt zu Schluckstörungen und/oder Heiserkeit, kann aber auch vegetative Symptome wie Herzrhythmusstörungen hervorrufen. Eine Aktivierung des N. vagus zum Beispiel durch Druck auf den Karotissinus führt reflektorisch zu Herzfrequenz- und Blutdruckabfall. Ein wichtiger Ast des N. vagus ist der N. laryngeus recurrens, der für die Öffnung der Stimmlippen beim Atmen und Sprechen zuständig ist. Schädigungen des N. laryngeus recurrens sind eine wichtige Komplikation bei Schilddrüsenoperationen und führen zu Heiserkeit (einseitige Schädigung) bzw. Luftnot (beidseitige Schädigung).

2.3.7　XI – Nervus accessorius – Halsmuskeln

Der N. accessorius ist ein rein motorischer Nerv, der zwei Muskeln im Kopf-Hals-Übergang, den M. sternocleidomastoideus und den M. trapezius, versorgt. Bei Verletzung des N. accessorius, zum Beispiel durch Operationen im Halsbereich, ist die Kopfdrehung und Schulterhebung eingeschränkt.

2.3.8　XII – Nervus hypoglossus – Zungenmuskeln

Der N. hypoglossus innerviert die Zungenmuskulatur. Eine Schädigung des rechten N. hypoglossus führt zu einem Abweichen der Zunge zur *rechten* Seite, außerdem zu Schluck- und Sprechstörungen.

2.4　Das zentrale Nervensystem

2.4.1　Überblick

Das zentrale Nervensystem (ZNS) besteht aus Gehirn und Rückenmark. Hier entstehen Gedanken, werden motorische Signale generiert und über die Nerven des PNS an die Muskeln weitergegeben und sensible Signale des PNS verarbeitet. Auch das vegetative System wird vom ZNS gesteuert.

Das Rückenmark ist ein Überträger von Informationen zwischen Gehirn und dem restlichen Körper. Im Querschnitt des Rückenmarks befindet sich die graue Substanz schmetterlingsförmig zentral und ist ringsum von auf- und absteigenden Bahnen weißer Substanz umgeben. Die ventralen Vorderhörner der grauen Substanz enthalten die Zellkerne von motorischen Nerven, über die dorsalen Hinterhörner werden sensible Informationen verarbeitet. Bei der weißen Substanz unterscheidet man die Hinterstränge für Berührungsempfinden und die Vorderseitenstränge für Schmerz- und Temperaturwahrnehmung. Ebenfalls seitlich (und etwas vorne/ventral) verläuft die Pyramidenbahn, die motorische Informationen vom Gehirn an die motorischen Nerven bringt.

Ein wichtiges Organisationsprinzip des ZNS ist die gekreuzte Informationsübertragung, weshalb zum Beispiel die linke Gehirnhälfte die rechte Körperhälfte ansteuert und umgekehrt. Verschiedene Stränge kreuzen auf unterschiedlicher Höhe im ZNS:

- Die Pyramidenbahn (motorisch) und das Hinterstrangsystem (Berührungssensibilität) kreuzen im Bereich der Medulla oblongata.
- Das Vorderseitenstrangsystem (Schmerz/Temperatur) kreuzt etwa auf der jeweiligen Segmenthöhe im Rückenmark.

Die unterschiedlichen Kreuzungshöhen führen dazu, dass halbseitige Läsionen im Bereich des Hirnstamms und des Rückenmarks zu sogenannten gekreuzten Syndromen führen, bei denen zum Beispiel das Schmerzempfinden der einen Körperhälfte, aber Motorik und Berührungsempfinden der anderen ausfallen.

Das Gehirn wird weiter unterteilt in Großhirn, Zwischenhirn, Mittelhirn (Mesencephalon), Brücke (Pons), verlängertes Mark (Medulla oblongata) und Kleinhirn (Cerebellum). Mesencephalon, Pons und Medulla oblongata werden zusammengefasst auch als Hirnstamm bezeichnet. Das Großhirn besteht aus mehreren Lappen, die jeweils paarig (links und rechts) angelegt sind: Frontallappen, Temporallappen, Parietallappen und Okzipitallappen. Die verschiedenen Teile des Gehirns sind im Laufe der Evolution nach und nach entstanden, wobei der Hirnstamm den ältesten und das Großhirn den jüngsten Teil darstellt (◘ Abb. 2.13).

Der Hirnstamm besteht (von rostral nach kaudal) aus:

- Mesencephalon (Mittelhirn): Neben den Hirnnervenkernen III-V befinden sich hier wichtige Umschaltstationen der Seh- und Hörbahn sowie die Substantia nigra (Bewegungsabläufe).

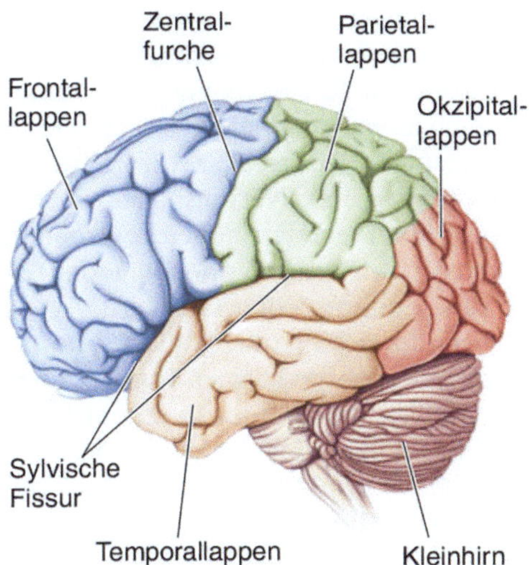

Abb. 2.13 Die vier Lappen des Großhirns. (Aus: Bear et al. 2018)

- Pons (Brückenhirn): Hier befindet sich die Verbindung zum Kleinhirn, zudem weitere Hirnnervenkerne und Teile der Formatio reticularis.
- Medulla oblongata (verlängertes Mark): Hier befinden sich Hirnnervenkerne und die sogenannte Formatio reticularis, die wichtige Funktionen wie Atmung und Kreislauf steuert.

Der gesamte Hirnstamm wird von den auf- und absteigenden Bahnen zum Rückenmark auf engem Raum durchlaufen, sodass hier selbst kleine Schädigungen zu weitreichenden Lähmungen oder Sensibilitätsstörungen führen können. Zudem können basale Funktionen wie Atmung, Bewusstsein und Kreislaufregulation betroffen sein. Durch Schädigung der Hirnnervenkerne kommen Augenbewegungsstörungen, Pupillenstörungen und Schluck- oder Sprechstörungen dazu.

Auch gekreuzte Symptome treten bei Hirnstammläsionen auf: Beim Wallenberg-Syndrom, welches bei Läsionen der dorsolateralen Medulla oblongata auftritt, besteht eine Sensibilitätsstörung der Gegenseite, jedoch Läsionen von Hirnnerven, Ataxie und eine Schädigung sympathischer Bahnen (Horner-Syndrom) auf der gleichen Seite.

Das Kleinhirn sitzt dem Hirnstamm dorsal auf und ist für die Koordination, Feinabstimmung und das (unbewusste) Erlernen von Bewegungsabläufen zuständig.

Rostral an den Hirnstamm schließt sich das Zwischenhirn an, das unter anderem den (linken und rechten) Thalamus und den (unpaarigen) Hypothalamus enthält. Der Thalamus ist die eine wichtige Umschaltstation für fast alle sensiblen Infor-

2

mationen. Schädigungen hier können nicht nur zu sensiblen Ausfällen, sondern auch zu Missempfindungen oder Schmerzen in den betroffenen Körperbereichen führen. Zudem beteiligt er sich auch an motorischen Abläufen. Der Hypothalamus ist hingegen ein wichtiges Zentrum des vegetativen Nervensystems, das er über Nervensignale, aber auch durch die Ausschüttung von Steuerhormonen kontrolliert.

Den größten (und in der Evolution neuesten) Teil des Gehirns bildet das Endhirn oder Großhirn. Anders als im Rückenmark befindet sich hier die graue Substanz außen und bildet die Hirnrinde (Kortex). Nach innen schließt sich das Marklager aus weißer Substanz an, in dem sich einige weitere Kerne grauer Substanz (subkortikale Kerne) befinden. Der Kortex ist unterteilt in linke und rechte Hemisphäre mit jeweils vier Lappen: Frontal-, Temporal-, Parietal- und Okzipitallappen. Von außen nicht zu sehen ist die Inselrinde, die ebenfalls zum Kortex gehört. Die Kortexoberfläche ist in zahlreiche Windungen (Gyri, Einzahl Gyrus) aufgeworfen. Bestimmte Funktionen können einzelnen Gyri zugeordnet werden, wobei es sogenannte primäre Felder gibt, in denen die Erstverarbeitung sensibler Information bzw. Entstehung des motorischen Signals stattfindet, sowie sekundäre Felder für die Weiterverarbeitung/Vorbereitung und Assoziationsfelder für komplexere kortikale Leistungen (Sprache etc).

Zu den subkortikalen Kernen gehören die Basalganglien (auch Stammganglien genannt, Nucleus caudatus, Putamen, Pallidum), die für die Bewegungsregulation zuständig sind. Zwischen den Kernen der Basalganglien verläuft die Capsula interna (weiße Substanz), ein wichtiger Teil des motorischen Systems. Mehrere kortikale (Gyrus cinguli, Hippocampus) und subkortikale (Amygdala u. a.) Strukturen bilden zusammen das limbische System, das eine wichtige Rolle für das Gedächtnis, Emotionen und Antrieb spielt (Abb. 2.14).

2.4.2 Motorisches System

Was passiert im Gehirn, wenn man zum Beispiel eine Seite im Buch umblättert oder nach der Computermaus greift, um nach unten zu scrollen? Vereinfacht gesagt, wird die Intention, weiterzulesen, zunächst in die notwendige Bewegung übersetzt, die in sekundär motorischen Kortexarealen geplant wird. Die eigentliche bewusst motorische Bahn beginnt dann im primär motorischen Kortex, wo das „erste" Motoneuron liegt. Das Axon des ersten Motoneurons zieht gemeinsam mit allen anderen benachbarten Motoneuronena-

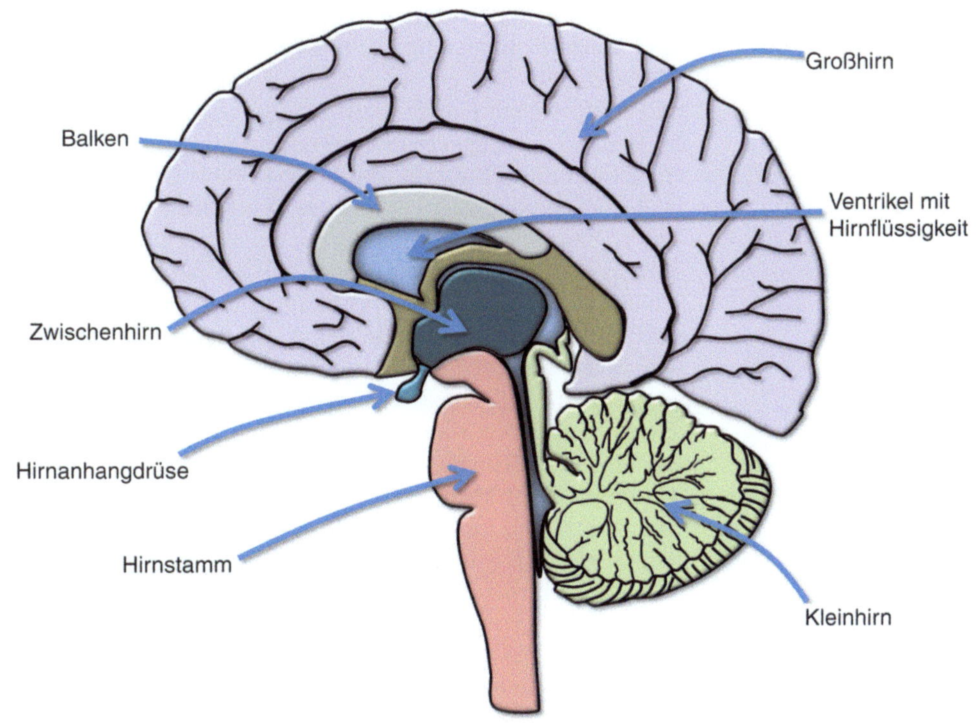

◘ Abb. 2.14   Aufbau des Gehirns. (Aus: Beck 2013)

xonen in Richtung Rückenmark, wobei die gesammelten Axone im Bereich der Stammganglien die Capsula interna und später die sogenannte Pyramidenbahn bilden. Auf Höhe der Medulla oblongata kreuzen die meisten Fasern der Pyramidenbahn, das im linken motorischen Kortex entstandene Signal zieht nun im rechten Teil des Rückenmarks nach kaudal. Für eine Arm- oder Handbewegung befindet sich das Ziel auf Höhe des zervikalen (Hals-)Rückenmarks, hier kontaktiert das Axon des ersten Motoneurons das zweite Motoneuron, dessen Zellkörper im Vorderhorn des Rückenmarks liegt. Das Axon des zweiten Motoneurons tritt als Teil des Spinalnervs aus dem Wirbelkanal, ordnet sich im Armplexus einem peripheren Nerven zu und zieht mit diesem zum Ziel, dem Muskel.

Innerhalb des primär motorischen Kortex liegen die Motoneurone für verschiedene Muskeln nicht zufällig, sondern in einer anatomischen („somatotopen") Anordnung. Der sogenannte „Homunkulus" („Menschlein") illustriert, welcher Teil des primär motorischen Kortex welches Körperteil ansteuert: von medial nach lateral zunächst Fuß, Bein, Torso, Arm, Hand und schließlich Gesicht. Die somatotope Anordnung wird in der Pyramidenbahn aufrechterhalten, wobei hier die Fasern für unterschiedliche Körperteile sehr eng beieinander liegen. So führt eine kleine Schädigung im Bereich des primär motorischen Kortex vielleicht nur zu einer Armlähmung, im Bereich der Capsula interna oder des Hirnstamms aber zu einer Lähmung von Arm und Bein (◘ Abb. 2.15).

Eine Schädigung im Bereich des ZNS führt zu einer zentralen Lähmung im Gegensatz zu einer peripheren Nervenschädigung. Während die Lähmung bei peripheren Nervenschädigungen schlaff ist und bleibt (niedriger Muskeltonus), sind zentrale Lähmungen in der Akutphase auch schlaff, bilden aber über einen längeren Zeitraum (bis zu Monaten) oft eine Spastik mit einem erhöhten Muskeltonus aus. Dies ist damit zu erklären, dass das zweite Motoneuron intakt bleibt, jedoch die natürliche Hemmung des Muskeltonus durch die Schädigung der absteigenden Bahnen ausbleibt. Weitere Zeichen zentraler Lähmungen sind die sogenannten Pyramidenbahnzeichen (positiver Babinski-Reflex, schon akut zu sehen) und im Verlauf die Ausbildung gesteigerter Muskeleigenreflexe.

Bewegungen wie das Umblättern einer Seite oder das Hinsetzen zum Lesen erfordern die koordinierte Aktivität zahlreicher Muskeln. Für die Durchführung komplexer Bewegungen, aber auch unwillkürlicher Bewegungen, erhält das oben beschriebene pyramidale System Unterstützung von zahlreichen anderen Strukturen, die als „extrapyramidalmotorisches" System zusammengefasst werden. Wichtige und krankheitsrelevante Teile dieses extrapyramidalmotorischen Systems sind z. B.

- die Basalganglien, bei denen je nach Art der Schädigung zum Beispiel heftige unwillkürliche Bewegungen (Chorea Huntington) oder deutlich verlangsamte Willkürbewegungen und Tremor (Morbus Parkinson) auftreten können, oder
- das Kleinhirn, dessen Schädigung zu einer Koordinationsstörung (Ataxie, Intentionstremor) führt (◘ Abb. 2.15).

Exkurs

Die Chorea Huntington ist eine autosomal-dominant vererbte, neurodegenerative Erkrankung mit Bewegungsstörungen, psychischen und kognitiven Symptomen. Ursache ist eine CAG-Repeat-Expansion (Zunahme der CAG-Triplett-Wiederholungen im Huntingtin-Gen, was zur Bildung eines abnormen Proteins führt, das toxisch auf Nervenzellen wirkt) im Huntingtin-Gen, die zum Nervenzelluntergang v. a. in den Basalganglien führt. Erste Anzeichen sind oft depressive Verstimmungen und Reizbarkeit, später folgen unkontrollierte, schleudernde Bewegungen (Chorea) und Demenz. Die Diagnose wird genetisch gesichert. Eine heilende Therapie existiert nicht.

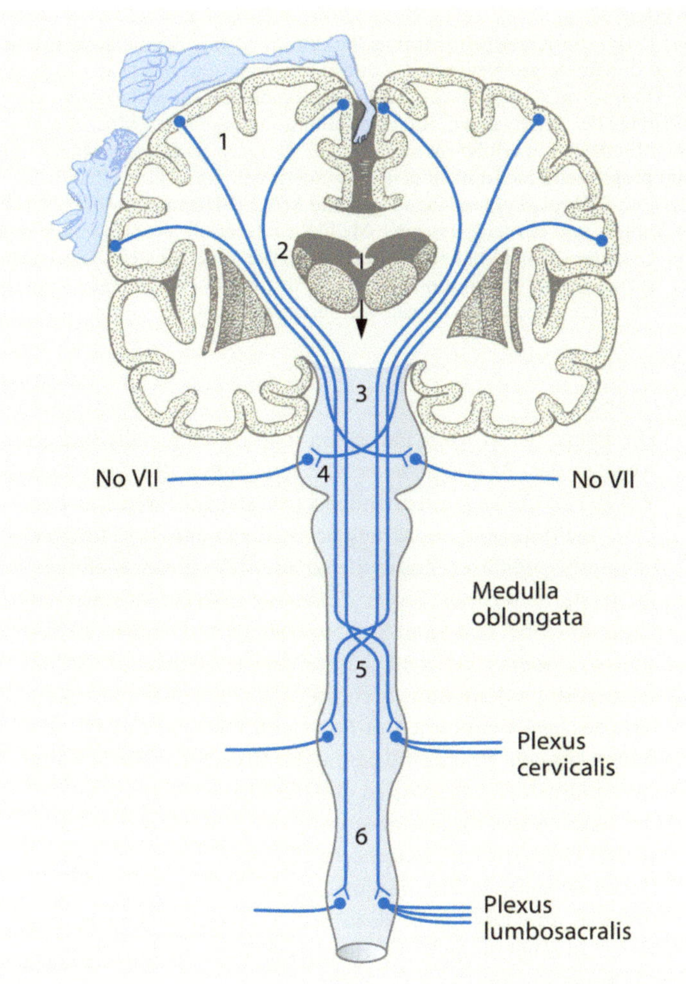

◘ Abb. 2.15 Überblick über das motorische System mit „Homunkulus" und Lokalisation unterschiedlicher Typen der zentralen Lähmung. (Aus: Hacke 2016)

Pflege

Bei der Pflege von Patient:innen mit Chorea Huntington stehen Bewegungsmanagement zur Sturzvermeidung und psychosoziale Betreuung im Fokus. Strukturierte Tagesabläufe und kognitive Förderung unterstützen bei geistigen Beeinträchtigungen. Wichtig ist zudem eine angepasste Ernährung zur Vermeidung von Gewichtsverlust und eine regelmäßige Überprüfung der medikamentösen Therapie. Eine enge Zusammenarbeit mit Fachpersonen sichert die ganzheitliche Versorgung.

Exkurs

Die Parkinson-Krankheit (Morbus Parkinson) ist eine degenerative Erkrankung dopaminerger Neurone der Substantia nigra und macht ca. 75 % der Parkinson-Syndrom-Fälle aus. Typische Befunde sind ein seitlich dominantes Auftreten der Beschwerden, Ruhetremor und eine gesteigerte Muskelsteifheit. Die Manifestation erfolgt meist nach dem 50. Lebensjahr und verläuft langsam progredient. Sie ist nicht heilbar, sondern symptomatisch behandelbar – etwa mit L-Dopa, Dopaminagonisten und MAO-B-Hemmern, wobei Nebenwirkungen und ein nachlassender Medikamentenerfolg problematisch sind. Die Diagnose erfolgt anhand klinischer Kriterien unter Ausschluss sekundärer und atypischer Parkinson-Syndrome. Für jüngere Patient:innen stellt die tiefe Hirnstimulation eine alternative Therapieoption dar.

Pflege

Die Pflege bei Morbus Parkinson folgt einem ganzheitlichen Ansatz, der *Mobilitätsunterstützung*, *Sturzprophylaxe* und *Alltagsbewältigung* miteinander verbindet. Die regelmäßige Überwachung und Anpassung der medikamentösen Therapie in interdisziplinärer Zusammenarbeit stellt einen wichtigen Pfeiler dar. Eine *ausgewogene Ernährung* trägt zur allgemeinen Gesundheit bei und kann Symptome lindern. Dabei ist zu beachten, dass eiweißreiche Lebensmittel wie Fleisch oder Milch die Levodopa-Aufnahme beeinträchtigen und zu variierenden motorischen Symptomen in Form von On- und Off-Phasen führen können. Ergänzend betont das Konzept die Bedeutung einer individuell angepassten und flexiblen Pflegeplanung, bei der auch Angehörige einbezogen und umfassende psychosoziale Unterstützungsangebote bereitgestellt werden. Zudem tragen ergänzende Therapieformen wie Physiotherapie, Ergotherapie und Logopädie dazu bei, die funktionellen Fähigkeiten zu erhalten und langfristig die Lebensqualität der Patient:innen zu sichern.

2.4.3 Sensibles System

Bei der Sensibilität unterscheidet man verschiedene Qualitäten: Berührung, Schmerz, Temperatur und die sogenannte Propriozeption („Eigenwahrnehmung"), die dem Körper erlaubt, die Stellung eines Gelenks (gebeugt/gestreckt) oder die Anspannung eines Muskels zu erfassen. Nicht alle dieser Informationen werden bewusst verarbeitet. So wird die Propriozeption ständig für den unbewussten Ablauf von Bewegungen genutzt, ohne dass man sich bewusst mit der Stellung einzelner Gelenke befassen muss.

Der Aufbau des sensiblen Systems ist grundsätzlich ähnlich dem motorischen System, mit umgekehrtem Informationsfluss: Das primäre Signal entsteht an Rezeptoren der Haut (für Berührung, Schmerz oder Temperatur) oder Muskelspindeln (Propriozeption) und wird über periphere Nerven zu rückenmarksnahen Nervenzellkernen geleitet. Im Rückenmark (oder Hirnstamm für die Sensibilität des Gesichts) erfolgt die Umschaltung auf ein zweites Neuron, dessen Axon bis zum Thalamus reicht. Im Thalamus befindet sich das dritte sensible Neuron. Dieses projiziert in den primären sensiblen Kortex, der eine ähnliche somatotope Anordnung (darstellbar als sensibler Homunkulus) wie der primär motorische Kortex besitzt. Die Weiterverarbeitung des Signals erfolgt im sekundären sensiblen Kortex und Assoziationskortexen.

Klinisch relevant sind die unterschiedlichen Kreuzungshöhen der Bahnen:

- Die Bahnen für Berührungsempfinden laufen im Hinterstrang und kreuzen erst auf Höhe der Medulla oblongata.
- Die Bahnen für Schmerz, Temperatur und Propriozeption laufen im Vorderseitenstrang und kreuzen ungefähr auf Segmenthöhe.

Das sensible System verläuft an manchen Stellen mehr, an anderen weniger parallel zum motorischen System, sodass

- ein größerer kortikaler Schlaganfall häufig zu motorischen und sensiblen Ausfällen der gleichen Bereiche führt (der primär motorische und primär sensible Kortex grenzen direkt aneinander, der Arm ist taub und gelähmt) und
- ein kleiner Infarkt im Thalamus zum Beispiel eine reine Sensibilitätsstörung hervorrufen kann, während ein kleiner Infarkt in der Capsula interna eine reine Lähmung bewirken kann (◙ Abb. 2.16).

2.4.4 Visuelles System

Die Sehbahn beginnt mit lichtsensiblen Zellen der Netzhaut (Retina), den Stäbchen für Hell-Dunkel-Sehen und Zapfen für Farbwahrnehmung. Fällt Umgebungslicht durch die Augenlinse auf die Stäbchen bzw. Zapfen, so erzeugen sie ein Signal, das schon in der Netzhaut durch weitere Zellen vorverarbeitet wird. Die Axone der Ganglienzellen treten dann gemeinsam als N. opticus (II. Hirnnerv) an der Papille aus der Netzhaut aus und treten in die Schädelhöhle ein. Am Chiasma opticum (Sehkreuzung), das unmittelbar vor der Hypophyse liegt, wechselt jeweils die Hälfte der Fasern die Seite und zieht gemeinsam mit den restlichen Fasern der Gegenseite als Tractus opticus weiter. Dieser wird im Mittelhirn einmal verschaltet, bevor die Fasern die Sehrinde, d. h. den primär visuellen Kortex, im Okzipitallappen erreichen.

2

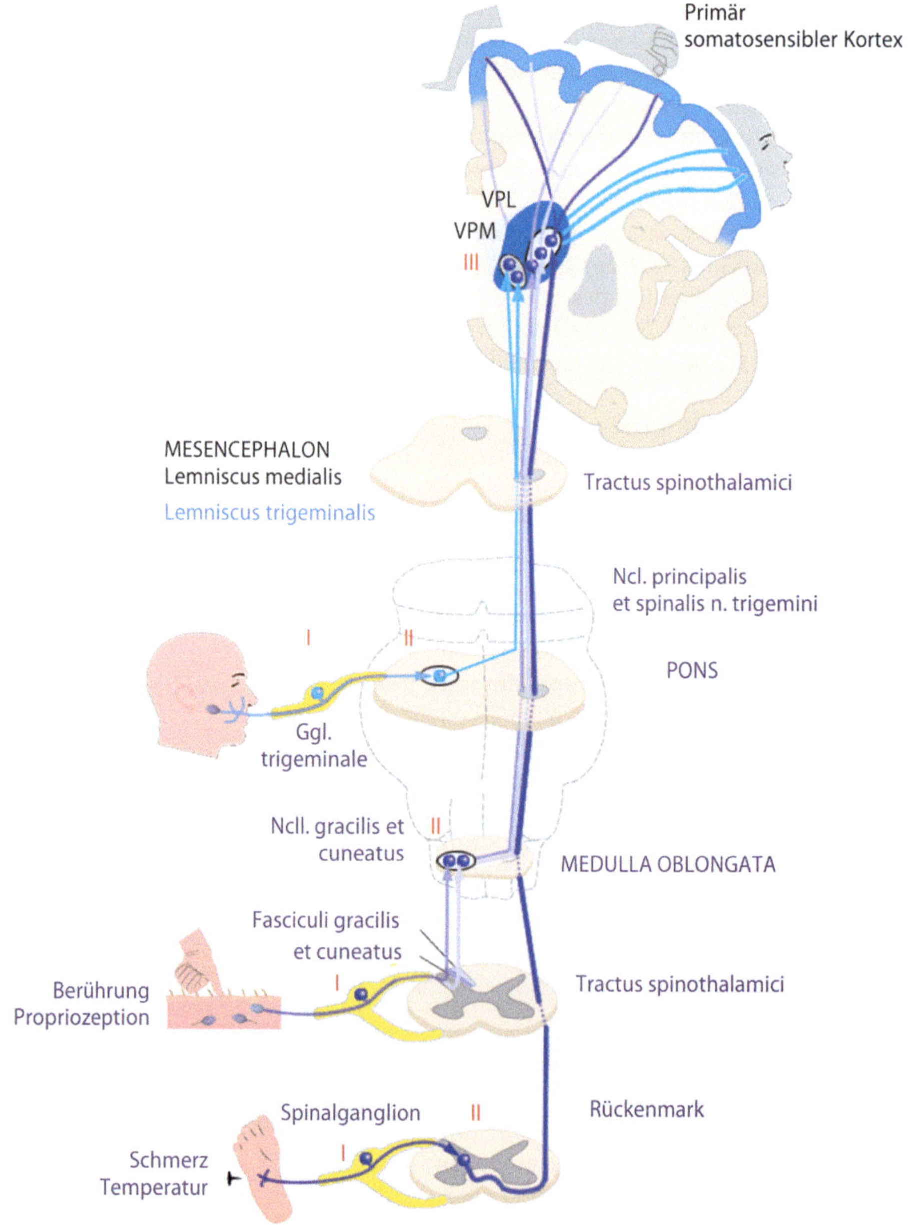

■ **Abb. 2.16** Sensible Bahnen mit unterschiedlicher Kreuzungshöhe. (Aus: Huggenberger et al. 2019)

Den Teil der Umgebung, den man mit dem rechten Auge ohne Augen- oder Kopfbewegung wahrnehmen kann, bezeichnet man als monokuläres (einäugiges) Gesichtsfeld des rechten Auges. Die Gesichtsfelder von rechtem und linkem Auge überlappen und bilden gemeinsam das binokuläre (zweiäugige) Gesichtsfeld. Je nachdem welche Teile des Gesichtsfelds bei einer Sehstörung betroffen sind, kann man logisch herleiten, wo in der Sehbahn die ursächliche Schädigung liegt.

Dabei gibt es zwei Kreuzungen zu beachten (☐ Abb. 2.17):
- Durch die vorgeschaltete Augenlinse steht das Bild auf der Netzhaut Kopf und ist seitenverkehrt – die rechte Raumhälfte wird im jeweils links gelegenen Teil der Netzhaut verarbeitet, d. h. im schläfennahen (temporalen) Teil des linken Auges und im nasennahen (nasalen) Teil des rechten Auges.
- Im Chiasma opticum kreuzen die nasalen Fasern beider N. optici – nun laufen im *linken* Tractus opticus die Sehinformationen aus dem *rechten* Gesichtsfeld beider Augen und andersherum.

Das Prinzip der gekreuzten Wahrnehmung bleibt also bestehen: So wie der linke primär sensible Kortex Gefühls-

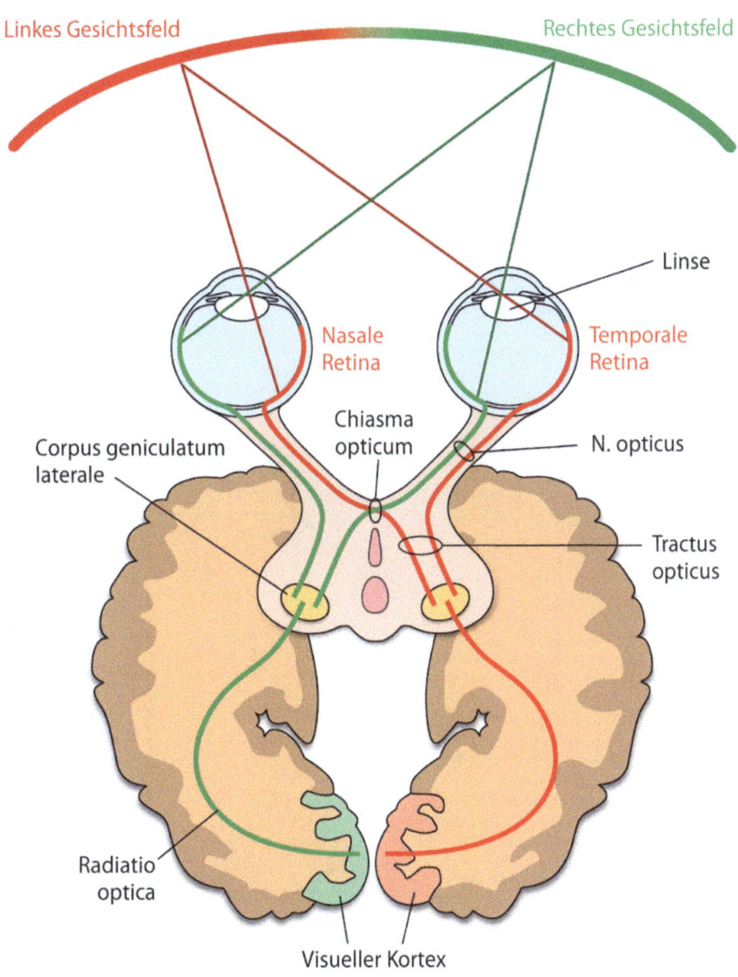

☐ **Abb. 2.17** Sehbahn. (Aus: Huggenberger et al. 2019)

2

informationen der rechten Körperhälfte verarbeitet, ist die linke Sehrinde für Seheindrücke des rechten Gesichtsfelds zuständig. Hier einige klinische Beispiele:

— Wenn ein Patient/eine Patientin auf dem linken Auge nichts mehr sieht, aber auf dem rechten Auge das Gesichtsfeld intakt ist (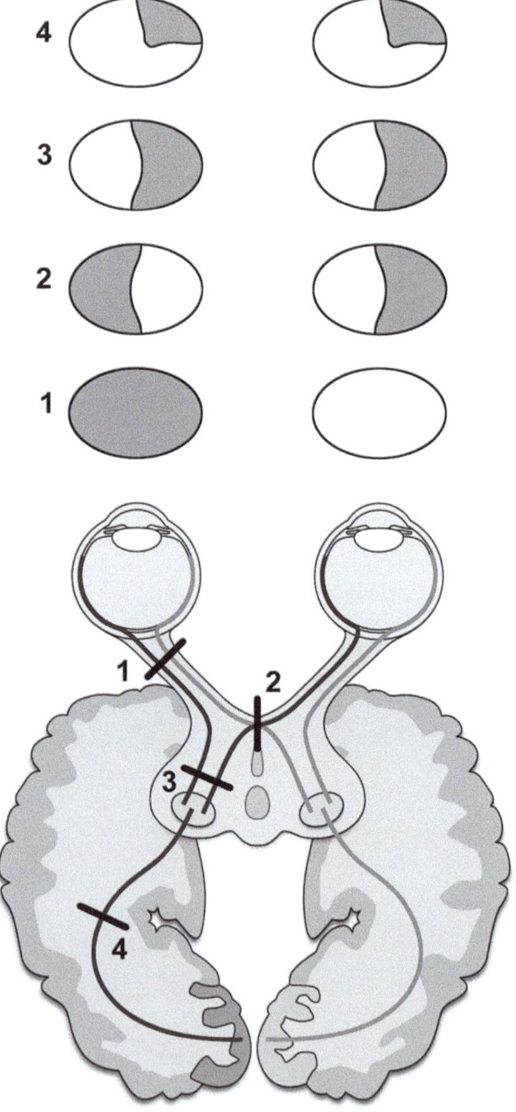 Abb. 2.18), so liegt die Schädigung entweder im Auge selbst (Durchblutungsstörung der Netzhaut, Netzhautablösung, Einblutung, Glaukom o. ä.) oder im Bereich des N. opticus (z. B. Retrobulbärneuritis als erstes Symptom einer Multiplen Sklerose). Eine Erblindung auf einem

◨ **Abb. 2.18** Gesichtsfeldausfälle. (Aus: Huggenberger et al. 2019)

Auge bezeichnet man als Amaurosis; wenn diese nur vorübergehend auftritt (z. B. eine kurze Durchblutungsstörung), spricht man von einer Amaurosis fugax (lat. „fugax" = flüchtig).

- Wenn ein Patient/eine Patientin die rechte Raumhälfte auf beiden Augen nicht mehr wahrnehmen kann (Hemianopsie nach rechts, ◘ Abb. 2.18), so liegt eine Schädigung nach dem Chiasma opticum in der linken Gehirnhälfte vor, zum Beispiel ein Schlaganfall oder Tumor im Bereich des Tractus opticus, den weiterführenden Fasern oder der Sehrinde.
- Eine kleine Schädigung im Bereich der Sehrinde kann auch nur zu einem Teilausfall des rechten oder linken (binokularen) Gesichtsfelds führen, z. B. einer Quadrantenanopsie nach rechts oben (◘ Abb. 2.18).
- Eine Besonderheit bilden Schädigungen in der Mitte des Chiasma opticums, z. B. durch Hypophysentumoren. Hier kommt es zu einem Ausfall der jeweils temporalen Gesichtsfelder, der Patient/die Patientin trägt sozusagen Scheuklappen (bitemporale Hemianopsie) (◘ Abb. 2.18).

Exkurs

Die Hemianopsie ist ein visueller Defekt, bei dem in beiden Augen jeweils eine Hälfte des Gesichtsfeldes verloren geht. Dies resultiert in der Regel aus Schädigungen der post-chiasmalen Sehbahnen. Häufige Ursachen sind Schlaganfälle – insbesondere im Versorgungsgebiet des Okzipitallappens, Hirntumoren, Schädel-Hirn-Traumen sowie entzündliche Erkrankungen wie Multiple Sklerose. Je nach Ausmaß und Lokalisation der Läsion unterscheidet man zwischen einer kompletten Hemianopsie und einer Quadrantenanopsie. Zur Diagnostik werden bildgebende Verfahren wie Magnetresonanztomografie oder Computertomografie eingesetzt, um die zugrunde liegende Ursache zu identifizieren.

Schädigungen der Sehbahn führen in der Regel zu (Teil-)Erblindung, Verschwommensehen, teilweise auch zu Farbsinnstörung (z. B. Rotentsättigung bei Retrobulbärneuritis) oder Flimmersehen (Migräne-Aura). Doppelbilder hingegen werden durch Augenbewegungsstörungen (Hirnnerven III, IV, VI) oder, im selteneren Falle von Doppelbildern auf einem Auge, durch Erkrankungen des Auges selbst hervorgerufen.

2.4.5 Auditorisches und vestibuläres System

Das Innenohr beinhaltet in direkter Nachbarschaft einerseits die Cochlea für die Hörwahrnehmung, andererseits das Gleichgewichtsorgan, das aus drei Bogengängen und zwei Vorhofsäckchen, sogenannten Makulaorganen, besteht (◘ Abb. 2.19).

2

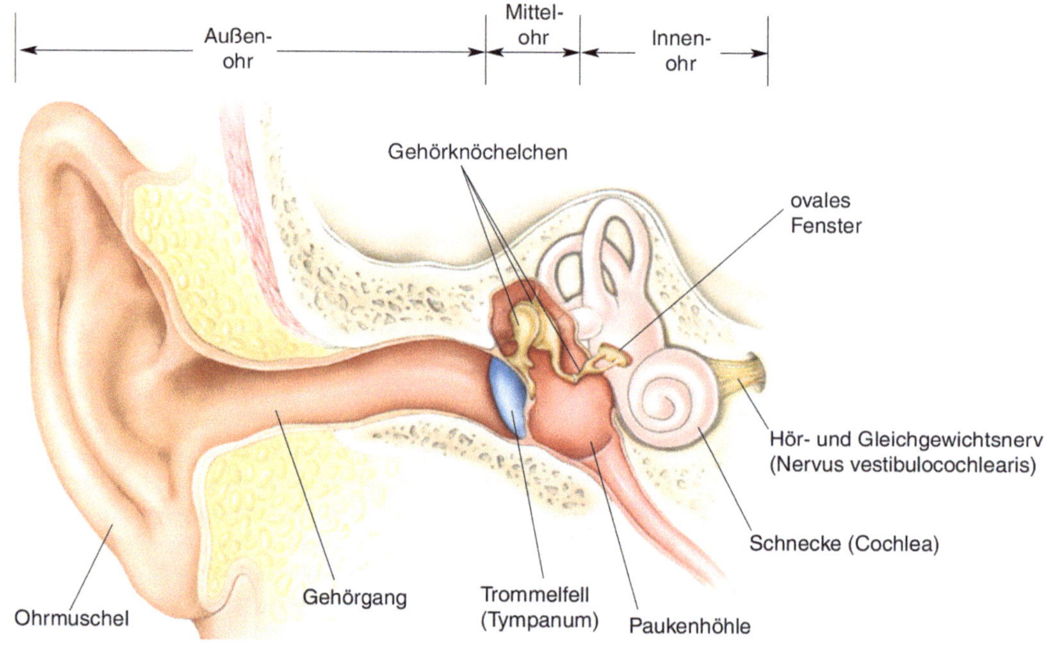

◘ **Abb. 2.19**   Innenohr. (Aus: Bear et al. 2018)

Der an der Ohrmuschel ankommende Schall gelangt durch den Gehörgang zum Trommelfell und bringt dieses zum Schwingen. Die Schwingungen werden über die Gehörknöchelchen des Mittelohrs an das sogenannte ovale Fenster an der Basis der Cochlea übertragen. Die Cochlea hat die Form eines Schneckenhauses (lat. „cochlea" = Schnecke) und beinhaltet entlang ihrer Windungen zahlreiche Haarzellen. Es gibt die äußeren Haarzellen, die eintreffende Töne verstärken, und die inneren Haarzellen, die als Sinnesrezeptoren jeweils einen Ton erkennen und in angrenzenden Nervenfasern ein elektrisches Signal erzeugen. Die Haarzellen an der Schneckenbasis erkennen hohe Töne, die in der Spitze der Schnecke tiefe Töne. Dieses Signal wird lokal weiterverarbeitet und dann in den Axonen des N. vestibulocochlearis (VIII. Hirnnerv) in den Hirnstamm geleitet. Bereits im Hirnstamm werden Signale vom rechten und linken Ohr zusammengeführt, was die Erkennung winziger Zeitunterschiede zwischen Ankunft des Schalls an beiden Ohren und damit das Richtungshören erlaubt. Die weitere Hörbahn verläuft über Mittelhirn und Thalamus zur primären Hörrinde, die im Schläfenlappen (Temporallappen) liegt. Dabei werden Signale beider Innenohren sowohl in der linken als auch in der rechten Gehirnhälfte verarbeitet, sodass eine einseitige Schädigung der Hörbahn oder Hörrinde in der Regel nicht zu einer vollständigen Taubheit führt.

Das Gleichgewichtsorgan (Vestibularorgan) besitzt ebenfalls Haarzellen als Sinneszellen. Diese befinden sich in den mit Flüssigkeit gefüllten Bogengängen und Makulaorganen. Die Spitzen der Haarzellen ragen in eine Membran hinein, in der kleine Kristalle, Otolithen („Ohrsteinchen") eingelagert sind. Bei einer Kopfdrehung oder -bewegung wird das Innenohr mitsamt seiner Flüssigkeit mitbewegt, die Otolithenmembran hängt jedoch kurz hinterher, sodass es zu einem Abknicken der Spitze der Haarzellen kommt und damit zu einer Erregung der Sinneszellen. Jeder Bogengang registriert eine bestimmte Drehrichtung, während die Makulaorgane für gerade Bewegungen und das Registrieren der Schwerkraft zuständig sind. Das Gleichgewichtssignal wird ebenfalls über den VIII. Hirnnerv (N. vestibulocochlearis) in den Hirnstamm geleitet. Von hier aus wird die Information an das Kleinhirn und motorische Areale weitergegeben, um das Gleichgewicht bei Bewegungen aufrechtzuerhalten, und an die Inselrinde, wo eine bewusste Wahrnehmung der Raumorientierung entsteht. Eine enge Verschaltung mit den Augenmuskelkernen ermöglicht zudem die Blickstabilisierung bei Kopfbewegungen, sodass zum Beispiel dieser Satz weitergelesen werden kann, selbst wenn man dabei schnell den Kopf auf und ab bewegt.

Beim benignen paroxysmalen Lagerungsschwindel lösen sich Otolithen aus der Membran und schwimmen in der Flüssigkeit der Bogengänge oder lagern sich an bestimmten Stellen ab. Hier führen sie schon bei kleinen Kopfbewegungen zu übertriebener Aktivierung der Sinneszellen, die Patient:innen verspüren einen heftigen, meist Sekunden bis wenige Minuten andauernden Drehschwindel. Durch Lagerungsmanöver, bei denen der Kopf in einer bestimmten Drehrichtung bewegt wird, provoziert man einerseits Schwindel, um die Diagnose zu sichern, gleichzeitig löst man therapeutisch die Otolithen aus dem Bogengang (◘ Abb. 2.20).

2.4.6 Koordination und Gang

Der für die Koordination von Bewegungen wesentliche Teil des Gehirns ist das Kleinhirn (Cerebellum), das in der hinteren Schädelgrube liegt und über die Kleinhirnstiele mit dem Hirnstamm verbunden ist. Vom Großhirn ist es durch eine Auffaltung der Hirnhaut, das Tentorium cerebelli (Kleinhirnzelt), getrennt. Verschiedene Teile des Kleinhirns sind wichtig für:

- **Gleichgewicht**: Dazu verarbeitet das Kleinhirn Informationen aus dem Gleichgewichtsorgan über Kopfbewegungen und -lage und koordiniert mithilfe dieser Informationen Augenbewegungen, kontaktiert aber auch direkt die

2

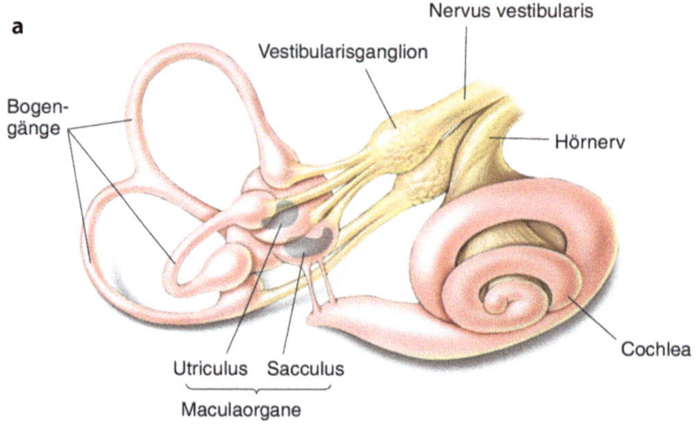

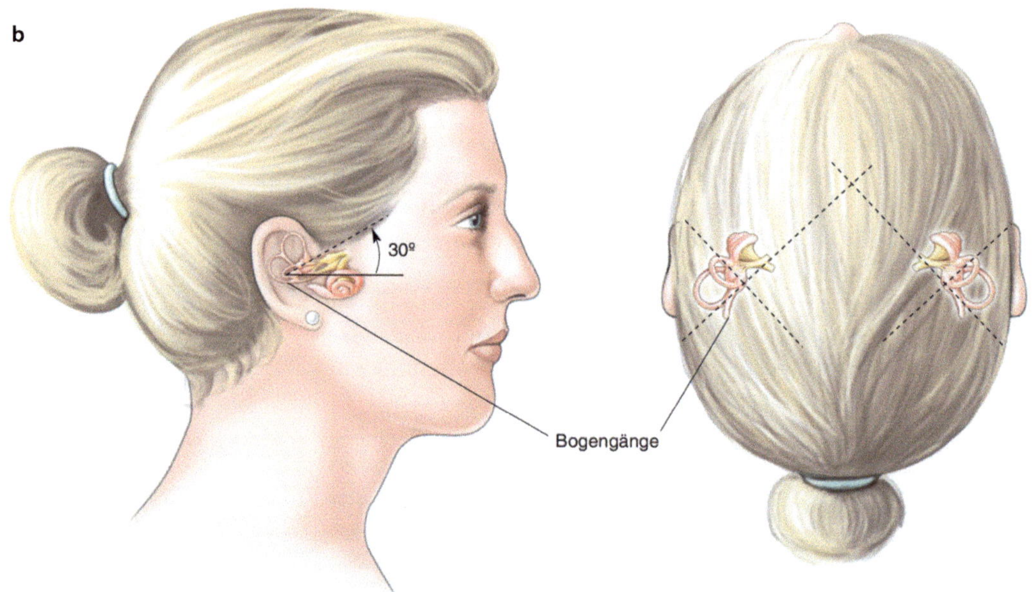

Abb. 2.20   **a** Überblick über die Bogengänge und Maculaorgane sowie den Lagebezug zur Cochlea. **b** Lage der Bogengänge im Kopf. (Aus: Bear et al. 2018)

Rumpfmuskulatur zur Stabilisation im Stand und beim Laufen. Ein Ausfall führt zu einer Ataxie (Koordinationsstörung) des Rumpfes (d. h. Schwanken im Sitzen), im Stand und Gang (breitbasiger, unsicherer Gang mit Fallneigung). Zudem können unwillkürliche Augenbewegungen (Nystagmen) auftreten.

— **Muskeltonus und Koordination von Bewegungen**: die Aktivierung gegensätzlich arbeitender Muskelgruppen (z. B. Armstrecker und -beuger) wird aufeinander abgestimmt, um überschießende oder zu kurze Bewegungen (sog. Dysmetrie) zu vermeiden.

— **Planung willkürlicher Zielbewegungen**: Bei Ausfall dieser Kleinhirnfunktion kommt es zu einem sogenannten Intentionstremor. Wird ein Patient/eine Patientin gebeten, den ausgestreckten Finger zur Nase zu führen, schwankt der Finger immer mehr, je näher er sich dem Ziel nähert. Typisch ist zudem eine Dysdiadochokinese, die Unfähigkeit, schnelle Hin- und Herbewegungen („Glühbirnen einschrauben") durchzuführen.

Anders als im Großhirn kreuzen die Kleinhirnbahnen nicht, das heißt die rechte Kleinhirnseite ist für die rechte Körperhälfte zuständig (■ Abb. 2.21).

2.4.7 Höhere Funktionen

Sprache

Die Sprache ist eine hochkomplexe Fähigkeit, an der zahlreiche zumeist kortikale Hirnbereiche beteiligt sind. Zwei bedeutende Areale sind das Broca-Sprachzentrum im Frontallappen (motorisches Sprachzentrum) und das Wernicke-Sprachzentrum im Temporallappen (sensorisches Sprachzentrum). Beide Areale finden sich in der sogenannten dominanten Hirnhälfte (bei Rechtshändern die linke Hirnhälfte, bei Linkshändern links oder rechts). Sprachstörungen werden als Aphasien bezeichnet, und können in ihrer Aus-

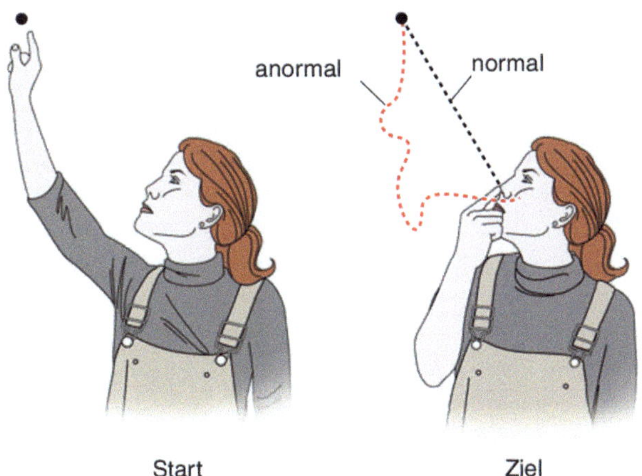

■ **Abb. 2.21** Intentionstremor beim Finger-Nase-Versuch. (Aus: Bear et al. 2018)

prägung von leichten Wortfindungsstörungen bis zur globalen Aphasie mit fehlender Sprachproduktion und -verständnis reichen. Dazwischen unterscheidet man u. a.:

- **Motorische Aphasie** (Broca-Aphasie, „nicht-flüssig"): Hierbei ist die Sprachproduktion deutlich vermindert bis ganz erloschen. Der Patient/die Patientin sucht nach Wörtern, es treten Lautverschiebungen (phonematische Paraphasien, „Bille" statt „Brille") auf. Das Sprachverständnis ist zumindest für einfache Inhalte intakt.
- **Sensorische Aphasie** (Wernicke-Aphasie, „flüssig"): Der Patient/die Patientin produziert unsinnige Sprache oder Wortsalat. Es treten Lautverschiebungen, Wortneubildungen und grammatikalische Fehler auf. Das Sprachverständnis ist stark eingeschränkt.

Im klinischen Alltag bedeutend ist die Abgrenzung zwischen einer **Sprach**störung (Aphasie) und einer **Sprech**störung (Dysarthrie, oder Dysarthrophonie), bei der die Artikulation bzw. die Koordination der für das Sprechen benötigten Muskeln beeinträchtigt ist. Hierbei sind die Wörter richtig, das Gesprochene klingt aber verwaschen, undeutlich. Im Extremfall kommt es zur Anarthrie (fehlende Sprachproduktion, nur anhand des Sprachverständnisses von einer globalen Aphasie abgrenzbar). Dysarthrien können bei Schädigungen beider Großhirnhälften, aber auch bei Hirnstamm- oder Kleinhirnschädigung auftreten.

Aufmerksamkeit

Während das Vorhandensein einer Aphasie auf eine Schädigung der dominanten Hemisphäre hindeutet, tritt bei Läsionen in der nichtdominanten Hemisphäre (d. h. die rechte Hemisphäre bei Rechtshändern, bei Linkshändern rechts oder links möglich) häufig ein sogenannter Neglect, das heißt eine Aufmerksamkeitsstörung für die der Schädigung gegenüberliegende Seite auf. Ein Patient/eine Patientin mit einem rechtsseitigen Hirninfarkt und Neglect „ignoriert" die linke Seite, wird er von links angesprochen, sucht er z. B. auf der rechten Seite nach dem Untersucher. Bei beidseitiger Berührung wird nur die Berührung rechts erkannt. Eine manchmal, jedoch nicht immer mit einem Neglect assoziierte Störung ist die Anosognosie, welche zu einem organisch bedingten Nicht-Erkennen eines körperlichen Defizits führt (◘ Abb. 2.22).

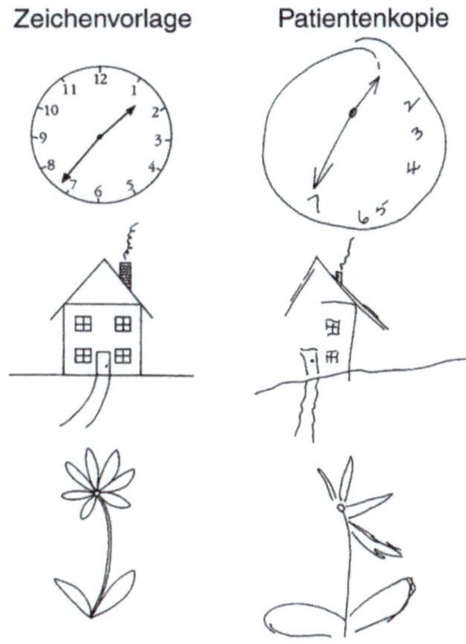

Abb. 2.22 Beispiel für Neglect. (Aus: Bear et al. 2018)

Gedächtnis

Was war noch gleich der Unterschied zwischen einer Aphasie und einer Dysarthrie? Und wie heißt die Hauptstadt von Frankreich? Beim Gedächtnis unterscheidet man zwischen einem Kurzzeitgedächtnis, in dem frisch Erfahrenes gespeichert wird, und einem Langzeitgedächtnis, das wichtige Informationen langfristig speichert. Während an Letzterem zahlreiche Hirnbereiche beteiligt sind, ist ein Bereich im medialen Temporallappen, der Hippocampus, besonders wichtig für das Kurzzeitgedächtnis und Übertragungen aus dem Kurz- ins Langzeitgedächtnis. Bei den Störungen des Erinnerns unterscheidet man zwischen

- **anterograder Amnesie** (Neue Inhalte können nicht abgespeichert werden) und
- **retrograder Amnesie** (Die Erinnerung an bestimmte Zeitabschnitte der Vergangenheit fehlt).

Bei der transienten globalen Amnesie (TGA) tritt plötzlich eine anterograde Amnesie, meist verbunden mit einer retrograden Amnesie für die letzten Tage auf. Auslöser können zum Beispiel emotionale Erlebnisse sein. Typischerweise fallen Patient:innen dadurch auf, dass sie immer wieder die gleichen Fragen stellen, und die Antwort nach kürzester Zeit wieder vergessen. Die TGA ist eine gutartige Erkrankung, die nach der Definition nach 24 h vollständig rückläufig ist. Wichtig ist die Unterscheidung zu einem Schlaganfall mit Beteiligung des

Hippocampus, bei dem häufig noch weitere Symptome (verlangsamte Reaktion, Gesichtsfeldeinschränkungen u. a.) auftreten.

Bewusstsein

Man unterscheidet quantitative von qualitativen Bewusstseinsstörungen. Bei quantitativen Bewusstseinsstörungen ist die Wachheit (Vigilanz) vermindert. Ursache kann eine Schädigung des Hirnstamms sein, in dem sich wichtige Zentren für die Wachheit befinden, oder eine allgemeine Beeinträchtigung des Organismus, wie z. B. eine schwere Infektion. Die Bewusstseinslage kann unterteilt werden in:

- Wachheit: Der Patient/die Patientin hat die Augen geöffnet und reagiert prompt auf Ansprache.
- Somnolenz: Der Patient/die Patientin ist schläfrig, die Augen sind geschlossen, werden aber auf Ansprache oder Schmerzreiz geöffnet, Antworten kommen verlangsamt.
- Sopor: Der Patient/die Patientin ist stark benommen, nur bei starken Reizen (lautes Ansprechen, Schmerzreiz) antwortet er mit kurzem Augenöffnen oder Abwehrreaktion.
- Koma: Der Patient/die Patientin ist nicht erweckbar. Je nach Schweregrad sind Schutzreflexe (Kornealreflex = Augenschluss bei Berühren der Hornhaut, Würgereflex bei Bestreichen der Rachenwand) noch vorhanden oder können ganz fehlen.

Eine insbesondere in der Notfallmedizin häufig verwendete Skala zur Einschätzung des quantitativen Bewusstseins ist die Glasgow Coma Scale (GCS), die ursprünglich für die Einschätzung von Patient:innen nach Schädel-Hirn-Traumen entwickelt wurde. Hierbei wird der Patient/die Patientin in drei Kategorien eingestuft (■ Tab. 2.1):

Die Punkte in den drei Kategorien werden zusammengezählt, sodass eine wache, adäquate Person einen GCS von 15 hat, die kleinste mögliche Punktzahl ist 3. Grob gesagt entspricht ein GCS von 12–13 Punkten einer leichten, 9–11 Punkten einer mittelschweren und 3–8 Punkten einer schweren Bewusstseinsstörung.

Als qualitative Bewusstseinsstörungen werden Zustände bezeichnet, bei der psychische Abläufe, wie z. B. kognitive Verarbeitung, Orientierung, emotionale Kontrolle oder die Planung und gezielte Durchführung von Handlungen („Psychomotorik"), beeinträchtigt sind. Qualitative Bewusstseinsstörungen

Tab. 2.1 Glasgow Coma Scale (GCS)

Augenöffnen	
Spontan	4 Punkte
Bei Ansprache	3 Punkte
Bei Schmerzreiz	2 Punkte
Gar nicht	1 Punkt
Beste verbale Antwort	
Konversationsfähig, orientiert	5 Punkte
Konversationsfähig, nicht orientiert	4 Punkte
Einzelne Worte	3 Punkte
Sinnlose Laute	2 Punkte
Keine verbale Antwort	1 Punkt
Beste motorische Antwort	
Bewegung auf Aufforderung	6 Punkte
Gezielte Abwehr bei Schmerzreiz	5 Punkte
Ungezielte Abwehr bei Schmerzreiz	4 Punkte
Beugesynergismen	3 Punkte
Strecksynergismen	2 Punkte
Keine motorische Antwort	1 Punkt

kommen beim Delir vor, aber auch bei zahlreichen internistischen (Infekt, Exsikkose, Intoxikation, Stoffwechselstörungen), psychiatrischen und neurologischen Erkrankungen.

2.4.8 Vegetative Funktionen

Wie eingangs erwähnt, wird das vegetative Nervensystem durch die Gegenspieler Sympathikus und Parasympathikus dominiert. ◻ Abb. 2.23 zeigt ihre Wirkung auf verschiedene Organe:

Schädigungen des vegetativen Nervensystems können im Rahmen zahlreicher neurologischer Krankheitsbilder auftreten. So kann es zum Beispiel beim Guillain-Barré-Syndrom, einer Erkrankung peripherer Nerven, durch Beteiligung vegetativer Fasern zu Herzrhythmusstörungen und einer Blutdruckdysregulation kommen.

Besonders häufig und für die Patient:innen sehr belastend sind Störungen der Blasen- oder Darmkontinenz.

2

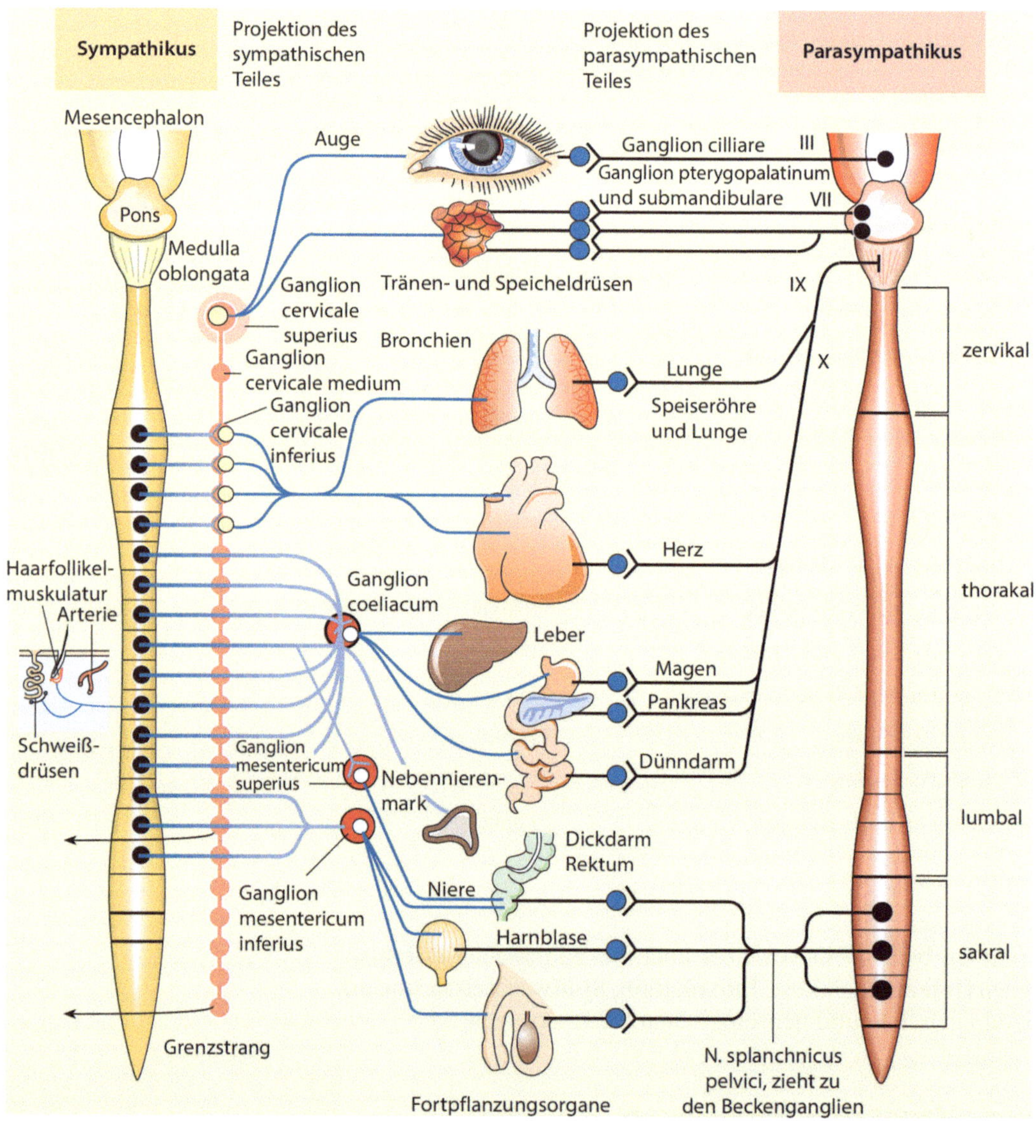

◻ Abb. 2.23 Sympathikus und Parasympathikus. (Aus: Larsen 2012)

2.5 Gefäßversorgung

Das Gehirn macht nur etwa 2 % des Körpergewichts aus, verbraucht aber 20 % des gesamten Sauerstoffs. Zudem sind Nervenzellen empfindlich – schon nach 2–3 min ohne Sauerstoff sterben erste Zellen.

Das Gehirn erhält, wie der restliche Körper auch, Sauerstoff (und Nährstoffe) über arterielles Blut. Wird die Blutzufuhr unterbrochen, wie zum Beispiel beim ischämischen

Schlaganfall, so kommt es nach kürzester Zeit zunächst zu reversiblen Ausfällen, schon nach wenigen Minuten aber zum Untergang von Nervenzellen und damit endgültigem Funktionsverlust der betroffenen Hirnbereiche. Um das Verteilungsmuster dieser Ausfälle zu verstehen, ist es wichtig, die arterielle Blutversorgung des Gehirns zu kennen. Diese beginnt mit den beiden Halsschlagadern (linke und rechte Arteria [A.] carotis, vordere Zirkulation) und der linken und rechten Wirbelarterie (A. vertebralis, hintere Zirkulation). Im Bereich der Schädelbasis bilden Äste dieser Arterien einen geschlossenen Kreis, den Circulus arteriosus Willisii, der eine Kollateralversorgung bei Verschluss einzelner zuführender Arterien ermöglicht.

2.5.1 Vordere Zirkulation

Die A. carotis communis entspringt links dem Aortenbogen, rechts dem Truncus brachiocephalicus und teilt sich auf Höhe des Kehlkopfes in die A. carotis externa, die mit ihren weiteren Ästen Gewebe und Muskulatur des Kopfes und Halses versorgt, und die A. carotis interna. Letztere bildet nach Eintritt in die Schädelbasis zunächst eine Schleife aus (Karotissiphon), gibt dann die A. ophthalmica und A. choroidea anterior ab und teilt sich zuletzt am Karotis-T in die A. cerebri anterior (ACA) und A. cerebri media (MCA) auf. Die linke und rechte A. cerebri anterior sind über die A. communicans anterior (Acom) verbunden. Die A. cerebri media gibt zunächst einige rechtwinklige Äste ab, die in Richtung Basalganglien ziehen, und teilt sich dann in zwei oder mehr Äste auf. Bei Verschlüssen der A. cerebri media im Rahmen eines Schlaganfalls beschreibt man das genaue Segment, ab dem die Durchblutung abbricht: M1 (vor der Aufteilung), M2 (einer der großen Äste) oder M3 (weitere periphere Äste). Ähnliche Segmente sind auch für die anderen großen Zerebralarterien definiert (◘ Abb. 2.24).

2.5.2 Klinische Syndrome

Als Syndrom bezeichnet man in der Medizin eine Kombination mehrerer Symptome, die gemeinsam auftreten. So gehört z. B. die Trias aus Rigor, Tremor und Bradykinese zum Parkinsonsyndrom (ohne die Ätiologie zu unterscheiden). Bei Schlaganfällen findet man aufgrund der Versorgungsgebiete einzelner Arterien z. B. folgende typische Syndrome:

- Linkshemisphärisches Mediasyndrom: Hemiparese (Halbseitenlähmung) und Hypästhesie (Sensibilitätsstörung) rechts, meist vorwiegend Gesicht und Arm betroffen,

2

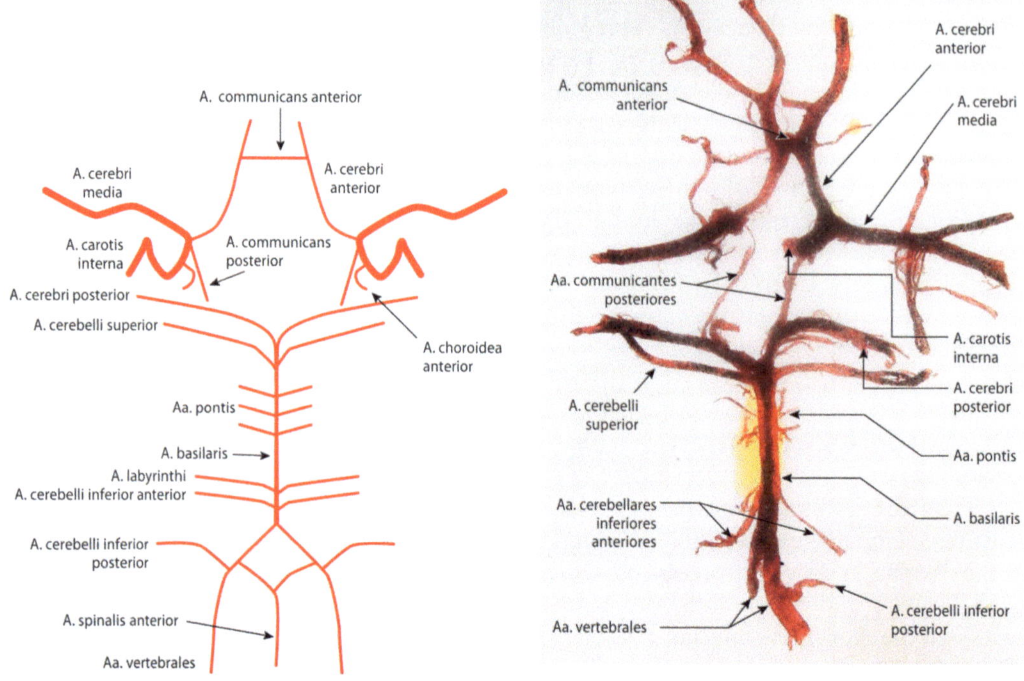

◘ Abb. 2.24 Schematische Darstellung des Circulus arteriosus Willisii mit den wichtigsten Abgängen. (Aus: Huggenberger et al. (2019))

Aphasie (bei Rechtshändern), Hemianopsie nach rechts, Blickwendung nach links („Der Patient/die Patientin schaut die Ischämie an", durch Schädigung kortikaler Blicksteuerung).

- Rechtshemisphärisches Mediasyndrom: Hemiparese links, Hemihypästhesie links, Neglect (bei Rechtshändern), Hemianopsie nach links, Blickwendung nach rechts.
- Anteriorsyndrom (links oder rechts): Beinbetonte Hemiparese der kontralateralen (der gegenüberliegenden) Seite, Antriebsstörung, Störung der Emotionskontrolle, teilweise Bewusstseinsstörung.

2.5.3 Hintere Zirkulation

Die rechte und linke A. vertebralis geben Äste für das obere Rückenmark (Aa. spinales) sowie Teile des Kleinhirns ab (A. cerebelli posterior inferior, PICA), und vereinigen sich dann zur A. basilaris. Diese gibt weitere Äste u. a. zur Versorgung des Kleinhirns und des Hirnstamms ab (A. cerebelli anterior inferior, AICA; A. cerebelli superior, SCA) und teilt sich dann in die linke und rechte A. cerebri posterior (PCA) auf. Die A. cerebri posterior ist jeweils über eine A. communicans postior (Pcom) mit der A. cerebri media der gleichen Seite verbunden, die den Circulus arteriosus Willisii schließen. Allerdings gibt es mehrere Anlagevarianten, bei denen zum Beispiel eine A. communicans posterior fehlen kann, oder andersherum die A. cerebri posterior hauptsächlich über die A. communicans posterior (und damit durch das Karotisstromgebiet) perfundiert wird (sogenannte fetale PCA).

Klinische Syndrome

Während ein Verschluss einer A. vertebralis aufgrund der Blutversorgung über die Gegenseite oft symptomfrei bleibt, ist ein Verschluss der A. basilaris in der Regel ein lebensbedrohlicher Notfall. Je nach Höhe des Verschlusses kommt es zu Vigilanzminderung, Dysarthrie, Blickbewegungsstörungen und bei Beteiligung der Pyramidenbahn im Pons zu einer Tetraparese (d. h. Lähmung aller vier Extremitäten). Bleibt ein Blutgerinnsel in der Basilarisspitze, d. h. an der Aufzweigung zu den beiden Aa. cerebri posteriores, stecken, resultiert ein Thalamusinfarkt mit Vigilanzstörung, Mesencephaloninfarkt mit Blickbewegungsstörung und kortikale Blindheit durch einen beidseitigen Infarkt des visuellen Kortex. Weitere Syndrome von Verschlüssen der hinteren Zirkulation sind:

- Diverse Hirnstammsyndrome mit gekreuzter Symptomatik, z. B. Wallenbergsyndrom bei einseitigem PICA-Infarkt mit ipsilateral (auf der Seite des Infarkts) Horner-Syndrom, Hypästhesie im Gesicht (Hirnnerv V) und Ataxie und kontralateraler dissoziierter Empfindungsstörung (nur Schmerz und Temperatur fallen aus) unterhalb des Kopfes
- Posteriorsyndrom mit Hemianopsie, bei Beteiligung des Thalamus auch Desorientiertheit, Hemihypästhesie

Das Rückenmark wird durch zwei Aa. spinales posteriores und eine A. spinalis anterior versorgt. Alle drei Gefäße entspringen den Aa. vertebrales und ziehen nach kaudal. Im Verlauf werden sie durch weitere Äste der Aorta (z. B. Aa. intercostales) gespeist.

2.5.4 Venen

Die venöse Blutableitung des Gehirns verläuft über ein verzweigtes Venensystem in die Sinus, die sich in Auffaltungen der harten Hirnhaut (Dura mater) befinden. Von dort erfolgt die weitere Ableitung über die Vena (V.) jugularis interna. Thrombosen im Bereich der Sinus führen zu venösem Blutrückstau, der sich klinisch in Kopfschmerzen, z. T. mit Bewusstseinsstörungen oder epileptischen Anfällen äußert. Als Komplikation kann es zu Stauungsblutungen und Hirninfarkten kommen.

2.5.5 Blut-Hirn-Schranke

Wie im restlichen Körper verzweigen sich die oben genannten Arterien immer weiter und bilden feine Kapillarnetzwerke aus. Eine Besonderheit im ZNS ist jedoch, dass die Wände der Kapillaren zusammen mit umliegenden Astrozyten eine Barriere, die Blut-Hirn-Schranke, ausbilden. Diese schützt das ZNS vor Schadstoffen und Schwankungen des Stoffwechsels. Kleine, fettlösliche Stoffe können die Blut-Hirn-Schranke passieren, während geladene Teilchen und eher wasserlösliche Stoffe (Natrium und Kaliumionen, Glucose) über spezielle Transportsysteme ins ZNS kommen. Auch bei Medikamenten gibt es solche, die aufgrund ihrer molekularen Eigenschaften oder weil sie zu einem dieser Transportsysteme passen gut ins Gehirn gelangen (man spricht von „liquorgängigen" oder „ZNS-gängigen" Medikamenten), und andere, die die Blut-Hirn-Schranke nicht überwinden können und damit nicht im Gehirn wirken.

2.6 Meningen, Liquor und Ventrikelsystem

Gehirn und Rückenmark sind von drei Hirn- bzw. Rückenmarkshäuten (Meningen) umgeben, von außen nach innen: Dura mater, Arachnoidea mater und Pia mater.

Die **Dura mater** (harte Hirnhaut) ist eine straffe Bindegewebshaut mit einem äußeren und einem inneren Blatt. Im Schädel sind diese beiden Blätter größtenteils miteinander und mit der Knochenhaut des Schädels verwachsen. Zwischen den beiden Durablättern befinden sich die Sinus (große venöse Blutableiter). Im Bereich des Rückenmarks sind die beiden Durablätter nicht miteinander verwachsen, sodass sich dazwischen ein mit Fett gefüllter Epiduralraum befindet.

Die **Pia mater** ist die innerste der Hirnhäute und liegt direkt am Gehirn bzw. Rückenmark auf. Sowohl Dura mater als auch Pia mater enthalten Blutgefäße und sensible Nervenendigungen, die bei Dehnung oder Verletzung Schmerzsignale senden und Kopfschmerzen bereiten. Verletzungen des Gehirns selbst sind hingegen nicht schmerzhaft.

Zwischen Dura mater und Pia mater befindet sich die **Arachnoidea mater** (Spinngewebshaut). Sie besteht aus lockerem Bindegewebe, das der Dura mater von innen anliegt, und bildet zahlreiche Verbindungsstränge zur Pia mater aus. Der Raum zwischen Arachnoidea mater und Pia mater wird als Subarachnoidalraum bezeichnet und ist mit Liquor gefüllt.

2.6.1　Liquor

Der Liquor (umgangssprachlich: Nervenwasser) ist eine Flüssigkeit, die den Subarachnoidalraum ausfüllt, aber auch innerhalb des Gehirns im Ventrikelsystem zu finden ist. Er hat mehrere Funktionen:

- Er umgibt das Gehirn wie ein Stoßdämpfer, der von außen auftretende Kräfte (z. B. Schlag auf den Kopf) verteilt und damit abmildert.
- Das Gehirn und Rückenmark „schwimmen" sozusagen im Liquor. Dadurch werden die unten an der Schädelbasis liegenden Teile des Gehirns nicht durch die oberen Teile zerdrückt.
- Er dient dem Stoffwechsel des Gehirns und enthält Immunzellen.

Im Normalzustand ist Liquor eine wasserklare Flüssigkeit, die relativ viel Glucose enthält, aber wenig Eiweiß, Laktat und Zellen. Dies verändert sich bei Infektionen des ZNS, autoimmunen Entzündungen und manchen Tumorerkrankungen. Zur Diagnostik dieser Erkrankungen wird Liquor über eine Lumbalpunktion gewonnen.

2.6.2　Ventrikelsystem

Gebildet wird der Liquor in den Ventrikeln, einem System aus mehreren zusammenhängenden Hohlräumen im Inneren des Gehirns. Gemeinsam bilden die Ventrikel den inneren Liquorraum. Es gibt vier Ventrikel:

- Die **paarigen Seitenventrikel** (I. Ventrikel links, II. Ventrikel rechts) haben eine Bogenform mit Vorderhorn, Unterhorn und einer hinteren Ausziehung, dem Hinterhorn.
- Sie sind über schmale Verbindungen mit dem **III. Ventrikel** verbunden, der zwischen dem linken und rechten Thalamus liegt. Der III. Ventrikel steht nach kaudal über den schmalen Aquaeductus mesencephali mit dem IV. Ventrikel in Verbindung.
- Der IV. Ventrikel liegt zwischen Pons und Kleinhirn. Er hat drei Öffnungen zum Subarachnoidalraum (auch äußerer Liquorraum genannt). Nach kaudal geht er in den Canalis centralis über, einen schmalen schlauchförmigen Liquorraum in der Mitte des Rückenmarks (◘ Abb. 2.25).

2

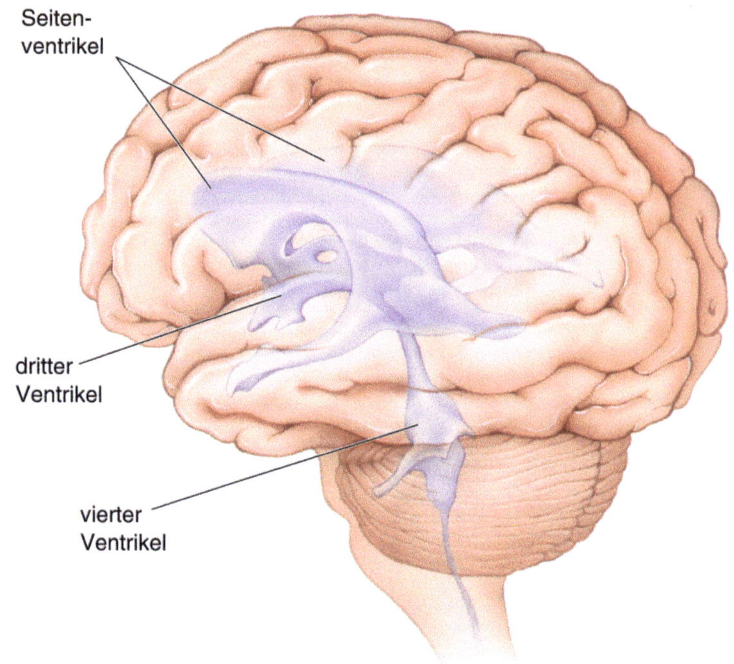

Abb. 2.25 Ventrikelsystem. (Aus: Bear et al. 2018)

In den Seitenventrikeln und im III. Ventrikel befinden sich knäuelartige Gefäßformationen, die als Plexus choroideus bezeichnet werden. Hier werden pro Tag ca. 400–500 ml Liquor gebildet. Über den Aquaeductus fließt der Liquor in den IV. Ventrikel und über dessen Öffnungen in den Subarachnoidalraum. Hier und an den Austrittsstellen der Spinalnerven und Hirnnerven wird der Liquor wieder resorbiert. Insgesamt befinden sich so immer ca. 150 ml Liquor im gesamten inneren und äußeren Liquorraum.

Wird das Gleichgewicht aus Bildung und Resorption von Liquor gestört, kommt es entweder zu einem Hydrozephalus (zu viel Liquor) oder einem Liquorunterdrucksyndrom. Letzteres kann zum Beispiel nach Lumbalpunktionen auftreten und äußert sich in starken Kopfschmerzen, insbesondere im Sitzen oder Stehen. Beim Hydrozephalus unterscheidet man zwischen:

- Kommunizierender Hydrozephalus: Hierbei sind alle Verbindungen zwischen den Liquorräumen durchgängig, es wird entweder zu viel Liquor gebildet, oder durch Verklebungen im Subarachnoidalraum (z. B. nach Blutung) zu wenig resorbiert.
- Nichtkommunizierender Hydrozephalus: Hier kommt es zu einem Verschluss einer Verbindung zwischen Liquor-

räumen, zum Beispiel durch einen angrenzenden Tumor. Häufig ist der Aquaeductus (zwischen III. und IV. Ventrikel) betroffen.

Da der Raum innerhalb des Schädels begrenzt ist, führt die vermehrte Liquormenge beim Hydrozephalus zu einer Drucksteigerung. Bei mäßigen, chronischen Drucksteigerungen kommt es zu Kopfschmerzen und Sehstörungen, Augenärzt:innen können eine sogenannte Stauungspapille diagnostizieren (Schädigung des N. opticus durch chronischen Druck). Akute oder ausgeprägte Drucksteigerungen äußern sich in sogenannten Hirndruckzeichen: Kopfschmerzen, Erbrechen, epileptische Anfälle, Vigilanzminderung. In manchen Fällen ist zur Ableitung des Liquors die neurochirurgische Anlage einer Drainage in einen der Seitenventrikel nötig, entweder vorübergehend in Form einer externen Ventrikeldrainage oder dauerhaft als ventrikuloperitonealer Shunt.

In Kürze

Grundlagen und Aufbau des Nervensystems:

Das Nervensystem gliedert sich in zentrales (ZNS) und peripheres Nervensystem (PNS) sowie in somatische und vegetative Anteile. Es steuert lebenswichtige Funktionen wie Atmung, Bewegung, Wahrnehmung und kognitive Leistungen. Die graue Substanz enthält Nervenzellkörper, während die weiße Substanz myelinisierte Nervenfasern umfasst.

Neurophysiologie und Signalweiterleitung:

Nervenzellen (Neurone) erzeugen elektrische Signale (Aktionspotenziale), die über Synapsen weitergeleitet werden. Neurotransmitter wie Glutamat, GABA und Dopamin spielen dabei zentrale Rollen. Gliazellen übernehmen stützende, ernährende und immunologische Funktionen.

Zentrales Nervensystem (ZNS):

Das ZNS umfasst Gehirn und Rückenmark. Es verarbeitet Informationen und koordiniert Körperfunktionen. Anatomisch gliedert sich das Gehirn in Großhirn, Hirnstamm, Kleinhirn und Zwischenhirn. Wichtige Strukturen wie Thalamus, Basalganglien und limbisches System sind für Motorik, Sinnesverarbeitung und Emotionen zentral. Die Pyramidenbahn steuert bewusste Bewegungen, das extrapyramidale System unterstützt Koordination und Feinmotorik.

Peripheres Nervensystem (PNS):

Das PNS besteht aus Spinal- und Hirnnerven. Es übermittelt Signale zwischen Körper und ZNS. Sensorische (afferente) und motorische (efferente) Fasern werden je nach Funktion und Zielorgan unterschieden (somatisch versus viszeral).

2

Plexusbildungen ermöglichen komplexe Verschaltungen in Armen und Beinen.

Spezialsysteme und Sinnesorgane:

Die Seh-, Hör- und Gleichgewichtssysteme sind eng mit dem ZNS verknüpft. Ihre Bahnen verlaufen teils gekreuzt, was bei Läsionen spezifische Ausfallmuster erzeugt. Visuelle, auditive und vestibuläre Funktionen sind für Orientierung, Kommunikation und Bewegung zentral.

Kognitive und höhere Funktionen:

Sprache, Gedächtnis, Aufmerksamkeit und Bewusstsein basieren auf komplexen kortikalen Netzwerken. Schädigungen führen zu spezifischen Syndromen wie Aphasie, Neglect oder Amnesie. Der Hippocampus spielt eine Schlüsselrolle bei der Gedächtniskonsolidierung.

Vegetative Funktionen:

Sympathikus und Parasympathikus regulieren unwillkürliche Funktionen wie Herzfrequenz, Verdauung und Blasenfunktion. Störungen können systemisch oder fokal auftreten, z. B. bei Morbus Parkinson oder dem Guillain-Barré-Syndrom.

Gefäßversorgung und Liquorsystem:

Das Gehirn wird über die vordere und hintere Zirkulation versorgt. Der Circulus arteriosus Willisii ermöglicht eine gewisse Kollateralversorgung. Der Liquor schützt das ZNS mechanisch und ist diagnostisch bei Entzündungen oder Tumoren von Bedeutung. Die Blut-Hirn-Schranke kontrolliert den Stoffaustausch zwischen Blut und ZNS.

Literatur

Bear MF, Connors BW, Paradiso MA (2018) Neurowissenschaften: Ein grundlegendes Lehrbuch für Biologie, Medizin und Psychologie. Springer, Berlin/Heidelberg

Beck H (2013) Biologie des Geistesblitzes-Speed up your mind! Springer, Berlin/Heidelberg

Brandes R, Lang F, Schmidt RF (2019) Physiologie des Menschen: mit Pathophysiologie. Springer, Berlin/Heidelberg

Fiedler C, Köhrmann M, Kollmar R (2017) Pflegewissen Stroke Unit: Für die Fortbildung und die Praxis. Springer, Berlin/Heidelberg

Hacke W (Hrsg) (2016). Neurologie, 14., überarb. Aufl. Springer, Berlin/Heidelberg

Huggenberger S, Moser N, Schröder H, Cozzi B, Granato A, Merighi A (2019) Neuroanatomie des Menschen. Springer, Berlin/Heidelberg

Larsen, R. (2012). Autonomes Nervensystem: Funktion und Pharmakologie. In: Anästhesie und Intensivmedizin für die Fachpflege. Springer, Berlin/Heidelberg.

Steffen H (2023) Differenzialdiagnose von Liderkrankungen in der Neuro-ophthalmologie. In: Neuroophthalmologie: Differentialdiagnostik in 100 Fallbeispielen. Springer, Berlin/Heidelberg, S 359–366

Internetquellen

AMBOSS (o.J.) Hirnnerven-Syndrome. https://next.amboss.com/de/article/tR0XKf?q=hirnnerven-syndrome. Kapitel zuletzt aktualisiert am: 10.03.2023. Kapitel zitiert am 08.07.2024

AMBOSS SE (o.J.-a) Kapitel: Parkinson-Syndrom; Sektion: Definition, Pathophysiologie und Therapie. https://next.amboss.com/de/article/C30qkf. Kapitel zuletzt aktualisiert am: 10.03.2023. Kapitel zitiert am 03.08.2024

AMBOSS SE (o.J.-b) Kapitel: Chorea Huntington. Sektion: Pathophysiologie, Diagnostik und Therapie. https://next.amboss.com/de/article/y30dOf?q=chorea+huntington. Kapitel zuletzt aktualisiert am: 12.03.2023. Kapitel zitiert am 02.08.2024

AMBOSS SE (o.J.-c) Kapitel: Hemianopsie; Sektion: Ursachen und Diagnostik. https://next.amboss.com/de/article/UR0bmf?q=hemianopsie. Kapitel zuletzt aktualisiert am: 15.02.2023. Kapitel zitiert am 02.08.2024

Diagnostik neurologischer Erkrankungen

Nina Bieber und Tobias Kessler

Inhaltsverzeichnis

© Der/die Autor(en), exklusiv lizenziert an Springer-Verlag GmbH, DE, ein Teil von Springer Nature 2026
D. Beilharz-Gabold et al. (Hrsg.), *Pflegewissen Neurologie und Neurochirurgie*, Fachwissen Pflege,
https://doi.org/10.1007/978-3-662-71739-4_3

3.1 Neurologische Anamnese und Untersuchung

Die neurologische Untersuchung ist das Kernstück der klinischen Diagnostik in der Neurologie. Sie ermöglicht es, anhand der Anamnese und einer strukturierten körperlichen Untersuchung funktionelle Defizite zu identifizieren, lokale Läsionen einzugrenzen und daraus klinisch relevante Syndrome abzuleiten. Eine fundierte neurologische Erhebung ist dabei nicht nur für Neurologen, sondern auch für andere Fachdisziplinen von großer Bedeutung, um Fehlinterpretationen zu vermeiden und eine zielgerichtete Therapieplanung zu ermöglichen.

3.1.1 Neurologische Anamnese

Die Anamnese bildet die Basis jeder neurologischen Untersuchung. Sie dient dazu, den subjektiven Befund des Patienten/der Patientin sowie relevante Informationen zur Krankheitsentwicklung und möglichen Risikofaktoren zu erheben. Zu den zentralen Fragestellungen gehören:

- Fokale neurologische Ausfälle (z. B. Lähmung, Sensibilitätsstörungen, Sehstörungen).
- Vorliegen von Kopfschmerzen, Schwindel oder Anfällen.
- Sprach- und Sprechstörungen sowie kognitive Defizite.
- Veränderungen in Bewusstseinslage, Orientierung und Gedächtnis.

Diese Informationen helfen, das Verdachtsbild einzugrenzen und die anschließende Untersuchung gezielt auszurichten.

Die Anamnese sollte systematisch erfolgen und folgende Bereiche umfassen:

- **Hauptbeschwerden und deren Verlauf:** Wann traten die Symptome erstmals auf? War der Beginn schleichend oder plötzlich? Wie hat sich der Zustand verändert?
- **Begleitsymptome:** Sind zusätzlich Kopfschmerzen, Schwindel, Übelkeit oder Bewusstseinsstörungen vorhanden?
- **Vorerkrankungen und Risikofaktoren:** Bestehen bekannte vaskuläre Risikofaktoren, chronische Erkrankungen oder familiäre neurologische Erkrankungen?
- **Medikamentenanamnese:** Welche Medikamente werden eingenommen, insbesondere solche, die das Nervensystem beeinflussen könnten?
- **Sozialanamnese:** Berufliche Belastungen, psychosoziale Stressoren und Lebensgewohnheiten, die zur Symptomatik beitragen könnten.

Die strukturierte Erhebung der Anamnese, wie sie beispielsweise in dem Lehrbuch von Hacke (2019) dargestellt wird, ermöglicht es, wichtige Hinweise für die Differenzialdiagnose zu sammeln.

3.1.2 Allgemeiner Untersuchungsablauf

Auf Basis der erhobenen Anamnese folgt eine systematische neurologische Untersuchung, die in mehrere funktionelle Bereiche unterteilt und hier nur kurz angerissen wird:

- **Mentaler Status und kognitive Funktionen:** Prüfung von Orientierung, Aufmerksamkeit, Gedächtnis und Sprachverständnis.
- **Hirnnerven:** Kontrolle der Hirnnervenfunktionen (z. B. Geruch, Sehen, Augenbewegungen, Gesichtsmimik, Schluckreflex), um fokale Defizite zu identifizieren.
- **Motorik:** Inspektion, Palpation und Kraftprüfung zur Beurteilung der Muskelkraft, des Muskeltonus sowie der Bewegungskoordination. Dabei werden auch eventuelle Lähmungen, Rigor, Spastizität oder Inaktivitätsatrophien festgestellt.
- **Reflexe:** Überprüfung der Muskeleigenreflexe sowie pathologischer Reflexzeichen (z. B. Babinski-Reflex), die Hinweise auf zentrale oder periphere Läsionen liefern.
- **Sensibilität:** Test der verschiedenen Sensibilitäten (Berührung, Schmerz, Temperatur, Propriozeption) zur Lokalisation von sensorischen Defiziten.
- **Gang- und Standprüfung:** Beurteilung des Gangs, des Gleichgewichts und der Koordination, um etwaige motorische Störungen oder zerebellare Defizite zu erkennen.

3.1.3 Spezifische Untersuchungstechniken

Die Methodik der Untersuchung orientiert sich an standardisierten Abläufen, wie sie in dem Lehrbuch von Kermer und Rohkamm (2021) beschrieben werden. Wichtige Punkte dabei sind:

- **Inspektion und Palpation:** Beobachtung von Körperhaltung, Asymmetrien oder unwillkürlichen Bewegungen.
- **Prüfung der kranialen Hirnnervenfunktionen:** Beispielsweise werden die Pupillenreaktion (direkt/indirekt), die konjugierten Augenbewegungen sowie die Funktion der Gesichtsmuskulatur detailliert untersucht.
- **Funktionsprüfungen:** Übungen wie der Finger-Nase-Test, der Knie-Hacke-Versuch oder der Einbeinstand geben Aufschluss über die Koordination und Feinmotorik.

- **Dokumentation der Befunde:** Eine präzise und strukturierte Dokumentation (z. B. als Kurzbefund) sichert den Informationsfluss und erleichtert die interdisziplinäre Kommunikation (siehe auch Wittmann et al. 2024).

Die neurologische Anamnese und Untersuchung bildet die Basis einer präzisen neurologischen Diagnostik. Durch eine systematische und strukturierte Herangehensweise können selbst subtile neurologische Defizite erkannt und weiterführende diagnostische Maßnahmen zielgerichtet geplant werden.

3.2 Monitoring

Eine große Anzahl von Patient:innen mit neurologischen Erkrankungen wird auf einer Normalstation versorgt, auf welcher das Monitoring aus regelmäßigen klinisch-neurologischen Kontrollen besteht. Insbesondere Patient:innen mit akuten schwerwiegenden neurologischen Erkrankungen, die auf Wach- oder Intensivstationen behandelt werden, benötigen jedoch eine erhöhte Aufmerksamkeit mit einem erweiterten Monitoring (Ringleb et al. (2025)).

Exkurs
Die National Institutes of Health Stroke Scale (NIHSS) ist ein standardisierter Score zur quantitativen Bewertung neurologischer Defizite bei Schlaganfallpatient:innen. Er umfasst 15 Items, die verschiedene Bereiche wie Bewusstsein, Sprachfähigkeit, Gesichtsmimik, Motorik, Sensibilität, Koordination und visuelle Felder abdecken. Die Gesamtpunktzahl liegt zwischen 0 und 42 – höhere Werte deuten auf schwerere Defizite hin (nach American Heart Association (2019)).

Patient:innen mit akuten zerebrovaskulären Erkrankungen werden in der Regel auf einer Schlaganfallstation mit basalem Monitoring mittels Elektrokardiogramm (EKG), nicht-invasiver Blutdruckmessung und Messung der Sauerstoffsättigung versorgt. Dazu kommen regelmäßige Kontrollen der neurologischen Funktion, wie etwa die Pupillenkontrolle, sowie der Einsatz standardisierter Scores, beispielsweise der NIHSS und der Glasgow Coma Scale (GCS) zur Bewertung des Bewusstseinszustands.

Exkurs
Die Glasgow Coma Scale (GCS) ist ein Instrument zur Bewertung des Bewusstseins bei Patient:innen mit Hirnverletzungen. Sie basiert auf drei Komponenten: Augenöffnung, verbale Reaktion und motorische Antwort. Der Score reicht von 3 (tiefe Bewusstlosigkeit) bis 15 (vollständiges Wachsein) und dient dazu, den Schweregrad der Bewusstseinsstörung schnell einzuschätzen (s. auch ▶ Kap. 2).

Bei Patient:innen mit ausgeprägten Hirnschädigungen, wie z. B. großen intrazerebralen Blutungen oder Ischämien der hinteren Zirkulation, kann ein intensivmedizinischer Aufenthalt mit mechanischer Beatmung und entsprechend erweitertem Monitoring notwendig werden. Hierzu zählen neben einer kontinuierlichen arteriellen Blutdruckmessung, welche auch zur regelmäßigen Blutabnahme und Überprüfung arterieller Gase dienen kann, auch die Messung und Kontrolle des intrakraniellen Drucks bei einliegender externer Ventrikeldrainage oder Hirndrucksonde.

> **Pflege**
>
> **Übersicht pflegerischer Maßnahmen im Neuromonitoring (Koenig (2017), Deutsche Gesellschaft für Notfall- und Akutmedizin (2018), Ott & Ringleb (2020))**
>
> — **Initiale Patient:innenbeurteilung:**
>   Vor Aufnahme in die Ambulanz führen Pflegefachpersonen eine erste Anamnese durch, erfassen Vitalparameter (z. B. EKG, Blutdruck, Sauerstoffsättigung) und bewerten den Bewusstseinszustand mit standardisierten Scores wie NIHSS und GCS. Diese Scores helfen, den Schweregrad der neurologischen Beeinträchtigung rasch einzuschätzen.
> — **Überwachung und Dokumentation:**
>   Im Rahmen des kontinuierlichen Neuromonitorings überwachen Pflegefachpersonen regelmäßig Vitalzeichen sowie neurologische Parameter wie Pupillenreaktion, Vigilanz, motorische Reaktionen und Sprache. Alle erhobenen Daten werden strukturiert dokumentiert, um klinisch relevante Veränderungen frühzeitig zu erkennen und zeitgerecht weiterzugeben.
> — **Kommunikation und Eskalation:**
>   Bei Auffälligkeiten (z. B. einem Abfall des GCS oder unerklärliche Vitalzeichenveränderungen) erfolgt eine sofortige Meldung an das ärztliche Team. Pflegefachpersonen leiten so eine rasche weitere Diagnostik und Therapieeinleitung ein.

3.3 Laboruntersuchungen

3.3.1 Routineuntersuchungen

Zu den routinemäßig in der Neurologie untersuchten Blutwerten gehören Elektrolyte, Leber- und Nierenwerte sowie das Blutbild und Basisgerinnungsdiagnostik. Spezifischere Laboruntersuchungen hängen von der Fragestellung ab und beinhalten bei Schlaganfallpatient:innen kardiale Marker wie Troponin sowie Cholesterine.

3.3.2 Erweiterte Labordiagnostik

Die Diagnostik autoimmuner Antikörper hat in der Diagnostik neuroimmunologischer Erkrankungen einen zunehmend wichtigen Stellenwert erreicht. Bei manchen Krankheitsentitäten werden Antikörper häufig nachgewiesen, andere sind über den Nachweis bestimmter Antikörper definiert. Die Bestimmung von Antikörpern erfolgt in der Regel aus dem Serum, für bestimmte Fragestellungen auch aus dem Liquor. Auto-Antikörper, die im Rahmen einer Tumorerkrankung auftreten, werden als paraneoplastische Antikörper bezeichnet.

Tumormarker im Blut können bei der Identifikation des Primarius, das heißt des Ursprungstumors, bei der Erstdiagnose von Hirnmetastasen helfen, wenn die Bildgebung bislang keinen Anhalt ergibt.

3.3.3 Molekulargenetische Untersuchungen

Molekulargenetische Untersuchungen haben in den letzten Jahren mit dem Fortschreiten der Sequenziertechnik und des Wissens über genetische Mutationen stark an Bedeutung gewonnen. Das primäre Einsatzgebiet liegt im Bereich der Diagnostik genetisch vererbbarer neurologischer Erkrankungen. Hierzu gehören neurodegenerative Erkrankungen, Ataxien, Muskelatrophien und Polyneuropathien.

Weiterhin werden vermehrt molekulargenetische Untersuchungen bei der Diagnostik von Hirntumoren eingesetzt. Die aktuelle WHO-Klassifikation der Hirntumore (WHO CNS5 2021) fordert beispielsweise obligat die Bestimmung des Mutationsstatus der Isozitratdehydrogenase (IDH) und den 1p/19q-Status bei der Diagnostik diffuser Gliome. Auch komplexere Analysen wie Methylierungsklassifizierungen haben bereits Eingang in die WHO-Klassifikation erreicht.

Pflege

Durchführung einer Blutentnahme

Die Blutentnahme ist ein zentraler diagnostischer Prozess, der zur Erfassung von Laborparametern und zur Verlaufskontrolle von Therapien eingesetzt wird (Al-Abtah et al. (2020)). Die pflegerische Rolle umfasst Vorbereitung, Durchführung und Nachsorge:

Vorbereitung:

- Identifikation des richtigen Pflegeempfängers und Einholung des Einverständnisses
- Aufklärung und empathische Betreuung, insbesondere bei Patient:innen mit früheren schlechten Erfahrungen
- Bereitstellung und Kontrolle des Materials (Desinfektionsmittel, Butterfly-System oder Sicherheitskanüle, Blutröhrchen, Stauschlauch, Tupfer, Pflaster, Handschuhe, Abwurfbehälter)

Durchführung:

- Positionierung des Patienten/der Patientin: bevorzugt im Liegen, alternativ im Sitzen, aber niemals im Stehen (Vermeidung von Synkopen)
- Anlegen des Stauschlauchs ca. 1 Handbreit oberhalb der Punktionsstelle (nicht länger als 1 min anlegen, um Hämolyse zu vermeiden)
- Auswahl der Punktionsstelle: vorzugsweise Ellenbeuge oder Unterarm, unter Berücksichtigung der Händigkeit
- Desinfektion der Punktionsstelle (mindestens 30 s Einwirkzeit) und anschließende Berührungslosigkeit
- Punktion im 30°-Winkel, zunächst steil, dann flacheren Winkel einnehmen, bis Blut in der Kanüle sichtbar ist
- Füllen der Röhrchen bei fester Fixierung der Kanüle; während des Wechsels die Kanüle stabil halten

Nachsorge:

- Kompression der Einstichstelle mindestens 1 min, um Blutungen zu vermeiden
- Anbringen eines Pflasters
- Vorsichtiges Schwenken der Röhrchen zur Vermischung der Zusätze
- Beobachtung des Patienten/der Patientin auf Komplikationen (z. B. Synkope, Schmerzen, Hämatome)

3.4 Elektrophysiologische Untersuchungen

3.4.1 Elektroenzephalografie

Mit der Elektroenzephalografie (EEG) erfolgt eine Messung der elektrischen Aktivität der Hirnrinde. Es handelt sich um eine nichtinvasive Methode, mit welcher überwiegend die postsynaptischen Potenziale der Pyramidenzellen im Kortex abgeleitet werden können, wenn größere Verbände synchronisiert aktiv sind. Die Ableitung erfolgt nach dem 10-20-System. Die Hauptaufgabe des EEG liegt in dem Nachweis fokaler Hirnläsionen und epileptischer Aktivität. Hierbei ist auch eine Verlaufskontrolle unter Therapie bei Epilepsien möglich. Ergänzt wird die EEG-Untersuchung häufig durch Provokationsverfahren, die das Auftreten von epileptischer Aktivität wahrscheinlicher machen. Hierzu gehören die Hyperventilation und die Photostimulation. Auch Schlafentzug kann anfallsfördernd wirken, sodass ein EEG auch nach Schlafentzug durchgeführt werden kann.

Prinzipiell ist auch eine unmittelbare Ableitung von der Hirnoberfläche mit operativ eingebrachten Elektroden möglich, was mit einer deutlich besseren Auflösung verbunden ist. Aufgrund der Invasivität wird diese Untersuchung ausschließlich zur prächirurgischen Diagnostik bei epilepsiechirurgischen Eingriffen verwendet, um das epileptogene Gewebe mit hoher Sicherheit zu identifizieren.

3.4.2 Elektroneurografie

In der Elektroneurografie (ENG) werden elektrische Reize genutzt, um in einem peripheren Nerven ein Aktionspotenzial auszulösen. Letzteres wird registriert und ergibt Hinweise auf die Funktionalität des Nervs durch Messung der Nervenleitgeschwindigkeit und Amplitude des Aktionspotenzials. Die Messung erfolgt entweder mit Oberflächenelektroden oder durch Nadeln, die in die Nähe des Nervs gestochen werden. Da die Nervenleitgeschwindigkeiten von Alter, Temperatur und dem gemessenen Nerven selbst abhängig sind, werden Normwerttabellen zur Beurteilung eingesetzt (Jiménez-Domínguez (2021)).

Die Elektroneurografie wird hauptsächlich in der Diagnostik von Nervenverletzungen und Polyneuropathien verwendet. Prinzipiell äußern sich krankhafte Veränderungen der Markscheiden in einer Reduktion der Nervenleitgeschwindigkeit. Primär axonale Schädigungen werden hingegen vorwiegend als Reduktion der Amplitude nachgewiesen. Bei kombinierten oder sehr ausgeprägten Veränderungen im fortgeschrittenen Stadium kann es auch zu einer deutlichen Reduktion sowohl der Nervenleitgeschwindigkeit als auch der Amplitude kommen, sodass eine Schlussfolgerung auf die ursprüngliche Ursache schwierig sein kann.

3.4.3 Elektromyografie

Bei der Elektromyografie (EMG) wird die elektrische Muskelaktivität gemessen und grafisch dargestellt. Diese dient der Diagnostik von Muskel- und Nervenerkrankungen und wird häufig in Kombination mit der oben genannten ENG eingesetzt. Mithilfe der EMG werden folgende Fragestellungen untersucht:

- Differenzierung zwischen neurogener und myogener Schädigung.
- Untersuchung der Ausdehnung der Erkrankungen.
- Beurteilung der Regeneration nach neurogener Läsion.

Der Muskel wird hierbei mit konzentrischen Nadelelektroden untersucht. Dabei erfolgt die Beurteilung nach folgenden Kriterien: Ruheaktivität, Beschreibung einer motorischen Einheit bei mäßiger Willküraktivität und maximale Willküraktivität. Im normalen EMG zeigen sich bei Entspannung keine Entladungen und das Muster bei maximaler Willküraktivität ist sehr dicht. Neurogene Schädigungen gehen häufig mit eine Spontanaktivität im Sinne von Fibrillationen und positiven scharfen Wellen sowie polyphasischen großamplitudigen Potenzialen motorischer Einheiten und einem gelichteten Interferenzmuster einher. Umgekehrt zeichnen sich myogene Läsionen eher durch kurze, kleinamplitudige Potenziale motorischer Einheiten und einem früh dichten, aber kleinamplitudigen Interferenzmuster aus. Als Sonderform können bei Myotonien spontan myotone Entladungsserien nachgewiesen werden.

3.5 Neurosonologie

Die Neurosonologie stellt eine wichtige Untersuchungsmethode in der Neurologie dar. Es ist ein nichtinvasives Verfahren, das wertvolle Informationen über Gefäße, Nerven und Muskeln liefert. Am häufigsten wird das Verfahren zur Diagnose von Veränderungen an den hirnzuführenden Gefäßen extra- und intrakraniell verwendet. Dabei stellt die B-Bild-Sonografie die unterschiedliche Echogenität (Reflexionseigenschaft gegenüber Schallwellen) verschiedener Gewebe als Schwarz-Weiß-Bild dar und erlaubt so eine morphologische Beurteilung, z. B. Darstellung von Plaques in Gefäßwänden. Bei der Dopplersonografie werden die Schallwellen von sich mit dem Blutstrom bewegenden Zellen zurückgeworfen. Je nach Fließgeschwindigkeit und -richtung des Blutes verändern die reflektierten Schallwellen ihre Frequenz, ähnlich wie die Sirene eines vorbeifahrenden Krankenwagens beim Näherkommen höher und beim Entfernen tiefer klingt (sogenannter Dopplereffekt). Aus dem reflektierten Signal errechnet das Ultraschallgerät so die Flussgeschwindigkeit und -richtung des Blutes und gibt sie als Zahl sowie entweder als Tonsignal (Dopplersignal) oder als Farbsignal über dem schwarz-weißen B-Bild (Duplexsonografie) aus.

Der Vorteil der Neurosonologie gegenüber anderen bildgebenden Verfahren wie der Computertomografie(CT)-Angiografie oder der Magnetresonanz(MR)-Angiografie ist die zeitliche Auflösung mit der dynamischen Darstellung des Flusssignals. Das Verfahren ist günstig und es besteht keine Belastung mit ionisierenden Strahlen, auch ist kein Kontrastmittel notwendig. Jedoch besteht Abhängigkeit von der Erfahrung der untersuchenden Person. Zudem ist die Beurteilbarkeit intrakranieller Strukturen durch die schallreflektierende Eigenschaft des Schädelknochens eingeschränkt. Im Bereich der Schläfe und des Nackens finden sich Gebiete mit dünnerem Knochen (temporales bzw. nuchales Schallfenster), in ca. 5–10 % der Patient:innen, vor allem bei älteren Frauen, kann jedoch auch hier kein adäquates Signal erreicht werden.

3.5.1 Extrakranielle Duplexsonografie

Bei der extrakraniellen Duplexsonografie wird die Kombination aus Echtzeitdarstellung (B-Mode) und farbkodiertem Dopplersignal eingesetzt, um die Carotiden und Vertebralarterien in ihrem extrakraniellen Verlauf zu beurteilen.

Gefäßstenosen der Arteria (A.) carotis interna werden aktuell nach NASCET klassifiziert. Bei niedriggradigen Stenosen dient hier die visuelle Beurteilung, während mit zunehmender Stenosierung vor allem die Flussgeschwindigkeit über der Stenose entscheidend für die Gradierung der Stenose ist.

Reine dopplersonografische Untersuchungen der extrakraniellen Gefäße werden in der letzten Zeit mit Verbesserung der Duplexsonografie zunehmend seltener eingesetzt, da diese einige Vorteile bietet, beispielsweise die bessere Identifizierung der Gefäße, die mögliche Winkelkorrektur und das fehlende Risiko der Überlagerung mehrere Gefäße.

3.5.2 Transkranielle Doppler- und Duplexsonografie

Neben der transkraniellen Dopplersonografie wird zunehmend auch die transkranielle Duplexsonografie eingesetzt, mit letzterer gelingt die Lokalisation intrakranieller Stenosen mit höherer Genauigkeit. Mit diesen Untersuchungen können die Strömungsgeschwindigkeiten in der A. cerebri media, anterior sowie posterior und im Karotissiphon beurteilt werden. Über das nuchale Schallfenster können die Vertebralarterien sowie die proximale A. basilaris eingesehen werden.

3.5.3 Bubble-Test

Der Bubble-Test ist eine Untersuchungsmethode, mit welcher das Vorhandensein eines Rechts-Links-Shunts untersucht wird, das heißt einer direkten Verbindung zwischen dem rechten Herzvorhof/der rechten Herzkammer (venöses System) und dem linken Herzvorhof/der linken Herzkammer bzw. dem arteriellen System ohne „Umweg" über die Lunge. Hierbei wird ein Ultraschallkontrastmittel (z. B. eine Mischung aus Kochsalzlösung, Luft und Eigenblut der untersuchten Person) in eine Vene injiziert, im Anschluss erfolgt die dopplersonografische Messung über der A. cerebri media. Auftretende Gasbläschen werden im Ultraschall detektiert und weisen dann auf eine Rechts-Links-Verbindung, häufig ein persistierendes Foramen ovale (PFO), hin.

3.5.4 Nerven- und Muskelsonografie

Die Nerven- und Muskelsonografie ist ein weiteres Anwendungsgebiet des Ultraschalls in der Neurologie. Sie ermöglicht den direkten Nachweis krankhafter Veränderungen an Nerven und Muskeln. Beispielsweise können Schwellungen und Auftreibungen von Nerven bei Engpasssyndromen sichtbar gemacht werden.

3.6 Liquordiagnostik

Die Liquordiagnostik ist eine Standarddiagnostik für eine große Zahl von Erkrankungen in der Neurologie. Durch die unmittelbare räumliche Nähe des Liquors zum Hirn- und Rückenmarksgewebe bilden sich einige wichtige pathologische

Prozesse im Liquor ab und können im Labor untersucht werden (Deutsche Gesellschaft für Neurologie (DGN) (2020)).

Erkrankungen, bei denen eine Liquorpunktion sinnvoll und indiziert ist:

- Hirntumoren, insbesondere bei Befall der Meningen.
- Infektiöse Erkrankungen des Gehirns und Rückenmarks.
- Autoimmune Erkrankungen des Gehirns und Rückenmarks.
- Intrakranielle Hypertension zur Druckmessung.
- Bildgebend nicht fassbare Blutungen im Bereich des Subarachnoidalraums.
- Diagnostik und Differenzialdiagnostik neurodegenerativer Erkrankungen.
- Zur therapeutischen Anwendung durch Liquorablass oder Medikamentengabe.

3.6.1 Risiken einer Liquorpunktion

Eine Kontraindikation für eine Liquorpunktion besteht bei einer intrakraniellen Drucksteigerung, wenn durch die Entlastung zu befürchten ist, dass eine Einklemmung des Hirnstammes ausgelöst wird. Aus diesem Grund ist bei Patient:innen mit fokalneurologischen Symptomen oder einer Bewusstseinsminderung eine zerebrale Bildgebung der Liquorpunktion voranzustellen. Bei einem deutlich erhöhten Blutungsrisiko sollte aufgrund der Möglichkeit der Einblutung von einer Liquorpunktion abgesehen werden. Dies liegt beispielsweise bei Einnahme einer oralen Antikoagulation, einer deutlichen Thrombozytenreduktion (< 50.000/µl), oder Erhöhung des INR (> 1,8) vor. Ebenfalls stellen Infektionen im Zugangsweg eine Kontraindikation dar.

Ein weiteres Risiko einer Liquorpunktion besteht in dem postpunktionellen Kopfschmerz. Dieser kann reduziert werden, indem eine dünne, atraumatische Nadel für die Punktion verwendet wird. Das Risiko eines postpunktionellen Kopfschmerzes sinkt mit dem Alter und ist höher bei Frauen und Patient:innen mit bekannten Kopfschmerzen.

3.6.2 Durchführung einer Liquorpunktion und Liquordruckmessung

Vor der Liquorpunktion ist wie bei anderen Eingriffen eine schriftliche Einverständniserklärung des Patienten/der Patientin einzuholen. Ausnahmen sind lediglich unmittelbare Notfalldiagnostik (z. B. bei Verdacht auf eine bakterielle Meningi-

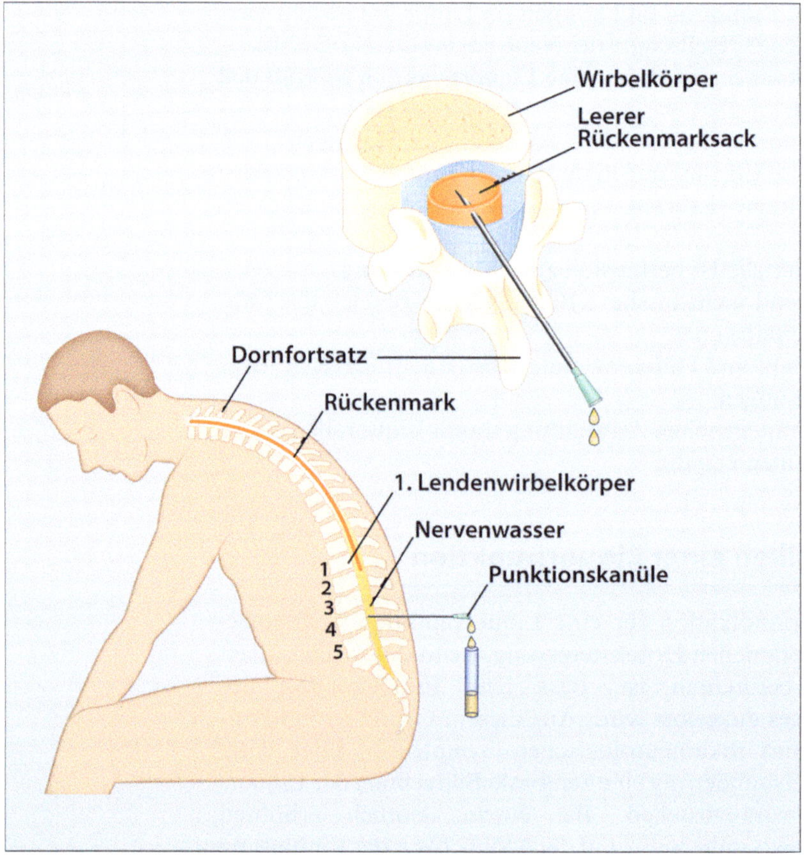

◘ Abb. 3.1 Darstellung einer Lumbalpunktion. (Aus: Schmincke 2017)

tis). Der Liquor wird mittels Lumbalpunktion unter sterilen Bedingungen entnommen. Die Punktion erfolgt heutzutage in der Regel zwischen den Dornfortsätzen der Lendenwirbelkörper unterhalb des Conus medullaris (meist auf Höhe LWK 3-5). Dabei muss der Patient/die Patientin den Rücken so stark wie möglich krümmen (◘ Abb. 3.1). Eine lokale Anästhesie ist in der Regel nicht notwendig. Eine weitere Möglichkeit der Liquorabnahme erfolgt über eine ventrikuläre Drainage oder einen Shunt. Die früher eingesetzte Methode der Subokzipitalpunktion wird heutzutage praktisch nicht mehr eingesetzt.

Bei einer Liquorpunktion sollte, wenn möglich, eine ausreichende Menge (mindestens 10 ml) entnommen werden und diese zusammen mit einer gleichzeitig abgenommenen Serumprobe unverzüglich in ein Speziallabor eingeschickt werden. Bei der Liquordruckmessung wird ein Steigrohr nach der Punktion an die Punktionsnadel angeschlossen. Eine Liquordruckmessung muss am liegenden Patienten durchgeführt werden, um einen korrekten Liquordruck anzuzeigen. Normwerte liegen bis 20 cm H_2O. Sicher pathologisch sind Werte über 25 cm H_2O.

3.6.3 Liquorbasisparameter und Zytologie

Der Liquor einer unauffälligen Probe ist klar. Bei einer deutlichen Erhöhung der Leukozytenzahl im Liquor wird diese trüb, später eitrig. Zu unterscheiden ist eine primär blutige Punktion, wie sie beispielsweise bei einer Subarachnoidalblutung vorkommen kann, von einer artifiziell blutigen Punktion (durch Verletzen eines Hautgefäßes während der Punktion). Dies gelingt häufig mit der Dreigläserprobe. Hier wird der Liquor mit zunehmender Entnahme bei einer artifiziell blutigen Punktion klarer, während die Färbung bei intraspinal gelegenem Blut persistiert. Im normalen Liquor sind weniger als 5/µl Zellen enthalten. Diese bestehen zumeist aus Leukozyten. Eine deutliche Beimengung von Erythrozyten wird gesondert angegeben und eventuell korrigiert. Eine moderate Zellzahlerhöhung bis ca. 50/µl findet sich häufig bei autoimmunen Erkrankungen oder viral bedingten Hirnhautentzündungen. Bei bakteriellen Hirnhautentzündungen sind häufig deutlich über 1.000/µl Zellen im Liquor nachzuweisen.

Der Eiweißgehalt von Liquor liegt bei etwa 200–500 mg/l und damit etwa um den Faktor 1.000 bis 2.000 niedriger als im Blut. Eine deutliche Erhöhung des Eiweißgehaltes kommt im Rahmen einer Störung der Blut-Liquor-Schranke vor. Für die Diagnostik autoimmuner Erkrankungen wird das Eiweiß im Liquor weiter differenziert nach Albumin (Hauptprotein im Blut und Liquor) und Immunglobulinen (Eiweiße des Immunsystems, hauptsächlich IgG). Welche Anteile im Liquor im Vergleich zum (Blut-)Serum erhöht sind, zeigt das sogenannte Reiber-Diagramm: Eine gemeinsame Erhöhung von Albumin und Immunglobulin weißt auf eine reine Störung der Blut-Liquor-Schranke hin (◻ Abb. 3.2, [2]), während eine Erhöhung der Immunglobulinmenge im Liquor über die Albuminerhöhung hinaus eine Produktion von Immunglobulinen im ZNS (häufig im Rahmen autoimmuner Erkrankungen) anzeigt (◻ Abb. 3.2, [3] und [4]).

Die Untersuchung von Glukose und Laktat im Liquor ist vor allem bei Patient:innen mit einer bakteriellen Meningitis sinnvoll. Während es zu einem Abfall der Glukose im Liquor kommt, zeigt sich eine deutliche Erhöhung des Laktats.

Sollte Unklarheit bestehen, ob eine wässrige Probe Liquor enthält (z. B. bei Austritt aus der Nase oder dem Ohr nach einer Verletzung), ist die Bestimmung der liquoreigenen Proteine beta2-Transferrin oder beta-Trace-Protein möglich.

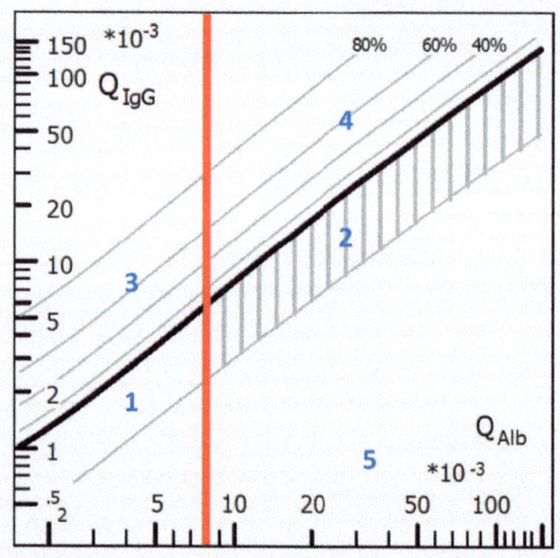

◘ Abb. 3.2 Quotienten- bzw. Reiberdiagramm am Beispiel von IgG. (Aus: Tumani et al. 2019)

Legende der blauen Nummerierung:

(1) Normalbefund (keine pathologischen Veränderungen): keine Schrankenstörung (intakte Blut-Liquor-Schranke), keine intrathekale IgG-Synthese (keine eigenständige Bildung von IgG im Zentralnervensystem)

(2) Blut-Liquor-Schrankenstörung ohne intrathekale Synthese (gleichzeitiger Anstieg von Albumin und IgG durch passive Diffusion aus dem Blut)

(3) Intrathekale IgG-Synthese bei intakter Schranke (erhöhtes IgG im Liquor bei normalem Albuminwert – Hinweis auf eine entzündliche ZNS-Erkrankung)

(4) Intrathekale IgG-Synthese bei gleichzeitiger Schrankenstörung (erhöhtes IgG im Liquor zusätzlich zu einem erhöhten Albuminwert – Hinweis auf entzündliche Prozesse bei gleichzeitig gestörter Schranke)

(5) Pathologisch niedriger IgG-Quotient trotz Schrankenstörung (z. B. bei Verlust oder Verbrauch von IgG im Liquor, etwa durch chronische Entzündung oder bestimmte Krankheitsverläufe)

Exkurs

Das **Quotientendiagramm** (auch Reiber-Diagramm) vergleicht den Albumin-Quotienten (QAlb) mit dem Immunglobulin-Quotienten (QIgG, QIgA, QIgM), also das Verhältnis von Albumin bzw. den jeweiligen Immunglobulinen im Liquor zum Blut.

Die Werte werden logarithmisch dargestellt.

Eine dicke, diagonal verlaufende Linie – QLim – zeigt den Mittelwert der zu erwartenden IgG-Konzentration plus das 3-Fache der Standardabweichung an. Dieser Wert ist abhängig vom Albuminquotienten und steigt mit diesem an.

Liegt der gemessene QIgG-Wert oberhalb dieser Linie, ist dies ein sehr starker Hinweis (Fehl-Positiv-Wahrscheinlichkeit < 0,5 %), dass im zentralen Nervensystem eine intrathekale IgG-Synthese stattfindet, was häufig auf eine Entzündung hindeutet.

Zusätzlich wird eine vertikale rote Linie eingezeichnet, die den altersbezogenen Grenzwert für die Funktion der Blut-Hirn-Schranke (Berechnung: Alter/15 + 4) markiert.

Anhand der Position der Messwerte relativ zu diesen beiden Linien lassen sich verschiedene Befundkonstellationen ableiten, wie einen Normalbefund (1), eine isolierte Störung der Blut-Hirn-Schranke (2), eine isolierte Entzündung im ZNS (3), eine Kombination aus beidem (4) oder unplausible Befunde (5).

3.6.4 Spezialuntersuchungen des Liquors

Oligoklonale Banden Diese treten bei chronischen entzündlichen Erkrankungen des zentralen Nervensystems auf und sind sensitiver für den Nachweis einer intrathekalen IgG-Produktion.

Neurodegeneration Tau, p-Tau und Amyloid-beta1-42 werden in der Diagnostik von Demenzen eingesetzt. Die neuronenspezifische Enolase (NSE) dient als unspezifischer Marker einer Hirnschädigung.

Mikrobiologische Untersuchungen Zum Nachweis von Mikroorganismen können neben einer Gramfärbung und Liquorkultur auch Polymerase-Kettenreaktion(PCR)-Untersuchungen und spezifische Antikörpernachweise durchgeführt werden.

cfDNA Sequenzierung Neuere Untersuchungen deuten darauf hin, dass spezifische Mutationen und Methylierungsmuster bei Patient:innen mit Hirntumoren im Liquor durch Sequenzierung von zellfreier DNA im Überstand nachgewiesen werden können und so eine Diagnostik eines Hirntumors erfolgen kann.

Therapeutische Anwendungen Ein therapeutischer Liquorablass von ca. 20–40 ml Liquor erfolgt bei Patient:innen mit idiopathischer intrakranieller Hypertension oder einem Normaldruckhydrozephalus. Weiterhin besteht die Möglichkeit einer therapeutischen Medikamentengabe. Beispiele hierfür sind die Applikation von Chemotherapien bei meningealem Befall sekundärer Hirntumore oder die Therapie mit Antisenseoligonukleotiden bei spinaler Muskelatrophie.

Pflege

Mitwirken bei Lumbalpunktion (Reitgruber et al. (2021))

1. **Vorbereitung**

   Vor der Durchführung der Lumbalpunktion ist eine sorgfältige Vorbereitung entscheidend, um den Patienten/die Patientin zu beruhigen und eine sterile Arbeitsumgebung zu gewährleisten.

   - **Patientenaufklärung und Einverständnis:**
     - Ausführliche Information durch den Arzt/die Ärztin, um Ängste und Schmerzempfinden zu reduzieren.
     - Aufklärung über den Ablauf und die möglichen Nebenwirkungen.
   - **Überprüfung von Vorerkrankungen:**
     - Kontrolle der Blutgerinnung gemäß ärztlicher Anordnung.
     - Überprüfung des Augenhintergrundes (zur Kontrolle des Hirndrucks) bei Verdacht auf Stauungspapillen.
     - Zerebrale Bildgebung (z. B. CT) bei fokalneurologischen Defiziten, Bewusstseinsminderung oder neuen Stauungspapillen **vor** der Punktion.
   - **Materialvorbereitung (alle Materialien müssen steril sein):**
     - Sterile Handschuhe, Mundschutz, Haube.
     - Hautdesinfektionsmittel mit ausreichender Einwirkzeit.
     - Sterile Tupfer, Kompressen und ein steriles Lochtuch.
     - Ggf. Lokalanästhetikum mit Spritze und feine Kanüle.
     - Spinalkanüle mit Mandrin sowie Einführhilfe (Introducer/Führungskanüle).
     - Sterile Röhrchen zur Gewinnung des Liquors.
     - Verbandsmaterial (Pflaster, evtl. Kugeltupfer).

2. **Durchführung**

   Die eigentliche Punktion erfolgt in einer optimalen Patientenposition und unter Einhaltung strenger Hygienevorschriften.

   - **Patientenpositionierung**:
     - **Seitenlage:** Patient/Patientin liegt mit Rundrücken („Katzenbuckel"), Beine an den Bauch gezogen, Kinn auf der Brust, Bett flach.
     - **Sitzend:** an der Bettkante, Füße auf einem Hocker, Kinn auf die Brust gelegt.

— **Hautvorbereitung:**
  - Gründliche Desinfektion der Punktionsstelle (mindestens 30 s Einwirkzeit).
  - Platzierung eines sterilen Lochtuchs als Schutzbarriere.
— **Lokalanästhesie (optional):**
  - Applikation des Lokalanästhetikums unter Beachtung der Einwirkzeit.
— **Punktion:**
  - Einstechen des Introducers und anschließend der Punktionsnadel, Stichrichtung ungefähr in Richtung Bauchnabel.
  - Vorschieben der Nadel, beim Passieren der Längsbänder der Wirbelsäule spürt man kurzzeitig einen höheren, dann deutlich niedrigeren Widerstand.
  - Entfernen des Mandrins zur Kontrolle der korrekten Lage; sobald Liquor austritt, werden sterile Röhrchen zum Auffangen verwendet.
— **Dokumentation während der Durchführung:**
  - Festhalten von Menge, Konsistenz und Aussehen des gewonnenen Liquors.

3. **Nachsorge**

Nach der Punktion ist die Pflege entscheidend, um Komplikationen zu vermeiden.

— **Verbandswechsel und Lokalversorgung:**
  - Steriles Verbandsmaterial wird an der Punktionsstelle angelegt und leicht komprimiert.
  - Regelmäßige Kontrolle der Verbandsstelle auf Nachblutungen.
— **Patientenbeobachtung:**
  - Überwachung der Bewusstseinslage und Vitalparameter, um Komplikationen wie vasovagale Synkopen zu erkennen.
  - Bei Patient:innen mit externen Drainagen (z. B. zur Messung des intrakraniellen Drucks) regelmäßige Kontrolle und Dokumentation des Liquordrucks.
— **Flüssigkeitszufuhr und Bettruhe:**
  - Empfehlung zu erhöhter Trinkmenge oder parenteraler Flüssigkeitszufuhr zur Stabilisierung des Kreislaufs.
  - Mehrere Stunden Bettruhe, um postpunktionelle Kopfschmerzen zu vermeiden.

4. Mögliche Komplikationen

Pflegefachpersonen müssen auf folgende Komplikationen achten und entsprechende Maßnahmen einleiten:

- **Postpunktionelle Kopfschmerzen:**
  - Häufig lageabhängige Kopfschmerzen nach der Punktion.
  - Prophylaxe: Bettruhe nach der Punktion für mindestens 1 h, ausreichende Flüssigkeitszufuhr.
  - Therapie: Schmerzmittel, Koffeinzufuhr. Bei Persistenz starker Beschwerden über mehrere Tage ggf. invasive Therapie mittels epiduralem Blutpatch (Neuroradiologie).
- **Blutungen:**
  - Kontrolle der Punktionsstelle und sofortige Meldung bei Anzeichen von Nachblutungen.
- **Infektionen:**
  - Strenge Einhaltung der Hygienemaßnahmen vor, während und nach der Punktion.
- **Einklemmung bei erhöhtem Hirndruck:**
  - Vorab Prüfung und Kontrolle, um diese Gefahr auszuschließen.

3.7 Bildgebende Verfahren

3.7.1 Computertomografie

Die Computertomografie (CT) ist ein auf Röntgenstrahlen basierendes Verfahren. Die Röntgenstrahlen werden beim Eindringen in das Gewebe abgeschwächt und auf der gegenüberliegenden Seite mit Detektoren gemessen. Je nach Abschwächung der Strahlen kann auf die Röntgendichte des Gewebes geschlossen werden. Diese werden in verschiedenen Graustufen bildlich dargestellt (Hounsfield-Einheiten). Vorteile sind die hohe Verfügbarkeit sowie die sehr kurze Untersuchungszeit, weshalb das CT häufig in der Notfalldiagnostik eingesetzt wird.

Die CT-Untersuchung des Schädels wird meist primär als natives zerebrales CT (cCT) durchgeführt. Das native CT erlaubt die Darstellung von Schädelknochen sowie der intrakraniellen Strukturen inklusive der grauen und weißen Substanz sowie der Liquorräume. Hirnblutungen zeigen sich im nativen cCT direkt hyperdens, sodass hier eine sichere Unterscheidung insbesondere zu ischämischen Schlaganfällen getroffen werden kann. Bei Schlaganfällen mit Verschluss der proximalen A. cerebri media kann häufig ein hyperdenses Arterienzeichen „dense media sign" nachgewiesen werden. Ansonsten zeigen sich zerebrale Ischämien im cCT in der sehr frühen Phase noch unauffällig, während sich diese mit der Zeit nach Schlaganfallbeginn zunehmend hypodens (d. h. dunkler) darstellen. Raumforderungen können ebenfalls mit dem cCT diagnostiziert werden, eine detailliertere Einordnung ist jedoch häufig erst mit dem MRT möglich.

Nach Applikation von Kontrastmittel reichert sich dieses besonders in abnormen Gefäßen, aber auch im Bereich einer gestörten Blut-Hirnschranke, wie diese bei Hirntumoren oder Entzündungen zu finden ist, an.

Eine cCT-Untersuchung kann zudem als CT-Angiografie durchgeführt werden. Hier wird ein Röntgenkontrastmittel appliziert, wodurch eine sehr genaue Darstellung der Hirngefäße ermöglicht wird. Dies dient beispielsweise der Diagnose von zerebralen Gefäßstenosen oder -verschlüssen sowie Aneurysmata und anderer Gefäßveränderungen. In vielen Fällen hat die CT-Angiografie eine konventionelle Angiografie ersetzt.

In der Perfusions-cCT wird nach Applikation von Kontrastmittel wiederholt ein Hirnvolumen abgetastet und die Anflutung des Kontrastmittels im Hirnparenchym gemessen. Damit lassen sich dann der zerebrale Blutfluss (CBF), das zerebrale Blutvolumen (CBV) und die Anflutungsgeschwindigkeit (TTP) berechnen. Die Methode dient zur Detektion einer akuten Minderperfusion beim Schlaganfall.

Da die CT-Untersuchung auf ionisierender Strahlung basiert, besteht durch die CT-Untersuchung eine prinzipielle Strahlenbelastung. Beim Einsatz von Kontrastmittel besteht das prinzipielle Risiko einer allergischen Reaktion sowie einer Verschlechterung der Nierenfunktion bei bekannter Niereninsuffizienz und einer weiteren Anregung der Schilddrüse bei bereits bestehender Überfunktion aufgrund des iodhaltigen Kontrastmittels.

Eine weiterhin eingesetzte Diagnostik ist die spinale CT-Bildgebung. Diese dient vor allem dem Nachweis von Frakturen der Wirbelsäule und kann Hinweise auf Kompressionen oder Prozesse des Myelons ergeben. Bezüglich der unmittelbaren Myelondarstellung ist diese jedoch der MRT-Untersuchung unterlegen.

3.7.2 Magnetresonanztomografie

Die Magnetresonanztomografie (MRT) nutzt im Gegensatz zur CT-Untersuchung Magnetfelder, um Signale aus dem Gewebe zu erfassen. Neben einem statischen Magnetfeld erfolgt die Einstrahlung von Hochfrequenzimpulsen (Gradienten) zur Anregung von Wasserstoffatomen.

Die MRT-Bildgebung ist der CT-Untersuchung im Weichteilkontrast deutlich überlegen. Eine Darstellung der knöchernen Strukturen gelingt hier weniger gut, dafür ist die Technik frei von ansonsten insbesondere in der hinteren Schädelgrube störenden Knochenartefakten. Die MRT-Sequenzen unterscheiden sich überwiegend in der Betonung der Relaxationszeit der Gewebe. T1-gewichtete Sequenzen zeigen gut anatomische Strukturen an und diese Sequenz eignet sich für kontrastmittelverstärkte Aufnahmen. Die T2/FLAIR-Sequenz stellt Entzündungen und Ödeme gut dar.

Für die Schlaganfallbildgebung stehen spezielle weitere Sequenzen zur Verfügung. Diffusionsgewichtete (DWI), perfusionsgewichtete (PWI) und blutungsgewichtete (T2*) Sequenzen können Informationen über das Ausmaß und die Lokalisation einer zerebralen Ischämie geben. Hierbei benötigen PWI-Sequenzen die Applikation von MRT-Kontrastmittel.

Eine MR-Angiografie kann auf verschiedene Arten durchgeführt werden. Dies erfolgt entweder als flusskodierte Angiografie („time of flight", TOF) oder kontrastmittelverstärkt. Auch hier sind ähnlich zur CT-Angiografie Gefäßstenosen und -verschlüsse sowie -anomalien nachweisbar. Gefäßstenosen werden jedoch im Vergleich zum Ultraschall nicht selten überschätzt. Eine besondere Anwendung stellen fettunterdrückende Sequenzen dar. Diese können zum Nachweis eines Wandhämatoms bei Dissektionen zerebraler Gefäße verwendet werden.

T1-kontrastmittelverstärkte Sequenzen eignen sich zum Nachweis von Störungen der Blut-Hirn-Schranke, wie sie beispielsweise bei höhergradigen Hirntumoren oder entzündlichen Erkrankungen vorkommen.

Eine Strahlenbelastung mit ionisierenden Strahlen besteht bei der MRT-Untersuchung nicht. Jedoch ist zu bedenken, dass magnetische Gegenstände sich im MRT erhitzen können und nicht alle medizinischen Implantate für eine MRT-Untersuchung geeignet sind. Dies ist vor der Untersuchung im Einzelfall zu klären. Weiterhin müssen die Untersuchungspersonen eine Weile ruhig liegen und für Patient:innen mit einer Klaustrophobie kann die Enge der MRT-Röhre die Untersuchung unmöglich machen, sodass eine Sedierung zur Durchführung notwendig wird. Auch wenn Kontrastmittelallergien bei MRT-Kontrastmittel sehr selten sind, so ist jedoch bei Patient:innen mit Niereninsuffizienz eine nephrogene Fibrose eine schwerwiegende mögliche Nebenwirkung, sodass das Kontrastmittel bei einer schweren Niereninsuffizienz nicht gegeben werden sollte.

3.7.3 Nuklearmedizinische Verfahren

Nuklearmedizinische Verfahren werden in der Neurologie seltener durchgeführt, können aber in Spezialfällen wichtige Zusatzinformationen liefern.

Dopamintransporter-SPECT-Untersuchungen helfen bei der Trennung von degenerativen und symptomatischen Parkinsonsyndromen. Das FDG-PET kann zudem eine Abgrenzung zum idiopatischen Parkinsonsyndrom liefern. Weitere Spezialuntersuchungen können beispielsweise bei Patient:innen mit einer Alzheimererkrankung Amyloidplaques nachweisen.

Eine Untersuchung mit Positronen-Emissionstomografie (PET) kann bei Hirntumoren durchgeführt werden, um eine geeignete Biopsiestelle auszusuchen, oder aber um Hinweise auf einen realen Tumorprogress gegenüber therapiebedingten Veränderungen abzugrenzen. Spezielle Untersuchungen wie das DOTATOC PET können zum Nachweis von Meningeomen eingesetzt werden, da diese in großer Menge Somatostatinrezeptoren aufweisen. Zudem dient eine Ganzkörper-PET-Untersuchung zur Tumorsuche bei paraneoplastischen neurologischen Syndromen und unauffälliger basaler Tumorsuche.

3.8 Invasive Diagnostik

3.8.1 Konventionelle Angiografie

Die konventionelle Angiografie, auch digitale Subtraktionsangiografie, ist ein Verfahren zur Darstellung von Gefäßen mittels Röntgentechnik. Hierbei wird ein Röntgenkontrastmittel über einen arteriellen oder venösen Zugang in der Leiste mittels eines Angiografiekatheters unmittelbar in dem zu untersuchenden Gefäß appliziert. Eine mittels Computer durchgeführte Subtraktion eines Leerbildes vom Füllungsbild ergibt eine kontrastreiche und sehr genaue Gefäßabbildung. Zudem wird durch die Subtraktion durch Entfernung störender Bildelemente die benötigte Kontrastmittelmenge reduziert. Dargestellt werden können im Kopfbereich die A. carotis und ihre Äste (A. cerebri anterior, A. cerebri media mit Aufzweigungen) sowie die Arteriae (Aa.) vertebrales mit der folgenden A. basilaris sowie den Kleinhirnarterien und den Aa. cerebri posteriores.

Das Kontrastmittel ist das Gleiche wie bei der CT-Angiografie, sodass grundsätzlich auch Kontrastmittelallergien, Verschlechterungen der Nierenfunktion und Schilddrüsenüberfunktionen auftreten können. Ansonsten besteht bei dem Eingriff ein sehr geringes Risiko der Auslösung eines Schlaganfalls.

Neben der rein diagnostischen Anwendung wird die Angiografie auch zunehmend als interventionelle Angiografie eingesetzt. Dies ist im Notfallbereich bei Thrombektomien zur Behandlung proximaler Gefäßverschlüsse bei Schlaganfällen der Fall. Aber auch Aneurysmen und weitere Gefäßveränderungen können interventionell beispielsweise mit Stents oder Coils behandelt werden. Im Bereich der venösen Sinus besteht die Möglichkeit der Messung und Behebung von Druckgradienten über Stenosen, die zu einer intrakraniellen Hypertension führen können.

3.8.2 Biopsien

Hirnbiopsie

Eine Hirnbiopsie wird neurochirurgisch durchgeführt, um unklare Hirnläsionen weiter zu untersuchen, bei denen andere weniger invasive Verfahren keine ausreichende Diagnose stellen können. In erster Linie wird eine Biopsie bei Hirntumoren durchgeführt, welche aufgrund ihrer Lage oder Größe nicht vollständig operiert werden können, und wenn eine Diagnose sowie molekulargenetische Untersuchung wichtig für die Planung der weiteren Therapie ist. Außerdem ist eine Hirnbiopsie bei atypischen entzündlichen Läsionen auch zur Abgrenzung gegenüber zerebralen Lymphomen indiziert. Generell sollte jede prinzipiell behandlungsbedürftige tumoröse Läsion des ZNS histologisch und molekulargenetisch aufgearbeitet werden. Biopsien der Hirnhäute werden bei dem Verdacht auf eine Vaskulitis durchgeführt. Seltener können Biopsien auch bei neurodegenerativen Erkrankungen und schwieriger Differenzialdiagnostik eingesetzt werden.

Muskelbiopsie

Die Muskelbiopsie ist eine diagnostische Maßnahme, die dem Nachweis von Muskelerkrankungen dient. Dies wird meist in örtlicher Betäubung durchgeführt. Es wird ein Muskel ausgesucht, welcher klinisch oder bildgebend betroffen ist. Dieser sollte jedoch nicht zu sehr verändert sein, um eine gute Diagnostik zu ermöglichen. Weiterhin empfiehlt es sich, die Biopsie nicht aus einem Muskel zu entnehmen, welcher kürzlich elektrophysiologisch untersucht worden ist.

Das entnommene Gewebe wird im Anschluss lichtmikroskopisch untersucht. Weitere Untersuchungsmethoden beinhalten die Elektronenmikroskopie und molekulargenetische Untersuchungen. Obwohl viele genetische Muskelerkrankungen mittlerweile durch Sequenzierung aus Blutleukozyten diagnostiziert werden können, bleibt die Muskelbiopsie eine wichtige Untersuchungsmethode, insbesondere für entzündliche Muskelerkrankungen.

Nervenbiopsie

In der Nervenbiopsie wird ein Stück Nervengewebe aus einem Nerven entnommen und weiter diagnostisch untersucht. In der Regel wird hierfür der Nervus (N.) suralis lateralis verwendet. Dieser versorgt ein kleines sensibles Gebiet hinter dem Außenknöchel am seitlichen Fußrand. Bei rein motorischen Neuropathien kann dieser jedoch elektrophysiologisch und auch in der neuropathologischen Untersuchung unauffällig sein.

Als Indikation für eine Nervenbiopsie gelten entzündliche, vaskulitische und erbliche Neuropathien sowie Neuropathien aufgrund von Stoffwechselstörungen. Bei den erblichen Neuropathien kommen allerdings auch mehr und mehr molekulargenetische Untersuchungen zum Einsatz. Die Analyse des entnommenen Gewebes erfolgt histologisch, immunhistochemisch und je nach Fragestellung auch mittels Elektronenmikroskopie oder molekulargenetischer Untersuchungen.

Nach der Biopsie verbleibt eine Taubheit in einem kleinen Areal des Versorgungsgebietes. Selten kann es dort auch zu einer Neuralgie kommen.

In Kürze

Für die Diagnostik neurologischer Erkrankungen ist eine ausführliche und sorgfältige Anamnese sowie eine vollständige neurologische Untersuchung die hauptsächliche Basis. Lediglich in Notfallsituationen kann auf eine verkürzte, stark auf die Erkrankung fokussierte Variante zurückgegriffen werden.

In der weiteren Diagnostik stehen neurosonologische und elektrophysiologische Verfahren zur Verfügung. CT- und MRT-Untersuchungen erlauben eine detaillierte Beurteilung des Gehirns und stellen viele pathologische strukturelle Veränderungen unmittelbar dar.

Die Liquoruntersuchung ist ein weiterer fester wichtiger Bestandteil der neurologischen Diagnostik, insbesondere für entzündliche und degenerative Erkrankungen, da hier die das Hirn umgebende Flüssigkeit unmittelbar untersucht wird.

Neben weiteren Spezialuntersuchungen nehmen vor allem molekulargenetische Untersuchungen eine zunehmend wichtige Rolle ein.

Literatur

Al-Abtah J, Ammann A, Andreae S, Bensch S, Protz K (Hrsg) (2020) Pflege, 2., überarb. Aufl. Georg Thieme Verlag, Stuttgart

American Heart Association (2019) Guidelines for the early management of patients with acute ischemic stroke. Stroke 50(12):e344–e418. https://doi.org/10.1161/STROKEAHA.119.026359

Deutsche Gesellschaft für Neurologie (DGN) (2020) Leitlinie Lumbalpunktion und Liquordiagnostik (AWMF-Registernummer 030/141). Abgerufen von https://www.awmf.org

Deutsche Gesellschaft für Notfall- und Akutmedizin (2018) Leitlinien zur Notfallversorgung. https://www.dgina.de

Hacke, W. (2019). Neurologie, 14. Aufl. Springer, Heidelberg

Jiménez-Domínguez R (2021) Elektroneurographie und Elektromyographie kompakt. Springer, Heidelberg

Kermer P, Rohkamm R (2021) Die neurologische Untersuchung. Springer, Berlin/Heidelberg

Koenig MA (2017) The role of the critical care nurse in neurological monitoring. J Neurosci Nurs 49(3):155–159. https://doi.org/10.1097/JNN.0000000000000286

Reitgruber D, Auer J, Reitgruber D, Auer J (2021) Lumbalpunktion zur Liquordiagnostik. In: Internistische Intensivmedizin für Einsteiger, S 387–395. Springer, Heidelberg

Schmincke C (2017) Ratgeber Polyneuropathie und Restless Legs. Springer

Tumani H, Petereit H, Gerritzen A, Groß C, Huss A, Isenmann S, Jesse S, Khalil M, Lewerenz J, Leypoldt F (2019) S1 guideline: lumbar puncture and cerebrospinal fluid diagnostics: summary of the German Neurological Society guideline. DGNeurologie 2:456–480

Wittmann S, Radke O, Heller A (2024) „… was nicht dokumentiert ist, ist nicht gemacht!" Dokumentation: Lästige Pflicht, aber wichtiges Beweismittel. Anaesthesiol Intensivmed 65:129–136

Internetquellen

American Heart Association (2019) Guidelines for the early management of patients with acute ischemic stroke. https://doi.org/10.1161/STROKEAHA.119.026359. Zugegriffen am 13.07.2024

Deutsche Gesellschaft für Neurologie (DGN) (2020) Leitlinie Lumbalpunktion und Liquordiagnostik (AWMF-Registernummer 030/141). https://www.awmf.org. Zugegriffen am 13.07.2024

Deutsche Gesellschaft für Notfall- und Akutmedizin. (2018). Leitlinien zur Notfallversorgung. https://www.dgina.de. Zugegriffen am 13.07.2024

Ott A, Ringleb P (2020) Handbuch Stroke Unit Pflege (Version 1.2020) [Handbuch]. Universitätsklinikum Heidelberg. https://www.klinikum.uni-heidelberg.de/. Zugegriffen am 13.07.2024

Ringleb PA, Gumbinger CK, Hörth K, Reichard C, Purrucker J (2025) Behandlungsstandards Stroke Unit und Wachstation (Version 15.0) [SOP]. Universitätsklinikum Heidelberg. Zugegriffen am 13.07.2024

Neurologische und Neurochirurgische Krankheitsbilder

Inhaltsverzeichnis

Anfallsartige Erkrankungen

Marco Stenzel, Ivonne Ferrer und Jessica Golenia

Inhaltsverzeichnis

© Der/die Autor(en), exklusiv lizenziert an Springer-Verlag GmbH, DE, ein Teil von Springer Nature 2026
D. Beilharz-Gabold et al. (Hrsg.), *Pflegewissen Neurologie und Neurochirurgie*, Fachwissen Pflege,
https://doi.org/10.1007/978-3-662-71739-4_4

4

4.1 Epilepsie

> ▶ **Fallbeispiel**
>
> Herr M., 45 Jahre alt, ist ein Büroangestellter, der seit einigen Jahren unter epileptischen Anfällen leidet. Die Anfälle begannen nach einem Schädel-Hirn-Trauma infolge eines Fahrradunfalls. Die erste Diagnose „Epilepsie" erhielt er nach zwei unprovozierten fokalen Anfällen, die sich innerhalb eines Monats ereigneten. Er lebt allein und hat einen anspruchsvollen Bürojob, bei dem er häufig unter Stress steht … ◀

4.1.1 Definition Epilepsie

> ▶ **Fallbeispiel**
>
> … Herr M. erlebte wiederholt fokale Anfälle, die durch plötzliche, abnormale elektrische Entladungen in der linken Temporallappenregion seines Gehirns ausgelöst wurden. Seine Anfälle manifestierten sich häufig durch Sprachstörungen und unkontrollierte Bewegungen der rechten Hand. ◀

Epilepsie wird als eine Erkrankung definiert, bei der wiederholte epileptische Anfälle auftreten, die auf eine Veränderung der Funktion oder Anatomie des Gehirns zurückzuführen sind (Hacke 2016). Ein epileptischer Anfall ist eine kurz andauernde (in der Regel weniger als 2 min), plötzlich auftretende, abnorme Entladung von kortikalen Neuronengruppen. Diese Entladungen führen zu synchronisierten Entladungsfolgen unterschiedlich großer Gruppen von Nervenzellen, was zu einer Vielzahl klinischer Phänomene führen kann, abhängig von der Lokation und Größe des betroffenen Areals (Hacke 2016). Epileptische Anfälle können nicht in subkortikalen Strukturen ablaufen, auch wenn diese die Ausbreitung fördern und die Krampfschwelle modulieren können (Hacke 2016). Diese Anfälle müssen in der Hirnrinde stattfinden, um als solche klassifiziert zu werden.

Epilepsie ist keine einheitliche Erkrankung, sondern eine durch den gemeinsamen Nenner „Anfall" symptomdefinierte große Gruppe von Erkrankungen unterschiedlichster Ätiologie, deren gemeinsame Basis eine chronische Veränderung des Gehirns ist, die zu wiederkehrenden epileptischen Anfällen führt. Nach einer von der internationalen Fachgesellschaft erstellten Definition liegt eine Epilepsie vor, wenn zwei epileptische Anfälle in einem Intervall von mehr als 24 h aufgetreten sind und eine akute Ursache ausgeschlossen ist, oder wenn bei einem Anfall die Wahrscheinlichkeit weiterer Anfälle über 60 % innerhalb der nächsten zehn Jahre beträgt. Bei diesen Patient:innen basiert die Definition in der Regel auf der mit unterschiedlichen Verfahren nachgewiesenen erhöhten Epileptogenität (EEG, MRT) oder der Diagnose eines Epilepsiesyndroms (Fisher et al. 2018).

Provozierte Anfälle, die durch einen vorübergehenden Faktor ausgelöst werden, zählen nicht zur Diagnose von Epilepsie. Diese Faktoren können zum Beispiel Fieber, Schlafentzug oder übermäßiger Alkoholgenuss sein. Bei einer provokanten Epilepsie besteht eine dauerhafte, pathologische Neigung des Gehirns, auf bestimmte Reize mit Anfällen zu reagieren (Fisher et al. 2018).

Es gibt **zwei grundlegende Formen der Epilepsie, fokale und generalisierte Epilepsien:**

- Fokale Epilepsien können bei allen Erkrankungen der Hirnrinde auftreten, einschließlich angeborener Missbildungen.
- Generalisierte Epilepsien haben oft einen genetischen Ursprung und sind dadurch gekennzeichnet, dass alle Neurone (oder zumindest große Gruppen) eine abnorme Erregbarkeit aufweisen (Hacke 2016). Jedes Gehirn kann prinzipiell mit epileptischen Anfällen reagieren, wobei die Krampfschwelle von Mensch zu Mensch sehr unterschiedlich ist (Hacke 2016).

Die Prävalenz von Epilepsie weltweit beträgt über 70 Mio. Menschen, wobei etwa 80 % der Betroffenen in Entwicklungsländern leben. Dies stellt ein erhebliches öffentliches Gesundheitsproblem dar. Epilepsie beeinflusst viele Aspekte des Lebens der Betroffenen, darunter soziale, wirtschaftliche, physische und psychische Gesundheit, was zu Stigmatisierung und Diskriminierung führen kann. Die effektive Diagnose und Behandlung von Epilepsie erfordert eine umfassende Ausbildung, um das Bewusstsein und das Wissen über Epilepsie zu erhöhen (Diaz-Peregrino et al. 2024).

4.1.2 Ätiologie Epilepsie

▶ **Fallbeispiel**

… Nach seinem Unfall entwickelten sich bei Herrn M. kortikale Narben im Temporallappen, die im MRT sichtbar wurden. Diese strukturellen Veränderungen führten zu seiner symptomatischen fokalen Epilepsie. ◀

Die Ätiologie der Epilepsie kann in verschiedene Kategorien unterteilt werden, die jeweils unterschiedliche Ursachen und Mechanismen haben.

Symptomatische Epilepsien Symptomatische Epilepsien entstehen als Folge einer identifizierbaren strukturellen oder metabolischen Grunderkrankung des Gehirns. Zu den häufigsten Ursachen gehören kortikale Entwicklungsstörungen, Tumoren, Enzephalitiden, Schädel-Hirn-Traumata, zerebrovaskuläre Prozesse, metabolische Erkrankungen, perinatale Schäden und immunologische Erkrankungen. Diese Erkrankungen führen durch verschiedene Mechanismen zu einer erhöhten neuronalen Erregbarkeit und somit zu epileptischen Anfällen (Hacke 2016; Schmitt et al. 2020).

Kryptogene Epilepsien Kryptogene Epilepsien sind solche, bei denen eine strukturelle oder metabolische Ursache vermutet wird, diese aber trotz umfangreicher Diagnostik nicht nachgewiesen werden kann. Fortschritte in der Bildgebung und anderen diagnostischen Methoden haben jedoch dazu geführt, dass viele vormals kryptogene Epilepsien inzwischen als symptomatische Epilepsien klassifiziert werden können (Hacke 2016).

Idiopathische Epilepsien Idiopathische Epilepsien werden durch genetische Faktoren verursacht und zeigen keine nachweisbaren strukturellen oder metabolischen Veränderungen im Gehirn. Diese Form der Epilepsie tritt oft familiär gehäuft auf und betrifft in der Regel beide Gehirnhälften symmetrisch. Im EEG zeigen sich charakteristische Muster wie 3/s-Spike-Waves, und das MRT ist typischerweise unauffällig. Idiopathische Epilepsien sind meist generalisiert, das bedeutet, dass die epileptische Aktivität nahezu gleichzeitig in beiden Großhirnhemisphären entsteht und sich daher von Beginn an bilateral in der Hirnrinde manifestieren (Hacke 2016).

Mit den Fortschritten in der Diagnostik, insbesondere durch die Magnetresonanztomografie (MRT) und die genetische Analyse, konnten viele zuvor unklare Fälle von Epilepsie besser klassifiziert werden. Dies hat zu einem besseren Verständnis der zugrunde liegenden Mechanismen und somit zu gezielteren Therapieansätzen geführt (Schmitt et al. 2020).

4.1.3 Epidemiologie, Inzidenz und Prävalenz der Epilepsie

▶ **Fallbeispiel**

… Herr M. ist einer von 400.000 Menschen in Deutschland mit aktiver Epilepsie. Seine Erkrankung gehört zu den häufigsten neurologischen Leiden, besonders in seiner Altersgruppe. ◀

Epilepsie gehört zu den häufigsten neurologischen Erkrankungen weltweit und betrifft Menschen aller Altersgruppen. In Deutschland sind etwa 400.000 bis 800.000 Menschen von Epilepsie betroffen, wobei die Erkrankung in jedem Lebensalter beginnen kann (Hacke 2016; S2k-Leitlinie 2022).

Die Inzidenz, also die Anzahl der Neuerkrankungen pro Jahr, variiert je nach Alter und geografischer Region. In Deutschland liegt die altersadjustierte Inzidenz für Epilepsie zwischen 32,4 und 68,8 pro 100.000 Personenjahre. Studien aus Entwicklungsländern weisen eine größere Variationsbreite auf, wobei die Inzidenz zwischen 28,8 und 190 pro 100.000 Personenjahre liegt (Schmitt et al. 2020). In Industrienationen beträgt die Inzidenz unprovozierter epileptischer Anfälle etwa 55 pro 100.000 Personenjahre, mit einem u-förmigen Verlauf: Hohe Inzidenzen finden sich im frühen Kindesalter und jenseits des 65. Lebensjahrs (S2k Leitlinie 2022). Etwa 5 % aller Menschen erleiden mindestens einmal im Leben einen epileptischen Anfall (Hacke 2016).

Exkurs

Die Prävalenz gibt an, wie viele Menschen zu einem bestimmten Zeitpunkt an Epilepsie leiden. In Industrienationen beträgt sie 4 bis 10 pro 1.000 Personen, wodurch Epilepsie in Deutschland zu den häufigsten chronischen neurologischen Erkrankungen neben Multipler Sklerose und Morbus Parkinson zählt (Schmitt et al. 2020). In ressourcenschwachen Ländern ist sie aufgrund häufiger neuroinfektiologischer Erkrankungen und Schädel-Hirn-Traumata deutlich höher und liegt in Afrika, Lateinamerika und Asien zwischen 4,5 und 29,5 pro 1.000 Einwohner (Schmitt et al. 2020).

4.1.4 Genetische Grundlagen der Epilepsie

▶ Fallbeispiel

… Genetische Tests zeigten, dass Herr M. keine erblichen Faktoren für seine Epilepsie hat. Sein Fall wird rein als Folge seines Schädel-Hirn-Traumas betrachtet. ◀

Die genetische Basis der Epilepsie ist ein vielschichtiges und dynamisches Forschungsgebiet, das in den letzten Jahren erhebliche Fortschritte verzeichnet hat. Epilepsien können durch verschiedene genetische Mechanismen verursacht werden, die sowohl einfache als auch komplexe Vererbungsmuster aufweisen.

Epilepsie kann durch eine Vielzahl genetischer Veränderungen ausgelöst werden, die sich in ihrer Vererbungsweise unterscheiden. Der Vererbungsmodus ist oft polygen, was bedeutet, dass mehrere Gene zur Krankheitsentstehung beitragen. Bei einigen seltenen Epilepsiesyndromen konnte jedoch eine monogene Vererbung nachgewiesen werden, bei der

Mutationen in einem einzigen Gen die Erkrankung verursachen. Bei Kindern von Eltern mit genuiner Epilepsie beträgt das Risiko, ebenfalls an Epilepsie zu erkranken, etwa 4 %, was einer mehrfach erhöhten, aber syndromabhängigen Risikosteigerung gegenüber der Allgemeinbevölkerung entspricht. Auch bei symptomatischen Epilepsien kann eine genetische Prädisposition bestehen, die neben der primären Hirnschädigung zu einer erhöhten Anfallsbereitschaft führt (Hacke 2016).

Monogene Epilepsien treten häufig in Familien mit mehreren betroffenen Mitgliedern auf und werden oft autosomal dominant vererbt. In solchen Fällen besteht eine 50%ige Wahrscheinlichkeit, dass das betroffene Familienmitglied das mutierte Gen an seine Nachkommen weitergibt. Allerdings führt nicht jede Genmutation zwingend zur Ausprägung einer Epilepsie, was auf eine verminderte Penetranz hinweist (Schmitt et al. 2020). Komplexe Vererbungsmodi beinhalten die additive Wirkung mehrerer genetischer Faktoren sowie die Interaktion mit Umweltfaktoren. Dies erklärt auch, warum eineiige Zwillinge, die genetisch identisch sind, in nur etwa 60 % der Fälle dieselbe Art von Anfällen entwickeln (Hacke 2016).

Die genetische Diagnostik bei Epilepsien hat sich mit den Fortschritten in der Sequenzierungstechnologie erheblich weiterentwickelt. Die Sanger-Sequenzierung dient zur Untersuchung einzelner Gene, wird jedoch zunehmend von umfassenderen Ansätzen wie der Paneldiagnostik und der Exomsequenzierung abgelöst, die eine größere Anzahl von Genen gleichzeitig analysieren können. Diese Methoden sind besonders nützlich bei epileptischen Enzephalopathien und familiären Epilepsien (Schmitt et al. 2020). Eine weitere wichtige Methode ist die Array-CGH-Analyse, die Kopienzahlvariationen, wie Mikrodeletionen und -duplikationen, aufdecken kann. Diese Technik wird vor allem bei Patient:innen mit Hirnfehlbildungen und Dysmorphien eingesetzt (Schmitt et al. 2020).

Genetische Beratung spielt eine zentrale Rolle für Patient:innen und ihre Familien, insbesondere wenn eine genetische Prädisposition für Epilepsie vorliegt. Bei Eltern mit idiopathischer Epilepsie verdoppelt sich das Risiko für ihre Kinder, an Epilepsie zu erkranken, auf etwa 10 %. Wenn beide Elternteile betroffen sind, steigt das Risiko auf 20 % oder mehr (Hacke 2016). Es ist wichtig, die Schwere der Erkrankung und die soziale Situation der Patient:innen zu berücksichtigen, um fundierte Entscheidungen bezüglich Familienplanung zu treffen.

Mit der fortschreitenden Erforschung genetischer Faktoren und der Entwicklung neuer Diagnosetechnologien wird die genetische Basis der Epilepsie zunehmend verständlicher. Dies eröffnet neue Möglichkeiten für gezielte Therapien, die auf spezifische genetische Mutationen abzielen. In der klinischen Praxis wird die genetische Diagnostik bereits genutzt, um personalisierte Behandlungsansätze zu entwickeln, die die Lebensqualität der Patient:innen verbessern können (Schmitt et al. 2020).

4.1.5 Klassifikationen Epilepsie

▶ Fallbeispiel

… Herr M. erhielt die Diagnose einer fokalen symptomatischen Epilepsie gemäß den Klassifikationen der Epilepsien. Seine Anfälle beginnen im Temporallappen und breiten sich gelegentlich sekundär generalisiert aus. ◀

Die Klassifikation der Epilepsien ist ein entscheidender Aspekt für die Diagnose, Behandlung und das Verständnis dieser komplexen neurologischen Erkrankungen. Epilepsie kann durch verschiedene Ursachen und in unterschiedlichen Formen auftreten, weshalb eine präzise Klassifikation unerlässlich ist (◨ Abb. 4.1).

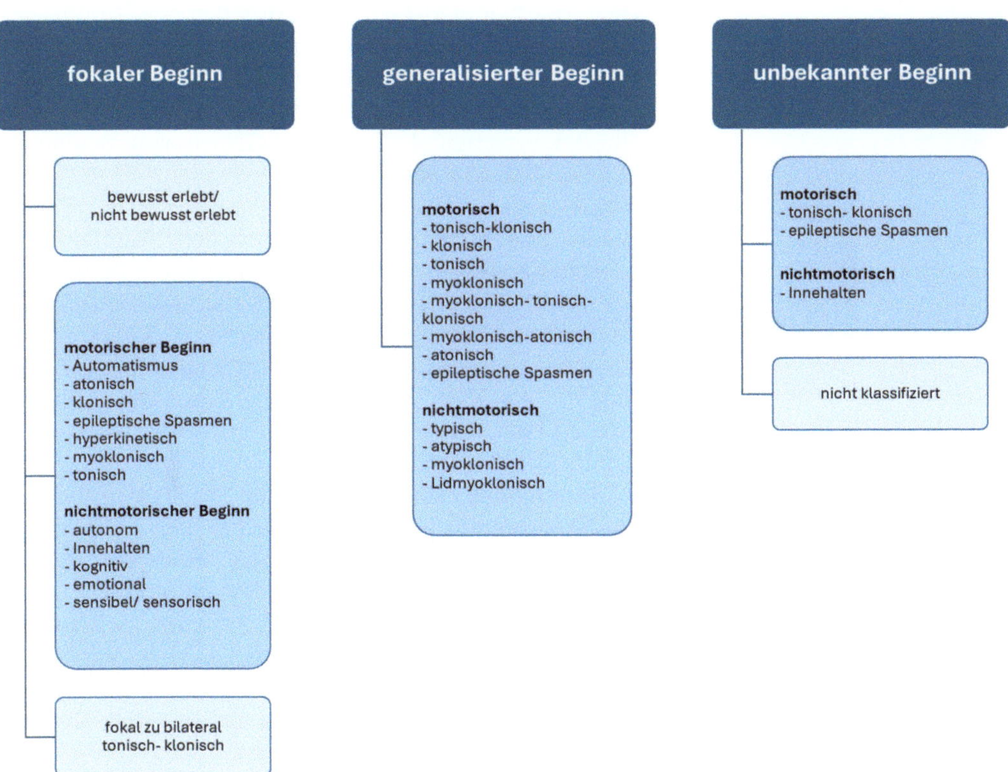

◨ **Abb. 4.1** Internationale Klassifikation: Die ILAE hat Epilepsieformen und Anfallstypen neu definiert.

Einteilung nach Anfallstypen Epileptische Anfälle werden grundsätzlich in zwei Hauptkategorien unterteilt: fokale und generalisierte Anfälle. Fokale Anfälle beginnen in einer begrenzten Region des Gehirns und können sich entweder auf einen bestimmten Bereich beschränken oder sie breiten sich auf beide Hirnhälften aus und führen zu einem bilateralen tonisch-klonischen Anfall. Diese Anfälle können sowohl mit als auch ohne Bewusstseinsverlust einhergehen und motorische oder nichtmotorische Symptome aufweisen (S2k-Leitlinie 2023).

Generalisierte Anfälle hingegen beginnen simultan in beiden Hirnhälften und führen zu einem Bewusstseinsverlust. Sie umfassen verschiedene Untertypen wie Absence-Anfälle, myoklonische Anfälle, tonisch-klonische Anfälle und atonische Anfälle. Bei diesen Anfällen ist das gesamte Gehirn betroffen, und sie treten häufig ohne vorherige fokale Symptome auf (S2k-Leitlinie 2023).

Einteilung nach Epilepsieformen Epilepsien werden auch nach ihrer Ursache und dem betroffenen Gehirnareal klassifiziert. Hierbei unterscheidet man zwischen fokalen Epilepsien, generalisierten Epilepsien und unklassifizierten Epilepsien. Fokale Epilepsien resultieren aus einer strukturellen oder funktionellen Veränderung in einem bestimmten Gehirnareal. Beispiele hierfür sind die Temporallappenepilepsie und die Frontalhirnepilepsie. Generalisierte Epilepsien hingegen sind oft genetisch bedingt und betreffen das gesamte Gehirn von Beginn an (Hacke 2016; S2k-Leitlinie 2023).

Ätiologische Klassifikation Bei epileptischen Anfällen und Epilepsien hängt die Ursache vom Lebensalter der Betroffenen ab sowie von der Art der Anfälle. Es kann anfallsauslösende Einflüsse geben (keine Ursache), welche zu Gelegenheitsanfällen führen können oder bei einem Epileptiker zu einer Häufung von Anfällen. Bei einigen Menschen mit beginnender Epilepsie lässt sich keine Ursache für die Entstehung oder ein Auslöser der Anfälle nachweisen.

Die ätiologische Klassifikation der Epilepsien berücksichtigt die zugrunde liegenden Ursachen der Erkrankung. Laut der Internationalen Liga gegen Epilepsie (ILAE) (◘ Abb. 4.2) werden Epilepsien in sechs ätiologische Kategorien eingeteilt: genetisch, strukturell, infektiös, metabolisch, immunologisch und unbekannt. Diese Klassifikation hilft dabei, die Ursache der Epilepsie zu identifizieren und spezifische Behandlungsstrategien zu entwickeln (S2k-Leitlinie 2023).

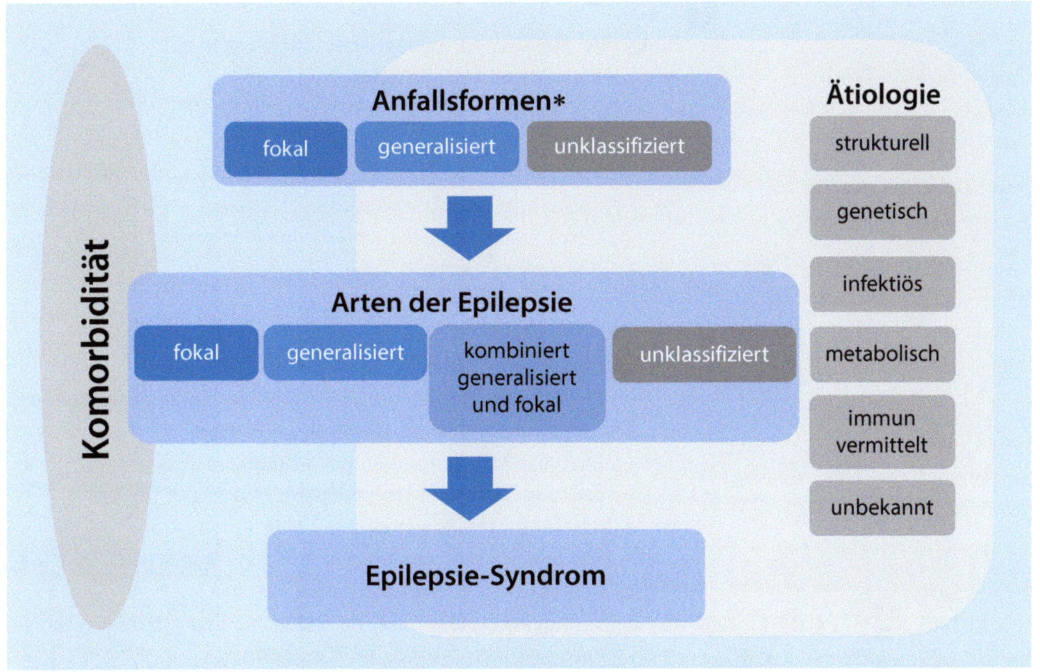

◘ **Abb. 4.2** „Gerüst der Epilepsieklassifikation. (* kennzeichnet Anfallsbeginn. Epilepsia ® ILAE)" (Aus: Scheffer et al. 2017)

Genetische Epilepsien: Diese Epilepsien werden durch genetische Mutationen verursacht, die zu einer erhöhten Anfallsbereitschaft führen. Sie treten häufig familiär gehäuft auf und können durch genetische Tests identifiziert werden.

Strukturelle Epilepsien: Diese Form der Epilepsie resultiert aus strukturellen Veränderungen im Gehirn, wie z. B. Tumoren, Narbengewebe nach Verletzungen oder Fehlbildungen des Gehirns.

Infektiöse Epilepsien: Infektionen wie Meningitis, Enzephalitis oder Neurozystizerkose können epileptische Anfälle auslösen.

Metabolische Epilepsien: Stoffwechselstörungen wie Hypoglykämie oder Mitochondriopathien können Anfälle verursachen.

Immunologische Epilepsien: Autoimmunerkrankungen, bei denen das Immunsystem das Gehirn angreift, können ebenfalls zu Epilepsie führen.

Unbekannte Epilepsien: In einigen Fällen kann die genaue Ursache der Epilepsie nicht bestimmt werden (S2k-Leitlinie 2023).

❗ Cave

Folgende Auslöser für epileptische Anfälle gibt es:
- **Lichtreize und visuelle Stimuli:**
  - Flackernde oder schnell wechselnde Bilder (TV, Videospiele, Stroboskope)
  - Fotosensitive Reize
- **Schlafmangel und Erschöpfung:**
  - Unzureichender oder unterbrochener Schlaf
  - Physische Übermüdung
- **Stress und emotionale Belastungen:**
  - Psychischer Stress und emotionale Überreizung
- **Hormonelle Einflüsse:**
  - Hormonelle Schwankungen (z. B. während der Menstruation)
- **Flüssigkeitsmangel und Elektrolytstörungen:**
  - Dehydration, besonders bei Säuglingen
  - Störungen im Elektrolytgleichgewicht
- **Alkohol- und Drogenentzug:**
  - Abruptes Absetzen von Alkohol oder sedierenden Medikamenten (z. B. Benzodiazepine, Tavor)
  - Entzugssymptome, die die neuronale Erregbarkeit erhöhen
- **Fieberassoziierte Anfälle im Kindesalter:**
  - Fieberkrämpfe bei Kindern: Anfälle im Zusammenhang mit hohem Fieber bei Kindern unter 5 Jahren

Syndromale Klassifikation Epilepsie-Syndrome sind spezifische Kombinationen von Anfallstypen, Alter bei Beginn, EEG-Mustern und anderen klinischen Merkmalen. Zu den bekanntesten Epilepsie-Syndromen gehören das West-Syndrom, das Lennox-Gastaut-Syndrom und die juvenile myoklonische Epilepsie. Die Identifikation eines spezifischen Syndroms kann wichtige Hinweise für die Prognose und die optimale Therapie liefern (Hacke 2016; Schmitt et al. 2020).

Bedeutung der Klassifikation für die Therapie Eine genaue Klassifikation der Epilepsie ist entscheidend für die Auswahl der richtigen Behandlung. Die Hauptsäule der Therapie der Epilepsien ist die Pharmakotherapie. Etwa zwei Drittel der Patient:innen werden durch medikamentöse Behandlung anfallsfrei. Wenn Medikamente nicht ausreichend wirken, können chirurgische Eingriffe, neurostimulative Verfahren oder spezielle Diäten in Betracht gezogen werden (S2k-Leitlinie 2023).

Die Klassifikation der Epilepsien nach Anfallstypen, Epilepsieformen, ätiologischen und syndromalen Aspekten ermöglicht es, individuelle Behandlungspläne zu erstellen und die Lebensqualität der Betroffenen zu verbessern. Fortschritte in der genetischen und bildgebenden Diagnostik tragen dazu bei, die Klassifikation kontinuierlich zu verfeinern und neue Therapieansätze zu entwickeln (Schmitt et al. 2020).

4.1.6 Diagnostik der Epilepsie

… Zur Diagnosesicherung wurden bei Herrn M. EEG-Aufzeichnungen durchgeführt, die interiktale epileptiforme Potenziale zeigten. Eine hochauflösende MRT bestätigte die Narbenbildung im Temporallappen. ◀

Die Diagnostik der Epilepsie ist ein komplexer Prozess, der eine Vielzahl von klinischen, elektrophysiologischen und bildgebenden Untersuchungen umfasst. Das Ziel ist es, die Ursache der Anfälle zu identifizieren, die Art der Epilepsie zu klassifizieren und eine geeignete Behandlung zu planen.

Der erste Schritt in der Diagnostik der Epilepsie ist eine ausführliche Anamnese. Hierbei werden die Details der Anfallssymptomatik, die Anfallshäufigkeit, die Dauer und die auslösenden Faktoren erfasst. Eine gründliche Anamnese kann bereits wichtige Hinweise auf die Art der Epilepsie geben. Zudem ist eine körperliche Untersuchung notwendig, um neurologische Defizite und andere mögliche Ursachen der Anfälle auszuschließen (Hacke 2016; S2k-Leitlinie 2023).

Elektroenzephalografie Die Elektroenzephalografie (EEG) ist eine zentrale Methode in der Diagnostik der Epilepsie. Sie dient zur Aufzeichnung der elektrischen Aktivität des Gehirns und kann epilepsietypische Potenziale (z. B. Spike-Wave-Komplexe) nachweisen. Das EEG wird sowohl in Ruhe als auch unter Provokationsbedingungen wie Schlafentzug oder Hyperventilation durchgeführt, um die Sensitivität zu erhöhen. Langzeit-EEG-Überwachungen, manchmal kombiniert mit Videoaufzeichnungen, sind besonders nützlich, um die Anfallsaktivität zu dokumentieren und zu klassifizieren (S2k-Leitlinie 2023).

Bildgebende Verfahren Bildgebende Verfahren wie die Magnetresonanztomografie (MRT) sind essenziell, um strukturelle Veränderungen im Gehirn zu identifizieren, die als Ursache für die Epilepsie infrage kommen. Das MRT kann Tumoren, Gefäßmissbildungen, kortikale Dysplasien und andere pathologische Veränderungen sichtbar machen. Bei Verdacht auf eine fokale Epilepsie ist die hochauflösende MRT das bevorzugte Verfahren (Hacke 2016).

Laboruntersuchungen Laboruntersuchungen sind ebenfalls Teil der diagnostischen Abklärung. Diese können Stoffwechselstörungen, Infektionen oder immunologische Ursachen aufdecken. Blutuntersuchungen und, in einigen Fällen,

Liquoranalysen sind wichtig, um systemische Erkrankungen auszuschließen, die sekundär epileptische Anfälle verursachen können (S2k-Leitlinie 2023).

Neuropsychologische Tests Neuropsychologische Tests werden eingesetzt, um kognitive Defizite und andere neuropsychologische Veränderungen zu erkennen, die häufig mit Epilepsie assoziiert sind. Diese Tests helfen auch, die Auswirkungen der Anfälle und der medikamentösen Therapie auf die kognitiven Funktionen zu beurteilen (Schmitt et al. 2020).

Genetische Tests Genetische Tests spielen eine zunehmende Rolle in der Diagnostik der Epilepsie, insbesondere bei Verdacht auf eine genetisch bedingte Form der Erkrankung. Durch Sequenzierungstechniken können spezifische genetische Mutationen identifiziert werden, die für die Epilepsie verantwortlich sind. Diese Informationen sind wertvoll für die Klassifikation und die Wahl der Therapie (Schmitt et al. 2020).

4.1.7 Therapie der Epilepsie

> ▶ **Fallbeispiel**
>
> … Die Behandlung von Herrn M. begann mit einer Monotherapie mit Lamotrigin, welche die Häufigkeit seiner Anfälle reduzierte. Da er auf Stress empfindlich reagierte, wurde eine begleitende Verhaltenstherapie empfohlen. ◀

Die Therapie der Epilepsie ist ein vielschichtiger Prozess, der auf die Kontrolle der Anfälle abzielt und die Lebensqualität der Betroffenen verbessern soll. Verschiedene therapeutische Ansätze kommen zum Einsatz, darunter medikamentöse Behandlung, chirurgische Interventionen, neurostimulative Verfahren und nicht-pharmakologische Ansätze.

Medikamentöse Therapie Die medikamentöse Therapie bildet die Grundlage der Epilepsiebehandlung. Etwa zwei Drittel der Patient:innen werden durch antiepileptische Medikamente (AEDs) anfallsfrei. Die Wahl des Medikaments hängt von verschiedenen Faktoren ab, einschließlich des Anfallstyps, des Epilepsiesyndroms, des Alter des Patienten/der Patientin und möglichen Begleiterkrankungen. Zu den häufig verwendeten AEDs gehören Valproat, Lamotrigin, Levetiracetam, Carbamazepin und Oxcarbazepin. Diese Medikamente wirken durch Modulation von Ionenkanälen, Neurotransmittern oder Rezeptoren, um die neuronale Erregbarkeit zu senken (Hacke 2016; S2k-Leitlinie 2023).

Chirurgische Therapie　Bei Patient:innen, die auf medikamentöse Therapie nicht ausreichend ansprechen, kann eine chirurgische Behandlung in Betracht gezogen werden. Die Epilepsiechirurgie zielt darauf ab, den Anfallsursprung im Gehirn zu entfernen oder zu isolieren. Zu den gängigen chirurgischen Verfahren gehören die Resektion epileptogener Herde, die Hemisphärektomie und die Kallosotomie. Eine erfolgreiche Operation kann zu einer erheblichen Reduktion der Anfallshäufigkeit oder sogar zu Anfallsfreiheit führen. Die präoperative Evaluation umfasst eine detaillierte neuropsychologische Untersuchung, Bildgebung und oft auch invasive EEG-Überwachung (Schmitt et al. 2020).

Neurostimulation　Neurostimulative Verfahren bieten eine Alternative für Patient:innen, bei denen sowohl medikamentöse als auch chirurgische Behandlungen nicht erfolgreich waren. Dazu gehören die Vagusnervstimulation (VNS), die tiefe Hirnstimulation (DBS) und die responsive Neurostimulation (RNS). Diese Verfahren wirken durch Modulation der neuronalen Aktivität und können die Anfallshäufigkeit reduzieren. Die VNS beispielsweise beinhaltet die Implantation eines Geräts, das elektrische Impulse an den Vagusnerv sendet, um die Anfallskontrolle zu verbessern (S2k-Leitlinie 2023).

Diätetische Therapien　Diätetische Ansätze, wie die ketogene Diät, haben sich besonders bei therapierefraktären Epilepsien als wirksam erwiesen. Die ketogene Diät ist eine fettreiche, kohlenhydratarme Diät, die den Stoffwechselzustand der Ketose induziert. Diese Stoffwechselumstellung führt zu einer vermehrten Produktion von Ketonkörpern, die eine antikonvulsive Wirkung haben können. Die genaue Wirkungsweise der ketogenen Diät ist noch nicht vollständig verstanden, es wird jedoch angenommen, dass die Ketonkörper die neuronale Stabilität erhöhen und die Erregbarkeit der Nervenzellen senken (Schmitt et al. 2020).

Die ketogene Diät erfordert eine sorgfältige Planung und Überwachung durch medizinisches Fachpersonal, da sie erhebliche Änderungen in der Ernährungsweise beinhaltet und potenzielle Nebenwirkungen wie Nierensteine, Hyperlipidämie und Wachstumsverzögerungen bei Kindern verursachen kann. In einigen Fällen kann die modifizierte Atkins-Diät, eine weniger restriktive Form der ketogenen Diät, als Alternative in Betracht gezogen werden. Studien haben gezeigt, dass diese Diäten die Anfallshäufigkeit bei einer signifikanten Anzahl von Patient:innen reduzieren können, insbesondere bei Kindern mit schwer behandelbarer Epilepsie (Schmitt et al. 2020).

4

1. **Diagnostik und Erstmanagement**
   - Umfassende klinische Beurteilung (z. B. tonische Haltungen, Myoklonien, postiktale Desorientierung)
   - Erhebung von Eigen- und Fremdanamnese; Anfertigen von Anfallsvideos wird empfohlen
   - EEG innerhalb der ersten 24 h; MRT innerhalb weniger Tage, CT bei dringendem Verdacht
   - Labordiagnostik (z. B. Kreatinkinase, Laktat) zur Abgrenzung von Synkopen/psychogenen Anfällen
   - Autoantikörperbestimmung in Serum und Liquor bei Verdacht auf autoimmune Genese
2. **Pharmakotherapie – Monotherapie**
   - Fokale Epilepsien:
     - Primär: Lamotrigin
     - Alternativ: Lacosamid oder Levetiracetam bei Kontraindikation
   - Genetisch generalisierte Epilepsien:
     - Bei Männern und Frauen (ohne Schwangerschaftsrisiko): Valproinsäure
     - Bei gebärfähigen Frauen: niedrig dosiertes Lamotrigin (< 325 mg/Tag) oder Levetiracetam (Off-Label)
     - Bei älteren Patient:innen ($\geq$ 65 Jahre): bevorzugt Lamotrigin; Alternativen: Gabapentin, Lacosamid, Levetiracetam
3. **Weiterführende pharmakologische Aspekte**
   - Vermeidung von Polytherapien mit mehr als zwei Anfallssuppressiva
   - Dosisanpassung nach klinischer Wirksamkeit und Verträglichkeit; Serumspiegel nur bei spezifischen Indikationen
   - Vor Gabe von Natriumkanalblockern (z. B. Lamotrigin) ist bei Herzrhythmusstörungen ein 12-Kanal-EKG notwendig.
   - Herstellerwechsel sollte bei anfallsfreien Patient:innen vermieden oder mit Aufklärung unterstützt werden.
4. **Spezielle Situationen und weiterführende Therapie**
   - Nach akut-symptomatischen Anfällen struktureller/systemischer Ursache wird langfristig kein Anfallssuppressivum verordnet.
   - Bei Autoimmunenzephalitis: initial Immuntherapie plus temporäre Gabe von Anfallssuppressiva; nach Abklingen werden diese meist abgesetzt.

- Bei pharmakoresistenter fokaler Epilepsie erfolgt eine prächirurgische Evaluation inkl. Aufklärung über resektive Chirurgie oder alternative Neurostimulation.
5. **Komplementäre und supportive Maßnahmen**
   - Systematische Erhebung psychosozialer Aspekte (z. B. Fahreignung, Arbeitsrisiken, Gefahr des Ertrinkens)
   - Bei psychischen Komorbiditäten (Depression, Angst) ergänzende diagnostische und therapeutische Maßnahmen (medikamentöse Therapie und/oder Psychotherapie)
   - Aufklärung über das individuelle Risiko für Sudden Unexpected Death in Epilepsy (SUDEP) und Einsatzmöglichkeiten zur Erkennung von Anfällen

Psychosoziale Unterstützung und Rehabilitation Neben den medizinischen und chirurgischen Behandlungen ist die psychosoziale Unterstützung ein wichtiger Bestandteil der Epilepsietherapie. Patient:innen und ihre Familien benötigen oft Unterstützung im Umgang mit der Erkrankung und deren Auswirkungen auf das tägliche Leben. Dies kann durch Beratung, Selbsthilfegruppen und rehabilitative Maßnahmen erfolgen, die darauf abzielen, die sozialen, beruflichen und psychologischen Herausforderungen zu bewältigen (Schmitt et al. 2020).

Exkurs
Das SUDEP-Risiko (Sudden Unexpected Death in Epilepsy) bezeichnet den plötzlichen und unerwarteten Tod von Menschen mit Epilepsie, bei denen post mortem keine toxikologische oder strukturelle Ursache gefunden wird. Obwohl das Risiko relativ gering ist, spielt es in der Langzeitbetreuung eine wichtige Rolle. Faktoren, die das SUDEP-Risiko erhöhen können, sind beispielsweise eine unzureichende Anfallskontrolle, häufige generalisierte tonisch-klonische Anfälle und das Fehlen einer optimalen medizinischen Betreuung. Deshalb ist es essenziell, Patient:innen über das SUDEP-Risiko aufzuklären, um das Bewusstsein zu schärfen und präventive Maßnahmen, wie die konsequente Anfallskontrolle und gegebenenfalls den Einsatz von monitoringgestützten Systemen, zu ermöglichen.

■ **Spezielle Aspekte bei Epilepsie**

Epilepsie ist eine komplexe neurologische Erkrankung, die viele spezielle Aspekte umfasst. Dazu gehören Komorbiditäten, Wechselwirkungen von Antikonvulsiva mit hormoneller Kontrazeption, die Auswirkungen von Epilepsie und deren Behandlung auf Schwangerschaft und Geburt, besondere Herausforderungen bei älteren Menschen mit Epilepsie sowie Arbeitssicherheit bei Beschäftigten mit Epilepsie.

4

■ Komorbiditäten in der Epilepsie

Menschen mit Epilepsie haben häufig zusätzlich weitere Erkrankungen, die als Komorbiditäten bezeichnet werden. Diese Begleiterkrankungen – insbesondere Depression, Angststörungen, kognitive Beeinträchtigungen sowie kardio- und zerebrovaskuläre Erkrankungen im höheren Lebensalter – haben einen erheblichen Einfluss auf die Lebensqualität und Prognose der Patient:innen (Surges und von Oertzen 2018).

Depression und psychiatrische Komorbiditäten Depression ist eine der häufigsten Komorbiditäten bei Epilepsie. Studien zeigen, dass die Prävalenz von Depressionen bei Menschen mit Epilepsie deutlich höher liegt als in der Allgemeinbevölkerung. Diese Komorbidität reduziert nicht nur die Lebensqualität, sondern erhöht auch das Suizidrisiko signifikant – besonders in den ersten zwölf Monaten nach Diagnosestellung der Epilepsie. Die Diagnose erfolgt mittels validierter Screeninginstrumente wie dem Neurological Disorders Depression Inventory for Epilepsy (NDDI-E), wobei ein systematisches Screening essenziell ist, da die Depression bei vielen Patient:innen unentdeckt bleibt. Therapeutische Optionen umfassen die Optimierung der antiepileptischen Therapie, den Einsatz moderner Antidepressiva, vorzugsweise selektive Wiederaufnahmehemmer sowie kognitive Verhaltenstherapie. Zudem wird der Vagusnervstimulator als Alternative bei therapieresistenter Epilepsie mit begleitender Depression diskutiert (von Oertzen 2018).

Kardiovaskuläre Komorbiditäten und medikamentöse Interaktionen Insbesondere im höheren Lebensalter ist die Multimorbidität bei Epilepsie ausgeprägt. Studien belegen, dass Patient:innen mit Epilepsie ein signifikant erhöhtes Risiko für kardiovaskuläre Erkrankungen wie Myokardinfarkt, koronare Herzkrankheit und periphere arterielle Verschlusskrankheit aufweisen. Die Koexistenz dieser Erkrankungen trägt zur erhöhten Mortalität bei älteren Patient:innen bei. Ein besonderes Augenmerk liegt hierbei auf den Interaktionen zwischen antiepileptischen Medikamenten (AED) und kardiovaskulären Arzneimitteln – insbesondere direkten oralen Antikoagulanzien (DOAK). Ältere AED wie Carbamazepin, Phenytoin und Phenobarbital können die Aktivität bestimmter Stoffwechselenzyme stark erhöhen, was das Risiko von Wechselwirkungen mit anderen Medikamenten steigert. Neuere AED wie Lamotrigin, Zonisamid, Lacosamid und Brivaracetam haben diesen Effekt kaum und gelten daher bei gleichzeitiger Gabe als sicherer (Gaida 2022).

- **Wechselwirkungen von Antikonvulsiva mit hormoneller Kontrazeption**

Frauen mit Epilepsie sollten frühzeitig über mögliche Wechselwirkungen zwischen Antikonvulsiva und hormonellen Verhütungsmethoden informiert werden. Enzyminduzierende Antikonvulsiva wie Carbamazepin, Eslicarbazepin, Oxcarbazepin, Perampanel (bei Tagesdosen > 12 mg), Phenobarbital, Primidon, Rufinamid und Topiramat (> 200 mg/Tag) können die Hormonspiegel signifikant senken, wodurch die empfängnisverhütende Wirkung eingeschränkt wird (Hacke 2016). Eine hormonelle Empfängnisverhütung kann auch die Wirkspiegel von Antikonvulsiva wie Lamotrigin reduzieren. Daher sind Intrauterinpessare (Kupferspirale oder Hormonspirale) aus epileptologischer Sicht oft besser geeignet.

- **Epilepsie und Schwangerschaft**

Frauen im gebärfähigen Alter wird eine begleitende Folsäuregabe von 5 mg/Tag empfohlen, um das teratogene Risiko von Antikonvulsiva während der Schwangerschaft zu senken. Vor einer geplanten Schwangerschaft sollte die Notwendigkeit der antikonvulsiven Therapie überprüft und gegebenenfalls die Medikation angepasst werden. Während der Schwangerschaft sollten medikamentöse Umstellungen vermieden werden, um das Risiko für Anfälle zu minimieren (Hacke 2016). Lamotrigin und Levetiracetam haben sich als relativ sicher erwiesen und sind mit einem geringeren Missbildungsrisiko verbunden. Die Missbildungsrate unter antikonvulsiver Therapie liegt bei etwa 3–5 %, was höher ist als in der Normalbevölkerung. Die Teratogenität hängt stark von der Substanz, der Dosierung und der Art der Therapie (Monotherapie versus Kombinationstherapie) ab. Valproat ist besonders mit einem hohen Missbildungsrisiko verbunden und sollte bei Frauen im gebärfähigen Alter nur eingesetzt werden, wenn keine sinnvolle Alternative besteht.

Während der Schwangerschaft kann es notwendig sein, die Medikamentendosis zu erhöhen, da die Wirkspiegel von Lamotrigin, Oxcarbazepin und Levetiracetam signifikant abfallen können. Studien haben gezeigt, dass eine Monotherapie in der Regel ein geringeres teratogenes Risiko aufweist als Kombinationstherapien (Hacke 2016).

- **Epilepsie im höheren Alter**

Die höchste Prävalenz der Epilepsie findet sich in der Altersgruppe der über 75-Jährigen, wobei fokale symptomatische Epilepsien, z. B. nach Hirninfarkten oder Blutungen, überwiegen. Bei der medikamentösen Behandlung älterer Menschen ist die veränderte Pharmakokinetik zu berücksichtigen.

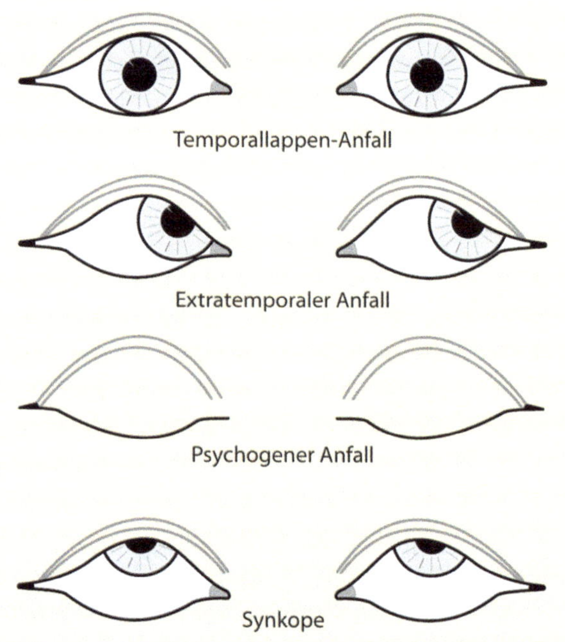

◘ Abb. 4.3 Die „Augenregel" dient als einfaches diagnostisches und fremdanamnestisches Hilfsmittel zur Bestimmung des Anfallstyps und relevanter Differenzialdiagnosen bei Epilepsie. (Aus: Hacke 2016)

Mit zunehmendem Alter ändern sich die Medikamentenabsorption, Verteilung und Proteinbindung, und die hepatische Metabolisierungsrate sowie die renale Clearance nehmen ab. Dies erhöht das Risiko für Überdosierungen. Aufgrund des höheren Interaktionspotenzials sind ältere Antikonvulsiva wie Carbamazepin, Valproat und Phenytoin kritisch zu betrachten. Neue Antikonvulsiva wie Lamotrigin, Levetiracetam, Lacosamid und Zonisamid haben weniger Interaktionen und sind oft besser verträglich (Hacke 2016) (◘ Abb. 4.3).

Differenzialdidagnosen zur Epilsepsie

> **▶ Fallbeispiel**
>
> … Bei Herrn M. wurde anfangs auch an Synkopen gedacht, da er kurze Bewusstseinsverluste hatte. Diese wurden durch EEG-Befunde und MRT ausgeschlossen. ◀

4.2 Nicht-epileptische Anfälle

Nicht-epileptische Anfälle (NEA) sind episodische Ereignisse, die klinisch epileptischen Anfällen ähneln, jedoch nicht durch abnorme elektrische Aktivität im Gehirn verursacht werden.

Sie lassen sich in psychogene nicht-epileptische Anfälle (PNEA) und andere anfallsartige Störungen wie Synkopen unterteilen.

4.2.1 Psychiatrische Anfälle

Psychiatrische Anfälle (PNEA), auch als dissoziative Anfälle bezeichnet, sind Ausdruck psychischer Konflikte oder Belastungen und nicht das Resultat neurologischer Dysfunktionen. Sie treten häufig in Reaktion auf Stress oder traumatische Erlebnisse auf und können in ihrer Symptomatik epileptischen Anfällen stark ähneln. Typische Merkmale sind eine längere Anfallsdauer als bei epileptischen Anfällen, unregelmäßige Bewegungsmuster, geschlossene Augen während des Anfalls und das Fehlen postiktaler Verwirrtheit. Die Diagnose erfolgt primär durch Video-EEG-Monitoring, bei dem während eines Anfalls keine epileptiforme Aktivität nachgewiesen wird. Die Therapie fokussiert auf psychotherapeutische Ansätze, insbesondere kognitive Verhaltenstherapie, um zugrunde liegende psychische Konflikte zu bearbeiten. Eine interdisziplinäre Zusammenarbeit zwischen Neurologen und Psychotherapeuten ist essenziell für eine erfolgreiche Behandlung (Reuber et al. 2003).

4.2.2 Synkopen und andere anfallsartige Störungen

Synkopen sind plötzliche, kurzzeitige Bewusstseinsverluste aufgrund einer vorübergehenden Minderdurchblutung des Gehirns. Sie können durch verschiedene Mechanismen ausgelöst werden, darunter vasovagale Synkopen, die häufigste Form, ausgelöst durch Reflexe, die zu einer Erweiterung der Blutgefäße und einem Abfall des Blutdrucks führen; orthostatische Hypotonie, ein Blutdruckabfall beim schnellen Aufstehen aus liegender oder sitzender Position; und kardiale Synkopen, bedingt durch Herzrhythmusstörungen oder strukturelle Herzerkrankungen. Die Differenzierung zwischen Synkopen und epileptischen Anfällen ist klinisch herausfordernd. Synkopen gehen oft mit Prodromi wie Schwindel, Übelkeit oder Schwitzen einher und führen selten zu Verletzungen. Die Diagnostik umfasst Anamnese, körperliche Untersuchung, EKG und gegebenenfalls Kipptisch-Untersuchungen. Die Therapie richtet sich nach der zugrunde liegenden Ursache und kann von Lebensstiländerungen bis hin zu medikamentöser Behandlung oder Schrittmacherimplantation reichen (Brignole et al. 2018).

4.3 Spezielle Pflege bei Anfallserkrankungen

Die Pflege von Patient:innen mit Anfallserkrankungen erfordert spezifische Kenntnisse und Fähigkeiten, um die Sicherheit der Patient:innen zu gewährleisten und deren Lebensqualität zu verbessern. Wichtige Aspekte sind die Anfallsbeobachtung und -dokumentation, die präzise Erfassung von Anfallsart, -dauer und -auslösern zur Unterstützung der medizinischen Diagnostik und Therapieanpassung; Sicherheitsmaßnahmen, wie das Implementieren von Maßnahmen zur Vermeidung von Verletzungen während eines Anfalls, etwa das Entfernen gefährlicher Gegenstände und das Bereitstellen von Schutzpolstern; Patient:innenedukation, also die Aufklärung über Anfallserkrankungen, Auslöser und Selbstmanagementstrategien, um die Selbstständigkeit und das Selbstbewusstsein der Patient:innen zu fördern. Weitere Aspekte sind psychosoziale Unterstützung, die Bereitstellung von emotionaler Unterstützung und die Vermittlung von Ressourcen wie Selbsthilfegruppen, um soziale Isolation zu verhindern und die psychische Gesundheit zu fördern. Eine enge interdisziplinäre Zusammenarbeit zwischen Pflegefachpersonen, Ärzt:innen, Therapeut:innen und Sozialarbeiter:innen ist entscheidend, um eine ganzheitliche Versorgung sicherzustellen und die individuellen Bedürfnisse der Patient:innen zu adressieren.

> **Pflege**
>
> **Pflegemaßnahmen während und nach einem Anfall**
>   **Iktal (während des Anfalls):**
> - Die Situation erfassen und die ersten Schritte planen:
>   - „Hilfe holen" durch Notruf oder direktes Rufen
>   - Patientenposition und Lage überprüfen; besteht Verletzungsgefahr, Umgebung sichern
> - Atmung gewährleisten, z. B. durch das Lockern von Kleidung; ggf. SpO_2 messen und kurzfristige Sauerstoffgabe veranlassen
> - Anfallsbewegungen dokumentieren (welche Körperteile sind betroffen, ist das Bewusstsein erhalten?)
> - Anfallsdauer erfassen
> - Unterstützung des Arztes/der Ärztin bei der Akutverabreichung von Medikamenten, wenn der Anfall länger als 2 min andauert (bei Anfällen, die kürzer als 2 min dauern, werden diese in der Regel nicht unterbrochen)
>   - Vorbereiten von Material für einen pVK-Check (peripherer Venenkatheter)

- Kontrolle der Pupillen zu Beginn des Anfalls und im weiteren Verlauf

Postiktal (nach dem Anfall):
- Den Patienten/die Patientin in stabile Seitenlage bringen
- Bei beginnender Wachheit den Patienten/die Patientin ansprechen und die Situation erklären, um die Bewusstseinskontrolle zu unterstützen
- Den Mundraum kontrollieren, nach Verletzungen suchen und den Patienten/die Patientin nach Schmerzen befragen
- Überprüfung des Stuhl- und Urinabgangs
- Kontrolle der Vitalzeichen durchführen
- Auf die betroffene Person achten, falls sie in einen Zustand terminalen Schlafs verfällt, und eine kontinuierliche, engmaschige Überwachung des Bewusstseins gewährleisten

4.4 Lebensqualität bei Epilepsie

Epilepsie ist eine chronische Erkrankung, die weitreichende Auswirkungen auf die Lebensqualität der Betroffenen haben kann. Neben der medizinischen Dimension spielen psychosoziale, berufliche und emotionale Aspekte eine wesentliche Rolle. Wie Vaurio (2016) betont, ist die Lebensqualität von Menschen mit Epilepsie häufig stärker durch die Begleiterscheinungen der Erkrankung als durch die Anfälle selbst eingeschränkt. Diese Aspekte sind essenziell, um ein ganzheitliches Verständnis der Krankheit zu entwickeln.

4.4.1 Beeinträchtigungen der Lebensqualität

Für viele Betroffene stellt die Angst vor einem plötzlichen Anfall eine große psychische Belastung dar. Diese Angst führt oft zu sozialer Isolation, da sich die Patient:innen aus Angst vor Stigmatisierung und peinlichen Situationen zurückziehen. Berufliche Einschränkungen sind ein weiteres häufiges Problem. Menschen mit Epilepsie haben oft Schwierigkeiten, eine geeignete Anstellung zu finden oder ihre Arbeit zu behalten, da viele Arbeitgeber Vorurteile gegenüber der Erkrankung haben. Selbst in Berufen, die auf den ersten Blick keine Gefahr darstellen, können Anfälle zu Problemen führen, wenn beispielsweise Stress oder unregelmäßige Arbeitszeiten die Anfallshäufigkeit erhöhen.

Auch die psychische Gesundheit ist eng mit der Lebensqualität von Epilepsiepatient:innen verbunden. Wie Vaurio (2016) darlegt, sind Depressionen und Angststörungen bei Menschen mit Epilepsie weitaus häufiger als in der Allgemeinbevölkerung. Diese psychischen Belastungen können nicht nur die Anfallshäufigkeit erhöhen, sondern auch die Fähigkeit der Betroffenen einschränken, mit der Krankheit umzugehen und notwendige Behandlungsmaßnahmen konsequent durchzuführen.

4.4.2 Einfluss der Therapie

Die medikamentöse Therapie ist ein zentraler Bestandteil der Epilepsiebehandlung und trägt wesentlich zur Anfallskontrolle bei. Allerdings sind Antikonvulsiva nicht frei von Nebenwirkungen, die die Lebensqualität erheblich beeinflussen können. Müdigkeit, Konzentrationsprobleme und Gewichtszunahme sind nur einige der möglichen unerwünschten Wirkungen.

Neben der medikamentösen Therapie können auch chirurgische Eingriffe und neurostimulative Verfahren wie die Vagusnervstimulation in Betracht gezogen werden. Diese Optionen sind jedoch mit erheblichen Risiken und Belastungen verbunden, die den Alltag der Betroffenen zusätzlich erschweren können. Dennoch können solche Eingriffe für therapieresistente Patient:innen eine erhebliche Verbesserung ihrer Lebensqualität bedeuten.

4.4.3 Strategien zur Verbesserung der Lebensqualität

▶ Fallbeispiel

Herr M. profitierte erheblich von einer Verhaltenstherapie, die ihm Strategien zur Stressbewältigung und zum Aufbau eines stabilen sozialen Netzwerks vermittelte. Zudem konnte er nach Anpassungen in seinem Arbeitsumfeld seine Leistungsfähigkeit und Zufriedenheit am Arbeitsplatz wieder steigern. Er lernte im Rahmen eines Patient:innenschulungsprogramms, wie er seine Anfälle besser vorhersehen und durch gezielte Maßnahmen verhindern kann. Er konnte durch die Kombination aus medikamentöser Therapie, psychosozialer Unterstützung und beruflicher Anpassung seine Lebensqualität erheblich steigern und ein erfüllteres Leben führen.

Um die Lebensqualität nachhaltig zu verbessern, ist ein umfassender, interdisziplinärer Ansatz notwendig. Vaurio (2016) betont die Bedeutung psychosozialer Unterstützung, um den emotionalen und sozialen Herausforderungen der Erkrankung entgegenzuwirken. Psychotherapie kann helfen, Ängste und Depressionen zu bewältigen, während Selbsthilfegruppen eine Plattform für den Austausch mit anderen Betroffenen bieten.

Die berufliche Wiedereingliederung ist ein weiterer wichtiger Aspekt. Flexible Arbeitszeiten und die Möglichkeit, von zu Hause aus zu arbeiten, können es Menschen mit Epilepsie ermöglichen, weiterhin beruflich aktiv zu bleiben.

Ein entscheidender Faktor ist auch die Patient:innenedukation. Ein besseres Verständnis der Erkrankung und ihrer Auslöser kann das Selbstvertrauen der Betroffenen stärken und ihnen helfen, die Kontrolle über ihr Leben zurückzugewinnen.

Lebensqualität ist ein zentrales Ziel in der Betreuung von Epilepsiepatient:innen. Es reicht nicht aus, die Anfallshäufigkeit zu reduzieren, vielmehr müssen die individuellen Bedürfnisse und Herausforderungen der Betroffenen berücksichtigt werden. Ein interdisziplinärer Ansatz, der medizinische, psychologische und soziale Maßnahmen kombiniert, kann dazu beitragen, die Lebensqualität signifikant zu verbessern. ◀

In Kürze

- Epileptische Anfälle resultieren aus kurzfristigen, abnormen elektrischen Entladungen in der Hirnrinde, die variabel klinisch auftreten (z. B. Sprachstörungen, unkontrollierte Bewegungen, Bewusstseinsverlust).

- Ursachen umfassen strukturelle Hirnveränderungen (z. B. nach Schädel-Hirn-Traumata), genetische Prädispositionen sowie kryptogene Mechanismen.
- Die Diagnose erfolgt durch umfassende Anamnese, EEG (auch unter Provokationsbedingungen), hochauflösende MRT, Laboruntersuchungen und genetische Analysen.
- Eine Differenzierung zwischen fokalen und generalisierten Anfällen erfolgt anhand der Ausbreitung der elektrischen Aktivität im Gehirn.
- Therapeutische Ansätze reichen von medikamentösen Behandlungen (AEDs) über chirurgische Eingriffe und neurostimulative Verfahren bis hin zu diätetischen Maßnahmen wie der ketogenen Diät.
- Psychosoziale Unterstützung, Beratung und Verhaltenstherapie sind essenziell zur Bewältigung von Komorbiditäten (z. B. Depression, Angst) und zur Verbesserung der Lebensqualität.
- Nicht-epileptische Anfälle werden in psychogene Anfälle und Synkopen unterteilt, die durch psychische Konflikte bzw. vorübergehende zerebrale Minderdurchblutung entstehen, was deren Differenzialdiagnose zur epileptischen Anfallsaktivität notwendig macht.
- Eine interdisziplinäre Zusammenarbeit zwischen Ärzt:innen, Pflegepersonal und Therapeut:innen stellt sicher, dass sowohl medizinische als auch soziale und psychologische Aspekte adressiert werden.

Literatur

American Academy of Neurology (2016) Practice parameter: management of epilepsy in children and adults. Neurology

Brignole M, Moya A, de Lange FJ, et al. (2018) 2018 ESC Guidelines for the diagnosis and management of syncope. Eur Heart J 39(21):1883–1948. https://doi.org/10.1093/eurheartj/ehy037

Chen H-Y, et al (o.J.) Treatment of Drug-Induced Seizures. British Journal of Clinical Pharmacology. (Hinweis: Das genaue Publikationsjahr und weitere bibliografische Details sollten der Originalpublikation entnommen werden)

Díaz-Peregrino R, San-Juan D, Arritola-Uriarte A, Contreras-Salazar Á, Del Moral-Bastida J, Miranda-Ojeda R (2024) 'Epilepsy and education: A case-control analysis of the impact of an intensive epilepsy training program on undergraduate medical students'. Epilepsy & Behavior 153, 109717. https://doi.org/10.1016/j.yebeh.2024.109717

Deutsche Gesellschaft für Neurologie (2023) Leitlinien für Diagnostik und Therapie in der Neurologie. https://www.dgn.org/leitlinien. Zugegriffen am 24.06.2024

Deutsche Gesellschaft für Neurologie (DGN) (2023) S2k-Leitlinie: Erster epileptischer Anfall und Epilepsien im Erwachsenenalter. AWMF-Register-Nr. 030-041. Berlin: Deutsche Gesellschaft für Neurologie. Verfügbar unter: https://register.awmf.org/de/leitlinien/detail/030-041. Zugegriffen am 24.06.2024

Devinsky O (2008) Epilepsy: patient and family guide. Demos Medical Publishing

Epilepsy Foundation (o.J.) Seizure First Aid Guidelines. https://www.epilepsy.com/learn/seizures/seizure-first-aid

Fisher RS, Cross JH, French JA, Higurashi N, Hirsch E, Jansen FE, Lagae L, Moshé SL, Peltola J, Roulet Perez E (2018) Operational classification of seizure types by the International League Against Epilepsy: position paper of the ILAE Commission for Classification and Terminology. Z Epileptol 31(4):272–281

Gaida B (2022) Komorbidität bei Epilepsie im höheren Lebensalter: kardiovaskuläre Erkrankungen und medikamentöse Interaktionen. Z Epileptol 35(2):141–146

Hacke W (Hrsg) (2016) Neurologie, 14., überarb Aufl. Springer, Berlin/Heidelberg

Oertzen, T J von (2018) Komorbidität Depression bei Epilepsie Clin Epileptol 31(1): 28–33

Reuber M, Pukrop R, Mitchell A J, Bauer J, Elger CE (2003) Clinical significance of recurrent psychogenic nonepileptic seizure status. J neurol 250(11): 1355–1362.

Scheffer IE, Berkovic S, Capovilla G, Connolly MB, French J, Guilhoto L, Hirsch E, Jain S, Mathern GW, Moshé SL, Nordli DR, Perucca P, Tomson T, Zuberi SM (2017) ILAE classification of the epilepsies: Position paper of the ILAE Commission for Classification and Terminology. Epilepsia 58(4):512–521. https://doi.org/10.1111/epi.13709

Schmitt, F. C., Martin Holtkamp, and FC/Stefan Schmitt (Herman). *Epileptische Anfälle und Epilepsien im Erwachsenenalter*. Springer, 2020.

S2k-Leitlinie (2022) Diagnostik und Therapie von Epilepsien. Herausgebende Institution: Deutsche Gesellschaft für Neurologie

S2k- Leitline:Deutsche Gesellschaft für Neurologie (DGN) (2023) S2k-Leitlinie: Erster epileptischer Anfall und Epilepsien im Erwachsenenalter. AWMF-Register-Nr. 030-041. Deutsche Gesellschaft für Neurologie, Berlin. https://register.awmf.org/de/leitlinien/detail/030-041. Zugegriffen am 24.06.2024.

Surges R, von Oertzen T (2018) Komorbiditäten bei Epilepsie. Clinical Epileptology 31(1):3–4

Vaurio L (2016) The impact of epilepsy on quality of life. Springer

Entzündliche neurologische Erkrankungen

Kristin Gerhäuser, Claudia Hülsmann, Zoe Fleischhauer und Jessica Golenia

Inhaltsverzeichnis

5.1 Multiple Sklerose

Herr Müller, 45 Jahre, wurde vor fünf Jahren mit schubförmiger Multiple Sklerose diagnostiziert. Er berichtete von anfänglichen Symptomen wie Sehverschlechterung (Doppelbilder) und Taubheitsgefühlen in den Extremitäten. In der Folge traten motorische Einschränkungen und Fatigue auf. Aktuell hat er einen Schub, der mit einer erhöhten Müdigkeit, Schwierigkeiten beim Gehen und einer erhöhten Sensibilität der Beine einhergeht. Dadurch stürzt er häufiger und hat sich schon mehrfach kleinere Verletzungen zugezogen. Seinen Alltag musste deutlich umstellen, sodass seine Energie ausreicht. Aktuell nimmt er folgende Medikation ein:

- Interferon beta-1a (3-mal pro Woche)
- Kortikosteroide (bei akuten Schüben)
- Schmerzmittel (Paracetamol nach Bedarf) ◀

■ Definition

Multiple Sklerose (MS) oder *Encephalomyelitis disseminata* ist eine chronisch-entzündliche Erkrankung des zentralen Nervensystems (ZNS), die durch eine autoimmune Reaktion charakterisiert ist, welche zur herdförmigen Zerstörung der Myelinscheiden führt. Die genaue Ursache der Erkrankung ist bislang unbekannt; es wird angenommen, dass sowohl genetische Faktoren, mit einer höheren Prävalenz bei Frauen, als auch Umweltfaktoren eine Rolle spielen (Adams, Victor & Ropper, 2014).

■ Ursache

Es kommt in der weißen Substanz des ZNS zu mehreren Entzündungsherden mit Demyelinisierung (Entmarkung) und anschließender Narbenbildung. Dies führt durch die Verlangsamung oder Unterbrechung der Erregungsleitung zu neurologischen Ausfällen. Je nach Lokalisation, Größe und Anzahl der Entzündungsherde oder der Vernarbung zeigen sich auch die unterschiedlichsten Symptome.

■ Symptomatik

Am häufigsten und meist auch frühzeitig treten Sehnerventzündungen auf und damit verbunden verschiedene Augensymptome: verschwommenes Sehen und Störungen der Augenmuskelbewegung oder Doppelbilder (Hirnstammbeteiligung).

Sensibilitätsstörungen äußern sich als Missempfindungen (Ameisenlaufen, pelziges Gefühl) oder vermindertes Temperatur-, Schmerz-, Berührungsempfinden. Positives *Lhermitte-Zeichen:* Empfinden eines „Stromstoßes" beim Kopfbeugen.

Zentrale Paresen treten eher im weiteren Verlauf auf, meist distal und beinbetont, frühzeitiger Ausfall der Bauchhautreflexe. Sprechstörungen und zerebrale Ataxie sowie ein Intentionstremor sind Symptome einer Kleinhirnbeteiligung. Koordinationsstörungen und spastische Lähmungen führen zu einem breitbeinigen, steifen Gangbild. Auch Nystagmus und Gesichtsschmerzen (Trigeminusneuralgie) können weitere Symptome sein. Bei einer Rückenmarksbeteiligung kann es zu Paresen der Beine und Blasenstörungen (imperativer Harndrang, Restharnbildung, Inkontinenz) und selten auch zu Mastdarmstörungen kommen. Es treten als Reaktion auf die Erkrankung und durch die psychische Belastung durch die Symptome auch depressive Verstimmungen und soziale Isolation auf, bei zerebralen Herden ist im Spätstadium auch die Entwicklung einer Demenz möglich. Des Weiteren können Symptomkombinationen wie Dysarthrie und Ataxie oder die Charkot-Trias (Nystagmus, skandiertes Sprechen und Intentionstremor) auftreten.

Exkurs

Das Lhermitte-Zeichen ist ein klinisch prüfbares Zeichen, das im Rahmen einer neurologischen Untersuchung ermittelt werden kann und nicht mit einem Meningismus verwechselt werden darf.

Zur Untersuchung wird der Kopf des Patienten/der Patientin passiv nach vorne gebeugt.

Bei einem positiven Lhermitte-Zeichen berichtet der Patient/die Patientin über ein elektrisierendes Gefühl oder andere Missempfindungen (Parästhesien), die in der Regel im Nacken beginnen und in die Extremitäten oder den Rumpf ausstrahlen.

■ Diagnostik

Zur Diagnosestellung ist die Kombination der verschiedenen Untersuchungen unbedingt notwendig, keine Untersuchungsmethode ist allein für sich aussagekräftig genug, um die endgültige Diagnosestellung zu sichern. Wichtig ist der Nachweis des Auftretens von Entzündungszeichen an mehreren verschiedenen Stellen und multipler Schübe bei Ausschluss anderer Ursachen.

Ausführliche Anamnese früherer möglicher Symptome (Hyperästhesien, Parästhesien, Paresen, Sehstörungen). Das Ausmaß der Einschränkungen kann mithilfe der EDSS-Skala (1) eingeschätzt und der Verlauf dokumentiert werden. Neurophysiologische Untersuchungen sind Messungen der verschiedenen Nervenleitgeschwindigkeiten: visuell, akustisch oder elektrosensibel aktiviert (VEP, AEP, SSEP, MEP). Weitere Untersuchungsmethoden sind Magnetresonanztomografie (MRT) und Liquorpunktion. Blasenstörungen können mittels Restharnsonografie und/oder urodynamischer Untersuchung festgestellt werden. Differenzialdiagnostisch sind andere

Ursachen eventuell durch weitere Untersuchungen auszuschließen: Computertomografie (CT) zum Tumorausschluss, Dopplersonografie oder Angiografie zum Ausschluss einer Vaskulitis, Blutuntersuchungen zum Ausschluss einer akuten Infektion durch verschiedene Erreger).

Exkurs
Die Expanded Disability Status Scale (EDSS) (◘ Tab. 5.1) ist ein standardisiertes Instrument zur Beurteilung der neurologischen Beeinträchtigungen bei Patient:innen mit multipler Sklerose. Die Skala reicht von 0 (keine Auffälligkeiten) bis 10 (Tod durch MS) und bewertet verschiedene funktionelle Bereiche, darunter motorische, sensorische, kognitive und sphinkterale Funktionen. Durch diese differenzierte Bewertung können Ärzt:innen und Pflegefachpersonen den Krankheitsverlauf systematisch dokumentieren, Therapieerfolge nachvollziehen und Prognosen erstellen. Die EDSS ist sowohl in der klinischen Praxis als auch in der Forschung ein unverzichtbares Instrument.

◘ **Tab. 5.1**   EDSS-Skala Kurtzke, F. (1983, S. 1444–1452)

EDSS-Wert	Beschreibung
0,0	Normaler neurologischer Untersuchungsbefund
1,0–1,5	Minimale neurologische Auffälligkeiten in einem funktionellen System, ohne Beeinträchtigung der Alltagstätigkeiten
2,0–2,5	Minimale Behinderung in einem oder zwei funktionellen Systemen, leichte Symptome vorhanden
3,0–3,5	Mäßige Behinderung in einem funktionellen System oder minimale Beeinträchtigung in mehreren Systemen, keine signifikante Einschränkung der Mobilität
4,0–4,5	Deutliche Behinderung, Person ist noch vollständig gehfähig ohne Hilfsmittel
5,0–5,5	Erhebliche Behinderung, bei der die Mobilität eingeschränkt ist (z. B. nur noch kurze Strecken ohne Hilfsmittel möglich)
6,0–6,5	Erhebliche Gehbehinderung, intermittierende oder einseitige Unterstützung erforderlich (z. B. Gehstock oder Rollator)
7,0–7,5	Person ist überwiegend auf einen Rollstuhl angewiesen, kann sich jedoch durch Transfers noch selbstständig fortbewegen
8,0–8,5	Person ist überwiegend bettlägerig, kann aber noch gewisse Selbstpflegeaufgaben ausführen
9,0	Person ist vollständig bettlägerig und auf umfassende Pflege angewiesen, extreme Behinderung
10,0	Tod durch multiple Sklerose

■ Verlauf

Die Erkrankung verläuft meist in Schüben, mit kompletter oder inkompletter Rückbildung (Remission), kann aber auch ohne Schübe langsam fortschreiten oder eine Kombination beider Verlaufsformen beinhalten. Ein Schub wird durch das Auftreten neurologischer Symptome, welche mindestens 24 h anhalten und mit mindestens 30 Tagen Abstand zum letzten Schub auftreten, definiert.

Eine Heilung ist bisher nicht möglich, daher wird versucht, die Symptome zu lindern, die Schubdauer und -frequenz zu verringern. Es werden vor allen Dingen entzündungshemmende und Immunsystem-unterdrückende Medikamente gegeben. Im akuten Schub ist dies meist eine hoch dosierte Kortisongabe (anfangs i. v., später oral ausschleichend), möglich ist auch eine Immunglobulingabe oder Plasmapherese. Interferone können als Basistherapie den Schubverlauf abmildern. Bei häufigen und schweren Schüben können immunsupprimierende Medikamente helfen. Zur Behandlung einzelner Symptome können z. B. Baclofen gegen Spastiken, Antidepressiva und psychotherapeutische Behandlung bei Depressionen, Carbamazepin bei Trigeminusneuralgien verwendet werden.

Die MS kann zu frühzeitigen Behinderungen führen, sich aber auch auf ein oder zwei Schübe ohne verbleibende Restsymptome begrenzen. Der mittlere Verlauf zurzeit beträgt mehr als 25 Jahre, fünf Jahre nach Krankheitsbeginn sind die Betroffenen noch zum größten Teil berufstätig, nach 20 Jahren noch etwa ein Drittel, ein Fünftel der Patient:innen sind zu dieser Zeit verstorben, meist durch Komplikationen wie unbehandelte Infektionen (Harnwegsinfekte, Urosepsis).

Pflegerische Maßnahmen bei Multipler Sklerose

Die Pflege bei MS muss individuell an den komplexen Verlauf der Erkrankung angepasst werden. MS verläuft in Schüben oder als progrediente Erkrankung und können sich sehr unterschiedlich präsentieren, was bedeutet, dass sich Symptome wie Fatigue, Spastiken, Koordinationsstörungen, sensorische Beeinträchtigungen und kognitive Defizite im Zeitverlauf verändern können. Sorgfältige Pflege und eine enge interdisziplinäre Zusammenarbeit tragen dazu bei, Komplikationen zu verhindern, die Selbstständigkeit zu erhalten und die Prognose zu verbessern.

Überwachung und Mobilisation

Regelmäßige Kontrollen der Vitalfunktionen sowie neurologische Untersuchungen sind essenziell, um den aktuellen Zustand des Patienten/der Patientin zu erfassen. Unterstützung bei Transfer und Mobilisation ist oft notwendig, um Stürze, Dekubitus, Thrombosen und Kontrakturen zu vermeiden. Gezielte physiotherapeutische Maßnahmen können dabei helfen, die Beweglichkeit zu fördern und die Muskelkraft zu erhalten.

Hygienemaßnahmen und technische Hilfsmittel

Die Körperpflege kann durch motorische Einschränkungen wie Ataxie und Tremor erschwert sein. Hierzu können Hilfsmittel wie rutschfeste Matten, Greifhilfen und leicht handhabbare Kleidung (z. B. mit Klettverschlüssen oder Gummizügen) unterstützend wirken. Auch technische Hilfsmittel, wie Rollstühle oder Gehhilfen, tragen dazu bei, die Mobilität im Alltag zu verbessern.

Ernährung und Flüssigkeitszufuhr

Eine ausgewogene Ernährung und ausreichende Flüssigkeitszufuhr sind zentral, um das allgemeine Wohlbefinden zu fördern. Spezielle Ernährungsberatung kann helfen, Probleme wie Obstipation vorzubeugen – Ballaststoffe und regelmäßige Flüssigkeitszufuhr sind hierbei wichtige Elemente.

Unterstützung bei Ausscheidungsproblemen

Bei MS können motorische Beeinträchtigungen auch den Toilettengang erschweren. Regelmäßige Unterstützung, der Einsatz von Inkontinenzhilfsmitteln (z. B. Toilettenstuhl, Urinflasche, Einlagen) und gegebenenfalls der temporäre Einsatz eines Katheters können hier hilfreich sein. Ein Einmalkatheterismus ist dabei im Vergleich zu Dauerkathetern vorzuziehen, um das Infektionsrisiko zu minimieren.

Psychosoziale Betreuung und Beratung

Die psychosoziale Unterstützung spielt eine entscheidende Rolle in der Pflege von MS-Patient:innen. Betroffene sollten regelmäßig über ihren Zustand und mögliche Pflege- und Rehabilitationsmaßnahmen informiert werden. Angehörige und weitere Betreuungspersonen werden in den Pflegeprozess einbezogen, um ein „eingespieltes Team" zu bilden, das den Patienten/die Patientin in allen Lebensbereichen unterstützt. Ziel ist es, die größtmögliche Selbstständigkeit und Lebensqualität zu erhalten, wobei individuelle Bedürfnisse und Wünsche stets in die Pflegeplanung einfließen (National Multiple Sclerosis Society, o.J.; Fahlböck, 2017).

Prävention und Komplikationsmanagement

Durch kontinuierliche Beobachtung und regelmäßige Anpassung der Pflegeziele können mögliche Komplikationen frühzeitig erkannt und vermieden werden. Dabei sollten Patient:innen auch hinsichtlich der Wirkung und Nebenwirkungen ihrer Medikamente überwacht werden. Beispielsweise ist es wichtig, unerwünschte medikamentöse Nebenwirkungen wie Schläfrigkeit, Schwindel, gastrointestinale Beschwerden oder Hautausschläge zu erkennen. Auch können medikamentenbedingte Komplikationen wie Hypotonie oder Leberfunktionsstörungen auftreten, die einer regelmäßigen Überprüfung bedürfen. Beratungen zur Vermeidung von Überanstrengung, Fieber und Überwärmung, wie das Einplanen regelmäßiger Ruhepausen und die kontrollierte Nutzung von Antipyretika, sind ebenfalls Teil der präventiven Maßnahmen, ebenso wie die regelmäßige Kontrolle der medikamentösen Therapie, um mögliche Wechselwirkungen frühzeitig zu identifizieren und zu korrigieren.

5.2 Meningitis

▶ Fallbeispiel

Frau Schmidt, 30 Jahre, stellte sich mit hohem Fieber, starken Kopfschmerzen, Nackensteifigkeit und Übelkeit in der Notaufnahme vor. Sie berichtete von allgemeiner Schwäche und Lichtempfindlichkeit. Die Symptome traten plötzlich auf und wurden innerhalb von 24 h progressiv schlimmer …

… In der neurologischen Untersuchung zeigte sie Anzeichen von Nackensteifigkeit und positive Brudzinski- und Kernig-Zeichen. Zur Diagnostik hat man durch eine Lumbalpunktion eine erhöhte Zellzahl im Liquor mit einer prädominierenden Anzahl an Neutrophilen, erhöhte Proteine und erniedrigten Glucosegehalt festgestellt. Mikrobiologische Untersuchungen konnten Streptococcus pneumoniae nachweisen. Starke Kopfschmerzen und hohes Fieber sowie Übelkeit prägen ihren Zustand, sodass ein Krankenhausaufenthalt notwendig wurde. Die Symptomkontrolle und Prävention von Komplikationen, wie z. B. Dehydration, sind hier wichtige Merkmale der Behandlung.

Aktuelle Medikation:

- Antibiotika (Ceftriaxon und Ampicillin)
- Kortikosteroide (zur Reduktion der Hirnödeme)
- Antipyretika (z. B. Paracetamol). ◀

Exkurs

Das positive *Brudzinski-Zeichen* ist ein klinisch prüfbares Zeichen, das häufig im Rahmen der Untersuchung auf Meningitis eingesetzt wird. Hierbei wird der Nacken des Patienten/der Patientin passiv gebeugt, wodurch es aufgrund der meningealen Reizung zu einer unwillkürlichen Beugung der Hüften und Knie kommt.

Exkurs

Das positive *Kernig-Zeichen* ist ein weiteres diagnostisches Merkmal bei Meningitis. Bei dieser Prüfung liegt die betroffene Person in Rückenlage, das Hüftgelenk wird in Flexion gehalten, und anschließend wird versucht, das Knie zu strecken. Führt diese Streckung zu markanten Schmerzen im hinteren Oberschenkel oder zu einer Bewegungseinschränkung, so spricht man von einem positiven Kernig-Zeichen.

> **Definition**

Die Meningitis ist eine Infektion des zentralen Nervensystems (ZNS) mit vorwiegendem Befall der Hirnhäute, je nach Art des Erregers eventuell lebensbedrohlich.

Die Erreger gelangen meist bei einer generalisierten Infektion mit dem Blutstrom ins Gehirn oder werden bei benachbarten Entzündungsprozessen (Sinusitis, Wundinfektion bei Piercing im Kopfbereich) weitergeleitet oder gelangen durch eine Verletzung oder Fistel über die Außenwelt in das ZNS. Erleichtert wird dies durch Immunsuppression (ältere Patient:innen, HIV, Tumorerkrankung)

Häufig sind die Erreger Bakterien (Pneumokokken, Meningokokken, Haemophilus influenzae, Enterobakterien, Borrelien) oder Viren (FSME, Herpes zoster, Polio), hier auch häufig Beteiligung des Gehirns oder Rückenmark. Seltener sind es Protozoen oder Pilze (World Health Organization, 2018).

> **Symptome**

Meningitis äußert sich in der Regel durch einen raschen Beginn schwerwiegender Symptome. Charakteristisch sind hohes Fieber, das oft plötzlich einsetzt, sowie starke Kopfschmerzen, die als unerträglich empfunden werden. Viele Patient:innen berichten zudem von Übelkeit und Erbrechen, was in Kombination mit den Kopfschmerzen die Beschwerden erheblich verschlimmert. Licht- und Geräuschempfindlichkeit sind weitere häufige Symptome, die auf eine Reizung der Hirnhäute hinweisen. Ein zentrales klinisches Zeichen ist die Nackensteifigkeit, die bei der passiven Bewegungsprüfung deutlich wird. In schwereren Fällen können auch Hirnnervenausfälle auftreten, die sich in visuellen oder auditiven Beeinträchtigungen äußern. Darüber hinaus können epileptische Anfälle sowie Bewusstseinsveränderungen bis hin zum Koma beobachtet werden, was den kritischen Verlauf einer bakteriellen Meningitis unterstreicht. Diese Symptome erfordern eine rasche Diagnostik und Behandlung, um Komplikationen zu vermeiden und die Prognose zu verbessern.

> **Diagnostik**

Schon bei dem Verdacht auf eine bakterielle Meningitis sollten verschiedene Untersuchungen durchgeführt werden: Vitalparameterkontrolle, Blutuntersuchungen (Entzündungs-und Gerinnungsdiagnostik), Abstrich aus Nase, Rachen und ggf. Ohren, Liquoruntersuchungen, CT des Kopfes. EEG ist zur Sicherung der Diagnose zweitrangig, zeigt jedoch im Verlauf Aussagen zu einer erhöhten Krampfbereitschaft.

Erhöhte Zellzahl, Eiweißerhöhung, trübes oder eitriges Aussehen des Liquors sowie ein erhöhter Liquordruck sprechen für eine Meningitis. Zum Erregernachweis sollte vor Beginn der Therapie eine oder mehrere Blut-/Liquorkulturen angelegt werden.

▪ Verlauf

Bei *viralen Meningitiden* verläuft die Erkrankung meist relativ gutartig. Häufig bleibt der auslösende Erreger unbekannt, und die Symptome klingen oft ohne spezifische antivirale Therapie von selbst ab. Im Gegensatz dazu kann eine *bakterielle Meningitis* sehr schnell ein schweres Krankheitsbild hervorrufen. Bereits innerhalb weniger Stunden nach einem anfänglich harmlosen Infekt beginnt ein massiver Entzündungsprozess, der zu intensiven Symptomen wie hohem Fieber, unerträglichen Kopfschmerzen, Übelkeit, Erbrechen und Nackensteifigkeit führt.

Die bakterielle Meningitis kann zudem zahlreiche Komplikationen verursachen, die ein interdisziplinäres Vorgehen erforderlich machen. Internistische Komplikationen umfassen etwa Sepsis, Verbrauchskoagulopathie, Elektrolytstörungen und ein Multiorganversagen. Darüber hinaus können interkranielle Komplikationen auftreten, wie Hirnödem, Hirninfarkt, Ischämien, Hirnabszess, Hirnentzündung, Sinusthrombose, Hydrocephalus und epileptische Anfälle. Diese Komplikationen unterstreichen die Dringlichkeit einer raschen und gezielten Therapie, um die Schädigung des Gehirns sowie systemische Organschäden zu minimieren.

Eine frühzeitige Differenzierung zwischen viraler und bakterieller Meningitis ist daher essenziell, um die jeweils angemessene Behandlungsstrategie einzuleiten. Während bei viralen Formen oft eine supportive Therapie ausreichend ist, erfordert die bakterielle Meningitis eine sofortige, hoch dosierte antibiotische Behandlung, begleitet von einer engen interdisziplinären Überwachung und Betreuung.

▪ Therapie

Bei der Behandlung einer bakteriellen Meningitis ist eine frühzeitige, hoch dosierte intravenöse Antibiotikatherapie von zentraler Bedeutung und kann lebensrettend sein. Die Therapie sollte bereits begonnen werden, noch bevor der Erreger endgültig nachgewiesen wurde – stets unter Berücksichtigung des häufigsten Erregers in Abhängigkeit vom Alter des Patienten. Sobald der Erreger identifiziert ist, muss die Antibiotikatherapie angepasst werden. Wird ein spezifischer Entzündungsherd nachgewiesen, kann eine operative Sanierung indiziert sein. Bei viralen Meningitiden wird hingegen in der Regel Aciclovir verabreicht.

Zusätzlich zur kausalen Therapie erfolgt eine symptomatische Behandlung, die Analgetika, Maßnahmen zur Reduktion des Hirndrucks sowie gegebenenfalls antikonvulsive

Therapien umfasst. Durch den Einsatz der Antibiotikatherapie konnte die Prognose der bakteriellen Meningitis erheblich verbessert werden, wenngleich in schweren Fällen bleibende neurologische Schäden, wie Hörstörungen, Gedächtnis- oder Konzentrationsstörungen, auftreten können.

Aufgrund der Infektiosität des Erregers sollten Patient:innen bei Verdacht auf Meningitis isoliert werden. Sie gelten in der Regel bis 24 h nach Beginn der Antibiotikatherapie als infektiös, wobei weitere Hygienemaßnahmen je nach Erregertyp zu beachten sind (Centers for Disease Control and Prevention, 2020b).

> **❶ Cave**
>
> Bei Verdacht auf eine bakterielle Meningitis ist es unerlässlich, die erkrankte Person umgehend zu isolieren. Dies dient dem Schutz anderer, da die erkrankte Person bis zu 24 h nach Beginn der Antibiotikatherapie als infektiös gilt. Die Isolation umfasst in der Regel die Unterbringung in einem Einzelzimmer, das Tragen von Schutzkleidung durch das Pflegepersonal sowie eine strikte Hygienemaßnahmenkontrolle, um eine weitere Ausbreitung des Erregers zu verhindern.

Eine intensiv-pflegerische Betreuung ist häufig notwendig. Diese umfasst die engmaschige Kontrolle der Vitalfunktionen, die Durchführung notwendiger Prophylaxen, die Abdunkelung des Raumes bei Lichtempfindlichkeit, die Schaffung einer ruhigen Umgebung bei Geräuschempfindlichkeit, die Sicherstellung einer ausreichenden Flüssigkeitszufuhr sowie die Gabe von Analgetika. Bei starker motorischer Unruhe kann nach ärztlicher Anordnung eine leichte Sedierung erfolgen. Zudem ist bei hoch dosierter Antibiotikatherapie stets auf Anaphylaxiezeichen wie Hauterscheinungen oder einen Kreislaufschock zu achten.

Nach dem Abklingen der akuten Symptome sollte frühzeitig eine Rehabilitation geplant werden, um Langzeitfolgen zu minimieren und die Lebensqualität der Patient:innen zu verbessern.

> **❶ Cave**
>
> Bei der Antibiotikagabe zur Behandlung einer bakteriellen Meningitis ist es entscheidend, die Therapie so früh wie möglich, idealerweise bereits vor dem definitiven Erregernachweis, hoch dosiert intravenös einzuleiten. Verzögerungen können zu irreversiblen neurologischen Schäden führen. Sobald der Erreger identifiziert ist, muss die Antibiotikatherapie umgehend angepasst werden, um eine effektive Eindämmung der Infektion zu gewährleisten.

Pflegerische Maßnahmen bei Meningitis

Die Pflege bei Meningitis muss individuell und interdisziplinär gestaltet werden, um die akuten Symptome zu lindern, Komplikationen vorzubeugen und die Patient:innen in der kritischen Phase bestmöglich zu unterstützen. Da die Erkrankung durch eine Entzündung der Hirnhäute und in schweren Fällen durch Beteiligung des Gehirns gekennzeichnet ist, stehen sowohl präventive als auch symptomatische Maßnahmen im Vordergrund.

Überwachung und Mobilisation

Eine engmaschige Überwachung der Vitalfunktionen ist essenziell. Die regelmäßige Kontrolle von Temperatur, Herzfrequenz, Blutdruck und Atmung ermöglicht ein schnelles Eingreifen bei einer Verschlechterung des Zustands. Zusätzlich sollte der neurologische Status kontinuierlich dokumentiert werden, um Veränderungen frühzeitig zu erkennen. Bei Patient:innen mit motorischen Einschränkungen ist eine Unterstützung bei Transfers und Mobilisation notwendig, um Stürze, Dekubitus und weitere Komplikationen zu vermeiden.

Hygienemaßnahmen und Isolation

Aufgrund der potenziellen Infektiosität des Erregers ist es unabdingbar, strikte Hygienemaßnahmen einzuhalten.

Cave: Bei Verdacht auf eine bakterielle Meningitis ist der Patient umgehend zu isolieren. Dies umfasst in der Regel die Unterbringung in einem Einzelzimmer, das Tragen von Schutzkleidung durch das Pflegepersonal sowie regelmäßige und gründliche Desinfektionsmaßnahmen an patientennahen Oberflächen, um eine weitere Ausbreitung des Erregers zu verhindern.

Ernährung und Flüssigkeitszufuhr

Eine ausreichende Flüssigkeitszufuhr ist wichtig, um Dehydration zu vermeiden und die Kreislauffunktion zu stabilisieren. Ergänzend sollte eine ausgewogene Ernährung gewährleistet sein, um das Immunsystem zu unterstützen und den Heilungsverlauf zu fördern.

Schmerzmanagement und Fieberkontrolle

Die symptomatische Behandlung umfasst die Gabe von Analgetika zur Schmerzlinderung und von Antipyretika zur Kontrolle des Fiebers. Dies trägt dazu bei, die Beschwerden zu reduzieren und den allgemeinen Zustand des Patienten/der Patientin zu stabilisieren.

Psychosoziale Betreuung und Beratung

Neben der physischen Betreuung ist die psychosoziale Unterstützung von großer Bedeutung. Patient:innen und ihre Angehörigen sollten über den Verlauf der Erkrankung, notwendige Pflegemaßnahmen und die Bedeutung der Isolation informiert werden. Eine ruhige und strukturierte Umgebung sowie regelmäßige Gespräche helfen, Ängste und Unruhe zu mindern und die psychische Belastung zu reduzieren (Fahlböck, 2017).

Prävention und Komplikationsmanagement

Die Pflege zielt darauf ab, Komplikationen wie Dehydration, Sturz, sekundäre Infektionen und medikamentenbedingte Nebenwirkungen zu vermeiden. Dabei ist es wichtig, regelmäßige Kontrollen durchzuführen und bei Veränderungen des klinischen Zustands schnell zu reagieren.

Cave: Bei der Antibiotikatherapie zur Behandlung einer bakteriellen Meningitis ist es entscheidend, diese so früh wie möglich – idealerweise bereits vor dem definitiven Erregernachweis – hoch dosiert intravenös einzuleiten. Verzögerungen können zu irreversiblen neurologischen Schäden führen. Sobald der Erreger identifiziert ist, muss die Therapie umgehend angepasst werden, um eine effektive Eindämmung der Infektion zu gewährleisten.

Nach dem Abklingen der akuten Phase sollte frühzeitig eine Rehabilitationsplanung erfolgen, um Langzeitfolgen zu minimieren und die Rückkehr zu einem möglichst selbstständigen Leben zu unterstützen.

5.3 Enzephalitis

▶ Fallbeispiel

Frau Bauer, 35 Jahre, stellt sich in der Notaufnahme vor. Sie klagt über plötzlich einsetzende, schwere Kopfschmerzen, Fieber und Verwirrtheit. Zudem berichtet sie von Übelkeit und einer allgemeinen Unruhe, die sie beunruhigt. In der neurologischen Untersuchung fallen neben einer leichten Nackensteifigkeit auch Einschränkungen in der Wachheit und auffällige EEG-Befunde auf. Parallel wird bei Herrn Meier, 48 Jahre, eine ähnliche Symptomatik festgestellt – er leidet neben den klassischen Symptomen einer Enzephalitis zusätzlich unter gelegentlichen epileptischen Anfällen und Sensibilitätsstörungen in den Extremitäten. ◀

■ Definition

Enzephalitis bezeichnet eine Infektion des zentralen Nervensystems mit überwiegendem Befall des Gehirns. Im Gegensatz zur Meningitis, bei der primär die Hirnhäute betroffen sind, steht bei der Enzephalitis der direkte Befall des Gehirngewebes im Vordergrund. Häufig werden dieselben Erreger wie bei der Meningitis zugrunde gelegt, wobei jedoch Viren – insbesondere Herpes-Simplex-Viren – als häufigste Ursache gelten. Zusätzlich können para- oder postinfektiöse Prozesse durch Erreger wie Masern, Röteln, Windpocken, infektiöse Mononukleose oder Tollwut eine Enzephalitis auslösen. Oft handelt es sich um Mischformen, sodass Symptome einer Meningitis oder Myelitis (Beteiligung des Rückenmarks) mit einbezogen werden und von einer Meningoenzephalitis oder Encephalomyelitis gesprochen wird.

■ Symptome

Die klinische Präsentation einer Enzephalitis ist sehr vielfältig. In einigen Fällen kann ein Prodrom, das allgemeine Krankheitssymptome wie leichtes Fieber und Unwohlsein umfasst, auftreten – in anderen Fällen beginnen die Symptome abrupt bei ansonsten guter Verfassung. Charakteristisch sind plötzliche psychische Veränderungen, wie Bewusstseinseintrübungen, Verwirrtheit und Unruhe. Zusätzlich können Erregungszustände, Psychosen und epileptische Anfälle auftreten, während neurologische Ausfälle wie Lähmungen oder Sensibilitätsstörungen sowie EEG-Veränderungen den direkten Befall des Gehirns belegen. Häufige Begleitsymptome sind starke Kopfschmerzen, Übelkeit, Erbrechen sowie Licht- und Geräuschempfindlichkeit.

■ Diagnostik

Die Diagnostik der Enzephalitis erfordert eine umfassende Kombination aus klinischer Untersuchung und verschiedenen diagnostischen Verfahren. Zunächst werden Blutuntersuchungen zur Bestimmung von Entzündungsparametern und zur Erregeridentifikation durchgeführt. Eine Lumbalpunktion liefert wichtige Hinweise durch die Analyse des Liquors – hier sind erhöhter Eiweißgehalt, veränderte Zellzahlen und der Nachweis spezifischer Antikörper oder viraler DNA mittels Polymerase-Kettenreaktion (PCR) von zentraler Bedeutung. Bildgebende Verfahren wie CT und MRT sind essenziell, um strukturelle Veränderungen im Gehirn zu erkennen und andere Ursachen auszuschließen. Ergänzend kann ein EEG genutzt werden, um die elektrische Aktivität des Gehirns zu dokumentieren und den Verdacht auf eine Enzephalitis zu bestätigen.

■ Verlauf

Der Verlauf einer Enzephalitis kann sehr variabel sein. Während einige virale Enzephalitiden, etwa durch das Varizella-Zoster-Virus, oft milde und selbstlimitierte Verläufe zeigen, kann eine Herpes-Simplex-Enzephalitis rasch fortschreiten und zu schweren neurologischen Schäden führen. Bei einer para- oder postinfektiösen Enzephalitis können die Symptome zunächst zurückhaltend sein und dann plötzlich in einen schweren Verlauf übergehen. Ein rasches Fortschreiten der neurologischen Symptome unterstreicht die Dringlichkeit einer schnellen Diagnostik und Therapie.

■ **Therapie**

Die Behandlung der Enzephalitis erfolgt primär symptomatisch. Bei einem klinischen Verdacht auf eine Herpes-Simplex-Enzephalitis wird eine sofortige, hoch dosierte intravenöse Aciclovirtherapie eingeleitet. Wird die Diagnose bestätigt, wird die Behandlung in der Regel für zwei Wochen fortgeführt; andernfalls wird die Gabe abgesetzt. Bei Varizella-Zoster-Infektionen wird ebenfalls Aciclovir verabreicht. Antibiotika können initial verabreicht werden, bis bakterielle Ursachen ausgeschlossen sind, wirken jedoch bei viraler Enzephalitis nicht. Ergänzend erfolgt die symptomatische Behandlung mit Analgetika, Maßnahmen zur Reduktion des Hirndrucks und gegebenenfalls antikonvulsive Therapien. Die pflegerischen Maßnahmen entsprechen denen bei Meningitis, wobei besonderes Augenmerk auf die engmaschige Überwachung der Vitalfunktionen und die Unterstützung bei neurologischen Ausfällen gelegt wird.

Pflegerische Maßnahmen bei Meningitis

Die pflegerische Betreuung von Patient:innen mit Meningitis ist essenziell, um den Krankheitsverlauf bestmöglich zu unterstützen, Komplikationen vorzubeugen und die betroffene Person sowohl physisch als auch psychosozial zu stabilisieren. Im Folgenden werden die zentralen pflegerischen Maßnahmen dargestellt:

1. **Überwachung und Mobilisation**
   - **Vitalparameterkontrolle:** regelmäßige Überwachung von Temperatur, Herzfrequenz, Blutdruck und Atemfrequenz, um frühzeitig Verschlechterungen zu erkennen und rasch reagieren zu können.
   - **Neurologische Beobachtung:** kontinuierliche Dokumentation des Bewusstseinszustands, der Kopfschmerzintensität sowie der Nackensteifigkeit. Auch Anzeichen von neurologischen Ausfällen sollten erfasst werden.
   - **Mobilisation:** krühzeitige, angepasste Mobilisation zur Vorbeugung von Thrombosen, Dekubitus und weiteren Komplikationen. Hierzu gehört die Unterstützung bei Lagerungswechseln und Transfers.

2. **Hygienemaßnahmen und Isolation**
   - **Isolierung:** Patient:innen mit Verdacht auf oder bestätigter bakterieller Meningitis müssen in der Regel in einem Einzelzimmer untergebracht werden, um das Risiko einer Keimübertragung zu minimieren.

- **Schutzkleidung:** Das Pflegepersonal trägt bei Kontakt mit dem Patienten und bei Pflegetätigkeiten Schutzkleidung (Mund-Nasen-Schutz, Schutzkittel, Handschuhe), um die Verbreitung des Erregers zu verhindern.
- **Desinfektion:** Die regelmäßige und gründliche Desinfektion von patientennahen Flächen und Geräten ist unerlässlich, um nosokomiale Infektionen auszuschließen.

3. **Ernährung und Flüssigkeitsmanagement**
- **Flüssigkeitsbilanz:** Eine lückenlose Erfassung der Flüssigkeitszufuhr und -ausscheidung ist wichtig, um eine Dehydration zu verhindern und die Kreislauffunktion zu stabilisieren.
- **Ernährungsunterstützung:** Je nach Schweregrad der Erkrankung erfolgt oftmals eine parenterale Ernährung über einen zentralen Venenzugang (ZVK), bei der auf aseptische Verbandwechsel geachtet wird.

4. **Schmerz- und Fiebermanagement**
- **Analgetika:** Die Gabe von Schmerzmitteln hilft, starke Kopfschmerzen zu lindern und das allgemeine Befinden zu verbessern.
- **Antipyretika:** Die regelmäßige Verabreichung von fiebersenkenden Medikamenten trägt zur Kontrolle des hohen Fiebers bei und mindert die Belastung des Patienten.
- **Umgebungsanpassungen:** Durch das Abdunkeln des Raumes und das Schaffen einer ruhigen Umgebung können Licht- und Geräuschempfindlichkeit reduziert werden.

5. **Psychosoziale Betreuung und Patienteninformation**
- **Aufklärung:** Patient:innen und Angehörige werden über den Krankheitsverlauf, die Notwendigkeit der Isolierung und die geplanten pflegerischen Maßnahmen informiert.
- **Emotionale Unterstützung:** Regelmäßige Gespräche und individuelle Betreuung helfen, Ängste und Unsicherheiten abzubauen und das Vertrauen in die Behandlung zu stärken.
- **Beratung:** Bei Bedarf werden psychosoziale Unterstützungsangebote, wie beispielsweise Gespräche mit Sozialarbeiter:innen oder Psycholog:innen, in Anspruch genommen (Fahlböck, 2017).

6. **Komplikationsprophylaxe und Rehabilitation**
- **Prophylaktische Maßnahmen:** Um Komplikationen wie Thrombosen, Pneumonien, Obstipation, Dekubi-

tus sowie weiteren Infektionen vorzubeugen, werden gezielte prophylaktische Maßnahmen durchgeführt.

 - **Rehabilitationsplanung:** Schon während der akuten Phase wird an eine frühzeitige Rehabilitationsplanung gedacht, um Langzeitfolgen zu minimieren und eine schnelle Wiederherstellung der Selbstständigkeit zu unterstützen.

5.4 Myelitis

▶ **Fallbeispiel**

Herr Menges, 35 Jahre alt, wird in der neurologischen Notaufnahme vorgestellt. Er berichtet, dass er zunächst grippeähnliche Symptome wie Fieber und Durchfall hatte, die wenige Tage anhielten. Kurz darauf traten plötzlich starke Muskelschmerzen auf, und er entwickelte ein meningiales Syndrom sowie schlaffe, asymmetrische Lähmungen, vor allem in den unteren Extremitäten. Zudem zeigt sich eine beginnende Schwäche der Atemmuskulatur, was seinen Zustand kritisch verschlechtert. ◄

■ **Definition**

Myelitis, auch als spinale Kinderlähmung bezeichnet (diese Erkrankung tritt bei Kindern häufiger auf), ist eine akute virale Infektion, die zu einer Schädigung der motorischen Vorderhornzellen im Rückenmark führt. Poliomyelitisviren werden vorwiegend fäkal-oral, meist durch Schmierinfektionen übertragen. Der Krankheitsverlauf ist sehr variabel: Während der Großteil der Infizierten asymptomatisch bleibt, entwickeln etwa 5 % grippeähnliche Symptome und bei weniger als 1 % der Fälle kommt es zu einer paralytischen Verlaufsform. Nach einem anfänglichen grippeähnlichen Stadium mit Durchfall können innerhalb weniger Stunden schwere Muskelschmerzen, ein meningiales Syndrom und schlaffe, asymmetrische Lähmungen auftreten. Besonders kritisch ist dabei die Beteiligung der Atemmuskulatur, welche in schweren Fällen lebensbedrohlich sein kann.

■ **Symptome**

Zu den typischen Symptomen zählen zunächst allgemeine grippeähnliche Beschwerden wie Fieber, Durchfall und ein allgemeines Unwohlsein. Im paralytischen Verlauf klagen Betroffene über starke Muskelschmerzen, gefolgt von schlaffen, asymmetrischen Lähmungen, die insbesondere die Extremitäten betreffen. Eine Beteiligung der Atemmuskulatur kann zu einer akuten respiratorischen Insuffizienz führen, was in schweren Fällen lebensbedrohlich wird. Im Liquor wird häufig eine Pleozytose festgestellt, die den entzündlichen Prozess verdeutlicht.

■ Diagnostik

Die Diagnosestellung basiert primär auf der klinischen Untersuchung und dem Nachweis des Virus. Der Virusnachweis erfolgt in der Regel durch Stuhlproben, die bis zu drei Wochen nach Ausbruch der Krankheit entnommen werden können. Alternativ werden Rachenabstriche und serologische Blutuntersuchungen durchgeführt. Im Liquor ist typischerweise eine erhöhte Zellzahl zu finden. Bereits der Verdacht auf Poliomyelitis ist meldepflichtig, sodass jede schlaffe Lähmung als Polioverdacht gewertet wird (Centers for Disease Control and Prevention, 2020c) / (World Health Organization, 2020a,b).

■ Verlauf

Der Verlauf der Myelitis variiert stark. Die Mehrheit der Infizierten verläuft asymptomatisch oder mit nur grippeähnlichen Symptomen, während bei der paralytischen Form – wenn auch selten – innerhalb weniger Stunden nach dem grippeähnlichen Stadium schwere neurologische Defizite auftreten. Besonders kritisch ist die Beteiligung der Atemmuskulatur, die in schweren Fällen eine hohe Sterblichkeitsrate von bis zu 60 % verursachen kann. Spätkomplikationen beinhalten die progressive Degeneration der Vorderhornzellen (Postpoliosyndrom), welche symptomatisch behandelt werden muss (Centers for Disease Control and Prevention, 2020c) / (World Health Organization, 2020a,b)

■ Therapie

Da es keine kausale Therapie für Myelitis gibt, beschränkt sich die Behandlung auf symptomatische Therapie und Physiotherapie. Ziel ist es, die Beschwerden zu lindern und die Rehabilitation zu unterstützen. Strikte Hygienemaßnahmen sind essenziell, um die Ausbreitung des Virus zu verhindern.

❗ Cave

Eine Polioimpfung ist für alle Patient:innen unbedingt zu empfehlen, da eine durchgemachte Poliomyelitis lebenslange Immunität verleiht und zukünftige Infektionen verhindert. Aktuell wird in der Regel mit einem Totimpfstoff geimpft, während die orale Lebendimpfung nur bei Ausbruchsbekämpfung zum Einsatz kommt.

Antibiotika werden initial verabreicht, bis bakterielle Ursachen ausgeschlossen sind, wirken jedoch bei viraler Myelitis nicht. Ergänzend erfolgt die symptomatische Behandlung mit Analgetika, Maßnahmen zur Reduktion des Hirndrucks und gegebenenfalls antikonvulsive Therapien.

Pflegerische Maßnahmen bei Myelitis

Die Pflege bei Myelitis muss individuell an die unterschiedlichen Symptome und den variablen Krankheitsverlauf angepasst werden. Sorgfältige pflegerische Betreuung kann Komplikationen verhindern, die Mobilität erhalten und den Rehabilitationsprozess unterstützen. Technische Hilfsmittel, gezielte physiotherapeutische Maßnahmen und eine enge interdisziplinäre Zusammenarbeit tragen dazu bei, die Selbstständigkeit und Lebensqualität der Betroffenen zu fördern. Patient:innen und ihre Angehörigen werden so zu aktiven Partnern im Pflegeprozess, indem der aktuelle Pflege- und Unterstützungsbedarf regelmäßig überprüft und angepasst wird.

- **Überwachung und Mobilisation:**
  - Regelmäßige Kontrolle der Vitalfunktionen und neurologischen Parameter
  - Unterstützung bei Transfers und Mobilisation, um Dekubitus, Thrombosen und Kontrakturen vorzubeugen
  - Gezielte physiotherapeutische Maßnahmen zur Förderung der Muskelkraft und Beweglichkeit
- **Hygienemaßnahmen:**
  - Strikte Einhaltung von Hygienestandards aufgrund der möglichen fäkal-oralen Übertragungswege
  - Unterbringung in Einzelzimmern und Tragen von Schutzkleidung durch das Pflegepersonal
  - Regelmäßige Desinfektion von Geschirr, kontaminierter Wäsche und patientennahen Oberflächen
  - Sicherstellung eines ausreichenden Impfschutzes gegen Poliomyelitis beim Pflegepersonal
- **Ernährung und Flüssigkeitszufuhr:**
  - Gewährleistung einer ausgewogenen Ernährung zur Stärkung des Immunsystems
  - Ausreichende Flüssigkeitszufuhr, um Dehydration und Harnwegsinfektionen vorzubeugen
  - Unterstützung bei der Anpassung der Ernährung, ggf. Einsatz von Ballaststoffen zur Obstipationsprophylaxe
- **Unterstützung bei Ausscheidungsproblemen:**
  - Förderung regelmäßiger Toilettengänge
  - Einsatz von Inkontinenzhilfsmitteln (z. B. Toilettenstuhl, Urinflasche, Einlagen, Slips)
  - Bei Bedarf Einsatz von Kathetern, wobei bei Notwendigkeit der Einmalkatheterismus dem Dauerkatheter vorzuziehen ist, um Infektionen zu vermeiden

- **Beratung und psychosoziale Betreuung:**
  - Beratung und Unterstützung von Patient:innen und Angehörigen, um den Umgang mit der veränderten Gesundheitssituation zu erleichtern
  - Einbindung in Rehabilitations- und Selbsthilfeprogramme zur Förderung der aktiven Teilnahme am Genesungsprozess
  - Regelmäßige Überprüfung und Anpassung der Pflegeziele, um größtmögliche Selbstständigkeit und Unabhängigkeit zu fördern (Fahlböck, 2017)
- **Prävention und Komplikationsmanagement:**
  - Beratung zur Vermeidung von Überanstrengung und zur Fieberkontrolle
  - Engmaschige Überwachung der Wirkung und Nebenwirkungen der medikamentösen Therapie
  - Umsetzung von Maßnahmen zur Vorbeugung von Komplikationen wie Infektionen, insbesondere bei Patient:innen mit erhöhter Anfälligkeit

❶ Cave

Bei Verdacht auf Poliomyelitis ist es unerlässlich, alle Maßnahmen zur Verhinderung einer weiteren Ausbreitung sofort einzuleiten. Jede schlaffe Lähmung gilt als Polioverdacht.

5.5 Guillain-Barré Syndrom

In diesem Kapitel werden anhand eines Beispiels die Auswirkungen des Guillain-Barré-Syndroms dargestellt, Definitionen, Symptome, Diagnostik und therapeutische Möglichkeiten beschrieben.

▶ Fallbeispiel

Herr Wenkow liegt auf der neurologischen Intensivstation. Er zeigt an allen Extremitäten Lähmungserscheinungen, kann nicht mehr eigenständig stehen, laufen oder frei sitzen. Er ist bei allen Aktivitäten des täglichen Lebens auf Hilfe angewiesen. Er hat eine linksseitige fasziale Parese, die ihm das Trinken und Essen erschwert, sodass er dabei zunehmend Unterstützung benötigt. Auch spricht er nur noch undeutlich. Seine Hilflosigkeit und Abhängigkeit von anderen machen ihm als berufstätigem Familienvater große Sorgen. Er klingelt häufig und verlangt meist Kleinigkeiten. Es kam schon ein paar Male vor, dass die Klingel außerhalb seiner Reichweite war. Diese Situationen blieben ihm als Albtraum in Erinnerung. Er lag sich dabei wund, da eine Schutzkappe von den Dreiwegehähnen unter seinem Rücken lag. Jeden

Tag freut er sich am meisten auf die Zeit mit den Physiotherapeut:innen, da er bei den Übungen zur Mobilität den Eindruck bekommt, dass es Fortschritte gibt. Seit kurzer Zeit kann er wieder eine Faust machen, was ihm sehr viel Hoffnung macht. Dass er noch einen langen Weg vor sich hat, weiß er, aber mit der Unterstützung des Teams hofft er, dass er danach wieder komplett er selbst sein kann. ◄

■ **Definition**

Das Guillain-Barré-Syndrom ist eine autoimmun bedingte, akute inflammatorische demyelinisierende Polyneuropathie, die häufig nach viralen oder bakteriellen Infektionen auftritt. Betroffen sind die peripheren Nerven und Nervenwurzeln (Dodel und Klockgether 2010; Hacke 2016). Dabei wird das Nervengewebe in der Peripherie geschädigt. Inzidenz der Erkrankung sind ca. 0,5–2 Fälle auf 100.000 Einwohner pro Jahr (Hacke 2016), davon mehrheitlich Männer zwischen 50–60 Jahren.

■ **Symptome**

Klinisch zeigen sich die Symptome meist erst nach einer bis mehreren Wochen im vollen Ausmaß. Es zeigen sich progrediente Paresen an mehr als einer Extremität. Hinzu kommen symmetrische, geringe Sensibilitätsstörungen, vor allem distal und beinbetont. Die Muskeleigenreflexe erlöschen. Auch zeigt sich die Beteiligung der Hirnnerven in Form von Fazialisparese mit Dysphagie und Dysarthrie. Als lebensgefährliche Komplikation gilt die Beteiligung von kardialen und respiratorischen Muskelfasern, die ggf. zu einer akuten respiratorischen Insuffizienz mit Beatmungspflicht führen kann. Ergänzend können auch Störungen der Sympathikus- und Parasympathikus-Aktivität in unterschiedlichem Ausmaß auftreten (van den Berg et al., 2014; Willison, Jacobs & van Doorn, 2016).

■ **Diagnostik**

Typischer zeigt sich in der Liquorpunktion eine Eiweißvermehrung bei normaler Zellzahl, allerdings erst nach 2–4 Wochen nach Auftreten der ersten Symptome (Hacke 2016). Ergänzend zeigen sich in den elektrophysiologischen Befunden Anzeichen einer Demyelinisierung in Nervenwurzeln und proximalen Segmenten der peripheren Nerven.

Zur Diagnostik des vegetativen Nervensystems werden EKG und andere Auffälligkeiten der Herzaktivität untersucht (autonome Beteiligung). Zusätzlich sucht man im Serum nach möglichen Erregern (z. B. CMV, Campylobacter) sowie Antikörpern.

■ **Verlauf**

Bei 30 % der Betroffenen wird das Maximum des Symptomausmaßes in unter vier Wochen erreicht, eine Besserung nach 2–24 Wochen nach dem Plateau. Meist kommt es zur weitgehenden oder völligen Wiederherstellung bei ca. 60 % der Betroffenen (Hacke 2016). Die Mortalität liegt nur bei 5 % (Hacke 2016), kann sich aber durch die Indikation und Dauer der Beatmungszeit erhöhen. Die Notwendigkeit einer maschinellen Beatmung besteht bei ca. 15–20 % der Betroffenen und kann sich über eine Dauer von wenigen Tagen bis zu mehreren Jahren in maximalem Ausmaß erstrecken (Hacke 2016). Andere Komplikationen können lebensgefährliche Herzrhythmusstörungen mit Indikation zur Herzschrittmacheranlage, einer Thrombose mit Emboliegefahr sowie Sekundärinfektionen (Aspirationspneumonie, Harnwegsinfekte) darstellen (Berlit, 2007).

■ **Therapie**

Die Therapie des Guillain-Barré-Syndroms erfolgt zum einen in der Behandlung von Symptomen und Komplikationen sowie Prophylaxen und zum anderen (maßgeblich) immunologisch in Form der i.v.-Gabe von Immunglobulinen (IVIG) oder der Durchführung von Plasmapheresen. Primär wird versucht, mit der Gabe der Immunglobuline einer Verschlechterung der Symptomatik Einhalt zu bieten. Falls dies nicht gelingt, ist die zügige Indikation für Plasmapherese gegeben (van den Berg et al., 2014; Willison et al., 2016).

Pflegerische Maßnahmen bei Guillain-Barré-Syndrom

Die pflegerische Betreuung von Patient:innen mit Guillain-Barré-Syndrom erfordert ein individuell abgestimmtes und interdisziplinäres Vorgehen, um den akuten Zustand zu stabilisieren und den langfristigen Rehabilitationsprozess optimal zu unterstützen. Dabei ist der systematische Einsatz standardisierter Assessment-Instrumente von zentraler Bedeutung, um den Schweregrad der neurologischen Beeinträchtigungen, den funktionellen Status sowie die Atemfunktion präzise zu erfassen.

– **Vitalparameter und neurologisches Assessment:**
Eine engmaschige Kontrolle der Vitalzeichen, insbesondere der Atemparameter, ist unerlässlich. Dabei werden Messungen der forcierten Vitalkapazität (FVC) sowie der maximalen inspiratorischen und exspiratorischen Druckwerte durchgeführt, um frühzeitig Anzeichen einer respiratorischen Insuffizienz zu erkennen. Ergänzend kommen standardisierte Instrumente wie die Glasgow Coma

Scale (GCS) und die Skale des Medical Research Council (MRC) zur Erfassung der Muskelkraft zum Einsatz (I CARE Neurologie, 2020).

- **Mobilisation:**
Unterstützung beim Transfer, etwa durch Hebe- und Transferhilfen, um Stürze, Dekubitus und Kontrakturen zu vermeiden. Der Barthel-Index wird genutzt, um den Grad der Selbstständigkeit in den Aktivitäten des täglichen Lebens (ADL) regelmäßig zu beurteilen (Müller & Schmitt, 2008).

- **Ernährung und Flüssigkeitszufuhr:**
  - Eine ausgewogene Ernährung und kontinuierliche Überwachung der Flüssigkeitszufuhr (z. B. durch Führen eines Flüssigkeitsbilanzen-Tagebuchs) sind zentral, um den Kreislauf zu stabilisieren und das Immunsystem zu unterstützen.
  - Bei Schluckstörungen, etwa infolge einer Fazialisparese, kann eine angepasste Ernährung, wie pürierte Nahrung oder Sondenernährung, erforderlich sein.

- **Unterstützung bei Ausscheidungsproblemen:**
  - Regelmäßige Unterstützung beim Toilettengang und der Einsatz von Inkontinenzhilfsmitteln (z. B. spezielle Einlagen oder Urinflaschen) erleichtern den Alltag, wenn motorische Einschränkungen die Selbstversorgung beeinträchtigen.

- **Schmerzmanagement und medikamentöse Überwachung:**
  - Der Einsatz standardisierter Schmerzassessment-Instrumente wie der Numeric Rating Scale (NRS) oder der Visual Analogue Scale (VAS) ermöglicht eine quantitative Erfassung der Schmerzintensität und unterstützt die gezielte Anpassung der Analgetikagabe.
  - Regelmäßige Überprüfung der medikamentösen Therapie, etwa durch Checklisten, hilft dabei, Nebenwirkungen wie Schläfrigkeit, Schwindel oder gastrointestinale Beschwerden frühzeitig zu erkennen und entsprechende Maßnahmen einzuleiten.

- **Psychosoziale Betreuung und Beratung:**
  - Die Einbindung von Psycholog:innen und Sozialarbeiter:innen unterstützt Betroffene und deren Angehörige bei der Bewältigung der psychischen Belastungen und der veränderten Lebenssituation.
  - Regelmäßige Informations- und Beratungsgespräche tragen dazu bei, Ängste und Unsicherheiten abzu-

bauen und die aktive Mitarbeit im Pflegeprozess zu fördern (Fahlböck, 2017).

Diese Maßnahmen werden durch den Einsatz standardisierter Assessment-Instrumente, wie GCS, MRC-Skala, Barthel-Index, NRS/VAS sowie Lungenfunktionsmessungen (FVC, maximal inspiratorischer/exspiratorischer Druck) systematisch dokumentiert und regelmäßig an den aktuellen Pflegebedarf angepasst. So können sowohl akute als auch langfristige Komplikationen frühzeitig erkannt und präventive Interventionen gezielt umgesetzt werden (Schäfer, 2013).

5.6 Lyme-Borreliose

▶ Fallbeispiel

Herr Schneider, 38 Jahre alt und von Beruf Landschaftsgärtner, sucht die Hausarztpraxis auf, da er seit mehreren Wochen unter zunehmender Gelenkschwellung und Schmerzen im rechten Knie leidet. Er berichtet, dass die Beschwerden zunächst nur sporadisch auftraten, mittlerweile jedoch dauerhaft bestehen und ihn bei der Arbeit erheblich einschränken. Zudem fühlt er sich häufig müde und hat seit einigen Wochen Kopfschmerzen. Herr Schneider gibt an, dass er seiner Arbeit im Freien kaum noch nachgehen kann, da das starke Licht ihn blendet und die Kopfschmerzen kaum zu ertragen sind. Auf Nachfrage erinnert er sich, dass er vor etwa drei Monaten nach einem Arbeitstag im Freien einen Zeckenstich hatte, der an der betroffenen Stelle zunächst zu einer leichten Hautrötung führte. Diese Rötung vergrößerte sich ringförmig und verschwand nach etwa zwei Tagen wieder. Obwohl Herr Schneider sich anfangs ansonsten gesund und sportlich fühlte, traten etwa sechs Wochen nach dem Zeckenstich vermehrt Kopfschmerzen und eine allgemeine Erschöpfung auf. Die Beschwerden im rechten Knie setzten erst kürzlich ein und haben sich seither verschlechtert. Neurologisch zeigen sich keine spezifischen Auffälligkeiten, jedoch klagt er über allgemeine Konzentrationsschwächen und gelegentliche Gedächtnislücken. ◀

■ **Definition**

Die Lyme-Neuroborreliose ist eine Erkrankung, die durch eine bakterielle Entzündung des Gehirns und seiner Hirnhäute ausgelöst wird, während die Lyme-Arthritis überwiegend rheumatische Beschwerden verursacht. Ursache ist das Bakterium *Borrelia burgdorferi* aus der Familie der Treponeme, das mittels Zeckenbiss übertragen wird. Dementsprechend ist eine Infektion unter Waldarbeitern, Gartenbesitzer:innen und anderen Personen, die sich häufig in der Natur aufhalten, häufiger als in der Allgemeinbevölkerung (2–10 % (Centers for Disease Control and Prevention, 2020a)).

■ Symptome

Zu den Symptomen der Lyme-Borreliose gehören dermatologische, neurologische, kardiovaskuläre und rheumatologische Aspekte. Charakteristisch ist eine ringförmige, leicht erhabene Hauteffloreszenz (Erythema migrans) rund um die Bissstelle. Weitere unspezifische Beschwerden sind Müdigkeit, ein allgemeines Krankheitsgefühl, Kopfschmerzen, Muskelschmerzen, leichtes Fieber sowie gelegentlich Hepatomegalie, Splenomegalie, Konjunktivitis und Hämaturie.

Starke bis sehr starke Schmerzen im Bereich des Rumpfes und der Extremitäten sowie Lähmungserscheinungen deuten auf ein Fortschreiten der Erkrankung hin. Besonders häufig sind Beeinträchtigungen der Hirnnerven, wie etwa des Nervus facialis und des Nervus abducens, zu beobachten (Centers for Disease Control and Prevention, 2020a).

■ Diagnostik

Die Diagnostik erfolgt primär über die Liquoruntersuchung, bei der eine Eiweißvermehrung (oft um 50 Zellen) sowie der Nachweis von IgG-, IgM- und IgA-Titern in etwa 90 % der Fälle erfolgen. Im Serum sollte ebenfalls der Nachweis von Borrelienantikörpern erfolgen. Ergänzend werden elektrophysiologische Untersuchungen sowie bildgebende Verfahren wie CT und MRT eingesetzt, um andere Ursachen auszuschließen.

> **▶ Fallbeispiel**
>
> … Durch diagnostische Verfahren im Blut und Liquor sowie anhand der klinischen Symptome (Erythema migrans in der Anamnese, Gelenkschmerzen) wird die Diagnose Lyme-Borreliose in Stadium II (frühe disseminierte Infektion) gestellt. Herr Schneider erhält eine antibiotische Therapie mit Doxycyclin für 21 Tage, um die Borrelieninfektion zu behandeln und das Fortschreiten der Erkrankung zu verhindern. Da das rechte Knie weiterhin stark schmerzt, wird ihm zusätzlich ein entzündungshemmendes Medikament verordnet. Ergänzend wird ihm Physiotherapie empfohlen, um die Beweglichkeit des Gelenks zu fördern und die Rehabilitation zu unterstützen. ◀

■ Verlauf und Therapie

Im Verlauf der Lyme-Borreliose differenzieren sich drei Stadien:

- **Stadium 1:** Lokal begrenzte Infektion mit dem typischen Erythema migrans.
- **Stadium 2:** Frühe disseminierte Infektion, bei der neben dermatologischen auch neurologische, kardiovaskuläre und rheumatische Symptome auftreten.
- **Stadium 3:** Spätes, chronisches Stadium, in dem persistierende Gelenkschmerzen (Lyme-Arthritis) oder anhaltende neurologische Beschwerden (Lyme-Neuroborreliose) dominieren.

Therapeutisch wird in allen Stadien eine antibiotische Behandlung angestrebt. In Stadium 1 und 2 erfolgt die Therapie üblicherweise mit Doxycyclin über einen Zeitraum von 21 Tagen, alternativ kann bei Kontraindikationen Amoxicillin eingesetzt werden (Steere et al. 2004). Bei chronischen Manifestationen oder schwerwiegenden neurologischen Befunden kann eine längere Antibiotikatherapie notwendig sein. Ergänzend kommen symptomatische Behandlungsansätze wie nichtsteroidale Antirheumatika und physiotherapeutische Maßnahmen zum Einsatz (Steere et al., 2004).

▶ Fallbeispiel

… Mit der rechtzeitigen antibiotischen Therapie besteht eine gute Chance, die Infektion von Herrn Schneider erfolgreich zu behandeln und eine vollständige Genesung zu erreichen. Dennoch bleibt das Risiko bestehen, dass sich Spätfolgen wie persistierende Gelenkschmerzen oder neurologische Symptome entwickeln. Eine Nachuntersuchung in vier Wochen wird vereinbart, um sicherzustellen, dass die Beschwerden vollständig zurückgehen und keine weiteren Symptome auftreten. ◄

Pflegerische Maßnahmen bei Lyme-Borreliose

Die Pflege von Patient:innen mit Lyme-Borreliose erfordert ein tiefgehendes Verständnis des Krankheitsbildes, da die Erkrankung vielfältige Organsysteme betreffen kann. Neben dermatologischen Befunden (wie dem Erythema migrans) treten auch neurologische, rheumatische und kardiovaskuläre Symptome auf, die im Verlauf zu chronischen Beschwerden führen können. Eine interdisziplinäre und individualisierte Pflegeplanung ist daher entscheidend, um die akuten Symptome zu lindern, den Krankheitsverlauf zu überwachen und langfristige Komplikationen zu minimieren.

- **Überwachung und Mobilisation**
  - **Vitalparameter und neurologische Beurteilung:** Die regelmäßige Kontrolle von Temperatur, Herzfrequenz, Blutdruck und insbesondere neurologischen Parametern ist essenziell. Beispielsweise kann der Barthel-Index eingesetzt werden, um den Grad der Beeinträchtigung der Aktivitäten des täglichen Lebens (ADL) zu erfassen.
  - **Bewegungsförderung:** Patient:innen mit Lyme-Borreliose können aufgrund von Gelenkschmerzen und Muskelsteifigkeit in ihrer Mobilität eingeschränkt sein. Durch den gezielten Einsatz von Physiotherapie, Gehhilfen und Transferhilfen wird eine möglichst selbstständige Bewegung unterstützt und das Risiko von Stürzen oder Kontrakturen reduziert.
- **Hygienemaßnahmen und Infektionsprävention**
  - Aufgrund der Übertragungswege und möglichen Komplikationen (wie etwa sekundären Infektionen) sind strenge Hygienemaßnahmen erforderlich. Regelmäßiges Händewaschen und die Desinfektion patientennaher Oberflächen gehören zum Standard.
  - Bei Verdacht auf begleitende Infektionen (etwa durch eine Begleitmeningitis) kann eine kurzfristige Isolation des Patienten in einem Einzelzimmer sinnvoll sein, um eine weitere Ausbreitung von Erregern zu verhindern.
- **Ernährung und Flüssigkeitszufuhr**
  - Eine ausgewogene Ernährung unterstützt den Heilungsverlauf und stärkt das Immunsystem. Hierbei sollte auf eine ausreichende Flüssigkeitszufuhr geachtet werden, beispielsweise durch das Führen eines Flüssigkeitsbilanzen-Tagebuchs, um Dehydration zu vermeiden.
  - Bei Patient:innen mit Schluckbeschwerden, die bei Lyme-Borreliose auftreten können, ist die Anpassung der Nahrung (z. B. pürierte Kost) oder der Einsatz von Sondenernährung wichtig, um Aspiration zu vermeiden und den Ernährungsstatus zu sichern.
- **Unterstützung bei Ausscheidungsproblemen**
  - Da motorische Einschränkungen und Schmerzen die Selbstversorgung beeinträchtigen können, ist regelmäßige Unterstützung beim Toilettengang essenziell.
  - Der gezielte Einsatz von Inkontinenzhilfsmitteln, wie speziellen Einlagen oder Urinflaschen, erleichtert den Alltag und minimiert das Infektionsrisiko.

- **Schmerzmanagement und medikamentöse Überwachung**
  - Patient:innen mit Lyme-Borreliose leiden oft unter starken, teils chronischen Schmerzen, insbesondere in den betroffenen Gelenken und Muskeln.
    Durch den Einsatz standardisierter Schmerzassessment-Instrumente wie der NRS oder der VAS kann die Schmerzintensität regelmäßig erfasst und die Analgetikagabe entsprechend angepasst werden.
  - Eine kontinuierliche Überwachung der medikamentösen Therapie – unter Einsatz von Checklisten – unterstützt dabei, Nebenwirkungen wie gastrointestinale Beschwerden, Schwindel oder Müdigkeit frühzeitig zu identifizieren und zu behandeln.
- **Psychosoziale Betreuung und Beratung**
  - Angesichts der chronischen und teils unsicheren Prognose der Lyme-Borreliose ist die psychosoziale Unterstützung von großer Bedeutung.
  - Regelmäßige Beratungsgespräche, die Einbindung von Psycholog:innen und Sozialarbeiter:innen sowie die Einbindung von Angehörigen in den Pflegeprozess helfen, Ängste und Unsicherheiten abzubauen.
  - Patient:innen sollten zudem über den Verlauf der Erkrankung und die Bedeutung der präventiven Maßnahmen (etwa die regelmäßige Nachuntersuchung) informiert werden, um eine aktive Mitarbeit im Pflegeprozess zu fördern.

Durch den systematischen Einsatz von Assessment-Instrumenten, wie dem Barthel-Index, standardisierten Schmerzskalen (NRS/VAS) und Vitalprotokollen, kann der klinische Zustand kontinuierlich überwacht und die Pflegeziele flexibel angepasst werden. Dies trägt wesentlich dazu bei, die Lebensqualität der Erkrankten zu erhalten und langfristige Komplikationen, wie chronische Gelenkschmerzen oder neurologische Defizite, zu minimieren.

5.7 Creutzfeld-Jakob

▶ **Fallbeispiel**

Herr Becker, 64 Jahre alt und Rettungsdienstleiter, zeigt seit einigen Wochen einen deutlichen Abbau seines Gesundheitszustandes. Früher aktiv und engagiert, fällt ihm zunehmend auf, dass er Schwierigkeiten hat, sich zu orientieren. Zu Hause finden sich zahlreiche Erinnerungszettel an den Wänden, da er häufig vergisst, wohin er gehen soll. Kollegen berichten, dass er unruhig Auto fährt und seine Reaktionsfähigkeit stark nachlässt. Klinisch zeigt sich zunächst eine orientierungsgemäß leichte Ataxie, gefolgt von zunehmender Inkontinenz, Seh- und Orientierungsstörungen. Zudem klagt er über einen rapiden Gewichtsverlust und Gangunsicherheit und eine zunehmende Schreckhaftigkeit. Im weiteren Verlauf entwickeln sich distale Myoklonien und eine stark progrediente Demenz, sodass er seine berufliche Leistungsfähigkeit und Selbstständigkeit fast vollständig verliert. Lange wurde zunächst von einem Burn-out ausgegangen, doch der schnelle kognitive und motorische Verfall veranlasste weitere diagnostische Untersuchungen. ◄

■ Definition

Die Creutzfeldt-Jakob-Krankheit ist eine rasch degenerativ fortschreitende, subakute Demenzerkrankung, die typischerweise im Alter um das 60. Lebensjahr auftritt. Sie ist gekennzeichnet durch eine fortschreitende Demenz, die von extrapyramidalen motorischen Symptomen begleitet wird. Die Ursache liegt in der sporadischen Konversion von Prion-Proteinen, was in etwa 85 % der Fälle der Pathogenese entspricht. Selten können prionbedingte Erkrankungen auch iatrogen übertragen werden, etwa nach Kornea- oder Duratransplantationen, durch den Einsatz von Tiefenelektroden oder durch die Injektion von Wachstumshormonen aus menschlichen Hypophysen (Geschwind, 2003).

■ Symptome

Typische Symptome der Creutzfeldt-Jakob-Krankheit umfassen:

- **Kognitive Beeinträchtigungen:** Rasch progrediente Demenz, Gedächtnisstörungen, Verwirrtheit und visuelle Halluzinationen.
- **Motorische Symptome:** Extrapyramidale Störungen, wie unkoordinierte Bewegungen, Ataxie und distale Myoklonien.
- **Psychische Veränderungen:** Depressiv gefärbte Persönlichkeitsveränderungen, Pessimismus, Fatigue, Schlafstörungen und Gewichtsabnahme.
- **Weitere neurologische Auffälligkeiten:** Sehstörungen und Orientierungsprobleme, die zu einer schnellen Verschlechterung des Gesundheitszustandes führen (Collins, Lawson & Manuelidis, 2006).

■ Diagnostik

Die Diagnosestellung erfolgt vorwiegend klinisch anhand einer charakteristischen Symptomkonstellation: rasch fortschreitende Demenz, motorische Ausfälle und das Auftreten von Myoklonien. Unterstützend werden Liquoruntersuchungen, EEG und MRT eingesetzt. Typischerweise zeigen sich im Liquor eine Eiweißvermehrung und charakteristische Veränderungen, während das EEG diffuse Abnormalitäten aufweist. Die endgültige Diagnosestellung erfolgt oft erst durch eine Hirnbiopsie, da die Diagnose in der frühen Phase schwierig zu sichern ist.

■ **Verlauf**

Die Creutzfeldt-Jakob-Krankheit verläuft in der Regel sehr schnell progredient. Innerhalb weniger Monate kommt es zu einem raschen kognitiven Abbau, motorischen Ausfällen und dem Auftreten von myoklonischen Zuckungen. Patient:innen entwickeln häufig eine ausgeprägte Demenz, begleitet von visuellen und motorischen Störungen. In der Regel führt dieser schnelle Verfall innerhalb eines halben Jahres zum tödlichen Ausgang (Collins et al. 2006; Geschwind 2003).

■ **Therapie**

Bislang gibt es keine kausale Therapie für die Creutzfeldt-Jakob-Krankheit. Die Behandlung konzentriert sich daher auf eine symptomatische Therapie, die den Patienten in seinen motorischen, kognitiven und psychischen Einschränkungen unterstützen soll. Experimentelle Ansätze, wie der Einsatz von Antiprion-Medikamenten, werden derzeit untersucht, konnten jedoch bisher nicht zu einer signifikanten Verbesserung der Prognose führen.

> **Pflegerische Maßnahmen bei Creutzfeldt-Jakob-Krankheit**
>
> Die Pflege von Patient:innen mit der Creutzfeldt-Jakob-Krankheit erfordert eine äußerst individuelle und interdisziplinäre Betreuung, da diese Erkrankung durch einen rasch fortschreitenden kognitiven Abbau sowie durch ausgeprägte motorische Störungen und Myoklonien gekennzeichnet ist. Aufgrund des schnellen Verfalls im neurologischen und funktionellen Bereich ist ein engmaschiges Monitoring und eine flexible Anpassung der Pflegeziele essenziell, um die Lebensqualität bestmöglich zu unterstützen.
>
> ▬ **Überwachung und Mobilisation:**
> - **Vital- und neurologisches Monitoring:**
>   Die rasche Progression der CJK erfordert eine kontinuierliche Überwachung der Vitalparameter (Temperatur, Herzfrequenz, Blutdruck, Atemfrequenz) und regelmäßige neurologische Assessments. Standardisierte Instrumente wie die GCS und spezifische Motoriktests, beispielsweise zur Erfassung

der Muskelkraft und der Koordination, ermöglichen es, den fortschreitenden kognitiven und motorischen Verfall frühzeitig zu dokumentieren und entsprechende Anpassungen vorzunehmen.

– **Mobilisation:**
Aufgrund von Ataxie, Gangunsicherheit und distalen Myoklonien sollten Transfers und Mobilisation eng begleitet werden. Hierbei kommen Hilfsmittel wie Rollstühle, Transferhilfen und Gehstützen zum Einsatz, um Stürze, Dekubitus und Kontrakturen zu verhindern und die restliche Mobilität zu fördern.

- **Hygienemaßnahmen und Isolation:**
  – **Strenge Hygienerichtlinien:**
  Bei Patient:innen mit CJK, die häufig zusätzlich in einen Zustand erhöhter Infektanfälligkeit geraten, sind regelmäßiges Händewaschen und die Desinfektion patientennaher Flächen unabdingbar.

  – **Isolation:**
  Sollte es Hinweise auf begleitende Infektionen geben, ist eine Isolation in einem Einzelzimmer empfehlenswert, um die Ausbreitung von Erregern zu verhindern. Das Pflegepersonal trägt dabei Schutzkleidung, um das Risiko von Kreuzkontaminationen zu minimieren.

- **Ernährung und Flüssigkeitszufuhr:**
  – **Ernährungsmanagement:**
  Eine ausgewogene, nährstoffreiche Ernährung unterstützt den Körper bei der Bewältigung der kognitiven und motorischen Einschränkungen. Bei Patient:innen, die durch die fortschreitende Demenz und motorische Probleme Schwierigkeiten beim Essen haben, kann der Einsatz von pürierter Nahrung oder Sondenernährung notwendig sein.

  – **Flüssigkeitsüberwachung:**
  Die regelmäßige Dokumentation der Flüssigkeitszufuhr, beispielsweise mithilfe eines Flüssigkeitsbilanzen-Tagebuchs, stellt sicher, dass die betroffene Person ausreichend hydriert ist, was essenziell für den Kreislauf und die allgemeine Stabilität ist.

- **Schmerzmanagement und medikamentöse Überwachung:**
  – **Schmerzassessment:**
  Aufgrund der häufig auftretenden myoklonischen Zuckungen und muskulären Schmerzen sollten standardisierte Instrumente wie die NRS oder VAS regelmäßig eingesetzt werden, um die Schmerzintensität zu

erfassen. Diese Daten ermöglichen eine gezielte Anpassung der Analgetikagabe.
– **Medikationsmonitoring:**
Eine systematische Überprüfung der verabreichten Medikamente mithilfe von Checklisten ist notwendig, um unerwünschte Nebenwirkungen – beispielsweise Schläfrigkeit, Schwindel oder gastrointestinale Beschwerden – frühzeitig zu erkennen und gegebenenfalls die Therapie anzupassen.
– **Psychosoziale Betreuung und Beratung:**
– **Informations- und Beratungsgespräche:**
Angesichts des raschen kognitiven Abbaus und der damit verbundenen psychosozialen Belastungen sind regelmäßige Beratungsgespräche mit Psycholog:innen und Sozialarbeiter:innen unerlässlich. Diese Gespräche helfen, Ängste und Unsicherheiten bei Patient:innen und Angehörigen abzubauen und die Betroffenen im Umgang mit den raschen Veränderungen zu unterstützen.
– **Einbindung von Angehörigen:**
Angehörige sollten aktiv in den Pflegeprozess einbezogen werden, um gemeinsam individuelle Pflegeziele zu definieren und dem Patienten bei der Bewältigung des Alltags zu helfen. Regelmäßige Teamgespräche fördern eine ganzheitliche Betreuung und erhöhen die Selbstständigkeit des Patienten, soweit dies noch möglich ist.

Diese pflegerischen Maßnahmen sind auf das spezifische Krankheitsbild der CJK abgestimmt. Durch den kontinuierlichen Einsatz standardisierter Assessment-Instrumente können Pflegefachpersonen den raschen neurologischen Verfall frühzeitig erkennen und die Pflegeinterventionen flexibel an den aktuellen Zustand des Patienten anpassen.

5.8 Stiff-Person-Syndrom

▶ Fallbeispiel

Frau Becker, 45 Jahre alt und von Beruf Lehrerin in Teilzeit, stellt sich in der neurologischen Klinik vor. Sie klagt seit etwa drei Jahren über zunehmend belastende Muskelsteifheit im Rumpf- und Beinbereich. Zunächst traten die Beschwerden nur gelegentlich auf, vor allem in Stresssituationen oder bei körperlicher Anstrengung, doch in den letzten sechs Monaten haben sich die Symptome deutlich verstärkt. Frau Becker berichtet, dass die Steifheit so ausgeprägt ist, dass sie längere Strecken nicht mehr gehen kann und große Angst vor Stürzen hat. Zusätzlich treten plötzliche, schmerzhafte Muskelkrämpfe auf, die bereits bei geringfügigen Auslösern wie lauten Geräuschen oder emotionalem Stress auftreten und sie teilweise bewegungsunfähig machen. Obwohl sie bisher gesund war und keine bekannten neurologischen Vorerkrankungen aufweist, führten die fortschreitenden Beschwerden dazu, dass sie sich schließlich in ärztliche Behandlung begab. Neben der neurologischen Untersuchung erfolgten Blutuntersuchungen, eine Elektromyografie (EMG) und eine Lumbalpunktion. Aufgrund der positiven GAD-Antikörper im Blut und den EMG-Befunden wird bei Frau Becker die Diagnose Stiff-Person-Syndrom (SPS) gestellt.

Mit einer Kombination aus medikamentöser Therapie, unter Einsatz von Muskelrelaxanzien wie Benzodiazepinen und Baclofen sowie gezielter Physiotherapie konnte die Muskelsteifheit reduziert werden. Frau Becker wird engmaschig neurologisch überwacht, um die Dosierung der Medikamente anzupassen und ihre Lebensqualität so lange wie möglich aufrechtzuerhalten. Psychotherapeutische Unterstützung und Stressmanagement sollen dazu beitragen, die Auslöser für die Muskelkrämpfe zu minimieren. ◄

■ Definition

Das Stiff-Person-Syndrom (früher auch Stiff-Man-Syndrom genannt) ist eine seltene neurologische Erkrankung, die mit einer generellen Tonuserhöhung der Skelettmuskulatur, vor allem im Rücken und Hals, einhergeht. Charakteristisch ist das plötzliche Auftreten von Muskelkrämpfen bis hin zur kompletten Steifigkeit der betroffenen Muskulatur, die durch externe Reize ausgelöst oder verschlimmert werden können. Die Ursachen können spontan auftreten oder paraneoplastisch im Rahmen von Bronchial- oder Mammakarzinomen. Es wird zunehmend der Begriff des Stiff-Person-Spectrum-Syndrom genutzt, da die Ätiologie vielfältig ist. Typischerweise finden sich Antikörper gegen Glutamatdecarboxylase (GAD) oder, in paraneoplastischen Fällen, gegen Amphiphysin im Serum. Therapeutisch zielt die Behandlung darauf ab, das GABAerge System zu stärken und eine Immunsuppression zu erreichen, wobei ggf. zugrunde liegende onkologische Erkrankungen behandelt werden müssen (Dalakas, 2009).

■ Symptome

Typische Symptome des Stiff-Person-Syndroms umfassen:
- Eine progressive Muskelsteifheit, vor allem im Rumpf und in den proximalen Extremitäten.

— Intermittierende, schmerzhafte Muskelkrämpfe, die häufig durch emotionale oder sensorische Reize ausgelöst werden.
— Begleitend können Angstzustände und phobische Reaktionen auftreten, die den Alltag zusätzlich erschweren.
— In späteren Stadien können motorische Einschränkungen und Beeinträchtigungen der Bewegungskoordination deutlich werden (Murinson, 2015).

■ Diagnostik

Die Diagnostik basiert auf einer Kombination aus klinischen Befunden und laborchemischen Untersuchungen. Zentral ist der Nachweis von Antikörpern gegen GAD oder Amphiphysin im Serum. Ergänzt werden diese Befunde durch elektrophysiologische Untersuchungen mittels Elektromyografie, die eine anhaltende Muskelaktivität in Ruhephasen dokumentieren, sowie bildgebende Verfahren (MRT), um andere Ursachen auszuschließen.

■ Verlauf

Der Verlauf des Stiff-Person-Syndroms ist häufig chronisch und kann über Jahre hinweg allmählich progredient sein. In einigen Fällen treten stabile Phasen auf, in denen sich die Symptomatik nicht signifikant verschlechtert. Unzureichende Therapie kann jedoch zu einer erheblichen Einschränkung der Mobilität und Lebensqualität führen.

■ Therapie

Die Therapie zielt darauf ab, die Muskelsteifheit zu reduzieren und die Lebensqualität zu verbessern. Neben symptomatischen Behandlungsansätzen mit Benzodiazepinen, Baclofen und anderen Muskelrelaxanzien kommen immunmodulatorische Maßnahmen wie hoch dosierte Steroide, intravenöse Immunglobuline (IVIG) oder Plasmapherese zum Einsatz. Die Behandlung wird individuell angepasst, um sowohl neurologische als auch psychosoziale Belastungen zu adressieren (Dalakas, 2009; Termsarasab, Thammongkolchai & Katirji, 2020).

Pflegerische Maßnahmen bei Stiff-Person-Syndrom

Das Stiff-Person-Syndrom ist eine seltene neurologische Erkrankung, die durch eine erhöhte Muskeltonusaktivität, insbesondere im Bereich des Rückens und der proximalen Extremitäten, gekennzeichnet ist. Patient:innen leiden unter wiederkehrenden, schmerzhaften Muskelkrämpfen, die häufig durch äußere Reize wie Lärm oder emotionale Belastungen ausgelöst werden. Diese Symptome führen zu erheblichen funktionellen Einschränkungen, einem erhöhten Sturzrisiko

5

sowie psychischen Belastungen, die in der pflegerischen Betreuung besondere Beachtung finden müssen.

- **Überwachung und Mobilisation:**
  - **Vital- und neurologisches Monitoring:** Aufgrund des chronischen Muskelschmerz- und Steifigkeitsbildes ist eine kontinuierliche Überwachung der Vitalzeichen (Temperatur, Herzfrequenz, Blutdruck, Atemfrequenz) unabdingbar. Ergänzend dazu sollten regelmäßige neurologische Assessments durchgeführt werden, um den Grad der Muskelsteifheit und die Häufigkeit der Krämpfe zu dokumentieren. Standardisierte Instrumente wie der Barthel-Index helfen, die funktionelle Unabhängigkeit und den Fortschritt in der Mobilisation zu erfassen.
  - **Bewegungsförderung:** Aufgrund der erheblichen Einschränkung der Mobilität sollten Patient:innen bei Transfers – etwa vom Bett in den Rollstuhl oder beim Aufstehen – mit speziellen Hebe- und Transferhilfen unterstützt werden. Regelmäßige physiotherapeutische Maßnahmen, angepasst an die individuelle Belastbarkeit, fördern die restliche Beweglichkeit, reduzieren das Sturzrisiko und verhindern Kontrakturen.
- **Hygienemaßnahmen und Schutz:**
  - **Strenge Hygienerichtlinien:** Da Patient:innen aufgrund der motorischen Einschränkungen und vermehrter Inkontinenz ein erhöhtes Risiko für sekundäre Infektionen haben, sind regelmäßiges Händewaschen und die Desinfektion patientennaher Oberflächen essenziell.
  - **Schutzkleidung und gegebenenfalls Isolation:** Bei begleitenden Infektionen oder bei schweren Inkontinenzproblemen kann die Nutzung von Schutzkleidung und eine vorübergehende Isolation in einem Einzelzimmer notwendig sein, um das Infektionsrisiko zu minimieren.
- **Ernährung und Flüssigkeitszufuhr:**
  - **Ernährungsmanagement:** Die fortschreitende Demenz und motorische Einschränkungen können den Nahrungsaufnahmeprozess beeinträchtigen. Eine ausgewogene, nährstoffreiche Ernährung ist daher essenziell. Anpassungen, wie das Angebot von leichter zu schluckender oder pürierter Nahrung, können erforderlich sein.

- **Flüssigkeitsüberwachung:** Die regelmäßige Dokumentation der täglichen Flüssigkeitszufuhr, beispielsweise mithilfe eines Flüssigkeitsbilanzen-Tagebuchs, stellt sicher, dass der Patient ausreichend hydriert bleibt und damit Kreislauf und Stoffwechsel unterstützt werden.
- **Schmerzmanagement und medikamentöse Überwachung:**
  - **Schmerzassessment:** Aufgrund der häufig auftretenden, teils intensiven Muskelkrämpfe ist die regelmäßige Erfassung der Schmerzintensität mittels Instrumenten wie der NRS oder VAS entscheidend. Diese Daten ermöglichen eine gezielte Anpassung der Analgetikagabe, beispielsweise unter Einsatz von Benzodiazepinen oder Baclofen.
  - **Medikationsmonitoring:** Eine systematische Überprüfung der verabreichten Medikamente durch festgelegte Checklisten hilft, Nebenwirkungen wie Schläfrigkeit, Schwindel oder gastrointestinale Beschwerden frühzeitig zu identifizieren und die Therapie entsprechend anzupassen.
- **Psychosoziale Betreuung und Beratung:**
  - **Informations- und Beratungsgespräche:** Angesichts der rapiden Veränderungen im kognitiven und motorischen Bereich sowie der häufigen Angst- und Depressionssymptomatik ist eine regelmäßige psychosoziale Betreuung unerlässlich. Durch regelmäßige Beratungsgespräche können Ängste und Unsicherheiten abgebaut und der Patient aktiv in den Pflegeprozess eingebunden werden.
  - **Einbindung von Angehörigen:** Die aktive Beteiligung von Angehörigen im Pflegeprozess unterstützt nicht nur die emotionale Stabilität des Patienten, sondern hilft auch, individuelle Pflegeziele zu definieren und die Selbstständigkeit soweit wie möglich zu erhalten (Fahlböck, 2017).

Diese pflegerischen Maßnahmen sind auf das spezifische Krankheitsbild des Stiff-Person-Syndroms abgestimmt. Durch den kontinuierlichen Einsatz standardisierter Assessment-Instrumente und die regelmäßige Anpassung der Pflegeziele können Veränderungen im neurologischen Zustand frühzeitig erkannt und individuell abgestimmte Interventionen umgesetzt werden, um die Lebensqualität bestmöglich zu erhalten.

In Kürze

- Entzündliche neurologische Erkrankungen umfassen eine Vielzahl von Zuständen im zentralen Nervensystem mit unterschiedlichen Ursachen, Symptomen und Verläufen.
- Autoimmune und infektiöse Prozesse führen u. a. zur **Multiplen Sklerose,** bei der herdförmige Demyelinisierung zu variablen Schubverläufen, neurologischen Ausfällen und Fatigue.
- **Meningitis** und **Enzephalitis** zeichnen sich durch akute, oft lebensbedrohliche Entzündungen aus:
  - **Meningitis:** Primär betroffene Hirnhäute, starke Kopfschmerzen, Nackensteifigkeit und Fieber.
  - **Enzephalitis:** Direkter Befall des Gehirngewebes (häufig viraler Natur, z. B. Herpes simplex), was zu Bewusstseinsveränderungen und neurologischen Defiziten führen kann.
- Die **Myelitis**, eine Rückenmarksentzündung, führt zu schlaffen, asymmetrischen Lähmungen und kann lebensbedrohliche respiratorische Komplikationen verursachen.
- Das **Guillain-Barré-Syndrom** ist eine autoimmun bedingte, demyelinisierende Polyneuropathie, die durch progrediente, symmetrische Paresen und den Verlust von Muskelreflexen charakterisiert ist und häufig eine intensivmedizinische Betreuung erfordert.
- **Lyme-Borreliose**, ausgelöst durch *Borrelia burgdorferi* nach einem Zeckenstich, kann neben dermatologischen Befunden auch neurologische und rheumatische Symptome hervorrufen, die frühzeitig antibiotisch behandelt werden müssen.
- Die **Creutzfeldt-Jakob-Krankheit** ist eine rasch fortschreitende Demenzerkrankung mit motorischen und kognitiven Ausfällen, die zu schweren Orientierungsstörungen, Myoklonien und raschem Verfall der geistigen Leistungsfähigkeit führt. Da eine kausale Therapie fehlt, konzentriert sich das Management auf symptomatische Unterstützung und palliative Maßnahmen.
- Das **Stiff-Person-Syndrom** ist eine seltene neurologische Erkrankung, gekennzeichnet durch erhöhte Muskelsteifheit und wiederkehrende, schmerzhafte Muskelkrämpfe, die oft durch äußere Reize oder emotionalen Stress ausgelöst werden. Die Diagnose stützt sich auf klinische Befunde, den Nachweis spezifischer Antikörper (z. B. gegen Glutamatdecarboxylase) sowie elektrophysiologische Untersuchungen, während die Therapie auf Muskelrelaxation und immunmodulatorischen Maßnahmen basiert.

Literatur

Adams RD, Victor M, Ropper AH (2014) Principles of neurology, 10. Aufl. McGraw-Hill, New York.

van den Berg B et al (2014) Guillain-Barré syndrome: pathogenesis, diagnosis, treatment, and prognosis. Nat Rev Neurol 10(8):469–482

Berlit P (2005) Klinische Neurologie. Springer Science & Business Media, Berlin/Heidelberg

Berlit P (2007) Guillain-Barré-Syndrom. Der Nervenarzt 78(8):882–890

Bradley WG, Daroff RB, Fenichel GM, Jankovic J (2016) Neurology in clinical practice, 7. Aufl. Elsevier, Philadelphia

Centers for Disease Control and Prevention (2020a) Lyme Disease. https://www.cdc.gov/lyme/index.html. Zugegriffen am 13.08.2024

Centers for Disease Control and Prevention (2020b) Meningitis: Signs and symptoms. https://www.cdc.gov/meningitis/signs-symptoms.html. Zugegriffen am 13.08.2024

Centers for Disease Control and Prevention (2020c) Poliomyelitis (Polio). https://www.cdc.gov/polio/. Zugegriffen am 13.08.2024

Collins S, Lawson VA, Manuelidis L (2006) Creutzfeldt-Jakob disease: Epidemiology and clinical features. Neurology 67(3):456–463

Dalakas MC (2009) Stiff-person syndrome: Advances in pathogenesis and therapeutic options. Curr Treat Opt Neurol 11(4):312–320

Dodel R, Klockgether T (2010) Roter Faden Neurologie. Wissenschaftliche Verlagsgesellschaft, Stuttgart

Fahlböck CA (2017) Self-compassion – Emotionales Coping bei chronischen Erkrankungen. Springer, Berlin/Heidelberg

Geschwind MD (2003) Creutzfeldt-Jakob disease. Continuum 9(6):73–89

Grunst S, Sure U (2010) Pflege konkret. Neurologie Psychiatrie. Elsevier GmbH/Urban & Fischer, München

Hacke W (Hrsg) (2016) Neurologie, 14., überarb. Aufl. Springer, Berlin/Heidelberg

I CARE – Pflegetheorie und Praxis in der Neurologie (2020) 2., überarb. Aufl. Thieme, Stuttgart. https://doi.org/10.1055/b-006-163255

Kurtzke JF (1983) Rating neurologic impairment in multiple sclerosis: an expanded disability status scale. Neurology 33:1444

Müller H, Schmitt H (2008) Neurologische Pflege – Grundlagen und Praxis. Urban & Fischer/Elsevier, München

Murinson BB (2015) Stiff-Person Syndrome: An update. J Clin Neurol 11(2):101–108

National Institute of Neurological Disorders and Stroke (2020) Creutzfeldt-Jakob disease fact sheet. https://www.ninds.nih.gov/Disorders/Patient-Caregiver-Education/Fact-Sheets/Creutzfeldt-Jakob-Disease-Fact-Sheet. Zugegriffen am 13.08.2024

National Multiple Sclerosis Society (o.J.) Living with MS. https://www.nationalmssociety.org/Living-with-MS. Zugegriffen am 13.08.2024

Schäfer D (2013) Diagnostik und Pflege in der Neurologie. Thieme, Stuttgart

Steere AC et al (2004) Lyme disease. N Engl J Med 348(24):2472–2474

Termsarasab P, Thammongkolchai T, Katirji B (2020) Stiff-Person syndrome and related disorders: a comprehensive, practical guide, 2020. Aufl. Springer International Publishing, Cham. https://doi.org/10.1007/978-3-030-43059-7

Tunkel AR, Glaser CA, Bloch KC, Sejvar JJ, Patton MR (2008) The management of encephalitis: clinical practice guidelines by the Infectious Diseases Society of America. Clin Infect Dis 47(3):303–327

Willison HJ, Jacobs BC, van Doorn PA (2016) Guillain – Barré syndrome. Lancet 388(10045):717–727

World Health Organization (2018) Meningitis. https://www.who.int/news-room/fact-sheets/detail/meningitis. Zugegriffen am 13.08.2024

World Health Organization (2020a) Multiple sclerosis, 17. April 2020a. https://www.who.int/news-room/fact-sheets/detail/multiple-sclerosis. Zugegriffen am 20.04.2025

World Health Organization (2020b) Polio fact sheet. https://www.who.int/news-room/fact-sheets/detail/poliomyelitis. Zugegriffen am 13.08.2024

Neurodegenerative Erkrankungen

Kristin Gerhäuser, Claudia Hülsmann, Zoe Fleischhauer und Jessica Golenia

Inhaltsverzeichnis

© Der/die Autor(en), exklusiv lizenziert an Springer-Verlag GmbH, DE, ein Teil von Springer Nature 2026
D. Beilharz-Gabold et al. (Hrsg.), *Pflegewissen Neurologie und Neurochirurgie*, Fachwissen Pflege,
https://doi.org/10.1007/978-3-662-71739-4_6

6.1 Einleitung

Neurodegenerative Erkrankungen sind eine heterogene Gruppe von Störungen, die durch einen fortschreitenden und irreversiblen Verlust von Nervenzellen im Zentralnervensystem gekennzeichnet sind. Diese Erkrankungen führen zu einer allmählichen Verschlechterung kognitiver, motorischer und oftmals auch vegetativer Funktionen. Beispiele hierfür sind unter anderem Alzheimer, Parkinson, amyotrophe Lateralsklerose und Huntington. Die Entstehung dieser Krankheiten ist multifaktoriell und kann genetische Prädispositionen, Umweltfaktoren sowie zelluläre und molekulare Fehlregulationen umfassen. Aufgrund der progressiven Natur und des bisher begrenzten therapeutischen Handlungsspielraums stellen neurodegenerative Erkrankungen eine der größten Herausforderungen der modernen Medizin dar.

6.2 Parkinson-Syndrom

■ Definition

Das Parkinson-Syndrom (Parkinsonismus) bezeichnet ein klinisches Syndrom, das durch Bradykinese in Kombination mit Rigor, Ruhetremor und/oder posturaler Instabilität gekennzeichnet ist. Die häufigste Form ist das idiopathische Parkinson-Syndrom, auch Morbus Parkinson genannt. Diese Erkrankung wurde 1817 von dem englischen Arzt James Parkinson in seiner Schrift „An Essay on the Shaking Palsy" erstmals beschrieben. Der dabei verwendete historische Begriff „Schüttellähmung" bezieht sich somit insbesondere auf den Morbus Parkinson und ist kein übergeordnetes Fachwort für alle Parkinson-Syndrome. Neben dem Morbus Parkinson werden atypische und sekundäre Parkinson-Syndrome unterschieden, die sich hinsichtlich Ursache, Verlauf und Therapieansprechen unterscheiden.

Zentrales Merkmal ist die Degeneration der Stammganglien, insbesondere in der Substantia nigra des Mittelhirns. Der fortschreitende Verlust dopaminproduzierender Zellen führt zu einem Dopaminmangel und einem relativen Übergewicht an Acetylcholin. Zur klassischen Symptom-Trias zählen **Akinese, Rigor** und **Tremor** (◘ Abb. 6.1)

Wesentlich ist auch die Unterscheidung zwischen dem typischen, idiopathischen Parkinson-Syndrom und sekundären Formen, die infolge verschiedener auslösender Faktoren auftreten können.

Zu diesen Faktoren gehören unter anderem Arteriosklerose, Schwermetallvergiftungen, virale Enzephalitiden, wiederholte Kopftraumen (etwa bei Boxern) sowie Arzneimittelwirkungen, wobei insbesondere Neuroleptika oder Metoclopramid zu nennen sind.

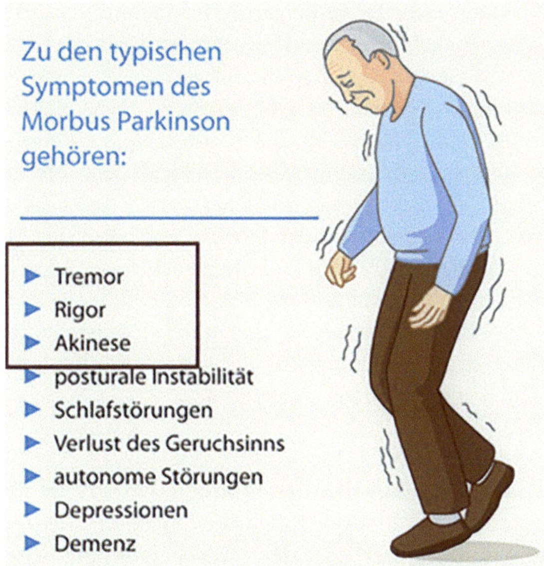

◘ **Abb. 6.1** Typische klinische Erscheinungen bei Morbus Parkinson. (Aus: Handschu et al. 2018)

► **Fallbeispiel**

Herr Schmidt, ein 68-jähriger pensionierter Lehrer, lebt seit 12 Jahren mit einem idiopathischen Parkinson-Syndrom. Anfänglich traten ein Ruhetremor an den Händen sowie leichte Verlangsamungen der Bewegungen auf, was zur Diagnose führte. Lange Zeit wurde er erfolgreich mit Levodopa und weiteren dopaminergen Medikamenten behandelt. In den letzten zwei Jahren hat sich sein Zustand jedoch deutlich verschlechtert. Er berichtet, dass seine Fähigkeit, gezielte Bewegungen auszuführen, abnimmt, in den Off-Phasen manifestieren sich ausgeprägte Muskelsteifheit und Bewegungsblockaden, während in den On-Phasen unkontrollierte, überschießende Bewegungen auftreten, die sein Sturzrisiko erhöhen.

Klinisch zeigt sich bei Herrn Schmidt eine erhebliche Muskelsteifheit, vor allem in den Beinen, die schon bei einfachen Tätigkeiten wie dem Aufstehen oder Drehen im Bett zu Einschränkungen führt. Sein Gang ist kurzschrittig und unsicher, seine Mimik maskenhaft mit reduziertem Lidschlag, seine Sprache wirkt leise und monoton. Die neurologische Untersuchung bestätigt einen ausgeprägten Rigor in Ruhe, signifikante Bradykinese und eine erhöhte posturale Instabilität. Zudem treten bei Wirkungseintritt der Medikation starke Dyskinesien auf.

Aufgrund der zunehmenden motorischen Fluktuationen wurde die medikamentöse Therapie angepasst. Neben einer Optimierung der Levodopa-Dosierung wird der Einsatz eines COMT-Hemmers, beispielsweise Entacapon, in Erwägung gezogen, um die Wirkungsdauer zu verlängern. Herr Schmidt wurde zudem über die Möglichkeit einer Tiefenhirnstimulation (THS) informiert, die langfristig zur Stabilisierung der motorischen Schwankungen und zur Verbesserung der Lebensqualität beitragen kann. Ergänzend erfolgt eine interdisziplinäre Betreuung, die Physiotherapie und Ergotherapie einschließt, um ihm im Alltag bestmögliche Unterstützung zu bieten.

Trotz der vorübergehenden Symptomverbesserung bleibt das Risiko schwerer Off-Phasen und Stürze bei Herrn Schmidt bestehen. Daher sind regelmäßige neurologische Untersuchungen unabdingbar, um die Therapie kontinuierlich an seinen individuellen Krankheitsverlauf anzupassen und weitere Maßnahmen, etwa die THS, fortlaufend zu evaluieren. ◄

■ Epidemiologie und Pathophysiologie

Die idiopathische Parkinson-Krankheit betrifft in Deutschland schätzungsweise rund 400.000 Menschen. Sie zeigt eine deutliche Zunahme der Prävalenz mit steigendem Alter, etwa 1,4 % bei 55-Jährigen und bis zu 3,4 % bei 75-Jährigen. Es lassen sich keine regionalen Häufungen feststellen und bislang konnte keine eindeutige Umweltexposition als ursächlich identifiziert werden. Männer sind häufiger betroffen, es wird eine familiäre Häufung beobachtet.

Pathophysiologisch charakterisiert sich die Erkrankung durch eine fortschreitende, initial meist asymmetrische Degeneration der dopaminproduzierenden kleinen Zellen in der Substantia nigra. Darüber hinaus kommt es zu Zelluntergang und Gliose in weiteren Hirnregionen wie dem Locus coeruleus, dem dorsalen Vaguskern, der Substantia innominata und den Raphe- Kernen. Der Nachweis von Lewy-Körperchen ist dabei eine wesentliche Voraussetzung für die histopathologische Diagnosesicherung. Zentral für die Entstehung der typischen Symptome ist der Mangel an Dopamin in den striatalen Rezeptoren. Zudem werden auch andere Neurotransmittersysteme, etwa Noradrenalin, Serotonin, Acetylcholin und GABA, beeinträchtigt, was zu einem vielfältigen Symptomprofil führt (World Health Organization 2021).

■ Symptome bei Morbus Parkinson

Bei Morbus Parkinson stehen die motorischen Symptome im Vordergrund, die als Leitsymptome klassifiziert werden. Typisch sind ein charakteristischer *Ruhetremor*, eine *Verlangsamung der Bewegungsabläufe*, beschrieben als *Bradykinesie, Hypokinesie* oder *Akinese*, sowie eine *ausgeprägte Muskelsteifheit (Rigor)*. Diese Kernsymptomatik beeinträchtigt die Koordination und führt dazu, dass alltägliche Bewegungen zunehmend schwieriger werden.

Bereits in einem frühen Krankheitsstadium können unspezifische Beschwerden auftreten. Viele Patient:innen berichten über *unklare Schmerzen in den Extremitäten* und erleben *depressive Verstimmungen*, die oft als erste Anzeichen der Erkrankung wahrgenommen werden. Diese frühen Symptome können leicht übersehen werden, da sie nicht unmittelbar mit den klassischen motorischen Beeinträchtigungen in Verbindung gebracht werden.

Neben den motorischen und frühen Symptomen treten häufig auch vegetative Störungen auf. So kann es beispielsweise zu *vermehrtem Speichelfluss, übermäßigem Schwitzen* und einer *abnormen Talgsekretion* kommen, was teilweise zu einem sogenannten *Salbengesicht* führt. Diese autonomen Dysfunktionen tragen zusätzlich zur Lebensbeeinträchtigung bei und machen den Krankheitsverlauf komplexer.

Auch psychische Störungen sind ein bedeutender Bestandteil des Krankheitsbildes. Neben den bereits erwähnten *depressiven Verstimmungen* kommt es bei fortgeschrittenen Stadien zu einer *Verlangsamung der Denkprozesse* und sogar zu *Demenz*. Diese kognitiven Veränderungen erschweren den Alltag und belasten sowohl die Patient:innen als auch ihre Angehörigen erheblich (Deutsche Alzheimer Gesellschaft 2023; Bundesministerium für Gesundheit 2021).

■ **Differenzialdiagnosen**

Lewy-Körperchen-Demenz:

Die Lewy-Körperchen-Demenz (LBD) stellt eine wichtige Differenzialdiagnose zum idiopathischen Parkinson-Syndrom dar. Diese Demenzform kombiniert Parkinson-artige Symptome mit frühen kognitiven Störungen. Neben den motorischen Auffälligkeiten, wie sie auch beim idiopathischen Parkinson-Syndrom vorkommen (Tremor, Bradykinesie, Rigor), sind bei der Lewy-Körperchen-Demenz charakteristische kognitive Fluktuationen, ausgeprägte visuelle Halluzinationen sowie Störungen der Aufmerksamkeit zu beobachten. Der Nachweis von Lewy-Körperchen (eosinophilen, intrazellulären Einschlusskörperchen, also kleine Eiweißablagerungen in Nervenzellen) bildet die histopathologische Basis für die Diagnose. Der Befund dieser Einschlusskörperchen ist entscheidend für die Differenzierung der Lewy-Körperchen-Demenz von anderen demenziellen Erkrankungen sowie vom klassischen Parkinson-Syndrom.

■ **Diagnostik**

Die definitive Diagnose des Parkinson-Syndroms erfolgt letztlich durch den histopathologischen Befund, insbesondere durch den Nachweis von Lewy-Körperchen in den betroffenen Hirnregionen. Um andere Ursachen auszuschließen, werden ergänzend bildgebende Verfahren wie Computertomografie

(CT) und Magnetresonanztomografie (MRT) eingesetzt. In bestimmten Fällen kann auch ein Dopamintransporter-Scan (DAT-Scan) angewendet werden, eine nuklearmedizinische Methode, die die Funktion der Dopamintransporter im Gehirn visualisiert und so Rückschlüsse auf die Integrität der dopaminergen Bahnen zulässt.

Die ausführliche Anamnese und die klinische Untersuchung liefern wichtige Hinweise auf das Vorliegen eines Parkinson-Syndroms. Typische Befunde sind:

- Bradydiadochokinese mit Amplitudendekrement: Patient:innen haben Schwierigkeiten, flüssige Drehbewegungen in den Handgelenken auszuführen oder eine Faust wiederholt zu öffnen und zu schließen, oft sind nur wenige Wiederholungen möglich.
- Verlangsamtes, kleinschrittiges Gangbild: Häufig schwingen die Arme auf der betroffenen Seite nicht ausreichend mit, was zu einem unsicheren Gang führt.
- Weitere Merkmale der Bradykinesie: Dazu zählen Hypomimie (reduzierter Gesichtsausdruck, „maskenhaftes" Gesicht), hypophones (leises) Sprechen, Mikrografie (eine auffallend kleine Handschrift) sowie Einschränkungen in der Feinmotorik, die alltägliche Aktivitäten, wie das Schließen von Knöpfen, Rasieren oder Schuhe binden, beeinträchtigen.

▪ Verlauf

Der Krankheitsverlauf beim idiopathischen Parkinson-Syndrom ist typischerweise progressiv und variiert individuell. Häufig beginnt die Erkrankung asymmetrisch, das heißt, eine Körperseite ist stärker betroffen als die andere, ein wichtiges diagnostisches Merkmal, das in der Differenzialdiagnostik berücksichtigt wird. Im Frühstadium stehen vor allem motorische Symptome wie ein einseitiger Ruhetremor, leichte Bradykinese und Rigor im Vordergrund. Mit fortschreitender Erkrankung kommt es zu einer Ausbreitung der Symptome auf beide Seiten, und es treten zunehmend posturale Instabilität sowie eine Verschlechterung der Fein- und Grobmotorik auf. Neben den motorischen Veränderungen entwickeln viele Patient:innen im weiteren Verlauf auch nicht-motorische Symptome wie autonome Dysfunktionen, kognitive Einschränkungen und psychische Störungen, die die Lebensqualität zusätzlich beeinträchtigen. Die Progression kann dabei über Jahre hinweg erfolgen, wobei die Reaktion auf die medikamentöse Therapie im späteren Verlauf durch motorische Schwankungen und Dyskinesien kompliziert wird.

▪ Therapie

Die Therapie des Parkinson-Syndroms basiert auf einem multimodalen Ansatz, der sowohl medikamentöse als auch nicht-medikamentöse Maßnahmen umfasst. Im Zentrum der pharmakologischen Behandlung steht die dopaminerge Substitution, vor allem durch Levodopa, ergänzt durch Dopaminagonisten, MAO-B-Hemmer (Monoaminoxidasehemmer, Antidepressiva) und COMT-Hemmer (hemmen Catechol-O-Methyl-Transferase, erhöhen die Menge an verfügbarem Dopamin im Gehirn), um die Wirksamkeit zu optimieren und Nebenwirkungen zu minimieren. Mit fortschreitender Erkrankung müssen Therapiekonzepte regelmäßig angepasst werden, da motorische Fluktuationen und dyskinetische Bewegungen zunehmen können.

Medikamentenpumpen, wie die kontinuierliche Apomorphin-Infusion oder Duodopa, sind besonders für Patient:innen geeignet, die trotz optimaler oraler Therapie weiterhin lange oder häufige Off-Phasen aufweisen. Diese Pumpentherapie ermöglicht eine kontinuierliche Dopaminabgabe, wodurch Hyperkinesien reduziert und motorische Schwankungen stabilisiert werden. Während der stationären Behandlung wird die individuelle Infusionsrate ermittelt, und bei Bedarf kann der Patient/ die Patientin über einen Apomorphin-Pen zusätzliche Bolusdosen selbstständig verabreichen. Sollte es zu häufigen Bolusgaben kommen, ist eine Anpassung der Basalrate ratsam. Auch in den Nachtstunden muss die Pumpentherapie oft durch Tabletteneinnahme überbrückt werden oder, in speziellen Fällen, die Pumpe mit reduzierter Dosis weiterlaufen.

Ergänzend zur medikamentösen Therapie spielen nicht-pharmakologische Maßnahmen eine entscheidende Rolle. Physiotherapie, Ergotherapie und Logopädie unterstützen die Mobilität und Alltagsbewältigung, während eine interdisziplinäre Betreuung dazu beiträgt, sowohl motorische als auch nicht-motorische Symptome zu adressieren. In ausgewählten Fällen kann auch eine Tiefenhirnstimulation in Erwägung gezogen werden, um die motorischen Schwankungen zu stabilisieren und die Lebensqualität zu verbessern.

Bei ausgewählten Patient:innen kann zusätzlich eine THS in Erwägung gezogen werden. Diese Methode zielt darauf ab, die motorischen Schwankungen zu stabilisieren und somit die Lebensqualität langfristig zu verbessern. Neben der THS werden auch neuere medikamentöse Ansätze und alternative Interventionen kontinuierlich evaluiert, um ein möglichst individuell optimales Therapiekonzept zu gewährleisten.

> **❶ Cave**
> Medikamente, die bei der Parkinson-Krankheit vermieden werden sollten: Alle Arzneimittel, welche den Dopaminstoffwechsel hemmen, sind kontraindiziert. Insbesondere sollten Neuroleptika, die zur Behandlung von Schizophrenie, als Beruhigungsmittel oder bei Verwirrtheitszuständen eingesetzt

werden, gemieden werden. Bekannte Präparate aus dieser Wirkstoffgruppe sind Haldol, Neurocil, Zyprexa, Risperdal und Eunerpan. Bereits nach dem erstmaligen Einsatz oder bei längerer Einnahme dieser Medikamente kann es zu einer erheblichen Verschlimmerung der Parkinson-Symptome kommen. Auch Neuroleptika, die Sulpirid enthalten und gelegentlich gegen Schwindel verabreicht werden, sowie das häufig gegen Übelkeit genutzte Metoclopramid (Paspertin) können die Symptome verschlechtern und sollten deshalb nicht eingesetzt werden (Verwolt und Zergiebel 2020).

6.3 Chorea Huntington

■ **Definition und Klassifikation**

Chorea Huntington, auch Morbus Huntington oder Huntington-Krankheit genannt (ICD-10: G10), ist eine autosomal-dominant vererbte, fortschreitende neurodegenerative Erkrankung. Sie zählt zu den hyperkinetischen extrapyramidalen Bewegungsstörungen und ist durch eine Trias aus motorischen, kognitiven und psychiatrischen Symptomen gekennzeichnet.

Typischerweise manifestiert sich die Krankheit im mittleren Erwachsenenalter um das 4. Lebensjahrzehnt, kann aber in Ausnahmefällen bereits im Kindesalter oder erst im hohen Alter auftreten.

Man unterscheidet klassische (meist adulte) Verläufe von seltenen frühen Formen: Tritt die Erkrankung vor dem 20. Lebensjahr auf, spricht man von der *Westphal-Variante* (juveniler Morbus Huntington), die häufig ein atypisches Bild mit vorwiegend hypokinetisch-rigiden Symptomen zeigt.

Pathologisch gehört Chorea Huntington zu den *Trinukleotid-Repeat-Erkrankungen*, was für Diagnose und Erbgang bedeutsam ist (Deutsche Gesellschaft für Neurologie 2022; Mayo Clinic 2022).

Exkurs

Trinukleotiderkrankungen sind genetisch bedingte Erkrankungen, die durch eine übermäßige Wiederholung bestimmter DNA-Basentripletts (Triplett-Repeats) entstehen. Liegt die Anzahl der Wiederholungen über einem kritischen Schwellenwert, führt dies zu einer abnormen Veränderung des betroffenen Proteins, wodurch es oft zu neuronalen Funktionsstörungen kommt. Häufig äußern sich diese Erkrankungen in progressiven Bewegungsstörungen, kognitiven Defiziten und psychiatrischen Symptomen.

■ **Ursachen und Pathophysiologie**

Ursache der Huntington-Krankheit ist ein genetischer Defekt auf Chromosom 4. Dabei liegt im *Huntingtin-Gen* eine *abnorme Verlängerung eines CAG-Tripletts* (Codon für die Aminosäure Glutamin) vor (◘ Abb. 6.2).

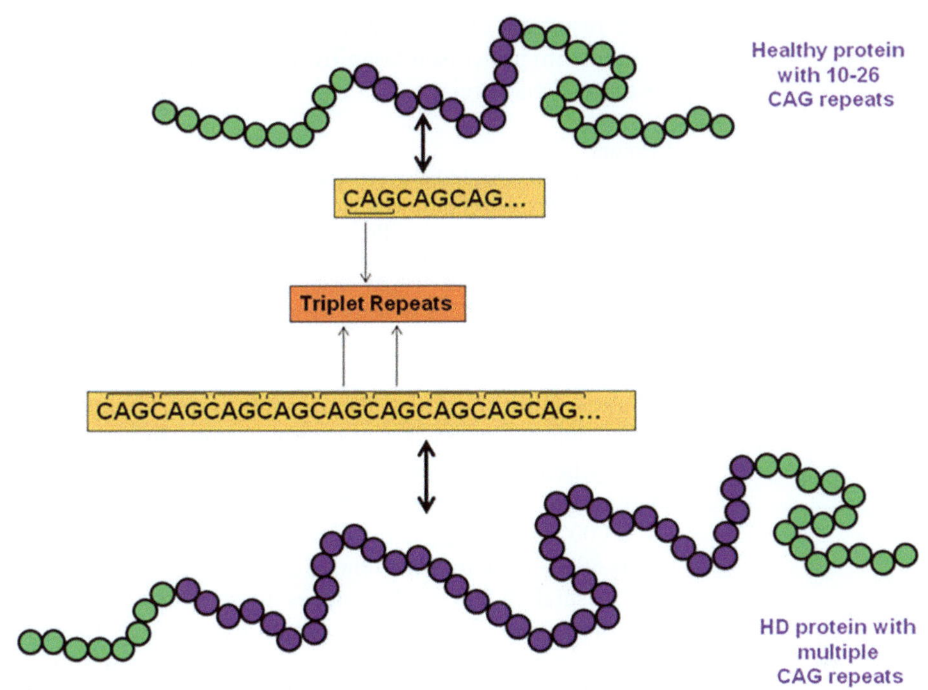

Abb. 6.2 Gesunde CAG- Tripletts (oben); abnorme Verlängerung eines CAG-Tripletts wie im Huntingtin-Gen (oben)

Das mutierte Huntingtin-Protein sammelt sich im Krankheitsverlauf in Form von unlöslichen Aggregaten in Nervenzellen an. Besonders betroffen sind Nervenzellen in den Basalganglien, vor allem im Striatum (Nucleus caudatus und Putamen), sowie in der Hirnrinde, was die klinischen Symptome erklärt. Neuropathologisch zeigt sich eine fortschreitende Atrophie dieser Strukturen mit Neuronenverlust und reaktiver Astrogliose (Reaktion von Astrozyten im Zentralnervensystem auf gestörte Homöostase).

Charakteristisch ist zudem das Phänomen der *Antizipation:* Bei Vererbung der Mutation kommt es insbesondere bei väterlicher Übertragung häufig zu einer weiteren Verlängerung des CAG-Repeats (instabile Repeat-Zahl), was in der nachfolgenden Generation zu einem früheren Krankheitsbeginn und rascheren Verlauf führen kann.

Die Wahrscheinlichkeit einer solchen deutlichen Expansion ist bei Vererbung vom Vater deutlich höher als bei mütterlicher Vererbung.

Warum das Huntingtin-Protein in mutierter Form toxisch wirkt, ist noch nicht in allen Details geklärt. Man nimmt an, dass es zu einer pathologischen *Gain-of-Function* kommt, die z. B. zu Dysregulationen intrazellulärer Prozesse, mitochondrialer Funktionen und Neurotransmitterhaushalt führt. Letztlich resultiert ein selektiver neuronaler Zelluntergang insbesondere im motorisch-kognitiven Netzwerk der Basalganglien-Kortex-Schaltkreise.

Exkurs

Der Begriff beschreibt bei genetischen Erkrankungen den Vorgang, bei dem eine Mutation dazu führt, dass ein Protein neue oder verstärkte Funktionen erlangt, die in der normalen Physiologie nicht vorkommen. Anstatt lediglich eine Funktion zu verlieren oder inaktiv zu werden (Loss-of-Function), bewirkt eine Gain-of-Function-Mutation, dass das Protein sich abnormal verhält und schädliche Prozesse in der Zelle auslöst.

■ Epidemiologie

Chorea Huntington ist eine der häufigsten monogenetischen neurodegenerativen Erkrankungen. Die Prävalenz liegt in westlichen Populationen bei etwa 5–10 pro 100.000 Einwohner:innen. In Europa wird von etwa 6–12 Erkrankten pro 100.000 ausgegangen; für Deutschland entspricht dies ungefähr 8000–10.000 Betroffenen.

Zusätzlich lebt ein Vielfaches an Personen mit dem genetischen Risiko (heterozygoter Mutationsträger (noch) ohne Symptome. Aufgrund des autosomal-dominanten Erbgangs hat jedes Kind eines erkrankten Elternteils ein 50%iges Risiko, die Mutation zu erben.

Die Erkrankung betrifft beide Geschlechter gleichermaßen und kommt in allen ethnischen Gruppen vor, wobei sie in europäischer Bevölkerung am häufigsten ist.

Das mittlere Manifestationsalter liegt um 35–45 Jahre. Etwa 5–10 % der Patient:innen erkranken bereits vor dem 20. Lebensjahr (juvenile Form), weitere ~10 % erst nach dem 55. Lebensjahr. In seltenen Fällen kann der Krankheitsbeginn sogar in der Kindheit (jüngster berichteter Fall ~3 Jahre) oder erst im hohen Alter erfolgen. Familien ohne bekannte Vorgeschichte sind selten, jedoch können in ~5–10 % der Fälle Neumutationen auftreten.

► **Fallbeispiel**

Frau Müller ist 45 Jahre alt. Seit zwei Jahren bemerkt sie zunehmend unwillkürliche Zuckungen in den Händen und eine allgemeine Ungeschicklichkeit. Anfangs schob sie dies dem Stress zu, doch bald berichteten auch ihre Kolleginnen, dass sie seltsame Grimassen macht. Frau Müller fühlt sich oft antriebslos und gereizt, während sie gelegentlich Wörter verwechselt. Obwohl in ihrer Familie keine bekannten neurologischen Erkrankungen vorkommen, verstarb ihr Vater früh.

Nach einem Sturz auf der Treppe sucht Frau Müller einen Neurologen auf. Bei der Untersuchung zeigt sich ein deutlich choreatisches Bewegungsmuster, eine verlangsamte Augenfolge und Merkfähigkeitsstörungen. Nach ausführlicher Beratung und einem Gentest wird die Diagnose Chorea Huntington gestellt. Diese Nachricht belastet sie sehr, da sie an ihre beiden Kinder denkt, die nun ein Risiko tragen, ebenfalls zu erkranken.

Im weiteren Verlauf musste Frau Müller ihre Arbeit aufgeben, da ihre Konzentrationsfähigkeit und Motorik nachließen. Eine Kombination aus Tetrabenazin und Sertralin milderte ihre Symptome etwas, jedoch benötigte sie bei vielen alltäglichen Aktivitäten Unterstützung. Ein ambulanter Pflegedienst kam 2-mal täglich, um ihr beim Aufstehen, bei der Körperpflege und beim Ankleiden mit leichten Kleidungsstücken zu helfen. Beim Frühstück wurde auf eine angepasste Nahrungsaufnahme geachtet, gemeinsame Garten-Spaziergänge erfolgten mit Unterstützung ihres Mannes. Am Nachmittag übte sie unter Anleitung einer Ergotherapeutin, trotz Zittern sicher zu trinken.

Heute wird Frau Müller in einer spezialisierten Betreuung versorgt, in der immer dieselbe Pflegefachkraft sie unterstützt. Diese reagiert schnell auf ihre Wünsche und trägt durch angepasste Ernährung dazu bei, dass ihr Gewichtsverlust gestoppt wird. Ihre Kommunikation erfolgt überwiegend über Blicke und Laute, wobei das Personal Bildtafeln nutzt, um ihre Bedürfnisse zu erfassen. Der weitere Verlauf ihrer Erkrankung bleibt offen. Es wird kontinuierlich daran gearbeitet, ihre Lebensqualität zu erhalten. ◄

■ Symptome

Klinisch äußert sich der Morbus Huntington typischerweise in der genannten Trias. Motorisch fällt zunächst die namensgebende **Chorea** auf: unwillkürliche, plötzliche und unkoordinierte Bewegungen, die oft distal betont sind (z. B. Nesteln mit den Fingern) und sich fließend von einer Muskelgruppe zur nächsten ausbreiten, was an einen „Tanz" erinnert. Anfangs können diese Hyperkinesien diskret sein (leichtes Zucken, Ungeschicklichkeit, Grimassieren) und werden von Betroffenen mitunter kaschiert oder als Nervosität fehlgedeutet. Im Verlauf nehmen sie an Intensität zu und betreffen alle Körperpartien, inkl. Gesicht (z. B. Zungen- und Mundbewegungen).

Die Patient:innen haben zunehmend Schwierigkeiten bei zielgerichteten Bewegungen, ihre Gangart wird staksig und unsicher. **Sturzereignisse** häufen sich, da sowohl die Halte- und Stellreflexe als auch das Gleichgewicht gestört sind. Charakteristisch ist ein verminderter Muskeltonus zwischen den Bewegungsstößen (hyperkinetisch-hypotones Bewegungsmuster). In späten Stadien oder bei jugendlichem Krankheitsbeginn kann das Bild in ein **Parkinson-ähnliches Syndrom** umschlagen mit Bradykinesie, Rigor und kaum noch choreatischen Bewegungen (Westphal-Variante). Zusätzlich kommt es häufig zu **Dysarthrie** (verwaschener, schwer verständlicher Sprache) und im Verlauf zu **Dysphagie** (Schluckstörungen) aufgrund der Koordinationsstörungen der Sprech- und Schluckmuskulatur. Dies führt zu häufigem Verschlucken, Aspiration von Speichel/Nahrung und folglich erhöhter Aspirationspneumonie-Gefahr. Durch den hohen Energieverbrauch der ständigen Bewegungen und die Schluckprobleme verlieren viele Patient:innen deutlich an Gewicht; unbehandelt drohen Untergewicht und Dehydratation. Im Pflegealltag ist daher der Gewichtsverlauf ein wichtiger Beobachtungsparameter (s. u. Ernährung).

Zu den kognitiven Symptomen zählen vor allem eine progrediente **Verschlechterung des Gedächtnisses und der Denk- und Handlungsplanung** (exekutive Dysfunktion). Die Patient:innen zeigen anfangs vermehrt Unaufmerksamkeit, langsames Denken und Probleme, komplexe Aufgaben zu organisieren. Im weiteren Verlauf entwickelt sich bei den meisten eine **Demenz** mit globalem Abbau der geistigen Fähigkeiten. Auffällig ist oft auch ein Verlust der Krankheitswahrnehmung (reduzierte Einsichtsfähigkeit in eigene Defizite). Die Kombination aus kognitiven Störungen und motorischer Unruhe führt dazu, dass Alltagskompetenzen nach und nach verloren gehen, von Problemen beim Bedienen technischer Geräte und Führen eines Kraftfahrzeugs bis zur Unfähigkeit, sich selbst anzukleiden oder zu essen (s. Abschn. „Spezielle Pflege bei Chorea Huntington").

Psychische Veränderungen können bereits den ersten Krankheitszeichen angehören und sind für Betroffene und Angehörige oft besonders belastend. Häufig treten **Persönlichkeitsveränderungen** auf, z. B. erhöhte Reizbarkeit, Gereiztheit bis hin zu aggressiven Durchbrüchen sowie **Impulskontrollstörungen**. Viele Patient:innen entwickeln eine **Depression** (die Lebenszeit-Prävalenz depressiver Episoden bei Huntington-Patient:innen liegt deutlich über dem Bevölkerungsdurchschnitt) mit Symptomen wie Niedergeschlagenheit, Antriebsmangel, sozialem Rückzug und Suizidgedanken. Tatsächlich ist die Suizidrate bei Huntington-PatientInnen erheblich erhöht, weshalb Suizidgefahr stets mitbedacht und angesprochen werden muss. Ebenfalls möglich sind **Angststörungen** und **zwanghaftes Verhalten** (beispielsweise repetitive Fragen oder Handlungen). In einigen Fällen treten **psychotische Symptome** auf, etwa paranoide Wahnvorstellungen oder Halluzinationen, was für die Umgebung besonders schwierig sein kann. Im fortgeschrittenen Stadium kommt es oft zu **Apathie**, also emotionaler Verflachung und Gleichgültigkeit.

Das Verhalten der Betroffenen wirkt auf Außenstehende durch diese Veränderungen häufig „inadäquat" oder unberechenbar. Wichtig ist, dies als Krankheitsfolge zu verstehen und nicht als Charakterfehler. Für Pflegende bedeutet dies jedoch, sich auf herausfordernde Situationen einstellen zu müssen, z. B. den Umgang mit Aggression oder Frustrationstoleranzproblemen (siehe Abschn. „Spezielle Pflege bei Chorea Huntington").

■ **Diagnostik**

Die Diagnose von Chorea Huntington wird in erster Linie molekulargenetisch gestellt. Besteht anhand der Klinik, einer Kombination aus charakteristischen Bewegungsstörungen, kognitiv-psychischen Veränderungen und positiver Familienanamnese, ein Verdacht, so kann ein spezifischer **Gentest** durchgeführt werden. Hierfür wird aus einer Blutprobe die Anzahl der CAG-Repeats im *Huntingtin*-Gen bestimmt. Ein Befund von > 39 CAG-Repeats bestätigt die Diagnose, während ≤ 35 Wiederholungen einen Ausschluss bedeuten (Graubereich 36–39, in dem die Krankheit unvollständig penetrant ist). Aufgrund der schwerwiegenden Konsequenzen erfordert die genetische Testung eine ausführliche **humangenetische Beratung** sowie das schriftliche Einverständnis des Patient:innen. In der Praxis erfolgt vor und nach Mitteilung des Ergebnisses ein psycho-soziales Counseling, um den Patienten/die Patientin und ggf. die Angehörigen aufzufangen.

Rein klinisch lässt sich die Erkrankung heute zuverlässig erkennen, doch wurden klassische Diagnosekriterien entwickelt, bevor genetische Tests verfügbar waren. Im Mittelpunkt stand dabei das motorische Leitsymptom der Chorea Huntington in Verbindung mit einer entsprechenden Familienanamnese. Inzwischen sind solche Kriterien entbehrlich, da der direkte DNA-Nachweis hochsensitiv und -spezifisch ist.

Differenzialdiagnostisch müssen jedoch andere Ursachen von Chorea abgegrenzt werden, insbesondere wenn keine familiäre Belastung bekannt ist oder der Gentest überraschend negativ ausfällt. Zu berücksichtigen sind etwa das **Wilson-Syndrom** (hepatische Kupferspeicherkrankheit), bestimmte **spinozerebellare Ataxien** und seltene genetische Differenzialdiagnosen (z. B. HDL – Huntington's disease-like Syndromes), aber auch erworbene Ursachen von choreiformen Bewegungsstörungen: z. B. **Chorea minor** (Sydenham-Chorea) nach einer Streptokokkeninfektion, **Lupus erythematodes** (neuropsychiatrischer Lupus), **Antiphospholipid-Antikörper-Syndrom**, **Hyperthyreose**, Nebenwirkungen von Medikamenten (z. B. L-Dopa oder Antipsychotika).

Apparative Untersuchungen spielen in der Huntington-Diagnostik eher eine unterstützende Rolle: In der kraniellen Bildgebung (MRT) lässt sich häufig eine ausgeprägte Atrophie des Nucleus caudatus mit Vergrößerung der Seitenventrikel nachweisen, welche den Verdacht erhärtet. Funktionelle Bildgebung oder EEG können Hinweise liefern, sind aber unspezifisch.

Ein spezieller Aspekt ist die **präsymptomatische (prädiktive) Testung**: Gesunde Angehörige mit 50 %igem Risiko können, wenn sie dies wünschen, bereits vor Auftreten von Symptomen einen Gentest durchführen lassen. Diese Entscheidung erfordert jedoch äußerst sorgfältige humangenetische Beratung und psychologische Begleitung, da ein positives Ergebnis eine massive seelische Belastung darstellen kann. Generell empfehlen Fachgesellschaften, prädiktive Tests nicht vor dem 18. Lebensjahr durchzuführen, auch wenn in Ausnahmefällen Ausnahmen diskutiert werden. Die Beratung muss auch auf mögliche sozialversicherungsrechtliche Konsequenzen (z. B. Risikolebensversicherung) eingehen. Wichtig: Ein prädiktiver Test sollte *nie* gegen den Willen der Person oder ohne adäquate Aufklärung erfolgen.

Liegt ein positives Testergebnis vor, sollte frühzeitig mit einer **interprofessionellen Betreuung** begonnen werden, auch wenn noch keine oder minimale Symptome bestehen. Dazu gehört die neurologische Verlaufsüberwachung (ggf. mittels motorischer Scores, s. Abschn. „Spezielle Pflege bei Chorea Huntingron") sowie psychosoziale Unterstützung, um den Einstieg in Selbsthilfegruppen oder Therapieangebote zu erleichtern.

■   **Verlauf und Prognose**

Die Huntington-Krankheit verläuft chronisch-progredient und bislang unaufhaltsam. Nach Krankheitsbeginn schreiten die Symptome über Jahre bis Jahrzehnte kontinuierlich fort. Im **Spätstadium** verlieren die Patient:innen die Kontrolle über alle willkürlichen Bewegungen. Schwere Dysphagie mit Aspirationsgefahr, anhaltende Bettlägerigkeit und vollkommene Pflegebedürftigkeit kennzeichnen das Endstadium. Häufig sind die Patient:innen dann auf Ernährung über PEG-Sonde und unterstützt beatmete Atemtherapie angewiesen. Schließlich kommt es zum vollständigen Verlust der sprachlichen Kommunikationsfähigkeit (mutistisches Stadium).

Die **Lebenserwartung** ist deutlich verkürzt: Ab Manifestation beträgt die mittlere Überlebenszeit etwa 15–20 Jahre. Allerdings variiert dies individuell stark. Patient:innen mit sehr früher und rasant verlaufender Erkrankung (z. B. Westphal-Variante) können schon innerhalb von 8–10 Jahren versterben, während bei spätem Erkrankungsbeginn und guter Versorgung auch längere Verläufe über 25 Jahre möglich sind. Als häufigste Todesursachen gelten Komplikationen wie **Aspirationspneumonien** infolge der Schluckstörungen sowie **Infektionen** (z. B. Harnwegs- oder pulmonale Infekte) und Verletzungen. Auch **Suizid** ist, insbesondere in mittleren Krankheitsstadien, eine bedeutsame Gefährdung. Daher ist eine engmaschige Beobachtung der psychischen Verfassung wichtig (s. Abschn. „Spezielle Pflege bei Chorea Huntington").

Eine kausale Therapie existiert bisher nicht, das heißt, die Erkrankung ist nicht heilbar und ihr Fortschreiten kann nicht aufgehalten oder nachhaltig verlangsamt werden. Alle verfügbaren Behandlungsansätze sind *symptomatisch* ausgerichtet und zielen darauf ab, die Beschwerden zu lindern, Komplikationen vorzubeugen und die Lebensqualität möglichst lange zu erhalten. Im Verlauf muss die Therapie immer wieder an den aktuellen Zustand und die vorrangigen Probleme der einzelnen betroffenen Person angepasst werden. Aufgrund der Schwere der Erkrankung und der genetischen Implikationen ist Chorea Huntington außerdem stets eine familiäre und soziale Herausforderung. Dies erfordert eine umfassende Betreuung, die medizinische, pflegerische und psychosoziale Maßnahmen integriert.

■ Therapie

Da eine Heilung nicht möglich ist, stehen folgende Therapieziele im Vordergrund: Linderung der motorischen Überbewegungen (Chorea), Behandlung psychischer Symptome (Depression, Psychosen etc.), Erhalt der Alltagsfunktionen so lange wie möglich sowie supportive Maßnahmen wie Ernährungssicherung, Physiotherapie und psychosoziale Begleitung.

■ ■ Medikamentöse Therapie

Zur Reduktion der choreatischen Hyperkinesien haben sich Medikamente bewährt, die den dopaminergen Effekt im Striatum dämpfen. Mittel der ersten Wahl sind spezifische **VMAT2-Hemmer** wie Tetrabenazin (in Deutschland zugelassen) oder neuere Derivate (Deutetrabenazin, Valbenazin, in den USA zugelassen). Diese Wirkstoffe reduzieren die Freisetzung von Dopamin und können so unwillkürliche Bewegungen deutlich vermindern. Allerdings können sie als Nebenwirkung Sedierung, depressive Verstimmungen oder andere psychische Verschlechterungen auslösen, weshalb eine engmaschige Überwachung nötig ist.

Alternativ oder ergänzend werden **Neuroleptika** eingesetzt, vor allem atypische Antipsychotika wie Risperidon, Olanzapin oder Ariprazol, teils auch klassische wie Haloperidol in niedriger Dosierung. Diese Medikamente blockieren Dopaminrezeptoren und können damit die choreatischen Bewegungen abschwächen, haben aber ihrerseits extrapyramidale Nebenwirkungen (Dystonien, Parkinson-Symptome) und ggf. sedierende Effekte.

Bei jungen Patient:innen mit überwiegend rigid-akinetischer Symptomatik (Westphal-Variante) kann ein Therapieversuch mit **Antiparkinson-Medikamenten** unternommen werden, etwa Levodopa oder Dopaminagonisten, allerdings ist deren Nutzen begrenzt und es besteht das Risiko, psychotische Symptome zu provozieren. Zusätzlich können Benzodiazepine (z. B. Clonazepan) zur Dämpfung von Tremor, Myoklonien oder zur Beruhigung eingesetzt werden, insbesondere abends zur Verbesserung des Schlafs (mit Vorsicht wegen Suchtgefahr).

Die **psychiatrischen Symptome** werden nach allgemeinen psychiatrischen Leitlinien behandelt. Eine **antidepressive Therapie** sollte früh und großzügig erfolgen, meist mit SSRIs wie Escitalopram, Sertralin oder Citalopram, da diese gut verträglich sind und teils auch zwanghafte Symptome günstig beeinflussen können. Bei ausgeprägten **Aggressionen oder Stimmungsschwankungen** kommen **stimmungsstabilisierende Antikonvulsiva** („Mood Stabilizer") in Betracht, z. B. Carbamazepin, Valproat oder Lamotrigin.

Auftretende **Psychosen** oder schwere Erregungszustände können den Einsatz von Antipsychotika notwendig machen, hier werden atypische Neuroleptika (wie oben beschrieben) genutzt. Haloperidol ist wegen seines höheren Nebenwirkungsprofils (Bewegungsstörungen) eher nachrangig, kann aber bei therapieresistenten Psychosen in geringer Dosierung sinnvoll sein. Anxiolytika (gegen Ängste) und sedierende Medikamente können situativ hilfreich sein, müssen aber wegen Kumulationseffekten und Sturzgefahr bedacht dosiert werden.

Insgesamt sollte die medikamentöse Therapie regelmäßig evaluiert und angepasst werden, um einerseits Symptome optimal zu kontrollieren und andererseits Nebenwirkungen – v. a. aufs Gehirn wirkende Medikamente können kognitive und motorische Funktionen weiter beeinträchtigen – zu minimieren.

▪▪ Nicht-medikamentöse Therapien

Ein multidisziplinärer rehabilitativer Ansatz ist für Patient:innen mit Chorea Huntington essenziell.

Physiotherapie sollte möglichst früh begonnen werden, um Mobilität, Koordination und Muskelkraft zu fördern sowie Kontrakturen entgegenzuwirken. Geeignete Übungen verbessern das Gleichgewicht und können Stürzen vorbeugen. Kraft- und Ausdauertraining werden angepasst an die Belastbarkeit durchgeführt, da die Patient:innen wegen ihres erhöhten Energieverbrauchs schneller ermüden. Ergänzend helfen Entspannungsübungen (z. B. progressive Muskelentspannung) gegen innere Unruhe und wirken positiv auf das Wohlbefinden.

Ergotherapie zielt darauf ab, Alltagsfähigkeiten so lange wie möglich zu erhalten. Hierzu gehören Training von Feinmotorik (z. B. Schreiben, Essen), Anziehtraining, Haushaltstrainings und der Einsatz von Hilfsmitteln zur Förderung der Alltagskompetenz (siehe Abschn. „Spezielle Pflege bei Chorea Huntington"). Die Ergotherapie kann auch kognitive Trainingsansätze beinhalten, um Gedächtnis und Konzentration zu stimulieren, solange dies sinnvoll ist.

Logopädie (Sprachtherapie) hat einen doppelten Fokus: zum einen die Behandlung der Dysarthrie, um die Verständlichkeit der Sprache zu verbessern (Übungen für Sprechmuskulatur, Atem- und Stimmübungen), ggf. auch das Einüben von unterstützenden Kommunikationsmitteln, zum anderen, in enger Überschneidung mit Schlucktherapie, die Behandlung der Dysphagie, also Schlucktraining, Beratung zu geeigneter Kostform und Schlucktechniken zur Aspirationsprophylaxe. Logopäden können auch den Einsatz von Kommunikationshilfsmitteln anbahnen (z. B. Tafeln mit Bildern/Wörtern oder elektronische Kommunikationsgeräte), wenn die verbale Sprache unverständlich wird.

Psychosoziale Betreuung: Patient:innen mit Chorea Huntinton und ihre Familien benötigen umfangreiche psychosoziale Unterstützung. Psychotherapeutische Hilfe (durch Psycholog:innen oder Psychiater:innen) kann helfen, mit Verhaltensauffälligkeiten umzugehen sowie Depression, Angst und Krankheitsverarbeitung zu behandeln. Der Therapeut kann Coping-Strategien vermitteln und die Familie beim Umgang mit der fortschreitenden Verschlechterung unterstützen. Sozialarbeiterische Betreuung ist wichtig für die Organisation der Pflege (Pflegegrade, Hilfsmittelbeantragung, Wohnraumanpassung) und zur Klärung sozialrechtlicher Fragen (Schwerbehindertenausweis, Vorsorgevollmacht, Betreuung, Finanzielles) (Universitätsklinikum Freiburg o.J.).

Selbsthilfegruppen und Organisationen wie die Deutsche Huntington-Hilfe e. V. bieten Informationsmaterial, Erfahrungsaustausch und Entlastung für Betroffene und Angehörige. Ihnen sollte frühzeitig der Kontakt ermöglicht werden. Im Verlauf muss oft über eine stationäre Unterbringung oder spezialisierte Pflegeeinrichtung nachgedacht werden, vor allem wenn die Pflege zu Hause die Möglichkeiten der Angehörigen übersteigt (siehe Angehörigenarbeit).

Schließlich gehört auch eine **palliativmedizinische Betreuung** in späten Stadien zum Gesamtkonzept, um Symptome wie Schmerz, Dyspnoe, Angst etc. zu lindern und eine würdige letzte Lebensphase zu ermöglichen. Durch die Komplexität der Huntington-Erkrankung ist eine enge interprofessionelle Zusammenarbeit aller Beteiligten essenziell (Nursing Critical Care 2011).

Spezielle Pflege bei Chorea Huntington

Die Pflege von Menschen mit Chorea Huntington erfordert umfassendes Fachwissen, höchste Aufmerksamkeit und ein individuell abgestimmtes Versorgungskonzept. Die Erkrankung zeichnet sich durch willkürliche, plötzliche Bewegungen, kognitive Einschränkungen und in fortgeschrittenen Stadien häufig auch psychische Veränderungen aus. Da die Patient:innen oft einen erhöhten Energieverbrauch haben, ist zudem auf eine ausreichende Kalorienzufuhr und regelmäßige Gewichtskontrolle zu achten. Pflegefachpersonen übernehmen eine zentrale Schnittstellenfunktion im interprofessionellen Team und begleiten den Patienten/die Patientin sowie dessen Angehörige über einen langen Krankheitsverlauf.

Beobachtung und Dokumentation

Die sorgfältige Beobachtung und lückenlose Dokumentation bilden die Grundlage der pflegerischen Versorgung:

- **Motorische Veränderungen:** Tägliche Beobachtung unwillkürlicher Bewegungen (Chorea), neu auftretender Rigidität und Koordinationsprobleme.
- **Sturzereignisse:** Dokumentation von Stürzen, Hinweisen auf Unsicherheit im Gang und Veränderungen der Mobilität.
- **Schluckprobleme:** Achten auf Anzeichen von Husten oder Verschlucken während der Nahrungsaufnahme, um eine Aspirationsgefahr frühzeitig zu erkennen.
- **Ernährungszustand:** Regelmäßige Gewichtskontrolle, da ein erhöhter Kalorienbedarf durch die ständige Muskelaktivität besteht.
- **Psychischer Zustand:** Beobachtung von Stimmung, Verhalten und kognitiven Veränderungen, die Rückschlüsse auf den Krankheitsverlauf erlauben.
- **Standardisierte Assessments:** Einsatz von Instrumenten wie der Unified Huntington's Disease Rating Scale (UHDRS) zur systematischen Erfassung motorischer, kognitiver und funktionaler Parameter.

Förderung der Alltagskompetenz und Mobilität

Ein zentrales Ziel der Pflege ist es, die Selbstständigkeit in den Aktivitäten des täglichen Lebens so lange wie möglich zu erhalten:

- **Alltagshilfsmittel:** Einsatz von adaptierter Kleidung (z. B. mit Klettverschlüssen), speziellen Tellern und Besteck, um die eigenständige Nahrungsaufnahme zu ermöglichen.
- **Bewegung und Aktivierung:** Regelmäßiges Bewegungs- und Gleichgewichtstraining, das in enger Zusammenarbeit mit Physiotherapeut:innen erfolgt, um Mobilität zu fördern und das Sturzrisiko zu minimieren.

- **Ergotherapeutische Interventionen:** Förderung der Alltagsfähigkeiten durch gezielte Übungen, die die Selbstständigkeit unterstützen, etwa beim Ankleiden oder bei Haushaltsaktivitäten.
- **Atem-, Sprech- und Schlucktraining:** Unterstützung durch Logopäden, um die Nahrungsaufnahme zu optimieren und die Atmung zu stabilisieren.

Unterstützung bei Ernährung und Medikamenteneinnahme

Da die ständige unwillkürliche Bewegung den Kalorienbedarf erhöht, ist auf eine angepasste Ernährung zu achten:

- **Kalorienreiche Kost:** Mehrere kleine, nährstoff- und energiereiche Mahlzeiten über den Tag verteilen.
- **Regelmäßige Gewichtskontrolle:** Um frühzeitig Gewichtsverluste zu erkennen und Maßnahmen zu ergreifen.
- **Angepasste Nahrung:** Bei Schluckproblemen wird die Konsistenz der Nahrung entsprechend modifiziert, um die Sicherheitsaspekte zu erhöhen.
- **Medikamenteneinnahme:** Unterstützung bei der strukturierten Einnahme der verordneten Medikamente; in der frühen Phase wird die selbstständige Einnahme gefördert, im weiteren Verlauf übernimmt die Pflege die Organisation und Überwachung der Medikamentengabe.

Umgang mit kognitiven und psychischen Veränderungen

Die kognitiven Einschränkungen und psychischen Veränderungen bei Chorea Huntington erfordern einen einfühlsamen und strukturierten Ansatz:

- **Kommunikation:** Klare, einfache und geduldige Ansprache ohne Fachterminologie; Einsatz von Validationstechniken, um die emotionale Realität der Patient:innen anzuerkennen.
- **Strukturierung des Tages:** Feste Tagesabläufe und Rituale schaffen Sicherheit und Orientierung.
- **Aktivierung und Gedächtnistraining:** Gemeinsame Aktivitäten, die das Gedächtnis stimulieren, wie das Anschauen von Fotoalben oder das gemeinsame Singen von Liedern.
- **Umgang mit herausforderndem Verhalten:** Deeskalation durch ruhige, nicht konfrontative Ansprache; Ablenkung und Umleitung, wenn aggressives oder impulsives Verhalten auftritt.
- **Pflegerische Anpassung:** Bei intensiven emotionalen Ausbrüchen wird im Team besprochen, welche Maßnahmen, ob medikamentöse Anpassung oder besondere Deeskalationstechniken, am besten geeignet sind.

Sicherheit und Wohnraumgestaltung

Die Sicherheit des Patienten/der Patientin hat höchste Priorität, ohne dabei seine Freiheit unnötig einzuschränken:

- **Sturzprophylaxe:** Entfernung von Stolperfallen, Einsatz von Haltegriffen und sicherer Gestaltung der Umgebung.
- **Sicherheitsanpassungen:** Anpassen von Möbeln wie Betten (niedrig, mit gepolsterten Seiten) und Türen sowie das Anbringen von Notfallhinweisen, die den schnellen Zugriff auf Hilfe ermöglichen.
- **Schutz vor Gefahrenquellen:** Sicherstellen, dass potenziell gefährliche Gegenstände wie scharfe Küchenutensilien oder elektrische Geräte nicht unbeaufsichtigt zugänglich sind.

Einbeziehung der Angehörigen und psychosoziale Unterstützung

Angehörige spielen eine Schlüsselrolle in der Betreuung von Huntington-Patient:innen:

- **Information und Aufklärung:** Angehörige werden frühzeitig über den Krankheitsverlauf und mögliche Verhaltensauffälligkeiten informiert.
- **Beratung und Schulung:** Praktische Tipps zur Alltagsbewältigung und Unterstützung bei Pflegetätigkeiten werden vermittelt.
- **Entlastungsangebote:** Hinweise auf Tages- und Kurzzeitpflege sowie ehrenamtliche Hilfen helfen, die Belastung der Angehörigen zu reduzieren.
- **Emotionale Unterstützung:** Regelmäßige Gespräche und der Austausch in Selbsthilfegruppen stärken das Netzwerk der Familie (Grunst und Sure 2010).

6.4 Demenzen

■ Definition und Einleitung

Demenz ist ein Syndrom, das durch den fortschreitenden Verlust kognitiver Fähigkeiten gekennzeichnet ist. Betroffen sind insbesondere Gedächtnis, Orientierung, Sprache, Denk- und Urteilsvermögen sowie die Fähigkeit, alltägliche Aktivitäten selbstständig durchzuführen. Im Gegensatz zur normalen Altersvergesslichkeit sind die Beeinträchtigungen bei einer Demenz deutlich ausgeprägt und führen zu Einschränkungen im Alltagsleben. Der Begriff Demenz leitet sich aus dem lateinischen Wort *dementia* („ohne Geist") ab. Es handelt sich nicht um eine einzelne Krankheit, sondern um ein **klinisches Syndrom**, das unterschiedliche Ursachen haben kann. Allen

Demenzformen gemein ist jedoch ein kontinuierlicher Abbau der geistigen Leistungsfähigkeit, der über Monate und Jahre voranschreitet.

Man unterscheidet **primäre Demenzen**, die ihre Ursache in degenerativen oder vaskulären Veränderungen des Gehirns haben, von **sekundären Demenzen**, die Folge anderer Erkrankungen oder äußere Einflüsse sind. Primäre Demenzen machen den Großteil aller Fälle aus und sind meist irreversibel. Sekundäre Demenzen können z. B. durch Stoffwechselstörungen (wie Vitamin-B12-Mangel), Schilddrüsenunterfunktion, Hirntumoren oder chronischen Alkoholmissbrauch entstehen. In einigen Fällen sind sie behandelbar, sodass sich die kognitiven Defizite zumindest teilweise zurückbilden können. Im Fokus dieses Kapitels stehen die primären Demenzformen.

Demenzerkrankungen treten überwiegend im höheren Lebensalter auf. Das Risiko steigt mit zunehmendem Alter deutlich an. So sind jenseits des 80. Lebensjahres weitaus mehr Menschen betroffen als etwa mit 65 Jahren. In Deutschland leben derzeit rund **1,8 Mio. Menschen mit Demenz**, Tendenz steigend durch die höhere Lebenserwartung. Die Demenz gilt als eine der häufigsten Ursachen für Pflegebedürftigkeit im Alter und stellt das Gesundheitssystem sowie pflegende Angehörige vor große Herausforderungen. Etwa zwei Drittel aller Demenzen entfallen auf die Alzheimer-Krankheit, gefolgt von vaskulären Demenzen, Lewy-Körperchen-Demenz und frontotemporalen Demenzen. Frauen sind etwas häufiger betroffen als Männer, was vor allem daran liegt, dass sie im Durchschnitt älter werden.

Eine Demenz entwickelt sich schleichend. Anfangs stehen oft subtile Gedächtnislücken oder leichte Wortfindungsstörungen im Vordergrund, die von Betroffenen und ihrem Umfeld als normale Altersvergesslichkeit fehlgedeutet werden können. Mit der Zeit nehmen die **kognitiven Defizite** jedoch zu und gehen mit Veränderungen der Persönlichkeit und des Verhaltens einher. Die Betroffenen verlieren nach und nach die Fähigkeit, ihren Alltag selbstständig zu bewältigen. Im Endstadium sind viele Patient:innen völlig pflegebedürftig und benötigen Unterstützung bei sämtlichen Aktivitäten des täglichen Lebens.

Dieses Kapitel gibt einen umfassenden Überblick über Demenzerkrankungen und orientiert sich dabei an der pflegerischen Praxis. Anschließend werden die wichtigsten Formen der primären Demenz, ihre Ursachen, Symptome und Verläufe beschrieben. Darauf aufbauend wird erläutert, wie eine Demenz diagnostiziert und von anderen Krankheitsbildern abgegrenzt wird. Hauptaugenmerk liegt auf pflegerischen Aspekten: Welche besonderen Maßnahmen und

Kommunikationsstrategien sind in der Betreuung Demenzkranker wichtig? Wie kann der Alltag für Betroffene strukturiert und sicher gestaltet werden? Welche prophylaktischen Maßnahmen gilt es zu beachten und wie geht man mit herausforderndem Verhalten um? Abschließend wird die Bedeutung der interdisziplinären Zusammenarbeit bei der Versorgung von Menschen mit Demenz beleuchtet. Ziel ist es, praxisnahes Wissen zu vermitteln, das Pflegefachpersonen hilft, Menschen mit Demenz fachgerecht und empathisch zu begleiten (Deutsche Alzheimer Gesellschaft 2023; Bundesministerium für Gesundheit 2021).

▶ **Fallbeispiel**

Frau Berger ist 79 Jahre alt und lebt gemeinsam mit ihrem Ehemann in einer Mietwohnung. Früher war sie eine aktive und gesellige Person; sie reiste gerne, traf sich regelmäßig mit Freundinnen und kümmerte sich liebevoll um ihre Enkel. In den letzten Jahren fielen immer mehr Veränderungen auf. Sie verlegte häufig ihre Brille oder den Haustürschlüssel und wiederholte Fragen, die bereits beantwortet wurden. Einmal vergaß sie den Topf auf dem Herd, wodurch fast ein gefährlicher Vorfall in der Küche entstand. Zunächst führte ihr Ehemann diese Veränderungen auf das Alter zurück, doch bald wurde deutlich, dass mehr dahinter steckte.

Mit der Zeit wurde ihre Vergesslichkeit gravierender. Frau Berger konnte sich manchmal nicht mehr an die Namen langjähriger Bekannter erinnern. Beim Einkaufen wirkte sie zunehmend überfordert, da sie Einkaufszettel nicht mehr richtig lesen konnte und den Weg zum Supermarkt, den sie seit Jahrzehnten kannte, plötzlich nicht mehr fand. Einmal irrte sie in ihrer Nachbarschaft umher, bis ein Passant sie freundlich ansprach und nach Hause begleitete. Außerdem veränderte sich ihr Wesen. Die einst fröhliche Frau wurde zunehmend gereizt und misstrauisch, was sich darin äußerte, dass sie ihren Ehemann und die Haushaltshilfe verdächtigte, Geld zu unterschlagen.

Eines Abends wurde Frau Berger auf einer Hauptstraße orientierungslos und verängstigt angetroffen, sodass die Familie beschloss, einen Arzt aufzusuchen. Nach einer gründlichen Untersuchung in einer Gedächtnissprechstunde wurde bei ihr Alzheimer-Demenz im frühen mittleren Stadium diagnostiziert. Frau Berger erhielt Medikamente zur Verzögerung des Krankheitsverlaufs, während gleichzeitig ihre Wohnumgebung und der Tagesablauf so angepasst wurden, um Sicherheit und Orientierung zu verbessern. Das Pflegepersonal spricht behutsam mit ihr, nutzt klare Sprache und einfache Erklärungen sowie Bildtafeln, um ihre Bedürfnisse zu erfassen. Der weitere Verlauf ihrer Erkrankung wird kontinuierlich beobachtet und angepasst, um Frau Berger so lange wie möglich ein möglichst selbstständiges und würdevolles Leben zu ermöglichen. ◄

■ **Ursachen und Formen**

Demenz ist ein Überbegriff für verschiedene Krankheitsbilder, die zur Degeneration des Gehirns und somit zu kognitiven Defiziten führen. Die häufigsten primären Demenzformen sind: **Alzheimer-Demenz**, **vaskuläre Demenz**, **frontotemporale Demenz (FTD)**, **Lewy-Körperchen-Demenz** und **Mischformen**. Jede dieser Demenzformen hat unterschiedliche Ursachen und charakteristische Merkmale, die im Folgenden dargestellt werden.

6.4.1 Alzheimer-Demenz (Morbus Alzheimer)

Die Alzheimer-Demenz ist mit etwa 60–70 % aller Fälle die häufigste Form der Demenz. Sie wurde erstmals von Alois Alzheimer 1906 beschrieben.

Ursache ist eine fortschreitende degenerative Veränderung des Gehirns. Pathologisch finden sich Eiweißablagerungen (sogenannte *Plaques* aus Beta-Amyloid) zwischen den Nervenzellen und fibrilläre Ablagerungen (*Neurofibrillenbündel* aus Tau-Protein) innerhalb der Zellen. Diese führen zum Absterben von Neuronen, besonders im Hippocampus und den Hirnrinden, die für Gedächtnis und Orientierung wichtig sind. Die genauen Ursachen, warum diese Ablagerungen entstehen, sind noch nicht vollständig geklärt. Wahrscheinlich spielen sowohl genetische Faktoren (z. B. *ApoE4*-Gen) als auch Umweltfaktoren und Lebensstil eine Rolle. Ein höheres Alter ist der bedeutendste Risikofaktor. Es gibt seltene, familiäre Formen, bei denen bereits im Alter von 40–50 Jahren Symptome auftreten, meist bedingt durch Genmutationen (Deutsche Gesellschaft für Neurologie & DGPPN 2023; Kastner 2018; Menche 2016).

Charakteristik: Alzheimer beginnt schleichend mit Gedächtnisstörungen, vor allem Kurzzeitgedächtnis, und Orientierungsproblemen. Im Verlauf kommen Sprachstörungen (Wortfindungsstörungen, später Sprachverarmung), Aufmerksamkeits- und Denkstörungen sowie eine Einschränkung der Urteilsfähigkeit hinzu. Typisch ist, dass die Betroffenen zunehmend Alltagskompetenzen verlieren. Zunächst fällt es schwer, komplexe Aufgaben wie Finanzen zu regeln, später auch einfache Tätigkeiten wie Waschen oder Anziehen. Persönlichkeit und Verhalten können sich verändern. Oft treten Antriebslosigkeit oder Gereiztheit auf. Der Krankheitsverlauf erstreckt sich meist über mehrere Jahre. Im Endstadium sind die Patient:innen schwerstpflegebedürftig, erkennen ihre nächsten Angehörigen nicht mehr und sind meist immobil. Alzheimer-Demenz ist bislang nicht heilbar, aber es gibt medikamentöse und nicht-medikamentöse Therapien, die den Verlauf verzögern und Symptome lindern können (Deutsche Alzheimer Gesellschaft o.J.).

6.4.2 Vaskuläre Demenz

Die vaskuläre Demenz ist die zweithäufigste Demenzform (ca. 10–20 % der Fälle). Ihr liegt eine Durchblutungsstörung des Gehirns zugrunde. Vielfach handelt es sich um die Folge von multiplen kleinen Schlaganfällen oder chronischen Durchblutungsstörungen (Mikroangiopathie) im Gehirn. Man spricht auch von Multiinfarkt-Demenz oder von subkortikaler arteriosklerotischer Enzephalopathie (Morbus Binswanger), je nach den zugrunde liegenden Gefäßschäden.

Ursache: Risikofaktoren entsprechen denen kardiovaskulärer Erkrankungen, etwa Bluthochdruck, Diabetes mellitus, erhöhte Blutfette, Rauchen oder Vorhofflimmern (embolische Infarkte). Durch akute oder chronische Minderdurchblutung sterben Nervenzellen ab. Je nach Lokalisation der Hirnschäden ergeben sich unterschiedliche kognitive Ausfälle.

Charakteristik: Im Unterschied zur Alzheimer-Erkrankung beginnt die vaskuläre Demenz oft plötzlich (nach einem Schlaganfall) oder zeigt einen stufenweisen Verlauf mit Phasen der Verschlechterung und dazwischen plateauförmigen Stabilitäten. Die kognitiven Defizite können weniger einheitlich sein als bei Alzheimer, beispielsweise können Gedächtnis und Sprache relativ erhalten bleiben, während andere Funktionen wie die Aufmerksamkeit, die Handlungsplanung oder die Bewegungskoordination gestört sind. Häufig bestehen *neurologische Begleitsymptome*, z. B. Lähmungen, unsicherer Gang oder Schluckstörungen, abhängig von den betroffenen Hirnarealen. Auch Stimmungsschwankungen oder Antriebsminderung (bis hin zur Apathie) sind häufig. Patient:innen mit vaskulärer Demenz haben oft ein erhöhtes Maß an körperlicher Multimorbidität, da Gefäßerkrankungen vorliegen.

In der **Therapie** steht, neben kognitiver Stimulation, vor allem die Behandlung der Grunderkrankungen und Risikofaktoren im Vordergrund, um weitere Schlaganfälle zu verhindern (sekundäre Prävention) (Deutsche Gesellschaft für Neurologie & DGPPN 2023; World Health Organization 2016).

6.4.3 Frontotemporale Demenz (Pick-Krankheit)

Die frontotemporale Demenz (FTD) macht etwa 5 % der Demenzen aus, tritt aber häufiger bei jüngeren Patient:innen auf (oft schon zwischen 50 und 60 Jahren). Sie wird auch Morbus Pick oder Pick-Krankheit genannt, nach Arnold Pick, der sie beschrieb.

Ursache ist eine Degeneration vor allem des Frontal- und Temporallappens des Gehirns. Es kommt zu einem Untergang der Nervenzellen in diesen Hirnregionen. Häufig finden sich dabei abnorme Proteinablagerungen (zum Beispiel Tau-Protein oder TDP-43) je nach Subtyp. Ein Teil der FTD-Fälle ist genetisch bedingt (mutierte Gene wie *C9orf72*, Tau-Gen oder Progranulin).

Charakteristik:

Das auffälligste Merkmal einer FTD sind frühzeitige Persönlichkeits- und Verhaltensänderungen. Im Vordergrund stehen weniger Gedächtnisprobleme, sondern vor allem soziale Auffälligkeiten. Patient:innen können enthemmt sein, taktlose oder impulsive Handlungen zeigen, Aggressivität oder Distanzlosigkeit entwickeln, oder das Gegenteil: sie ziehen sich völlig zurück und wirken apathisch, emotional verflacht. Häufig geht die Krankheit mit einem Verlust an Empathie und situativer Anpassungsfähigkeit einher; Angehörige berichten, der Mensch habe sich „total verändert".

Zusätzlich können sprachliche Veränderungen auftreten. Bei der sog. *frontotemporalen Verlaufsform mit Aphasie* stehen Sprachstörungen im Vordergrund, von Wortfindungsstörungen bis zum Sprachverlust (es gibt primär progressive Aphasie-Varianten, z. B. semantische Demenz oder logopädische aphasische Varianten). Im Verlauf greifen die Beeinträchtigungen auch auf das Gedächtnis und andere kognitive Leistungen über, sodass die FTD in späten Stadien ebenfalls zu einer globalen Demenz führt. Die Krankheitsdauer ist oft kürzer als bei Alzheimer (häufig 6–8 Jahre nach Diagnosestellung).

Für die FTD gibt es keine spezifische **Therapie**; Symptome wie Unruhe oder Aggression werden ggf. mit Medikamenten behandelt, ansonsten stehen strukturierte Betreuung und die Entlastung der Angehörigen im Vordergrund (Deutsche Gesellschaft für Neurologie & DGPPN 2023).

6.4.4 Lewy-Körperchen-Demenz

Die Lewy-Körperchen-Demenz (auch *Lewy-Body-Demenz* genannt) macht etwa 5–15 % der Demenzen aus. Ihr Krankheitsbild überschneidet sich mit dem von Parkinson und Alzheimer (siehe Abschn. 6.2).

Ursache sind Eiweißablagerungen (*Lewy-Körperchen*), die vor allem in der Hirnrinde vorkommen und ähnlich beschaffen sind wie bei Morbus Parkinson (wo sie vor allem in der Substantia nigra auftreten). Daher wird die Lewy-Körperchen-Demenz als eine Parkinson-ähnliche Neurodegeneration eingeordnet. Manche betrachten sie gemeinsam mit der Parkinson-Demenz (Demenz bei Morbus Parkinson) als Kontinuum desselben Erkrankungsspektrums. Typischerweise spricht man von einer Lewy-Körperchen-Demenz, wenn die

Demenzsymptome innerhalb eines Jahres nach dem Auftreten von Parkinson-Symptomen beginnen oder sogar vor den motorischen Symptomen auftreten.

Charakteristik:

Die Lewy-Körperchen-Demenz zeigt ein schwankendes kognitives Leistungsbild. Auffällig sind teils starke tagesformabhängige Schwankungen der Aufmerksamkeit und Wachheit: Betroffene sind zeitweise fast orientiert und im Gespräch adäquat, um kurz darauf sehr verwirrt oder abwesend zu wirken.

Ein Hauptmerkmal sind optische Halluzinationen. Die Patient:innen sehen z. B. nicht vorhandene Personen oder Tiere, oft sehr detailliert und wiederholt. Anders als bei rein psychiatrischen Krankheitsbildern wissen sie in klaren Momenten mitunter, dass diese Erscheinungen nicht real sind.

Zusätzlich treten Parkinson-Symptome auf: Muskelsteifheit (Rigor), Bewegungsverlangsamung (Bradykinesie) und evtl. Zittern, sowie eine veränderte Gangart und Sturzneigung. Auch eine ausgeprägte Schlafstörung (REM-Schlaf-Verhaltensstörung, bei der Betroffene im Traum Bewegungen ausführen) kann ein frühes Anzeichen sein. Gedächtnisprobleme sind bei Lewy-Körperchen-Demenz ebenfalls vorhanden, aber oft nicht das erste Symptom. Häufig kommen Konzentrationsstörungen, visuell-räumliche Probleme und Schwierigkeiten bei der Planung hinzu.

Therapie: Die Lewy-Körperchen-Demenz ist besonders heikel in der Behandlung: Die Betroffenen reagieren sehr empfindlich auf Neuroleptika (Antipsychotika), welche zur Behandlung von Halluzinationen oder Unruhe eingesetzt werden könnten, diese Medikamente können schwere Nebenwirkungen auslösen (starke Verschlechterung der Motorik bis hin zum lebensgefährlichen malignen Syndrom). Daher müssen Pflegefachkräfte und Ärzt:innen hier besonders vorsichtig sein. Therapeutisch kommen oft Cholinesterase-Hemmer wie Donepezil zum Einsatz, die auch bei Alzheimer verwendet werden, da sie bei Lewy-Demenz sowohl die Kognition als auch Halluzinationen mildern können. Insgesamt ist die Prognose ähnlich wie bei Alzheimer, mit allmählicher Verschlechterung über Jahre (Deutsche Gesellschaft für Neurologie & DGPPN 2023; Jankovic 2008).

6.4.5 Mischformen

In der Praxis treten häufig Mischformen von Demenzen auf. Dies bedeutet, dass mehrere krankhafte Prozesse gleichzeitig im Gehirn ablaufen. Besonders verbreitet ist die Kombination aus Alzheimer- und vaskulärer Demenz, man spricht dann von einer **gemischten Demenz**. Vor allem bei älteren Patient:innen finden sich sowohl Alzheimer-typische Eiweiß-ablagerungen als auch Durchblutungsstörungen im Gehirn.

Klinisch zeigen sich bei Mischformen gemischte Symptome beider Arten: z. B. das langsame Vergessen und Nachlassen der Alltagskompetenz wie bei Alzheimer, gepaart mit kleinen *Schlaganfallereignissen* oder Gangstörungen wie bei vaskulärer Demenz. Auch andere Kombinationen sind möglich, etwa Alzheimer- und Lewy-Körperchen-Pathologie gleichzeitig. Mischformen können den Verlauf oft schneller voranschreiten lassen als eine einzelne Demenzform für sich.

Für die Betreuung und Pflege ist es wichtig, sich an den individuellen Symptomen der Betroffenen zu orientieren, unabhängig davon, welche diagnostische Bezeichnung die Demenz genau trägt. Bei Mischformen kommen die Ansätze für beide beteiligten Demenzarten zur Anwendung (z. B. sowohl Gedächtnisförderung wie bei Alzheimer als auch Schlaganfall-Prophylaxe wie bei vaskulärer Demenz).

Hinweis: Neben den genannten primären Demenzformen existieren weitere, seltenere Formen, z. B. Creutzfeldt-Jakob-Erkrankung (s. Kap. 5) als prionenbedingte Demenz, Chorea-Huntington-Krankheit mit Demenzentwicklung im Spätstadium (s. Abschn. 6.3) und AIDS-Demenz-Komplex (Deutsche Alzheimer Gesellschaft 2023; Bundesministerium für Gesundheit 2021).

■ Symptome und Verlauf

Die konkreten Symptome einer Demenz hängen von der Ursache und vom Krankheitsstadium ab. Dennoch gibt es übergreifende Merkmalsbereiche, die bei fast allen Demenzen im Verlauf betroffen sind. Allgemein unterscheidet man **kognitive Defizite**, **psychische und Verhaltensänderungen** sowie **körperliche Auswirkungen**.

Der Krankheitsverlauf ist chronisch-progredient, das heißt, die Symptome nehmen im Laufe der Zeit zu. Meist lassen sich grob drei Stadien, leicht, mittelschwer und schwer, unterscheiden, wobei die Übergänge fließend sind. Im Folgenden werden die typischen Symptome und der Verlauf einer Demenz beschrieben, mit Schwerpunkt auf der häufigsten Form (Alzheimer-Typ), da diese stellvertretend viele Merkmale liefert. Andere Demenzformen weisen Abweichungen auf (wie oben beschrieben), doch auch sie enden in der Regel in einem schweren, alle Lebensbereiche betreffenden Defizit.

Frühsymptome (leichte Demenz)   Zu Beginn stehen meist **Gedächtnisstörungen** im Vordergrund. Insbesondere das Kurzzeitgedächtnis bzw. Neugedächtnis ist beeinträchtigt: Neue Informationen werden schlecht gespeichert, Termine oder Verabredungen geraten in Vergessenheit, und Betroffene stellen wiederholt die gleichen Fragen, weil sie die Antworten nicht behalten haben. Auch **Orientierungsschwierigkeiten** treten auf, zunächst in fremder Umgebung (etwa Probleme, in einer unbekannten Gegend den Weg zu finden), später gelegentlich auch in vertrauter Umgebung. **Wortfindungsstörungen** sind häufig: Die Person umschreibt Begriffe, die ihr nicht einfallen, oder stockt mitten im Satz. Komplexere Aufgaben im Beruf oder Haushalt fallen schwerer, z. B. Überweisungen ausfüllen, Geräte bedienen oder Planen einer Reise. Oft fällt den Betroffenen selbst auf, dass „etwas nicht stimmt". Manche reagieren mit Verunsicherung oder versuchen, die Defizite zu überspielen. Andere entwickeln Scham oder Angst, wodurch sie sich zurückziehen. Nicht selten kommt es bereits im Frühstadium zu **depressiver Verstimmung** oder Gereiztheit, teils als direkte Folge der Gehirnveränderungen, teils als psychische Reaktion auf das Nachlassen der Fähigkeiten. In dieser Phase sind die meisten Menschen noch **überwiegend selbstständig**, können einen Haushalt unter Aufsicht führen und eigene Bedürfnisse äußern, benötigen aber zunehmend Unterstützung bei anspruchsvolleren Tätigkeiten und in neuen Situationen.

Symptome im mittleren Stadium   Mit Fortschreiten zur mittelschweren Demenz verstärken sich die Gedächtnisausfälle und es gehen weitere kognitive Fähigkeiten verloren. Das **Langzeitgedächtnis** ist nun ebenfalls zunehmend betroffen: Die Betroffenen erinnern sich immer weniger an früher Erlerntes oder Erlebtes; teils werden sogar nahestehende Personen oder vertraute Wege vergessen. **Zeitliche und örtliche Desorientierung** nimmt zu, z. B. wissen Patient:innen nicht, welcher Tag, welches Jahr oder sogar welche Jahreszeit gerade ist, und finden selbst in der eigenen Wohnung mitunter nicht mehr sicher zurecht (sie suchen das Bad und gehen in die Besenkammer). **Aufmerksamkeit und Auffassung** sind deutlich vermindert, längere Gespräche oder komplexe Anforderungen überfordern sie. **Rechnungen** können nicht mehr beglichen werden, das Bedienen von Telefon oder Herd wird unsicher. Die Alltagsselbstständigkeit ist jetzt deutlich eingeschränkt: Häufig ist Hilfe beim Ankleiden, bei der Körperpflege und bei der Nahrungszubereitung nötig. Viele entwickeln im Verlauf **Apraxie**, sie wissen nicht mehr, wie bestimmte Handlungen ausgeführt werden (z. B. verwechseln sie beim Anziehen die Reihenfolge der Kleidungsstücke oder können Besteck nicht richtig benutzen, obwohl die motorische Fähigkeit an sich vorhanden wäre). Die Sprache verarmt; oft wird sie inhaltsärmer, Sätze werden kürzer, manchmal wiederholen Betroffene Worte oder verlieren sich in umständlichen Erklärungen.

Verhaltensauffälligkeiten treten in diesem Stadium häufig auf. Dazu zählen **Unruhe und Umherwandern (Weglauf-**

tendenz), viele Demenzkranke werden abends oder nachts rastlos, stehen auf und wollen „nach Hause" gehen, selbst wenn sie daheim sind (*Sundowning*-Phänomen). **Aggressionen oder Gereiztheit** können auftreten, vor allem wenn Betroffene überfordert sind oder sich missverstanden fühlen. Ebenso können **Halluzinationen oder Wahnvorstellungen** vorkommen: Manche sehen z. B. Personen im Zimmer, die nicht da sind, oder glauben, dass ihnen jemand etwas stehlen will (Misstrauen/Wahn). Solche psychotischen Symptome sind vor allem bei Lewy-Körperchen-Demenz häufig, können aber auch bei Alzheimer in späteren Phasen auftreten.

Viele Patient:innen verlieren in dieser Phase auch die **Krankheitseinsicht**, sie verstehen nicht mehr, dass sie dement sind, und lehnen ggf. Hilfe ab, weil sie meinen, alles sei in Ordnung (*Anosognosie*). Für Angehörige und Pflegende ist dies eine besonders herausfordernde Zeit, da Kommunikation schwieriger wird und die Beaufsichtigung intensiver. Körperlich sind die meisten Patient:innen im mittleren Stadium noch mobil, aber die Koordination lässt nach; die Sturzgefahr steigt. Auch **Inkontinenz** von Urin (und später Stuhl) beginnt oft in diesem Stadium, weil die Betroffenen vergessen, zur Toilette zu gehen, oder weil sie den Harndrang nicht mehr richtig interpretieren.

Symptome im späten Stadium In der schweren Demenz sind praktisch alle Bereiche der geistigen Leistungsfähigkeit tiefgreifend beeinträchtigt. Die Betroffenen erkennen nahe Angehörige nicht mehr (sie halten z. B. ihre erwachsene Tochter für eine Fremde oder verwechseln sie mit der eigenen Mutter). Das Sprachverständnis und die Sprachproduktion sind stark reduziert, viele sprechen nur noch wenige Worte oder verstummen ganz. Stattdessen nehmen **lautierende Äußerungen** oder monotones Rufen zu. An eine Orientierung in Zeit und Raum ist nicht mehr zu denken; oft wissen Betroffene nicht, wo sie sind, und leben gedanklich in weit zurückliegenden Zeiten. Häufig erkennen sie nicht einmal das eigene Spiegelbild.

Motorische Fähigkeiten nehmen ebenfalls ab: Im Spätstadium sind viele Patient:innen nicht mehr gehfähig, sie sitzen im Rollstuhl oder sind bettlägerig. Die **Schluckfähigkeit** kann nachlassen (Gefahr der Aspiration beim Essen), und durch die generelle Inaktivität kommt es zum Muskelabbau und zu Kontrakturen. Die Körperpflege und Ernährung müssen vollständig von den Pflegenden übernommen werden. In diesem Stadium sind die Menschen rund um die Uhr auf Pflege angewiesen. Die Kommunikation ist oft nur noch über nonverbale Signale möglich, z. B. durch Mimik, Berührung, Klang der Stimme. Emotionen können Betroffene manchmal noch ausdrücken, etwa Unwohlsein durch Unruhe oder Wohlbehagen durch Lächeln.

Medizinisch kommen im Endstadium häufig **Komplikationen** hinzu: Infektionen (etwa Lungenentzündung durch Schluckstörungen), Druckgeschwüre durch Immobilität oder Mangelernährung. Letztlich führt die Demenz in Kombination mit solchen Komplikationen zum Tod, wenn die Organfunktionen nachlassen. Die durchschnittliche Überlebenszeit nach Diagnosestellung variiert je nach Demenzform und Alter, bei Alzheimer z. B. meist 8–10 Jahre, kann aber auch deutlich länger oder kürzer sein (Deutsche Alzheimer Gesellschaft 2023; Bundesministerium für Gesundheit 2021).

Verlauf und Stadieneinteilung Wie beschrieben, teilt man den Demenzverlauf in leichte, mittelschwere und schwere Demenz ein. Zur groben Orientierung dienen Tests wie der **Mini-Mental-Status-Test (MMST)**: Von 30 möglichen Punkten deutet ein Wert von 21–26 auf eine leichte, 10–20 auf eine mittlere und unter 10 auf eine schwere kognitive Beeinträchtigung hin. Allerdings ist diese Einteilung nur schematisch, jede Demenz verläuft individuell. Manche Patient:innen bleiben lange in einem milden Stadium stabil, andere schreiten rasch voran. Außerdem können bestimmte Symptome in unterschiedlicher Ausprägung vorhanden sein: Beispielsweise entwickeln nicht alle Patient:innen mit Alzheimer Wahnideen, und nicht jeder Betroffene im mittleren Stadium ist schon inkontinent. Wichtig ist, regelmäßig den Zustand zu evaluieren, um die Betreuung anzupassen (Deutsche Gesellschaft für Neurologie & DGPPN 2023).

▪ Diagnostik

Die Diagnostik einer Demenzerkrankung erfordert eine sorgfältige multidimensionale Abklärung. Ziel ist es, das Vorliegen einer Demenz zu bestätigen, deren Ausprägung festzustellen und die Ursachen bzw. Demenzform zu identifizieren sowie andere Erkrankungen mit ähnlichen Symptomen auszuschließen. Eine frühe und genaue Diagnosestellung ist wichtig, um rechtzeitig Therapie- und Betreuungsmaßnahmen einleiten zu können und für die Zukunft zu planen.

▪▪ Diagnostische Schritte

- **Anamnese:** Zunächst wird ein ausführliches Gespräch geführt, idealerweise sowohl mit dem Patienten/der Patientin selbst (soweit möglich) als auch mit Angehörigen oder anderen Bezugspersonen. Dabei werden die kognitiven Veränderungen, deren Beginn und Verlauf erfragt. Typische Fragen: Seit wann bestehen Gedächtnisstörungen? Welche Alltagsfähigkeiten sind betroffen? Gibt es Stimmungsschwankungen oder Verhaltensänderungen? Wichtig sind auch Vorerkrankungen (z. B. Schlaganfälle, Depression) und

Medikamente (einige können kognitive Nebenwirkungen haben). Die Fremdanamnese ist oft entscheidend, da Patient:innen Probleme vergessen oder verleugnen können.

— **Psychometrische Tests:** Zur objektiven Beurteilung der kognitiven Leistung werden **neuropsychologische Tests** eingesetzt. In der Praxis gebräuchlich ist der **MMST**, ein kurzer Test, der Orientierung, Merkfähigkeit, Aufmerksamkeit, Sprache und visuell-konstruktive Fähigkeiten prüft (z. B. wird eine einfache Rechnung verlangt oder ein Satz nachgesprochen). Auch der **Uhrentest** (der Patient/die Patientin soll eine Uhr mit vorgegebener Zeit zeichnen) ist ein einfaches Screening-Instrument. Weitere Tests sind z. B. der **Montreal Cognitive Assessment-Test (MoCA-Test)** oder der spezifisch für deutschsprachigen Raum entwickelte **DemTect**. Ausführlichere neuropsychologische Untersuchungen können durch Spezialist:innen (z. B. aus der Neuropsychologie) durchgeführt werden, insbesondere bei jüngeren Patient:innen oder unklaren Fällen. Sie erfassen detailliert Gedächtnisfunktionen, Ausprägung von Aphasie, Aufmerksamkeitsdefizite etc. Anhand der Testergebnisse lässt sich der Schweregrad einer Demenz einschätzen.

— **Körperliche und neurologische Untersuchung:** Eine gründliche körperliche Untersuchung, insbesondere ein neurologischer Status, ist wichtig. Dabei achtet man auf Zeichen von Parkinsonismus (beispielsweise Rigor oder Tremor, die für Lewy-Demenz oder Parkinson-Demenz sprechen könnten), auf evtl. Lähmungen oder Reflexabweichungen (Hinweis auf vaskuläre Läsionen) oder andere Auffälligkeiten wie unsicherer Gang, Sensibilitätsstörungen etc. Auch der allgemeine Ernährungszustand, Flüssigkeitshaushalt und mögliche Anzeichen von Vernachlässigung werden beurteilt, da diese oft schon Folgewirkungen einer Demenz sein können (Handschu et al. 2018; Kalia und Lang 2015; Jankovic 2008).

— **Laboruntersuchungen:** Um **sekundäre Demenzen** auszuschließen, werden Blutuntersuchungen gemacht. Dazu gehören unter anderem: Blutbild, Elektrolyte, Nieren- und Leberwerte, Schilddrüsenwerte (TSH), Vitamin B12 und Folsäure, Blutzucker, ggf. Borreliose-Serologie oder HIV je nach Risikokonstellation. So können beispielsweise ein Vitamin-B12-Mangel oder eine Schilddrüsenunterfunktion erkannt werden, die zu kognitiven Störungen führen und behandelbar sind. Bei Verdacht auf bestimmte Erkrankungen können weitere spezielle Tests erfolgen (z. B. Lues-Serologie bei Verdacht auf Neurosyphilis).

— **Bildgebung:** Die Magnetresonanztomografie (MRT) des Kopfes ist heute der Standard, um strukturelle Veränderungen im Gehirn festzustellen. Alternativ kann eine Computertomografie (CT) gemacht werden, falls MRT nicht verfügbar ist. Die Bildgebung dient dazu, eine **Hirnatrophie** (Gewebeschwund) zu erkennen, die bei degenerativen Demenzen oft mustertypisch ist (z. B. mediale Temporallappenatrophie bei Alzheimer), und andere Ursachen auszuschließen: z. B. Tumoren, Normaldruckhydrozephalus (erweiterte Hirnkammern), alte Infarkte (bei vaskulärer Demenz sichtbar) oder Blutungen. Zudem können **vaskuläre Veränderungen** wie multiple kleine Schlaganfälle, Läsionen der weißen Substanz (Leukoaraiose) etc. gesehen werden, was eine vaskuläre Demenz wahrscheinlich macht. Manchmal wird auch eine Positronen-Emissions-Tomografie (PET) oder DaT-SPECT in spezialisierten Zentren eingesetzt, um die Hirnstoffwechselaktivität abzubilden (nützlich zur Unterscheidung Alzheimer gegenüber FTD oder Nachweis dopaminerger Degeneration bei Lewy-Demenz). Diese Verfahren sind eher in der Forschung oder spezialisierten Diagnostik üblich.

- **Liquorpunktion:** Eine Liquor-Untersuchung kann in bestimmten Fällen helfen, die Demenzform zu identifizieren. Bei Alzheimer finden sich z. B. charakteristische Veränderungen (vermindertes Beta-Amyloid und erhöhtes Tau-Protein im Liquor). Liquoranalysen werden vor allem bei früh beginnenden Demenzen oder unklaren Diagnosen gemacht, weniger routinemäßig bei älteren Patient:innen.
- **Differenzialdiagnostische Testung:** Falls unklar ist, ob es sich um eine Demenz oder z. B. um ein Delir handelt, können weitere Untersuchungen nötig sein, wie z. B. ein Elektroenzephalogramm (EEG) bei Verdacht auf Creutzfeldt-Jakob (zeigt typische Veränderungen) oder spezifische neurologische Tests.

Die Diagnosestellung stützt sich auf anerkannte Kriterien (z. B. ICD-10/ICD-11 oder DSM-5 Kriterien für Demenz bzw. *Major Neurocognitive Disorder*). Wichtig ist, dass die **Beeinträchtigung der Alltagsfähigkeit** eines der Hauptkriterien ist: Die kognitiven Defizite müssen so ausgeprägt sein, dass sie die Selbstständigkeit im Alltag beeinträchtigen.

Differenzialdiagnosen

Es gibt mehrere Krankheitsbilder, die ähnliche Symptome wie eine Demenz verursachen können. Diese Differenzialdiagnosen müssen sorgfältig bedacht werden, um Fehldiagnosen zu vermeiden:

Delir

Ein Delir ist ein akuter Verwirrtheitszustand. Er beginnt plötzlich (innerhalb von Stunden bis Tagen) und verläuft fluktuierend. Es wird meist durch akute Auslöser hervorgerufen (Infektionen, Operation, Elektrolytstörungen, Medikamente etc.) und ist potenziell reversibel. Hauptmerkmale sind Bewusstseins- und Aufmerksamkeitsstörungen, Desorientierung und oft Halluzinationen. Im Unterschied zur Demenz, die schleichend und chronisch verläuft, ist ein Delir ein medizinischer Notfall und erfordert sofortige Behandlung der Ursache. Dennoch kann eine Demenz ein Risikofaktor für Delirien sein, und Delir und Demenz werden im Alter manchmal verwechselt. Eine genaue Anamnese der zeitlichen Abfolge ist hier entscheidend.

■■ **Depression („Pseudodemenz")**

Schwere Depressionen bei älteren Menschen können kognitive Symptome verursachen, insbesondere Konzentrations- und Gedächtnisprobleme. Depressive klagen oft über Gedächtnisverlust, während Demenzkranke ihre Defizite eher überspielen oder leugnen. Bei der sogenannten Pseudodemenz durch Depression bessern sich die kognitiven Symptome meist, wenn die Depression behandelt wird. Allerdings können Depression und Demenz auch gemeinsam auftreten. Eine diagnostische Unterscheidung kann durch psychiatrische Evaluation, Tests (Depressionsscores) und Beobachtung des Verlaufs getroffen werden. Reagieren die „demenzartigen" Symptome deutlich auf Antidepressiva, lag eine depressive Störung zugrunde.

■■ **Mild Cognitive Impairment (MCI)**

Bei der leichten kognitiven Störung handelt es sich um einen Zustand, in dem leichte kognitive Beeinträchtigungen vorliegen, die jedoch die Alltagskompetenz nicht wesentlich einschränken. Das Gedächtnis oder andere Denkleistungen sind messbar schlechter als bei Gesunden gleichen Alters, jedoch nicht so stark wie bei einer Demenz. MCI kann ein Vorstadium einer Demenz (insbesondere Alzheimer) sein, muss es aber nicht. Manche Betroffene bleiben stabil oder ihre Funktionen verbessern sich sogar. In der Diagnostik wird MCI abgegrenzt, indem man feststellt, dass zwar kognitive Defizite bestehen, der Patient/die Patientin aber weitgehend selbstständig bleibt. Regelmäßige Verlaufsuntersuchungen sind wichtig, um einen Übergang zur Demenz zu erkennen.

■■ **Normaldruckhydrozephalus (NPH):**

Dies ist eine behandelbare Ursache von Demenzsymptomen. Durch eine Erweiterung der Hirnwasserräume (Ventrikel) kommt es zu Druckschädigung des Hirngewebes, oft ohne deutlich erhöhten Hirndruck (daher „Normaldruck"). Die typische Trias beim NPH lautet: Demenz, Gangstörung und Harninkontinenz. Patient:innen wirken geistig verlangsamt (ähnlich wie bei vaskulärer Demenz), haben einen breitbasigen, unsicheren Gang und verlieren die Kontrolle über die Blase. Im MRT sieht man vergrößerte Ventrikel. Eine Ableitung von Hirnwasser (per Shunt-Operation) kann die Symptome deutlich bessern. Daher ist es wichtig, NPH nicht zu übersehen.

Parkinson-Krankheit

Bei Morbus Parkinson können im fortgeschrittenen Stadium ebenfalls Demenzsymptome auftreten (Parkinson-Demenz, s. Abschn. 6.2). Die Unterscheidung zwischen primärer Parkinson-Erkrankung mit später Demenz und einer Lewy-Körperchen-Demenz erfolgt v. a. zeitlich (wie oben erwähnt: Reihenfolge des Auftretens von motorischen gegenüber kognitiven Symptomen). In der Praxis überschneiden sich die Therapien, sodass die Unterscheidung vor allem akademisch ist. Wichtig ist aber, eine beginnende Demenz bei Parkinson-Patient:innen zu erkennen, um Betreuung und Medikamente anzupassen.

Andere neurologische oder psychische Erkrankungen

Schizophrenie und andere Psychosen können bei älteren Menschen erstmals auftreten und mit Desorientierung und kognitiven Problemen einhergehen. Sie zeigen aber meist einen anderen Verlauf und andere Kennzeichen (z. B. andere Arten von Halluzinationen, keine progrediente Gedächtnisverschlechterung).

Angststörungen oder hohe Stressbelastung können Konzentrationsstörungen machen, sind aber reversibel. Intelligenzminderung (angeboren oder seit Jugend) sollte man nicht mit Demenz verwechseln, hier hilft die Information, dass die Leistungseinbußen nicht neu sind.

Weiter sind Tumoren oder chronische Subduralhämatome im Gehirn wichtige Differenzialdiagnosen, die via Bildgebung abgeklärt werden. Auch Epilepsie (vor allem komplexe Anfälle) könnten transiente Verwirrtheitszustände bewirken.

Reversible (sekundäre) Demenzen

Wie bereits erwähnt, müssen z. B. Vitaminmangel (B_{12}), Hypothyreose, Neurosyphilis, HIV-Enzephalopathie etc. ausgeschlossen werden. Zwar sind diese Ursachen selten, aber ihr Ausschluss gehört zur Routinesuche, da eine Behandlung hier die Demenzsymptomatik deutlich verbessern kann.

Spezielle Pflege bei Demenzen

Die Pflege von Menschen mit Demenz erfordert hohes Einfühlungsvermögen, umfangreiches Fachwissen und die flexible Anpassung der Umgebung. Neben der Grundpflege stehen kommunikative und milieugestalterische Fähigkeiten im Mittelpunkt eines personenzentrierten Versorgungsansatzes.

Kommunikation und Interaktion

Ein einfühlsamer Umgang ist essenziell, da das Sprachverständnis und die Ausdrucksfähigkeit mit der Erkrankung abnehmen. Pflegefachpersonen sollten:

- Kurz und klar sprechen, in einfachen Sätzen und mit Pausen.
- Auf Augenhöhe kommunizieren und Blickkontakt halten.
- Ich-Botschaften verwenden, um Vertrauen aufzubauen.
- Validationstechniken einsetzen, um die emotionale Realität der Betroffenen anzuerkennen.
- Nonverbale Signale (Mimik, Gestik, Körperhaltung) aktiv nutzen.
- Aktives Zuhören praktizieren und unnötige Konfrontation vermeiden.
- Kenntnisse aus der Biografie einbeziehen, um positive Erinnerungen zu wecken.

Tagesstruktur und Milieugestaltung

Ein geregelter Tagesablauf und eine vertraute Umgebung fördern Sicherheit und Orientierung. Wichtige Maßnahmen sind:

- Feste Zeiten für Aufstehen, Mahlzeiten, Aktivitäten und Ruhe.
- Wiederkehrende Rituale, die den Alltag strukturieren.
- Deutliche Beschilderungen und Orientierungshilfen (Kalender, Uhren).
- Gestaltung eines reizarmen, übersichtlichen Umfelds mit vertrauten Gegenständen (Deutsches Netzwerk für Qualitätsentwicklung in der Pflege 2019; Kastner 2018; Kocs 2011).

Aktivierung und Beschäftigung

Aktivierung fördert den Erhalt der geistigen und körperlichen Fähigkeiten. Pflegekräfte unterstützen dies durch:

- Biografiebezogene Aktivitäten, wie gemeinsames Erinnern an frühere Hobbys oder das Anschauen von Fotoalben.
- Gedächtnistraining mittels kleiner Rätsel oder Singgruppen.
- Regelmäßige körperliche Betätigung wie Spaziergänge, Gymnastik oder einfache Bewegungsübungen.

- Kreative Angebote wie Malen, Basteln und Musiktherapie, um emotionale und sensorische Ansprache zu gewährleisten.
- Ergotherapeutische Maßnahmen, die den Alltag unterstützen und Selbstständigkeit fördern.

Sicherheitsaspekte

Die Sicherheit der Demenzpatient:innen wird durch gezielte Maßnahmen gewährleistet. Dazu zählen:

- **Sturzprävention:** Entfernung von Stolperfallen, Einsatz von Haltegriffen, rutschfeste Schuhe, stabile Hilfsmittel wie Gehstock oder Rollator.
- **Notfallmanagement:** Bereitstellung von Notfallinformationen wie Ausweisen mit wichtigen Kontaktdaten.
- **Umgebungssicherung:** Herdabschaltsysteme, Sicherung scharfer Gegenstände, kindersichere Aufbewahrung gefährlicher Materialien.
- **Schutz vor Überforderung:** Anpassung der Wohnumgebung zur Minimierung von Reizüberflutung und Verwirrung.

Einbeziehung der Angehörigen

Angehörige sind wesentliche Ansprechpersonen in der Betreuung von Demenzkranken. Die Pflege unterstützt sie durch:

- Frühzeitige Information und Schulung zum Krankheitsbild und zu pflegerischen Maßnahmen.
- Beratung zur Gestaltung von Tagesabläufen und Umgebungen.
- Vermittlung von Entlastungsangeboten wie Tages- oder Kurzzeitpflege.
- Regelmäßige Angehörigengespräche, um den Austausch über belastende Situationen und Lösungsstrategien zu fördern (Deutsches Netzwerk für Qualitätsentwicklung in der Pflege 2019; Kastner 2018; Kocs 2011).

In Kürze
- **Neurodegenerative Erkrankungen allgemein:**
  - Fortschreitender und irreversibler Verlust von Nervenzellen im Zentralnervensystem
  - Verursachen eine allmähliche Verschlechterung kognitiver, motorischer und vegetativer Funktionen

- Multifaktorielle Entstehung mit genetischen, umweltbezogenen und zellulären Ursachen
- Bilden die Grundlage für unterschiedliche Demenzformen und motorische Störungen

- **Alzheimer-Demenz:**
  - Häufigste Form, gekennzeichnet durch Gedächtnis- und Orientierungsstörungen sowie Sprachdefizite
  - Progressiver Verlust der Alltagskompetenz über mehrere Jahre
  - Therapie zielt auf symptomatische Linderung und Verzögerung des Krankheitsverlaufs ab
  - Relevante pflegerische Maßnahmen: strukturierte Tagesabläufe, Gedächtnistraining, Kommunikation in einfachen Sätzen

- **Parkinson-Syndrome:**
  - Motorische Symptome wie Tremor, Rigor und Bradykinesie dominieren, oft verbunden mit nichtmotorischen Störungen
  - Medikamentöse Therapie (Levodopa, Dopaminagonisten) ergänzt durch physio-ergotherapeutische Interventionen
  - Pflegefachpersonen unterstützen bei der aktiven Mobilisation, dem präzisen Medikationsmanagement und der Sturzprävention

- **Chorea Huntington:**
  - Gekennzeichnet durch unwillkürliche, plötzliche Bewegungen, kognitive Defizite und psychiatrische Veränderungen
  - Genetisch bedingt, manifestiert sich meist im mittleren Lebensalter
  - Pflege umfasst symptomorientierte Interventionen, interdisziplinäre Betreuung und gezielte Förderung der Alltagskompetenz

- **Vaskuläre Demenz:**
  - Oft mit plötzlichem Beginn nach Schlaganfällen oder einem schrittweisen Verlauf infolge chronischer Durchblutungsstörungen
  - Heterogenes kognitives Defizitbild mit oft vorhandenen neurologischen Begleitsymptomen
  - Neben kognitiver Stimulation steht die Prävention weiterer vaskulärer Ereignisse im Vordergrund

- **Frontotemporale Demenz (FTD):**
  - Frühzeitige Persönlichkeits- und Verhaltensveränderungen stehen im Zentrum, weniger primär Gedächtnisstörungen

6

  - Betroffene zeigen häufig impulsives Verhalten oder Rückzug und haben oft einen früheren Krankheitsbeginn als bei Alzheimer
  - Pflegefachpersonen setzen vor allem auf strukturierte Betreuung und milde, nicht-aggressive Interventionen
- **Lewy-Körperchen-Demenz:**
  - Gekennzeichnet durch schwankende kognitive Leistungen, optische Halluzinationen und parkinsonistische Symptome
  - Erfordert einen vorsichtigen medikamentösen Ansatz, da Patient:innen empfindlich auf Neuroleptika reagieren
  - Pflege fokussiert sich auf Sicherheit, kontinuierliche kognitive Förderung und Sturzprävention

Literatur

Bundesministerium für Gesundheit (2021) Diagnose Demenz: Krankheitsbild und Verlauf, 28 August 2021

Deutsche Alzheimer Gesellschaft e.V (2023) Die Häufigkeit von Demenzerkrankungen [Informationsblatt]. Berlin

Deutsche Alzheimer Gesellschaft e.V (o.J.) Die Alzheimer-Krankheit. Berlin

Deutsche Gesellschaft für Neurologie (2022/2023) S2k-Leitlinie Chorea/Morbus Huntington. In Leitlinien für Diagnostik und Therapie in der Neurologie. Berlin

Deutsche Gesellschaft für Neurologie & Deutsche Gesellschaft für Psychiatrie und Psychotherapie (2023) S3-Leitlinie Demenzen (Langversion). AWMF-Registernr. 038-013

Deutsches Netzwerk für Qualitätsentwicklung in der Pflege (2019) Expertenstandard Beziehungsgestaltung in der Pflege von Menschen mit Demenz. Osnabrück

Grunst S, Sure U (2010) Pflege konkret. Neurologie Psychiatrie. Elsevier GmbH/Urban & Fischer, München

Handschu R, Schuh A, Lunkenheimer J (2018) Morbus Parkinson – Therapie im fortgeschrittenen Stadium. Geriatrie-Report 13:40–48

Jankovic J (2008) Parkinson's disease: clinical features and diagnosis. J Neurol Neurosurg Psychiat 79(4):368–376

Kalia LV, Lang AE (2015) Parkinson's disease. Lancet 386(9996):896–912

Kastner U (Hrsg) (2018) Handbuch Demenz – Grundlagen, Konzepte, Pflege. Hogrefe, Bern

Kocs U (2011) Pflege und Begleitung von Menschen mit Demenz und psychischen Veränderungen. In: Köther I (Hrsg) Altenpflege. Georg Thieme Verlag, S 398–435

Mayo Clinic (2022) Huntington's disease – diagnosis and treatment. Rochester/Minnesota/USA

Menche N (2016) Der ältere Mensch. In: Menche N (Hrsg) Biologie, anatomie, physiologie. Elsevier, S 383–392

Müller H, Schmitt H (2008) Neurologische Pflege – Grundlagen und Praxis. Urban & Fischer/Elsevier, München

Nursing Critical Care (2011) Understanding Huntington disease. Nursing Critical Care 6(3):34–40

Universitätsklinikum Freiburg – Klinik für Neurologie (o.J.) Die Bewegungsstörung Chorea Huntington. Freiburg

Verwolt H, Zergiebel D (2020) 52.13.1 Parkinson-Syndrom. In: I care Pflege, 2., überarb. Aufl. Thieme, Stuttgart

World Health Organization (2016) Neurological disorders: public health challenges. World Health Organization, Geneva

World Health Organization (2021) Parkinson disease. Geneva

Neuromuskuläre Erkrankungen

Kristin Gerhäuser, Claudia Hülsmann, Zoe Fleischhauer und Jessica Golenia

Inhaltsverzeichnis

7.1 Amyotrophe Lateralsklerose (ALS)

Herr Mangold, 58 Jahre alt und Elektriker, ist derzeit arbeitsunfähig. Vor etwa einem Jahr bemerkte er eine schleichend fortschreitende Schwäche in der rechten Hand, die sich anfangs durch Schwierigkeiten beim Greifen und Halten von Werkzeugen äußerte und seine berufliche Tätigkeit erheblich beeinträchtigte. Im Verlauf breiteten sich die motorischen Einschränkungen auf die linke Hand aus, sodass feinmotorische Tätigkeiten wie Schreiben oder das Knöpfen eines Hemdes zunehmend problematisch wurden. In den letzten Monaten nahm Herr Mangold außerdem eine Muskelschwäche in den Beinen wahr, die sich besonders beim Treppensteigen oder Aufstehen von einem Stuhl zeigte. Begleitet wurden diese Beschwerden von Muskelzuckungen (Faszikulationen), die vor allem in den Oberarmen und Oberschenkeln auftraten.

Bis zum Auftreten der Symptome war Herr Mangold ein gesunder und aktiver Mann. Die motorischen Einschränkungen wurden zunächst als altersbedingte Abnutzungserscheinungen oder Überlastung durch körperliche Arbeit interpretiert. Erst als die Symptome fortschritten und eine sichtbare Muskelatrophie auftrat, suchte er einen Neurologen auf.

Bei der Erstuntersuchung zeigten sich deutliche Schwächen in beiden Händen, insbesondere rechtsseitig, mit Schwierigkeiten beim Greifen und Halten von Gegenständen. Eine sichtbare Muskelatrophie im Bereich der Hände und Unterarme war erkennbar, ebenso wie Faszikulationen in den Oberarmen und Oberschenkeln, die während der Untersuchung deutlich sichtbar waren. Zusätzlich fiel eine allgemeine Muskelschwäche in den Beinen auf, die Gangunsicherheiten und Probleme beim Treppensteigen verursachte. Sensibilitätsstörungen oder Schmerzen wurden nicht festgestellt. Herr Mangold sprach leicht monoton (Dysarthrie), zeigte jedoch keine Schluckbeschwerden.

Die neurologische Untersuchung bestätigte eine Schwäche der distalen Muskulatur der Arme und Beine mit deutlich abgeschwächten Reflexen. Es traten Faszikulationen in den betroffenen Muskeln auf, die bei Palpation verstärkt sichtbar waren. Zusätzlich wurde eine Hyperreflexie an den unteren Extremitäten und ein positives Babinski-Zeichen festgestellt, was auf eine Schädigung des oberen Motoneurons hinweist. Kognitive Auffälligkeiten lagen nicht vor.

Zur weiteren Diagnostik wurde eine Elektromyografie (EMG) durchgeführt, die deutliche Zeichen einer Denervierung in den betroffenen Muskelgruppen sowie pathologische Spontanaktivitäten (Faszikulationen und fibrilläre Potenziale) zeigte. Eine Magnetresonanztomografie (MRT) diente dem Ausschluss anderer Ursachen wie Bandscheibenvorfälle oder Rückenmarksläsionen. Laboruntersuchungen ergaben keine Hinweise auf entzündliche oder metabolische Erkrankungen.

Auf Basis der klinischen Symptomatik und der elektrophysiologischen Befunde wurde die Diagnose amyotrophe Lateralsklerose (ALS) gestellt. ALS ist eine progressive neurodegenerative Erkrankung, die sowohl das obere als auch das untere Motoneuron betrifft.

Herr Mangold wurde über den chronischen und fortschreitenden Verlauf der ALS informiert. Die Therapie zielt darauf ab, das Fortschreiten der Krankheit zu verlangsamen und seine Lebensqualität zu verbessern. Er begann eine medikamentöse Therapie mit Riluzol, das die Krankheitsprogression nachweislich verlangsamen kann. Zusätzlich wurde eine interdisziplinäre Betreuung durch Neurolog:innen, Physiotherapeut:innen, Ergotherapeut:innen und Logopäd:innen organisiert, um ihn in verschiedenen Bereichen der Alltagsbewältigung zu unterstützen.

Eine Beratung zur Anpassung seines Wohnumfelds wurde eingeleitet, um die Barrierefreiheit zu gewährleisten. Hilfsmittel wie ein Rollstuhl und eine Greifhilfe wurden in Betracht gezogen, um seine Selbstständigkeit so lange wie möglich zu erhalten. Die regelmäßige Überwachung der Atemfunktion wurde ebenfalls veranlasst, da im Verlauf der Krankheit eine Ateminsuffizienz auftreten kann.

ALS ist eine unheilbare und fortschreitende Erkrankung. Dennoch kann durch gezielte Therapien und palliativmedizinische Unterstützung das Fortschreiten verlangsamt und die Lebensqualität verbessert werden. Herr Mangold wird engmaschig medizinisch überwacht, um rechtzeitig auf Veränderungen reagieren zu können, insbesondere im Hinblick auf Atmung und Schluckfunktion. Palliativmedizinische Maßnahmen sollen im weiteren Verlauf helfen, Schmerzen und andere Symptome zu lindern. ◄

❶ Cave

Bei weit fortgeschrittenen motorischen Störungen, die ohne Blasenstörungen, Schmerzen oder Sensibilitätsstörungen auftreten, sollte immer eine neurodegenerative Erkrankung wie die ALS in Betracht gezogen werden. Eine frühzeitige differenzialdiagnostische Abklärung ist von entscheidender Bedeutung.

■ Definition

Die ALS gehört zu den häufigsten Erkrankungen des motorischen Systems. Es handelt sich um eine progrediente degenerative Systemerkrankung, die sowohl das 1. als auch das 2. Motoneuron betrifft. Eine autosomal-dominante Vererbung mit familiärer Häufung ist bekannt. Charakteristisch sind eine nukleäre Atrophie und die Degeneration der Pyramidenbahnen.

Die Inzidenz wird auf 3–5 Fälle pro 100.000 Einwohner geschätzt, mit geografischen Unterschieden. Männer sind häufiger betroffen als Frauen. Das mittlere Erkrankungsalter liegt bei etwa 65 Jahren, und die mittlere Krankheitsdauer beträgt 25 Monate, kann jedoch zwischen 6 Monaten und 20 Jahren variieren (Hacke 2016).

■ Symptome

ALS ist gekennzeichnet durch eine Kombination aus Atrophien und spastischen Lähmungen. Bei der neurologischen Untersuchung zeigen sich gesteigerte oder fehlende Reflexe sowie Faszikulationen, auch in nicht gelähmten Muskeln. Typisch ist eine solitäre Muskelstörung ohne psychische Veränderungen (Hacke 2016).

■ Verlauf

Etwa 25 % der Fälle beginnen mit Atrophien in den kleinen Handmuskeln, was sich durch das Fallenlassen von Gegenständen, wie einer Tasse, bemerkbar macht. Darauf folgt eine Paraspastik der Beine, die seitengleich auftritt. Im weiteren Verlauf kommt es zum Angriff der kaudalen motorischen Hirnnerven, jedoch bleibt die Okulomotorik in der Regel verschont. Die Unterschenkel und Füße werden atrophisch und spastisch, und die Erkrankung schreitet aufsteigend bis hin zu bulbären Lähmungen voran, die in etwa 20 % der Fälle auftreten. Typische Symptome sind pathologisches Lachen und Weinen.

Ein weiteres Symptom ist ein signifikanter Gewichtsverlust. ALS beginnt meist fokal und breitet sich dann auf die gegenüberliegende Körperseite aus, bevor sie an der unteren Extremität voranschreitet. Etwa ein Drittel der Betroffenen lebt noch fünf Jahre nach der Diagnosestellung. Die mittlere Überlebenszeit liegt zwischen zwei und vier Jahren, wobei die Erkrankung gegen Ende besonders rasch voranschreitet. Häufig treten Schluckstörungen auf, die durch respiratorische Insuffizienz und Pneumonie kompliziert werden können (Hacke 2016).

■ Diagnostik

Die Diagnostik der ALS ist komplex und umfasst mehrere methodische Ansätze, um die Diagnose zu sichern und Differenzialdiagnosen auszuschließen.

Elektrophysiologische Untersuchungen

Die EMG ist ein zentrales Instrument bei der Diagnostik. Sie zeigt pathologische Spontanaktivitäten wie Faszikulationen, positive scharfe Wellen und fibrilläre Aktivität. Die

Untersuchung der motorischen Einheit offenbart typische Veränderungen, wie eine verlängerte Potenzialdauer und polyphasische Potenziale, die auf eine Denervierung und Reinervation hinweisen. Die Elektroneurographie (ENG) ergänzt die Diagnostik durch die Messung der Nervenleitgeschwindigkeit und hilft, spezifische neuromuskuläre Erkrankungen als Differenzialdiagnosen auszuschließen (Hacke 2016).

Bildgebende Verfahren

Die MRT des Gehirns und der gesamten Neuroachse dient vor allem dem Ausschluss anderer Erkrankungen, wie zerebrale Tumoren, entzündliche Prozesse oder strukturelle Läsionen. Besonders das cMRT (craniale MRT) liefert wertvolle Hinweise auf Veränderungen im oberen Motoneuron, wie z. B. Degeneration der Pyramidenbahn. Ergänzend kann eine MRT der Wirbelsäule und des Rückenmarks durchgeführt werden, um Erkrankungen wie Myelopathien auszuschließen (Hacke 2016).

Neurologische Untersuchung

Die klinische Untersuchung ist ebenfalls von zentraler Bedeutung. Sie umfasst die Beurteilung von Zeichen für Schädigungen des oberen Motoneurons (z. B. gesteigerte Reflexe, spastische Tonuserhöhung) und des unteren Motoneurons (z. B. Muskelatrophien, Faszikulationen). Die Kombination dieser Symptome in verschiedenen Körperregionen stützt die Diagnose (Hacke 2016).

Differenzialdiagnose

Wichtig ist die Abgrenzung der ALS von anderen Erkrankungen, die ähnliche Symptome hervorrufen können. Dazu zählen multifokale motorische Neuropathien, spinale Muskelatrophien, Myopathien oder Erkrankungen des zentralen Nervensystems wie Multiple Sklerose. Hierbei spielen sowohl elektrophysiologische als auch bildgebende und laborchemische Methoden eine entscheidende Rolle (Hacke 2016).

■ **Therapie**

Die Therapie der ALS zielt primär darauf ab, das Fortschreiten der Erkrankung zu verlangsamen und die Lebensqualität der Betroffenen zu verbessern. Da es sich um eine unheilbare neurodegenerative Erkrankung handelt, sind kausale Behandlungsansätze bislang nicht verfügbar.

Medikamentöse Therapie

Die medikamentöse Basistherapie besteht in der Gabe von Riluzol, einem Glutamat-Antagonisten, der den Krankheitsverlauf moderat verlangsamen kann. Studien zeigen, dass eine frühzeitige Behandlung mit Riluzol die Überlebenszeit um mehrere Monate verlängern kann. Der genaue Wirkmechanismus liegt in der Reduktion glutamatinduzierter neuronaler

Schädigungen, was insbesondere bei der Degeneration motorischer Neuronen eine Rolle spielt (Hacke 2016).

Unterstützende Maßnahmen

Die symptomatische Therapie spielt eine wesentliche Rolle in der Behandlung der ALS. Ein multidisziplinärer Ansatz ist essenziell, um die komplexen Bedürfnisse der Patienten zu adressieren. Dazu gehören:

- **Physiotherapie und Ergotherapie**: Diese unterstützen die Beweglichkeit, erhalten die Muskelkraft und fördern die Selbstständigkeit im Alltag.
- **Logopädie**: Bei Schluck- und Sprechstörungen wird die Lebensqualität durch gezielte Übungen und alternative Kommunikationsmethoden verbessert.
- **Atemunterstützung**: Nicht-invasive Beatmungsmethoden wie die BiPAP-Therapie (Bilevel Positive Airway Pressure) können bei einer respiratorischen Insuffizienz eingesetzt werden und die Überlebenszeit verlängern.

Palliative Betreuung

Die palliative Versorgung fokussiert auf die Linderung belastender Symptome wie Schmerzen, Atemnot und Angst. Eine frühzeitige Einbindung eines Palliativteams ist entscheidend, um den Betroffenen und ihren Angehörigen in allen Krankheitsphasen Unterstützung zu bieten (Hacke 2016).

7.2 Spinale Muskelatrophie

Die spinale Muskelatrophie (SMA) ist eine seltene, genetisch bedingte neuromuskuläre Erkrankung, die durch den fortschreitenden Verlust motorischer Nervenzellen im Vorderhorn des Rückenmarks charakterisiert ist. Die Erkrankung führt zu einer schlaffen Parese, fortschreitender Muskelschwäche und Muskelatrophie, während die kognitive Entwicklung der Betroffenen in der Regel erhalten bleibt. Moderne krankheitsmodifizierende Therapien haben den natürlichen Verlauf der SMA erheblich verändert. Der folgende Abschnitt bietet eine theoretische Einführung in die SMA, erläutert mithilfe eines Fallbeispiels den klinischen Verlauf sowie die Diagnostik, Therapie und spezielle pflegerische Maßnahmen. Ein besonderer Schwerpunkt liegt auf der interdisziplinären Betreuung, die die Kooperation zwischen Pflegefachpersonen, Ärzt:innen und Therapeut:innen betont, um die Lebensqualität der Betroffenen zu verbessern.

■ Einleitung und Definition

Die SMA bezeichnet eine Gruppe hereditärer Motoneuron-Erkrankungen, die durch einen Defekt im SMN1-Gen verursacht werden. Dieses Gen kodiert das Survival-Motor-Neuron-Protein, welches für das Überleben motorischer Nervenzellen von entscheidender Bedeutung ist. Ist dieses Protein nicht in ausreichender Menge vorhanden, kommt es zum fortschreitenden Absterben der Motoneuronen im Vorderhorn des Rückenmarks. Die häufigste Form ist die 5q-assoziierte SMA, die autosomal-rezessiv vererbt wird. Die Inzidenz beträgt etwa ein Fall pro 7.000 Neugeborene in Deutschland, während weltweit in etwa ein Fall pro 10.000 Neugeborene auftritt. Die funktionelle Einteilung der Erkrankung erfolgt häufig anhand der Anzahl der SMN2-Kopien, da dieses Gen das SMN-Protein in geringerer Menge produziert und damit den Schweregrad der Symptomatik moduliert (D'Amico et al., 2011).

▶ Fallbeispiel

Herr Fischer ist 28 Jahre alt und arbeitet als Büroangestellter im Homeoffice. Er stellt sich in der neurologischen Ambulanz vor, nachdem er bereits im Kindesalter die Diagnose SMA Typ 2 erhalten hat. Herr Fischer kann selbstständig sitzen, jedoch gelang ihm das eigenständige Stehen oder Gehen nie. Er bewegt sich mithilfe eines Rollstuhls. In den vergangenen Monaten berichtete er über zunehmende Muskelschwäche in den Armen, wodurch das Heben von Gegenständen erheblich erschwert sei. Zudem klagte er über wiederkehrende Rückenschmerzen, die durch eine seit der Pubertät fortschreitende Skoliose begünstigt werden.

Bereits im Alter von 18 Monaten wurde bei Herrn Fischer die Diagnose SMA Typ 2 gestellt. In seiner frühen Kindheit erlernte er das Sitzen, während das Stehen und Gehen ausblieben. Im Jugendalter entwickelte sich eine Skoliose, die zunächst mit einem orthopädischen Korsett behandelt wurde. Mit steigendem Alter kamen Mobilitätshilfen wie ein elektrischer Rollstuhl und ein höhenverstellbarer Schreibtisch zum Einsatz, um seine Selbstständigkeit im Alltag bestmöglich zu unterstützen.

Bei der Untersuchung zeigen sich deutliche Anzeichen einer Muskelschwäche, die vor allem in den proximalen Muskelgruppen der Arme und Beine ausgeprägt ist. Die Skoliose hat sich im Laufe der Jahre verschlechtert und zu Rückenschmerzen sowie Schwierigkeiten in der Haltung geführt. Darüber hinaus ist die Muskelhypotonie so stark, dass das Anheben von Gegenständen, wie beispielsweise einer Tasse, erschwert wird. Die Atemfunktion ist bei leichter Belastung eingeschränkt, wobei Herr Fischer nachts keine Auffälligkeiten feststellen kann. Neurologische Untersuchungen bestätigen eine signifikante Reduktion der Reflexe in den oberen und unteren Extremitäten sowie eine allgemeine Muskelatrophie. ◀

▪ Diagnostik

Die Diagnostik der SMA erfolgt in mehreren Schritten:

Klinische Untersuchung

Die detaillierte Erfassung von Muskelkraft, Reflexen und Atmungsfunktionen bildet die Basis der Diagnose. Besonderes Augenmerk liegt dabei auf den proximalen Muskelgruppen, in denen typischerweise eine Hypotonie und Atrophie auftreten.

Bildgebende Verfahren

Röntgenaufnahmen der Wirbelsäule werden eingesetzt, um das Ausmaß der Skoliose zu dokumentieren. Diese Untersuchung unterstützt die Beurteilung der orthopädischen Komplikationen, die mit der Erkrankung einhergehen können.

Elektromyografie

Das Elektromyogramm liefert Hinweise auf den Verlust motorischer Nervenzellen, indem typische denervierungsbedingte Veränderungen, wie fibrilläre Aktivität und pathologische Spontanaktivität, nachgewiesen werden.

Molekulargenetische Diagnostik

Der Goldstandard ist der Nachweis einer homozygoten SMN1-Deletion durch moderne molekulargenetische Verfahren. Zusätzlich wird die Anzahl der SMN2-Kopien bestimmt, um den Schweregrad der Erkrankung abschätzen zu können. Seit Oktober 2021 wird die SMA im erweiterten Neugeborenenscreening erfasst, sodass ein frühzeitiger Therapiebeginn möglich ist.

▪ Therapie und Verlauf

Die Therapie der spinalen Muskelatrophie ist multimodal. Ziel ist es, den funktionellen Verfall zu verlangsamen und die Lebensqualität zu steigern (IQWiG, 2021).

Medikamentöse Therapie

Eine zentrale Therapieoption bei der spinalen Muskelatrophie stellt Risdiplam dar. Das Medikament wirkt als SMN2-Splicing-Modulator und erhöht die Produktion des funktionellen SMN-Proteins im gesamten Organismus. In klinischen Studien konnte gezeigt werden, dass Risdiplam die motorische Funktion stabilisieren oder verbessern und gleichzeitig den Krankheitsverlauf verlangsamen kann. Die Therapie erfolgt oral und ermöglicht dadurch eine kontinuierliche häusliche Anwendung, was insbesondere für Patient*innen mit eingeschränkter Mobilität von Vorteil ist (Finkel et al., 2017; Baranello et al., 2021; Kölbel et al., 2021)

▶ Fallbeispiel

Herr Fischer erhält SMN-steigernde Medikamente wie Risdiplam, die den SMN-Stoffwechsel verbessern und das Fortschreiten der Erkrankung verlangsamen können. Moderne Therapieansätze ermöglichen es, den natürlichen Verlauf der SMA positiv zu beeinflussen und motorische Meilensteine zu erreichen, die früher nicht möglich waren. ◄

Rehabilitationsprogramme

Ein interdisziplinäres Rehabilitationsprogramm ist zentraler Bestandteil der Versorgung. Es umfasst Physiotherapie zur Förderung der Beweglichkeit, Atemtherapie zur Unterstützung der Atemfunktion sowie Ergotherapie zur Verbesserung der Armfunktionen. Die Therapie wird regelmäßig evaluiert, um eine Anpassung an den individuellen Krankheitsverlauf zu gewährleisten.

Langzeitbetreuung

Aufgrund des progressiven Charakters der Erkrankung ist eine kontinuierliche Überwachung notwendig. Regelmäßige Kontrollen der Atemfunktion, der muskulären Stärke sowie der orthopädischen Befunde (z. B. Skoliose) sind essenziell, um Komplikationen frühzeitig zu erkennen und entsprechend zu intervenieren.

Spezielle Pflege und Betreuung bei spinaler Muskelatrophie

Die Versorgung von Patient:innen mit SMA erfordert spezialisierte pflegerische Maßnahmen. Zu den zentralen Aspekten der Pflege gehören:

- **Atemwegsmanagement**
  - Regelmäßige Kontrolle der Atemfrequenz und des Sauerstoffgehalts
  - Unterstützung bei der Anwendung nichtinvasiver Beatmung insbesondere in der Nacht
  - Schulung der Angehörigen im Umgang mit Beatmungsgeräten
  - Sterile Techniken beim Absaugen von Sekret, um Infektionen zu vermeiden

- **Ernährung und Schluckmanagement**
  - Anpassung der Nahrungskonsistenz, um Schluckprobleme zu minimieren
  - Unterstützung bei der Sondenernährung bei Vorliegen von Dysphagie
  - Regelmäßiges Wiegen und Überprüfen des Flüssigkeitshaushalts

- **Mobilisation und Lagerung**
  - Durchführung regelmäßiger Lagerungswechsel zur Druckentlastung und Vermeidung von Dekubitus

7

- – Einsatz druckentlastender Matratzen, Kissen und Lagerungsschienen
- – Passive Bewegungsübungen in Zusammenarbeit mit Physiotherapie zur Erhaltung der Gelenkbeweglichkeit
- **Anleitung und Beratung der Angehörigen**
  - – Schulung der Familien im Umgang mit Beatmungsgeräten, Umlagerungsmaßnahmen und Sondenernährung
  - – Erstellung individueller Notfallpläne
  - – Beratung zu Fragen der Wohnraumanpassung und Unterstützung bei der Beantragung von Hilfsmitteln (Neuro-Depesche, 2021)
- **Interdisziplinäre Koordination**
  - – Regelmäßige Fallbesprechungen und interdisziplinärer Austausch zwischen Pflegefachpersonen, Ärzt:innen und Therapeut:innen
  - – Anpassung der Therapie und Pflege an den individuellen Krankheitsverlauf
  - – Dokumentation aller pflegerischen Maßnahmen zur Qualitätssicherung (Bisalski & Tönges, 2022)

■ **Prognose und Langzeitverlauf**

Moderne Therapien haben den natürlichen Verlauf der SMA deutlich positiv beeinflusst. Ein frühzeitiger Therapiebeginn führt zur Stabilisierung der motorischen Funktion und einer Verlängerung der Lebensspanne. Bei Herrn Fischer führt die aktuelle Therapie zu einer Stabilisierung der Symptomatik, sodass er trotz bestehender Einschränkungen ein relativ unabhängiges Leben führen kann. Es bleibt jedoch essenziell, die Atemfunktion sowie orthopädische Befunde regelmäßig zu überwachen, um frühzeitig Komplikationen wie Ateminsuffizienz oder Verschlechterungen der Skoliose zu erkennen und behandeln zu können (Pechmann et al., 2025).

7.3 Myasthenia gravis

Die Myasthenia gravis ist eine seltene, aber immer mehr an Bedeutung gewinnende neurodegenerative Immunerkrankung, die zu einer Störung der Erregungsübertragung zwischen Nerv und Muskel führt. Die Symptome beginnen meist mit einer Ptosis (herabhängende Augenlider) und gehen dann rasch in Richtung Erschöpfung der Muskulatur über. Klinisch relevant wird die Diagnose vor allem bei der myasthenen Krise, welche überwachungs- bzw. Intensivstationspflichtig ist (Gilhus, 2016).

Fallbeispiel

Frau Hoffmann 42 Jahre alt, von Beruf Bürokauffrau, kommt in die neurologische Praxis und berichtet über zunehmende Muskelschwäche, die seit einigen Monaten besteht. Besonders gegen Ende des Tages oder nach körperlicher Anstrengung seien ihre Symptome schlimmer. Sie habe Schwierigkeiten, die Augen offen zu halten, da ihre Lider „schwer" werden und manchmal sogar herabhängen. Zusätzlich falle ihr auf, dass das Sprechen am Abend undeutlich werde und sie Schwierigkeiten habe, längere Texte zu lesen, da ihre Augen „verschwimmen". Ansonsten sei Frau Hoffmann gesund, sie nimmt keine regelmäßigen Medikamente ein und hat keine bekannten Vorerkrankungen. Es gibt keine bekannten neurologischen Erkrankungen in der Familie.

Symptome bei Erstuntersuchung:

- Ptosis (hängende Augenlider), die sich im Verlauf des Tages verstärkt
- Doppeltsehen (Diplopie), besonders nach längerem Lesen
- Muskelschwäche in Armen und Beinen, insbesondere nach längerer Belastung
- Müdigkeit und Erschöpfung bei Tätigkeiten wie Treppensteigen oder dem Heben von schweren Gegenständen

Bei der neurologischen Untersuchung zeigt Frau Hoffmann eine deutliche Ptosis, die durch einen Test mit dem Auflegen eines Eisbeutels für einige Minuten kurzzeitig verbessert wird. Bei einer Untersuchung der Extremitäten fällt eine leichte Schwäche der proximalen Muskeln auf. Die tiefe Sensibilität und Reflexe sind jedoch unauffällig. Diagnostisch werden folgende Prozeduren durchgeführt:

- Blutuntersuchung: Nachweis von Acetylcholinrezeptor-Antikörpern (AChR-Antikörper) im Blut.
- EMG: Zeigt eine deutliche Abnahme der Amplitude bei repetitiver Stimulation, was typisch für Myasthenia gravis ist.
- Computertomografie (CT) des Thorax: Ausschluss eines Thymoms, das als Ursache einer Myasthenia gravis infrage kommen kann.

Basierend auf den klinischen Symptomen, der neurologischen Untersuchung und den diagnostischen Tests wird bei Frau Hoffmann die Diagnose Myasthenia gravis gestellt. Frau

7

Hoffmann wird auf ein Acetylcholinesterase-Hemmpräparat (z. B. Pyridostigmin) eingestellt, was bereits nach einigen Tagen eine deutliche Verbesserung ihrer Symptome bewirkt. Zusätzlich wird eine immunsuppressive Therapie (z. B. Kortikosteroide) in Betracht gezogen, um die Autoimmunreaktion langfristig zu unterdrücken. Frau Hoffmann wird zudem regelmäßig überwacht, um den Verlauf der Erkrankung zu beurteilen und die Medikation anzupassen. Mit der Therapie zeigt sich eine deutliche Verbesserung der Lebensqualität. Frau Hoffmann ist in der Lage, ihren Alltag weitgehend normal zu gestalten, muss jedoch ihre Aktivitäten an die Belastungsgrenzen anpassen und regelmäßige ärztliche Kontrollen wahrnehmen, um mögliche Komplikationen zu vermeiden.

■ Definition

Myasthenia gravis bzw. Myasthenie ist eine Autoimmunerkrankung, die zu einer Schwäche verschiedener Muskeln führt. Ursache dafür ist eine Störung der Erregungsübertragung von Nerv zum Muskel. Die Rezeptoren für Acetylcholin im synaptischen Spalt werden bei der Myasthenie blockiert, zerstört und abgebaut (Hacke 2016; Dodel und Klockgether 2010; Schumm et al. 2020). Der unvorhersehbare Verlauf führt zu großer Unsicherheit bei den Patient:innen. Die Symptomatik ist sehr individuell. Die ersten fünf bis sieben Jahren ist die Krankheitsaktivität hoch. Dennoch ist mit einer weitgehend normalen Lebenserwartung zu rechnen, mit geringen Einschränkungen. Essenziell ist die Therapieadhärenz. Ursachen können neben einer Autoantikörpervermittlung vor allem paraneoplastischer Genese sein, sodass Veränderungen der Thymusdrüse ausgeschlossen werden sollten.

■ Symptome

Leitsymptome der Myasthenia gravis sind:
- Ptosis, Diplopie
- Dysarthrie und Dysphagie
- Verschlechterung der Symptomatik nach besonderer Belastung
- Abnorme, schmerzlose Schwäche der proximalen, quergestreiften Muskulatur, die vor allem unter Belastung zunimmt und sich in Ruhe bessert. Die Schwäche ist oft asymmetrisch und wechselnd ausgeprägt.
- Fluktuation der Schwäche im Laufe von Stunden, Tagen und Wochen

— Verschlechterung durch (vor allem fieberhafte) Infekte, emotionale Belastung, Medikamente, hormonelle Umstellung, grelles Licht (okuläre Symptome)

❶ Cave

Patient:innen fallen oft mit herabhängenden Liedern und Steckenbleiben von festen Bestandteilen bei der Nahrungsaufnahme im Krankenhaus auf.

■ Ätiologie

Myasthenia gravis ist eine autoimmune Erkrankung, die durch eine Fehlregulation des Immunsystems charakterisiert ist. Die vorherrschende Pathophysiologie beruht auf einer Autoimmunreaktion gegen periphere Acetylcholinrezeptoren an den neuromuskulären Übergängen. Bei den meisten betroffenen Patient:innen führen aktivierte B-Zellen zur Produktion von Antikörpern, die gezielt an die Acetylcholinrezeptoren binden. Diese Bindung bewirkt eine funktionelle Reduktion der Rezeptordichte an der motorischen Endplatte. Gleichzeitig spielt die Aktivierung des Komplementsystems eine wichtige Rolle, da durch die Bildung von Immunkomplexen die Rezeptoren abgebaut werden und die neuromuskuläre Signalübertragung erheblich beeinträchtigt wird.

Die Einschränkung der Acetylcholinrezeptoren resultiert in einer unzureichenden Übertragung des Nervenimpulses an den Muskel, was sich klinisch als ausgeprägte Muskelschwäche und schnelle Ermüdung äußert. Neben den klassisch gegen die Acetylcholinrezeptoren gerichteten Antikörpern gibt es auch eine Subgruppe von Patient:innen, die Antikörper gegen die muskelspezifische Kinase produziert. Diese Varianten unterscheiden sich hinsichtlich ihres klinischen Verlaufs und sprechen oft unterschiedlich auf immunmodulatorische Therapien an.

Das Verständnis dieser ätiologischen Mechanismen ist essenziell, um Therapieansätze zielgerichtet zu entwickeln. Therapeutische Konzepte umfassen immunmodulatorische Maßnahmen wie die Gabe von Kortikosteroiden oder anderen Immunsuppressiva sowie plasmapheretische Verfahren (Blutplasmaaustausch zur Reduktion pathogener Antikörper). Die Forschung untersucht zudem den Einfluss weiterer genetischer und umweltbezogener Faktoren, um den komplexen Pathomechanismus vollständig zu erfassen (Meriggioli & Sanders, 2009).

▪ Diagnostik

Zunächst gilt, die Symptome gegenüber anderen Krankheiten, die mit einer Muskelschwäche einhergehen, abzugrenzen. Dazu zählen z. B. Multiple Sklerose, basale Hirntumoren oder Störungen im Bereich der Augenhöhle. Bei älteren Patient:innen ist auch an Durchblutungsstörungen im Hirnstammbereich zu denken. Folgendes Vorgehen empfiehlt sich:

- Identifikation der Symptome hinsichtlich „Ermüdung bei Belastung und Erholung in Ruhe"
- Ergänzung durch spezielle klinische Befunde, z. B. Cholinesterasehemmer-Test (Edriphoniumchlorid-Test)
- Immunologische Laboruntersuchungen (Autoantikörpersuche: AChR-AK, MuSK-AK, LRP4-AK)
- Neurophysiologische Untersuchungen (EMG)
- Radiologische Befunde (nicht nur Schädel, auch CT/Thorax/Abdomen zur Abklärung der Thymusfunktion)
- Schilddrüsenabklärung (T3,T4) (Hacke 2016; Dodel & Klockgether 2010; Schumm et al. 2020)

▪ Verlauf

Der Verlauf der Erkrankung zeigt sich meist im Ausmaß der Symptomatik. Die rein okuläre Form der Myasthenie hat meist eine gute Prognose, dies betrifft ca. 20 % der Patient:innen (Hacke 2016). Häufiger ist jedoch die generalisierte Form, die auf Muskelgruppen des Rumpfes, der Extremitäten bis hin zur Atemlähmung führen kann (DMG 2022).

❗ Cave

Klinische Klassifikation der Myasthenie I-V

Klinisch lässt sich die Myasthenie in fünf Manifestationsklassen (MGFA-Klassifikation der Myasthenie) unterteilen (Berlit 2007; DMG 2022). ◼ Tab. 7.1 zeigt die Klassifikation in ihren Dimensionen.

❗ Cave

Die myasthene Krise ist eine akute, lebensbedrohliche Funktionseinschränkung der Atemmuskulatur aufgrund einer Verschlechterung der Myasthenie. Folgen davon sind eine respiratorische Insuffizienz oder eine schwere muskuläre Störung der Schluckfunktion mit Aspirationsgefahr, meistens eine Kombination beider Symptome. Erschwerend können virale oder bakterielle Infekte hinzukommen. Es besteht eine Indikation zur intensivmedizinischen Behandlung. Ursache ist meist eine Fehldosierung des Cholinesterasehemmers.

Unter konsequenter Immuntherapie ist eine myasthene Krise heute selten geworden und trifft <2 % der Erkrankten (Schumm et al. 2020).

Die Letalität einer Krise konnte durch die Verbesserung der Intensivmedizin und eine rasch wirksame Therapie von früher 70 % auf < 5 % gesenkt werden, in spezialisierten Zentren noch deutlicher. Ursache tödlicher Ausgänge ist meist, dass die Behandlungsmöglichkeiten wegen Multimorbidität und höherem Lebensalter nicht ausgeschöpft werden können oder die Patient:innen zu spät in ein ausgewiesenes Behandlungszentrum kommen.

◘ Tab. 7.1 Klinische Klassifikation der Myasthenie

Klasse I	Okuläre Myasthenie, beschränkt auf äußere Augenmuskeln und Lidschluss
Klasse II	Leichtgradige generalisierte Myasthenie, andere Muskelgruppen betroffen, ggf. einschließlich der äußeren Augenmuskeln
IIa	Vor allem Extremitätenmuskeln, geringe Beteiligung oropharyngealer Muskeln
IIb	Vor allem oropharyngeale und Atemmuskulatur, geringere Beteiligung der Extremitäten oder rumpfnahen Muskelgruppen
Klasse III	Mittelgradige generalisierte Myasthenie
IIIa	Vor allem Extremitätenmuskeln, geringe Beteiligung oropharyngealer Muskeln
IIIb	Vor allem oropharyngeale und Atemmuskulatur, geringere Beteiligung der Extremitäten
Klasse IV	Schwere generalisierte Myasthenie
IVa	Vor allem Extremitätenmuskeln, geringe Beteiligung oropharyngealer Muskeln
IVb	Vor allem oropharyngeale und Atemmuskulatur, geringere Beteiligung der Extremitäten *oder* Notwendigkeit einer Nasensonde ohne Intubationsbedürftigkeit
Klasse V	Intubationsbedürftigkeit mit und ohne Beatmung

■ **Therapie**

Die Therapie der Myasthenia gravis richtet sich primär nach der Ursache der Symptome und dann nach Ausmaß der Symptomatik. Sie lässt sich einteilen in spezifische und unspezifische immunsuppressive Therapie sowie in symptomatische Maßnahmen:

- Spezifische immunsuppressive Therapie: Thymektomie
- Unspezifische immunsuppressive Therapie:
  - Gabe von Immunsuppressiva
  - Plasmapharese bzw. Immunadsorption oder i.v.-Immunglobuline
- Symptomatische Therapie: Gabe von Cholinesterasehemmern

Die Thymektomie ist bei Thymomen bzw. Thymuskarzinomen indiziert. Darüber hinaus profitieren auch unabhängig von der Größe des Thymus besonders 15- bis 50-Jährige mit einer Erkrankungsdauer unter zwei Jahren von der Operation. Zur Basistherapie gehören darüber hinaus Kortikosteroide und Azathioprin als Immunsuppressiva der ersten Wahl sowie Cholinesterasehemmer. Die intravenöse Gabe von Immunglobulinen, Plasmapharese oder Immunadsorption werden nur zur Eskalation, z. B. bei einer myasthenen Krise, eingesetzt (DGN 2022).

» Cholinesterasehemmer verlangsamen den Abbau von Acetylcholin durch das Enzym Cholinesterase im synaptischen Spalt. Dadurch steigt die Acetylcholinkonzentration und Acetylcholin kann sich im Verdrängungswettbewerb mit den Antikörpern an den verbleibenden Acetylcholinrezeptoren durchsetzen, sodass die Übertragung der Nervenimpulse auf den Muskel wieder besser funktioniert.

Edrophonium wird wegen seiner kurzen Halbwertzeit nur zu diagnostischen Zwecken eingesetzt. Durchgesetzt hat sich zur Langzeittherapie die Gabe von Pyridostigmin (Mestinon, Kalymin), da der Wirkstoff nicht nur intravenös, sondern auch in Tablettenform erhältlich ist. Beim Umsetzen der oralen Therapie auf einen Pyridostigmin-Perfusor und umgekehrt ist zu bedenken, dass aufgrund der pharmakokinetischen Eigenschaften von Pyridostigmin die orale Tagesdosis das 30-Fache der intravenösen Tagesdosis beträgt.

» Cholinesterasehemmer wirken systemisch und nicht nur an der motorischen Endplatte. Acetylcholin wirkt auch als Transmitter zwischen erstem und zweitem Neuron im vegetativen Nervensystem und, wichtiger für die Herleitung der Nebenwirkungen, bei der Übertragung der Information vom zweiten Neuron zum Erfolgsorgan im Parasympathikus. Cholinesterasehemmer bewirken folglich eine gesteigerte Parasympathikusaktivität. Wichtige Nebenwirkungen sind: Bradykardie, Hypotonie, Verengung der Bronchien, allgemein gesteigerte Sekretproduktion bis hin zu Verschleimung und Durchfällen (abführende Wirkung der Cholinesterasehemmer), gesteigerte Hautdurchblutung (warm und rosig) (Therapie-Handbuch Neurologie, 2024).

Spezielle Pflege bei neuromuskulären Erkrankungen

Allgemeine pflegerische Prophylaxen und Assessmentinstrumente

Bei allen neuromuskulären Erkrankungen stehen als vorrangige Ziele die Prophylaxe von Folgekomplikationen und die Erhaltung der funktionellen Selbstständigkeit im Vordergrund. Zu den allgemein eingesetzten Maßnahmen gehören unter anderem:

- **Dekubitusprophylaxe:** Regelmäßige Lagerungswechsel, Einsatz von druckentlastenden Matratzen und speziellen Polstern sowie die Anwendung von Skalen wie der Braden-Skala und dem Waterlow-Score zur Risikoabschätzung für Druckgeschwüre.
- **Sturzprophylaxe:** Mit Instrumenten wie der Hendrich-Skala oder dem Tinetti-Motilitätstest wird das Sturzrisiko erhoben. Diese Assessments helfen, individuelle Sturzpräventionsmaßnahmen (z. B. anzupassende Hilfsmittel, gezielte physiotherapeutische Trainings) zu entwickeln.
- **Atem- und Kreislaufmonitoring:** Bei neuromuskulären Erkrankungen, die häufig die Atemmuskulatur betreffen, wird regelmäßig die Spirometrie (z. B. Messung der Vitalkapazität), transkutane CO_2-Messung und das Monitoring der peripheren Sauerstoffsättigung durchgeführt. Zur Erfassung von Fatigue und respiratorischer Insuffizienz kommen auch standardisierte Instrumente wie die ALS Functional Rating Scale – Revised (ALSFRS-R) zum Einsatz.
- **Schmerzassessment:** Die kontinuierliche Erfassung von Schmerzen mittels visueller Analogskalen (VAS) oder numerischen Rating-Skalen (NRS) unterstützt die Anpassung der medikamentösen sowie nichtmedikamentösen Schmerztherapie.

Diese Assessmentinstrumente ermöglichen es den Pflegefachpersonen, den aktuellen Zustand der Patient:innen systematisch zu erfassen und den Pflegeplan kontinuierlich an Veränderungen anzupassen (Grunst & Sure, 2010).

Spezielle pflegerische Maßnahmen bei amyotropher Lateralsklerose

Bei ALS ist die respiratorische Funktion aufgrund des fortschreitenden Motoneuronenabbaus häufig rasch beeinträchtigt. Hier stehen neben der kontinuierlichen Überwachung zusätzliche Maßnahmen im Vordergrund:

- **Engmaschiges Atemmonitoring:** Neben der routinemäßigen Überprüfung der Vitalkapazität und Sauerstoffsättigung wird auch der Einsatz von Beatmungsgeräten (nichtinvasiv oder invasiv) überwacht. Pflegefachpersonen dokumentieren hier Änderungen mithilfe von entsprechenden Protokollen, um eine drohende respiratorische Krise frühzeitig zu erkennen. Beispiele für Monitoringinstrumente sind standardisierte Atemskalen und SpO_2-Messgeräte.
- **Dekubitus- und Sturzprophylaxe:** Aufgrund der zunehmenden Mobilitätseinschränkungen und drohenden Dekubitusrisiken werden regelmäßige Lagerungswechsel, die Anpassung von Bettauflagen und das aktive Sturzrisikomanagement durchgeführt. Dabei helfen Scores wie die Braden-Skala oder der Barthel-Index, den Grad der Selbstständigkeit und Pflegebedürftigkeit zu dokumentieren.
- **Notfallmanagement:** Es wird ein Notfallkoffer mit notwendigen Materialien wie Sauerstoffmasken, Beatmungsutensilien und Medikamenten (z. B. Bronchodilatatoren) in unmittelbarer Nähe bereitgehalten. Eine enge Abstimmung mit dem Ärzteteam ist hier unabdingbar, um bei Komplikationen wie einer plötzlichen Atemnot rasch eingreifen zu können.

Spezielle pflegerische Maßnahmen bei spinaler Muskelatrophie

Patient:innen mit SMA leiden vor allem unter proximär betonter Muskelschwäche und häufig auch unter orthopädischen Komplikationen wie Skoliose. Die pflegerische Versorgung schließt daher sowohl funktionelle als auch präventive Maßnahmen ein:

- **Motorische Assessments und Mobilisation:** Mithilfe von instrumentspezifischen Tests wie dem CHOP-INTEND (bei Säuglingen) oder dem Hammersmith Functional Motor Scale Expanded (HFMSE) wird der motorische Fortschritt regelmäßig dokumentiert. In der Pflege kommen regelmäßige passive und aktive Mobilisationsübungen zum Einsatz, um Kontrakturen und Gelenkdeformationen vorzubeugen.
- **Atemtherapie:** Aufgrund der häufig beeinträchtigten Zwischenrippen- und Zwerchfellmuskulatur wird ein individuell angepasstes Atemtraining durchgeführt. Zusätzlich werden Lungenfunktionsuntersuchungen, beispielsweise die Messung der forcierten Vitalkapazität (FVC), angewendet, um die Notwendigkeit von nichtinvasiver Beatmung frühzeitig zu erkennen.
- **Orthopädische Hilfsmittel und Lagerung:** Rollstühle mit Hebefunktion, anpassbare Sitzsysteme und orthopädische Hilfsmittel werden so gewählt, dass sie einerseits die Mobilität fördern und andererseits sekundären Schäden (z. B. Dekubitus, Kontrakturen) entgegenwirken. Die regelmäßige Anpassung der Position in Bett oder Rollstuhl sowie gezielte physiotherapeutische Maßnahmen unterstützen die Stabilität der Körperhaltung.

Spezielle pflegerische Maßnahmen bei Myasthenia gravis

Myasthenia gravis zeichnet sich durch eine fluktuierende Schwäche, oft vor allem der Schluck-, Sprech- und Atemmuskulatur, aus. Hier gilt es, sowohl akute Krisen zu verhindern als auch den Alltag nachhaltig zu erleichtern:

- **Engmaschige und detaillierte Beobachtung:** Es wird explizit darauf hingewiesen, dass alle Vitalparameter sowie muskelspezifische Funktionen (etwa mit Instrumenten wie dem *Besinger Score*) kontinuierlich erfasst und dokumentiert werden. Dabei sollte auch auf Veränderungen der Muskelkraft geachtet und eine Zunahme der Schwäche umgehend den behandelnden ÄrztInnen gemeldet werden.

Exkurs

Der Besinger Score ist ein Instrument zur objektiven Beurteilung des Wundstatus in der neurochirurgischen und neurologischen Wundversorgung. Mit diesem Score werden wesentliche Parameter der Wundheilung erhoben, darunter Wundtiefe, Exsudationsmenge, das Ausmaß von Granulationsgewebe sowie das Vorhandensein von nekrotischem Gewebe. Die quantitativen Bewertungen dieser Kriterien ermöglichen es, den Verlauf der Wundheilung systematisch zu dokumentieren. Dies unterstützt Pflegefachpersonen bei der Evaluation des Therapieerfolgs und hilft, die Behandlungsstrategie zeitnah anzupassen. Durch den Einsatz des Besinger Scores kann eine standardisierte Wundassessment erfolgen, die interdisziplinäre Entscheidungen erleichtert und als Grundlage für eine zielgerichtete, evidenzbasierte Wundbehandlung dient.

- **Platzierung von schwer betroffenen Patient:innen:** Es wird empfohlen, Patient:innen mit erheblicher Muskelschwäche (insbesondere in den Bereichen der Extremitäten sowie bei Schluck-, Sprech- und Atemproblemen) in der Nähe des zentralen Stützpunkts zu platzieren, um eine bestmögliche Überwachung zu gewährleisten.
- **Notfallmanagement:** Ein Notfallkoffer mit allen relevanten Materialien (z. B. für akute respiratorische Krisen) ist stets in Reichweite zu halten. Dies ermöglicht das schnelle Eingreifen bei Komplikationen.
- **Interdisziplinäre Abstimmung:** Es erfolgt eine engmaschige Absprache mit Logotherapeut:innen, um speziell schluck- und sprachbezogene Probleme zu adressieren. Ergänzend wird ggf. auch psychologische Unterstützung für Patient:innen angeboten, um die Belastungen, die mit der fluktuierenden Symptomatik einhergehen, zu mildern.
- **Dokumentation relevanter Parameter:** Neben der Beobachtung und Dokumentation der klinischen Symptome werden auch Körpergewicht, Body-Mass-Index, Vitalkapazität und, falls erforderlich, arterielle Blutgasanalyse erfasst, sodass ein umfassender Verlauf dokumentiert wird.
- **Nichtmedikamentöse Maßnahmen:** Zu diesen Maßnahmen gehören die Oberkörperhochlagerung (zur Unterstützung der Atemhilfsmuskulatur), individuell angepasstes Atemtraining, regelmäßige Blutgaskontrollen sowie weitere Interventionen wie Vibrax-Massage, Abklopfen und Hilfe bei der Nahrungsaufnahme (etwa durch Zerkleinern von Medikamenten, die Gabe passierter Kost oder die Anlage einer Magensonde zur enteralen Ernährung) (Schumm et al., 2020).

In Kürze

- Neuromuskuläre Erkrankungen sind heterogene Störungen, die durch fortschreitenden Verlust motorischer Nervenzellen, neuromuskuläre Dysfunktionen und autoimmun vermittelte Prozesse charakterisiert sind.
- Bei der ALS führen degenerative Veränderungen beider Motoneuronen zu fortschreitender Muskelschwäche, sichtbarer Muskelatrophie und Faszikulationen; die Diagnose erfolgt elektrophysiologisch. Die Therapie (z. B. mit Riluzol) zielt auf eine Verlangsamung des Krankheitsverlaufs sowie eine interdisziplinäre Betreuung ab.
- Die SMA ist genetisch bedingt und resultiert aus einem Defekt im SMN1-Gen, was zu einer proximär betonten Muskelschwäche, häufig verbunden mit orthopädischen Komplikationen wie Skoliose, führt. Moderne SMN-steigernde Therapien verbessern den Verlauf, und eine spezialisierte Pflege unterstützt den Erhalt der Mobilität und Atemfunktion.
- Myasthenia gravis zeichnet sich durch eine fluktuierende, oft belastungsabhängige Muskelschwäche aus, die vor allem in den Augen, im Schluck- und Atembereich auftritt, verursacht durch Autoantikörper gegen Acetylcholinrezeptoren. Die Behandlung umfasst symptomatische Maßnahmen (Cholinesterasehemmer) sowie immunmodulatorische Therapien.

Literatur

Baranello G, Darras BT, Day JW et al (2021) Risdiplam in type 1 spinal muscular atrophy. N Engl J Med 384(10):915–923. https://doi.org/10.1056/NEJMoa2009965

Berlit P (2007) Basiswissen Neurologie, 5. Aufl. Springer, Heidelberg

Berlit P (2009) Memorix Neurologie: 287 Tabellen. Georg Thieme Verlag, Stuttgart

Berlit P, Northoff G. oder andere (falls weitere Angaben benötigt werden, konnten wir diesen Eintrag hier nicht ergänzen, da „Memorix Neurologie: 287 Tabellen" bereits als Berlit, P. (2009) vorliegt)

Bisalski, Tönges (2022)

Borell S, Pechmann A, Kirschner J (2015) Spinale Muskelatrophie – diagnose und Therapie. Monatsschr Kinderheilkd 163(12):1293–1304

Deutsche Myasthenie-Gesellschaft e. V. (2022) Myasthenia gravis – Informationen und Empfehlungen Deutsche Myasthenie Gesellschaft e. V. | Myasthenia Gravis Zugriff 13.08.2024

Deutsche Gesellschaft für Neurologie (DGN) (Leitlinienkommission) (2022) S2k-Leitlinie: Diagnostik und Therapie myasthener Syndrome (AWMF-Registernummer 030-087), Version 6.0. AWMF-Register. (Archivierte 2022-Fassung verfügbar.)

D'Amico A, Mercuri E, Tiziano F et al (2011) Spinal muscular atrophy. Orphanet J Rare Dis 6:71. https://doi.org/10.1186/1750-1172-6-71

Dodel R, Klockgether T (2010) Roter Faden Neurologie. Wissenschaftliche Verlagsgesellschaft, Stuttgart

Finkel RS, Mercuri E, Darras BT et al (2017) Nusinersen versus sham control in infantile onset spinal muscular atrophy. N Engl J Med 377(18):1723–1732. https://doi.org/10.1056/NEJMoa1702752

Gilhus NE (2016) Myasthenia gravis. N Engl J Med 375(26):2570–2581. https://doi.org/10.1056/NEJMra1602678

Grunst S, Sure U (2010) Pflege konkret. Neurologie Psychiatrie. Elsevier GmbH, München

Hacke W (Hrsg) (2016) Neurologie, 14. Aufl. Springer, Berlin/Heidelberg. https://doi.org/10.1007/978-3-662-46892-0

Institut für Qualität und Wirtschaftlichkeit im Gesundheitswesen (IQWiG) (2021) Nutzenbewertung von Onasemnogen-Abeparvovec (Zolgensma) bei SMA Typ 1. Bericht Nr. 1043

Kölbel H, Müller-Felber W, et al (2021) S1-Leitlinie 5q-spinale Muskelatrophie (SMA) – Diagnostik und Therapie. AWMF-Registernummer 022-030

Meriggioli MN, Sanders DB (2009) Autoimmune myasthenia gravis: emerging clinical and therapeutic concepts. The Lancet Neurology 8(5):475–490. https://doi.org/10.1016/S1474-4422(09)70060-2

Neuro-Depesche (2021) So belastet sind SMA-PatientInnen und Caregiver. Neuro-Depesche, Ausgabe 7–8

Pechmann A, Kirschner J, et al (2025) S2k-Leitlinie: Diagnostik und Therapie der 5q-assoziierten spinalen Muskelatrophie (SMA) im Kindes- und Erwachsenenalter. AWMF-Registernummer 022-030

Schumm F, Wöhrle G, Henze T (2020) Myasthenia gravis. Leitfaden für das Pflegepersonal. Deutsche Myasthenie Gesellschaft e.V, Bremen

Therapie-Handbuch – Neurologie (2024) In Elsevier e-Books. https://doi.org/10.1016/c2022-0-00832-1

Tumorerkrankungen des zentralen Nervensystems

Ivonne Ferrer, Anand Padmanabhan und Sachin Konkani

Inhaltsverzeichnis

8.1 Einleitung

Tumoren des zentralen Nervensystems (ZNS) umfassen benigne (gutartige) sowie maligne (bösartige) Neoplasien (Neubildung), welche im Gehirn (Encephalon) und im Rückenmark (Medulla spinalis) entstehen können. Die primären Hirntumoren können vom Gehirngewebe selbst ausgehen, den Hirn- und Rückenmarkshäuten (Meningen), dem Rückenmark oder an den Hirnnerven entstehen (Nervus cranialis). Sekundäre Hirntumoren sind maligne Hirnmetastasen von anderen Krebserkrankungen im Körper, die außerhalb des ZNS liegen und welche über die Blut-oder Lymphbahn in das Gehirn gelangen. Am häufigsten metastasiert das Bronchialkarzinom ($\approx$40–60 %), das Mammakarzinom ($\approx$15–20 %) und das maligne Melanom ($\approx$10–15 %) ins Gehirn. Nicht alle im Gehirn wachsenden Tumoren zählen zu den Gehirntumoren, werden aber oft hinzugerechnet. Von ihrem Ursprung her gehören diese z. B. zu den endokrinologischen Tumoren (Hypophysenadenome an der Hirnanhangsdrüse), Knochen- und Bindegewebstumoren (Sarkome) oder Tumoren, die von Nerven ausgehen, welche zum peripheren Nervensystem gehören (Neurinome). Das primäre ZNS-Lymphom (PZNSL) ist auf das ZNS beschränkt, aggressiv wachsend und wird nach WHO Klassifikation als diffus großzellige B-Zell Lymphom (DLBCL) der immunprivillegierten Organe eingeordnet, weil sie zu 95% als solche Form auftreten und seltener als T-Zell Lymphome oder als andere Lymphomarten. Die ZNS-Tumoren können nur sehr selten Metastasen über die Lymph-oder Blutbahn außerhalb des ZNS bilden.

■ **Epidemiologie**

Neoplasien des zentralen Nervensystems gelten als eine sehr seltene Erkrankung. Das sind rund 2 % aller Malignome. Die Neuerkrankungsrate bei Frauen liegt im Jahr 2020 bei 3.250 (5,5/10.000 Personen) und bei den Männern bei 4.080 (7,5/100.000 Personen).

Das mittlere Erkrankungsalter bei Frauen beträgt 66 Jahre und bei Männern 63 Jahre. ZNS-Tumoren betreffen zu 95 % das Gehirn und nur 5 % verteilen sich auf die Hirn- und Rückenmarkshäute, Hirnnerven und das Rückenmark. Diese können in jedem Lebensalter auftreten.

Die Zahlen der Neuerkrankungen bleiben seit 2019 stabil. Ein höheres Alter der Bevölkerung sowie bessere Diagnosemöglichkeiten können die Zahlen geringfügig erhöhen.

■ Ursachen und Risikofaktoren von ZNS-Tumoren

Experten konnten bisher keine eindeutigen Ursachen für die Entstehung von Hirn- und Rückenmarkstumore vorweisen. Die Entstehung der Neoplasie entwickelt sich laut Studien überwiegend zufällig, wenn einzelne Zellen sich fehlerhaft teilen und es dabei zum Fehler im Erbgut kommt. Es gibt bis auf wenige familiäre Prädispositionen, d. h. eine gehäufte familiäre Erbkrankheit (Lynch- oder Li-Fraumeni-Syndrom, Neurofibromatose oder tuberöse Sklerose), die zur Entstehung von Tumoren führt, keine bekannten relevanten Risikokonstellationen. Eine Vorbelastung mit Strahlen- oder Chemotherapie, welche schon länger zurückliegt (z. B. im Kindesalter), ist mit einer geringfügigen Inzidenz verbunden. Zu einigen Risikofaktoren können Forscher:innen noch keine verlässlichen Aussagen treffen, ob sie das Risiko für einen Gehirntumor erhöhen, aufgrund von widersprüchlichen Erkenntnissen aus Studien. Solche Faktoren wären Umweltfaktoren mit toxischen Substanzen, Infektionen durch Viren sowie Lebensstilfaktoren wie beispielsweise Rauchen, Alkohol, Drogen oder Stress sowie längerer Gebrauch von Mobiltelefonen.

■ Symptome und Auswirkungen auf die Funktionen des Gehirns und das Nervensystem

Bei Patient:innen mit ZNS-Tumoren gibt es eine Vielzahl an Symptomen, die belastende Krankheitsfolgen darstellen. Ein bedeutendes Problem kann die Veränderung des Intellekts und der Persönlichkeit durch das Tumorwachstum sein. Die möglicherweise hinzukommenden motorischen Störungen, Sprachstörungen oder Krampfanfälle empfinden Patient:innen als besonders einschneidend und belastend im Krankheitserleben. Die Betroffenen haben einerseits Beschwerden als Folge des zunehmenden intrakraniellen Drucks im Gehirn aufgrund eines Perifokalödems, als auch Beschwerden direkt durch die Tumorinfiltration. Hirntumoren und auch Hirnmetastasen führen zu einer krankhaften Störung der normalen Barriere zwischen Blutgefäßen und dem Gehirn (Blut-Hirn-Schranke).

8.2 Gehirntumoren

■ Unterteilung der primären Hirntumoren

Die primären Hirntumore werden nach ihrem Ursprungsgewebe und der Aggressivität unterteilt. Diese werden nach WHO Klassifikation der Tumoren des zentralen Nervensystems 2021 klassifiziert, welche auf histologischen, immunhistologischen und molekularbiologischen Merkmalen basieren. Die größte Gruppe sind Gliome, die von den Glia-Zellen ausgehen und das Stützsystem des Gehirns sind. Die Arten der Gliome sind abhängig davon, aus welchem Zelltyp der Gliazellen sie entstehen:

1. Astrozyten haben eine Stützfunktion, greifen in den Gehirnstoffwechsel ein und beteiligen sich an der Blut-Hirn-Schranke.
2. Oligodendrozyten bilden die Markscheiden und die Nervenzellfortsätze im ZNS.
3. Ependymzellen kleiden die Gehirnkammern aus.
4. Mikrogliazellen sind Immuneffektorzellen des ZNS und beteiligt an der Immunabwehr. Sie haben ähnliche Funktion wie Makrophagen und fressen Krankheitserreger und abgestorbene Zellen.
5. **Tumorarten, die sich aus Gliazelltypen entwickeln können:**
   - Primäres Glioblastom WHO-Grad IV IDH- Wildtyp
   - Sekundäres Glioblastom: entwickelt sich aus einem niedergradigen Hirntumor (meist bei jüngeren Menschen)
   - Astrozytom: WHO-Grad I–IV → Grad I = pilozytisch, Grad II = diffus, Grad III = anaplastisch, Grad IV= IDH-mutiert
   - Oligodendrogliom: WHO-Grad II–III
   - Ependymom: WHO-Grad I–III
6. **weitere Tumorarten nach Zelltyp:**
   - Meningeom Grad I (seltener Grad II–III) – aus Zellen der Hirnhaut
   - Neurinom/Schwannom – aus Schwann-Zellen zur Bildung von Myelinscheiden (Isolierung der Axone) im peripheren NS
   - Medulloblastom (Kinder, Jugendliche) Grad IV – aus unreifen embryonalen Zellen im Kleinhirn
   - primär diffus großzelliges B-Zell-Lymphom (DLBCL) Grad IV – gehört zu den extranodalen Non-Hodgkin-Lymphomen und kann sich ausschließlich im Gehirn, Rückenmark, in den Hirnhäuten und/oder in den Augen manifestieren, auch wenn das Gehirn kein lymphatisches Organ ist.

→ Nach einer zunächst erfolgreichen Therapie eines Grad-2-Tumors, kann sich ein Tumorrezidiv bilden. Es entsteht durch bösartige Zellen, welche sich vor der Therapie entziehen konnten. Gründe dafür sind eine Therapieresistenz, aggressives Wachstum, verbliebene Mikrozellen, unvollständige Entfernung sowie Tarnung und Hemmung vor Zerstörung durch das Immunsystem. Das Rezidiv kann die gleichen Wachstumsmerkmale wie der ursprüngliche Tumor aufweisen oder sich in einen höheren Grad (bei mehr als 50 %) verwandeln, mit aggressiverem Verhalten und Wachstum.

■ Symptomatik

Die Manifestationen der Hirntumore können Symptome umfassen, welche von der Lage und der biologischen Natur des Tumors abhängen. Befindet sich der Tumor in einem nicht sprechenden Bereich des Gehirns oder wächst er langsam, können sich spezifische Symptome möglicherweise erst in den späten Stadien des Prozesses entwickeln. Stattdessen kann der Tumor allgemeine Symptome hervorrufen, die mit der zunehmenden Größe und dem sich ausdehnenden Bereich des Hirnödems rund um die Tumorränder zusammenhängt. Dies wird als Masseneffekt des Tumors bezeichnet.

■ Symptome durch Tumorinfiltration nach Lage in der betroffenen Hirnregion (■ Abb. 8.1)

Symptome nach Tumorregion

1. Hirnstammtumoren (Medulla oblongata/Pons/Mittelhirn):
   - Hirnnervenausfälle (Bewegung, Schlucken, Sprechen, Sehen, Atmung, Herzschlag, Schwindel, Gleichgewicht, Übelkeit/Erbrechen, unregelmäßige Pupillen, Kopf-, Nackenschmerzen, Taubheit/Lähmung Gesichtsbereich)
   - Pyramidenbahnzeichen (pathologische Reflexe oder Bewegungsstörungen durch Schädigung der Pyramidenbahn)
2. Zentral gelegene Tumoren (suprasellär/Zwischenhirn/Mittelhirn)
   - Sehstörungen, Störungen der Augenmotilität
   - endokrine Symptome→ Diabetes insipidus/Minderwuchs/Akromegalie/Menstruation-, Libido- und Potenzstörungen (z.B. Hypophysenadenom)
   - Störungen der zirkadianen Rhythmik (Tagesmüdigkeit, Schlaf-Wach-Umkehr)
3. Infratentorielle Tumoren (Bereich Hirnstamm, Kleinhirn):
   - Hirndrucksymptome durch Liquor-Zirkulationsstörungen
   - gestörte Bewegungskoordination (Ataxie), Gleichgewichtsstörung
   - Feinmotorikstörung
   - Augenzittern (Nystagmus)
   - Intentionstremor (zittern der Gliedmaßen bei zielgerichteter Bewegung)
   - Muskelschwäche
   - Schwindel
   - Sprechstörung

8

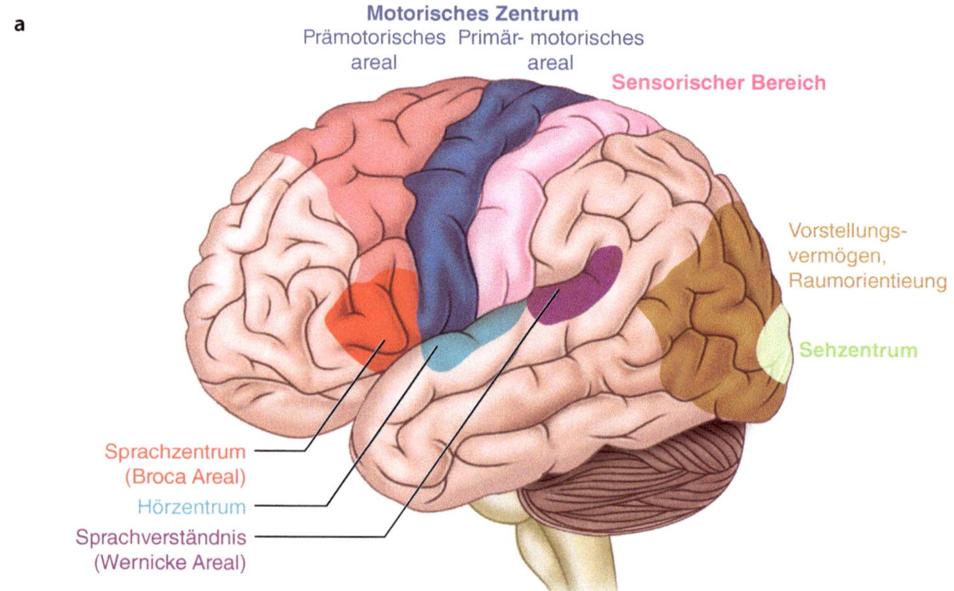

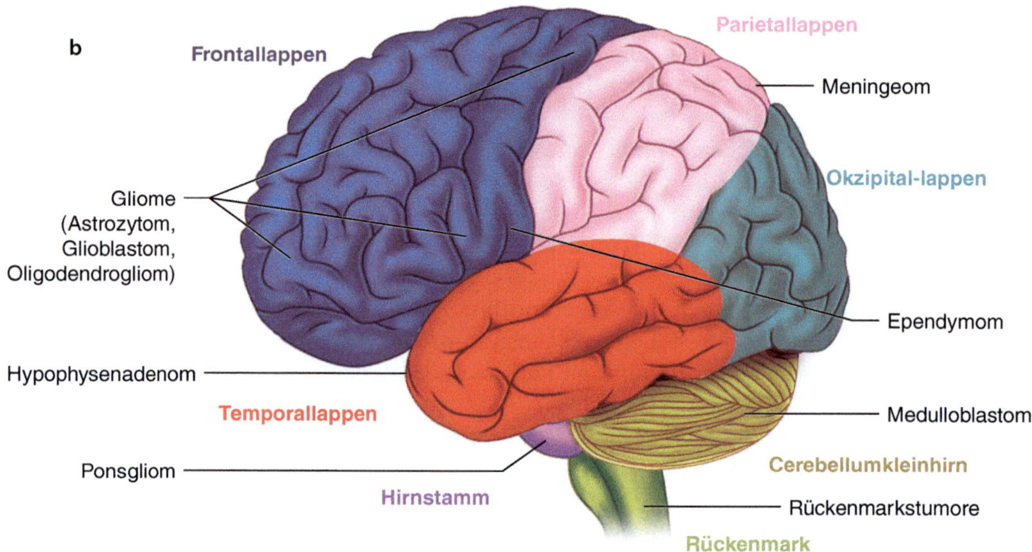

◻ Abb. 8.1   a, b bevorzugte Lage der Hirntumore: Eigene Darstellung mit Anlehnung an Medizin Aspekte

4. Supratentorielle Tumoren (Großhirnhemisphären)
   – fokale und generalisierte Krampfanfälle
   – fokale neurologische Symptome (Seh-, Hör-, Sprach-
     probleme)

- Hemiparese/-plegie oder Parese einzelner Gliedmaßen
- Bewegungsstörungen, Gleichgewichtsstörungen
- psychische- oder Wesensveränderungen

Symptome nach Hirnlappen:
- *Frontallappen*
  - Verhaltensänderung, Gedächtnisstörungen (Arbeits-gedächtnis), psychomotorische Verlangsamung
  - schlaffe oder spastische motorische Parese/Plegie (halbseitig oder einzelne Gliedmaßen betreffend) der gegenüberliegenden Körperhälfte
  - motorische Aphasien (Broca-Sprachzentrum) bei linksseitigen Prozessen
- *Parietallappen*
  - Sensibilitätsstörungen, gestörte sensorische Empfin-dungen (Schmerz, Temperatur, Vibration)
  - gestörte räumliche Orientierung
- *Temporallappen*
  - Gedächtnisstörungen (Langzeitgedächtnis)
  - Sensorische Aphasie (Wernicke Sprachzentrum) bei linksseitigen Prozessen
  - Hörprobleme
- *Okzipitallappen*
  - Sehstörungen
  - Gesichtsfeldausfälle

Hirndrucksymptome
Symptome, die aufgrund eines intrakraniellen Drucks (ICP) entstehen, sind sehr unspezifisch und können in der Intensität wechselhaft sein. Das Auftreten kann akut (Notfall-indikation) sowie chronisch sein.
- Kopfschmerzen
- Übelkeit, Erbrechen (oft morgens und plötzlich)
- Psychomotorische Verlangsamung, Wesens- und Persön-lichkeitsveränderung
- Urininkontinenz, neurogene Blasenentleerungsstörung
- Singultus, Gähnen
- Stauungspapille
- Schluckstörung
- Bewusstseinsstörung (Orientierung, Reizverarbeitung, Bewusstheit),
- Vigilanzminderung (Daueraufmerksamkeit beeinträchtig, von Somnolenz bis komatös)
  - Atemlähmung durch Einklemmen des Hirnstamms bei zunehmendem Hirndruck bis zum Atemstillstand

■ **Diagnostik**

Die Krankheitsgeschichte sowie die Art und der Zeitrahmen, in dem sich die Symptome entwickelten, sind Schlüsselkomponenten bei der Diagnose von Hirntumoren. Es kann hier auch eine Fremdanamnese erforderlich werden, je nach psychopathologischem Zustand des Betroffenen.

Eine erste neurologische Untersuchung zeigt, welche Bereiche des ZNS betroffen sind und umfassen die Körpermotorik, Nervenleitbahnen und die Kognition. Desweiteren muss eine Allgemein Körperliche Untersuchung erfolgen und der Karnofsky Performance Score (KPS) erhoben werden. Um die genaue Lokalisierung der Läsion zu unterstützen, wird eine Reihe von Tests durchgeführt.

- **Computertomografie:** verstärkt durch ein Kontrastmittel können erste spezifische Informationen über die Anzahl, Größe und Dichte der Läsionen sowie das Ausmaß des sekundären Hirnödems liefern. Sonst ist eine kranielle Computertomografie (CT) nicht ausreichend zur Diagnosesicherung.
- **Magnetresonanztomografie (MRT):** ist das hilfreichste Diagnoseinstrument (bevorzugt mit Kontrastmittel) zur Erkennung von Hirntumoren, kleineren Läsionen, Tumoren im Hirnstamm und in der Hypophyse. Bei der MRT kann anders als bei der CT (Knochen, Luft sichtbar machend) das weiche Hirngewebe gut durchleuchtet werden. Dadurch können Tumore lokalisiert, ihre Größe bestimmt und das Wachstum beurteilt werden.
- **PET-Scans:** Die Positronenemissionstomografie (PET) ist ein bildgebendes Verfahren, welche die Stoffwechselaktivität der Zellen darstellt. Bei PET-Scans gehen niedriggradige Tumoren mit einem Hypometabolismus einher, während hochgradige Tumoren einen Hypermetabolismus zeigen. Diese Informationen können bei der Entscheidung für eine Behandlung hilfreich sein (DeAngelis 2001) Die PET hat aber eher einengeringen Stellenwert für die diagnostische Abklärung.
- **Computergestützte stereotaktische (drei- dimensionale) Biopsie:** wird eingesetzt, um tiefliegende Hirntumoren zu diagnostizieren und eine Grundlage für Behandlung und Prognose zu schaffen. Durch die Probenbiopsie kann die histomolekulare Klassifikation genauer bestimmt werden. Entnahme von Proben werden an mehreren Stellen des tumorösen Gewebes vorgenommen.
- **Zerebrale Angiografie:** ermöglicht die Visualisierung von Blutgefäßen im Gehirn und kann die Operationsplanung optimieren. Präoperativ kann eine Embolisation von vermutlich stark blutenden Tumoren vorgenommen werden. Das reduziert das Operationsrisiko durch starkes Bluten.
- **Elektroenzephalogramm (EEG):** kann eine abnormale Gehirnwelle, von einem Tumor besetzten Regionen, erkennen

und wird zur Beurteilung von verlangsamter Grundaktivität oder bei tumorassoziierter Epilepsie verwendet. Das EEG kann ebenso zur Ermittlung ursächlicher Bewusstseinsveränderungen durchgeführt werden und zur Anfallsgefährdungseinschätzung.

Labordiagnostik: Befindet sich der Tumor im Bereich der Hypophyse, werden die Serumhormonspiegel bestimmt. Zytologische Untersuchungen des Liquors durch eine Lumbalpunktion (LP) werden durchgeführt zum Nachweis bösartiger Tumorzellen, welche von ZNS-Tumoren in den Liquor (Meningeosis) zerebrospinal abgegeben werden können.

Differenzialdiagnostik: Die Liquoruntersuchung kann differenzialdiagnostisch eingesetzt werden und Hinweise geben bei entzündlichem Prozess, Hirnabszess, primärem zerebralen Lymphom oder einem zentral metastasierenden systemischen Tumor, wenn es zu einer meningealen Mitbeteiligung gekommen ist.

Differenzialdiagnostisch sollte außerdem eine Blutung, ein Schlaganfall (Apoplex), ein Weichteil- und Schädeltumor oder Pseudotumor cerebri ausgeschlossen werden.

■ Therapie von ZNS Tumoren

Bei der Therapieentscheidung sind Risiken und Nutzen für Patient:innen abzuwägen. Ebenso wird der Allgemeinzustand (KPS), Alter, neurologische Funktionen und Komorbiditäten mit berücksichtigt.

Die tumorspezifischen Therapieentscheidungen sollten auf allen Behandlungswegen vom interdisziplinären Team begleitet und im Prozess evaluiert werden.

Das Therapiespektrum kann die Chirurgie, Bestrahlung, Chemo- und Antikörpertherapie umfassen, aber auch nur ein palliatives Konzept.

Die verschiedenen medizinischen Behandlungsmethoden werden allein oder in Kombination mit chirurgischer Resektion eingesetzt.

Strahlentherapie, der Eckpfeiler bei der Behandlung vieler Hirntumore, verringert die Häufigkeit des Wiederauftretens unvollständig entfernter Tumoren. Die stereotaktische Brachytherapie (die chirurgische Implantation von Strahlungsquellen zur Abgabe hoher Dosen über kurze Distanz) hat bei primären Malignomen vielversprechende Ergebnisse gezeigt. Sie wird im Allgemeinen als Ergänzung zur konventionellen Strahlentherapie oder als Rettungsmaßnahme bei wiederkehrenden Erkrankungen eingesetzt.

Bei der Gentransfertherapie werden retrovirale Vektoren eingesetzt, um Gene in den Tumor zu transportieren und das

Tumorgewebe so umzuprogrammieren, dass es für die Behandlung empfänglich wird. Dieser Ansatz befindet sich noch in der klinischen Erprobung und ist nur im Rahmen von Studien verfügbar.

■ Operative Behandlung

Das Ziel der chirurgischen Behandlung besteht darin, den Tumor Teilweise oder Radikal (je nach Art des Tumors) zu entfernen, ohne das neurologische Defizit zu erhöhen.

Es können verschiedene Behandlungsmethoden verwendet werden. Der spezifische Ansatz ist abhängig von der Art des Tumors, seiner Lage, der Kapselung oder dem Infiltrationsstatus sowie der Zugänglichkeit zum Tumor im Gehirn. Die Indikation wird im Interesse der Funktionserhaltung und der Patient:innen gestellt. Eine Tumorresektion erfolgt zur Reduktion der Tumormasse, Entlastung des Hirndrucks (ggf. mit Anlage eines ventrikuloperitonealen Shunts) und zur Wiederherstellung einer ungestörten neurologischen Funktion. Tumoren mit einem WHO-Grad I können von einer alleinigen Operation kurativ behandelt werden. Tumoren mit WHO-Graden II–IV und solche, die sich in lebenswichtigen Bereichen wie dem Hirnstamm befinden oder infiltrierend wachsen, sind möglicherweise nicht chirurgisch zugänglich. Bei einer radikalen Operation kann die Behandlung zu schweren neurologischen Defiziten (Blindheit, Lähmung, kognitive Defizite) führen. Die Therapie erfolgt in der Regel als Teil eines multimodalen therapeutischen Konzeptes. Bei vielen Patient:innen können Kombinationen dieser Methoden verwendet werden.

Primäre ZNS-Lymphome können nicht operiert werden. Zur Diagnosesicherung muss eine Biopsie zur Gewebeentnahme aus den unklaren Hirnläsionen durchgeführt werden. Die weitere Therapie erfolgt nach unterschiedlichen Protokollen. Die Kriterien zur Wahl, nach welchem Protokoll behandelt werden soll, können beinhalten: das Alter, die Ausbreitung und Komorbiditäten der Patien:innen. ZNS Lymphome werden beispielsweise mit monoklonalen Antikörpern (Rituximab), Methotrexat, Glukokortikoide und ggf. hämatopoetische Stammzelltransplantation therapiert.

Die meisten Hypophysenadenome werden durch transsphenoidale (durch Nase und Keilbein) mikrochirurgische Entfernung behandelt und können meist vollständig reseziert werden. Tumore, die nicht vollständig entfernt werden können, erhalten eine Radiotherapie oder Chemotherapie, welche als Monotherapie oder in Kombination möglich ist.

Die Stereotaktische Methode beinhaltet die Verwendung eines computergestütztes dreidimensionales Koordinatensystem, der eine sehr präzise Lokalisierung des Tumors ermöglicht. Neue Gehirnkartierungstechnologien (Brain mapping) helfen dabei festzustellen, wie nah erkrankte Bereiche des Gehirns an Strukturen liegen, die für eine normale Gehirnfunktion wesentlich sind. Die Neuronavigation ist eine Form des Mappings, bei der unter einer Operation mit einem computergestützten System das Gehirn nachgebildet wird. Durch die Stereotaktische Methode, können Radioisotope auch direkt in den Tumor eingebracht werden, um dem Tumor hohe Strahlendosen zuzuführen (Brachytherapie) und gleichzeitig die Auswirkungen auf das umliegende Gehirngewebe zu minimieren.

Die stereotaktische Radiochirurgie (Gamma Knife, Cyberknife) ermöglicht, oft in einer einzigen Sitzung, die Behandlung von tiefer und unzugänglicher Tumoren, die kleiner als 2,5 cm sind. Ein Vorteil dieser Methode ist, dass kein chirurgischer Einschnitt erforderlich ist. Nachteilig ist die Verzögerungszeit zwischen der Behandlung und dem gewünschten Ergebnis.

■ Intrakranielle Chirurgie

Eine intrakranielle Operation, ist ein Eingriff im Inneren des Schädels.

— Kraniotomie: ist jede chirurgische Öffnung des Schädels. Das Bohrloch (Trepanation) ist eine mit einem Bohrer hergestellte Öffnung am Schädel. Diese Methode dient hauptsächlich dazu den Hirndruck zu senken und durch Einlage einer Externen Ventrikeldrainage (EVD), kann der Hirndruck kontrolliert werden und überschüssiges Liquor wird abgeleitet.

— Als Kraniektomie bezeichnet man die Entfernung eines Teils des Schädelknochens. Die dekompressive Kraniektomie dient zur Senkung des Hirndrucks.

— Die Kranioplastik ist die Reparatur von Knochen oder die Verwendung einer Prothese als Knochenersatz nach einer Operation.

Das Ziel der intrakraniellen Tumorchirurgie ist die vollständige Resektion des Tumors. Eine Operation wird in der Regel unter Vollnarkose durchgeführt. Gelegentlich erfordert ein Eingriff, dass Patient:innen wach und kooperativ sind (Wachkraniotomie). Dabei werden alle sichtbaren tumorsuspekten Gewebe entfernt (Debulking). Selbst bei Verwendung eines Operationsmikroskops können lebensfähige Tumorzellen zurückbleiben. Es sind diese Zellen, die zu Rezidiven führen. Wenn der Tumor nicht vollständig entfernt werden kann, wird die Tumormasse so weit wie möglich verkleinert, ohne dass es zu weiteren neurologischen Störungen kommt. Danach kann eine weniger belastende Strahlen- oder

Chemotherapie durchgeführt werden. In manchen Fällen ist es nicht möglich, mehr als eine Biopsie (Probeentnahme) des Tumors zu versuchen.

Die Biopsie kann je nach Zustand des Patient:innen, unter Lokalanästhesie oder Vollnarkose durchgeführt werden. Ziel einer Biopsie ist die Gewinnung von Gewebe an mehreren Stellen, das eine pathologische Diagnose des Tumors ermöglicht. Die Gewebeproben werden histologisch untersucht und ermöglichen eine genaue Analyse von Zell- und Gewebsstruktur. Dadurch kann eine genaue Diagnose gestellt und hieraus eine weitere Behandlung abgeleitet werden sowie richtungsweisend über die Prognose.

Präoperative Pflege

Die präoperative Vorbereitung von Patient:innen, die sich einer intrakraniellen Operation unterziehen, erfolgt nach Klinikstandard und nach Maßgabe des Operateurs bzw. Anästhesisten.

- Patient:innen werden Laborwerte und Blutgruppe bestimmt. Nach Maßgabe des Operateurs können Blutkonserven abrufbereit in der Blutbank reserviert werden. - Das Anästhesie- Vorgespräch ist wichtiger Bestandteil zu OP Vorbereitung, um eine sichere Narkose zu gewährleisten. Anästhesist:innen können aufgrund der Anamnese und der körperlichen Untersuchungen weitere Untersuchungen anordnen, wie z.B. Kardiologische-, Renale Diagnostik oder EKG (meist erst ab höheren Alter relevant)
- Wenn Patient:innen kognitive Beeinträchtigungen haben, ist es wichtig, dass eine Bezugsperson für die Aufklärung zur Verfügung steht.
- Eine gründliche neurologische Ausgangsuntersuchung dient der diagnostischen Beurteilung und Erhebung des neurologischen Status.
- Die Patientenaufklärung ist präoperativ wichtig. Der Umfang der Aufklärung hängt von der Fähigkeit der zu operierenden Person ab, neue Informationen aufzunehmen. Beeinflusst wird diese Fähigkeit durch den Krankheitsprozess, die kognitiven Funktionen, die Angstzustände und das Bildungsniveau.
- Chirurg:innen informieren über die geplante Operation und dessen Art, Dauer, Ablauf, Alternativen und über die Risiken des Eingriffs. Genaue Informationen sind wichtig, damit Patient:innen eine adäquate Entscheidung für den chirurgischen Eingriff treffen können.
- Angst vor einer Operation muss berücksichtigt werden, denn Patient:innen erwartet eine schwere Operation mit ungewissem Ausgang. Pflegefachpersonen sollten Zeit

geben, damit Ängste ausgedrückt werden können und offene Fragen beantwortet werden.

- Der chirurgische Eingriff kann bei einer Biopsie 2 h und bei komplizierteren Eingriffen bis zu 12 h oder länger dauern. Patient:innen und deren Bezugspersonen sollten sich darauf vorbereiten, dass einige oder alle Haare abrasiert werden. Manche Menschen lassen sich lieber das gesamte Haar rasieren als nur einen Teil.
- Im Vorgespräch muss darüber informiert werden, dass das Gesicht nach der Operation anschwellen kann, insbesondere im Augenbereich. Die periorbitale Region kann gequetscht sein. Viele Patient:innen möchten nach dem Entfernen des Verbandes einen Schal oder eine OP-Mütze tragen.

Pflege: postoperative Versorgung und Bewertung

Nach einer intrakraniellen Operation, sollen Pflegefachpersonen zusätzlich zur routinemäßigen postoperativen Überwachung, auch neurologische Untersuchungen nach Klinikstandart durchführen.

- Der neurologische Status der Patient:innen sollte in den ersten 24 h stündlich oder auf Anordnung des Arztes/der Ärztin beurteilt werden.
- Jede pathologische Veränderung sollte sofort dem Arzt/der Ärztin gemeldet werden.
- Viele Patient:innen bekommen innerhalb der ersten 24 h nach der Operation eine craniale CT-Untersuchung, um Komplikationen wie Flüssigkeitsansammlungen oder Blutungen auszuschliessen und den Heilungsprozess zu überwachen.

Pflegediagnose, Planung und Umsetzung

Das Hauptziel nach einer intrakraniellen Operation ist die Vermeidung von Komplikationen. Sobald Patient:innen im Verlauf stabil sind, können sich die Ziele zu längerfristigen Ergebnissen ändern, wie z. B. die Akzeptanz von Veränderungen im Körperbild und das Verständnis für die Selbstfürsorge nach der Entlassung. Wenn jedoch Patient:innen nach einer Operation neurologische Defizite aufweisen, kann eine Rehabilitation, Langzeit-, Kurzzeitpflege oder die Planung der häusliche Versorgung erforderlich werden. Eine Beratung durch Sozialarbeiter:innen kann bei der Planung zur weiteren Versorgung hilfreich sein.

Zu den vorrangigen Pflegediagnosen gehören folgende:

1. Risiko einer wirkungslosen Zerebralgewebeperfusion in Zusammenhang mit Ödem an der operativen Stelle:
   - Nach einer intrakraniellen Operation, werden Patient:innen postoperativ auf einer Intensivstation aufgenommen.
   - Die Lagerung im Bett ist in der Regel so, dass das Kopfende des Bettes 30 Grad oder höher ist (sofern nicht anders angeordnet), um die venöse Drainage zu fördern und einen Anstieg des Hirndrucks zu minimieren.
   - Eine Ausnahme ist, wenn ein chronisch Subdurales Hämatom entfernt wurde. Hierfür werden Patient:innen im Bett flach gelagert. und sie können sich von einer Seite zur anderen drehen oder auf dem Rücken liegen.
   - Patient:innen sollten dazu angehalten werden, nicht auf der Operationsseite zu liegen, damit der Druck auf die operierte Stelle minimiert wird. Das kann helfen, Komplikationen wie Blutungen und Hirnschwellungen zu vermeiden sowie die Blutzirkulation zu fördern.
   - Es werden Vorsichtsmaßnahmen gegen Anfälle getroffen, in Form von Sturzprophylaxe und beaufsichtigender Präsenz durch Pflegefachpersonen, weil das Risiko von Krampfanfällen gerade nach einer Operation besonders hoch sind.
   - Nach einer intrakraniellen Operation, kann auf Intensivstation verschiedene medizinische Geräte dabei unterstützen Patient:innen zu überwachen. Der intrakranielle Druckmonitor dient dazu, den Druck im Gehirn zu überwachen, durch einen Katheter, der direkt im Schädel einliegt. Zentralvenöse Druckkatheter (ZVK) dienen zur zentralen Venendruckmessung und zur Verabreichung von Flüssigkeiten, Medikamente sowie Blutprodukte. Der Pulmonalarterienkatheter, wird über die Lungenarterie eingeführt und misst den hämodynamischen Wert wie Druck, Herzzeitvolumen und Sauerstoffgehalt.
   - Pflegefachpersonen sollen besonders auf Hirndruckzeichen achten. Hinweise können folgende Symptome geben: Starke Kopf-, Nackenschmerzen, Vigilanzminderung, plötzliches Erbrechen, Gähnen, Singul-

tus, Vitalzeichenveränderung (Hypertonie, Brady-kardie, unregelmäßige oder langsame Atmung). Durch den Anstieg des intrakraniellen Drucks kann das zu folgenden führen:

- Obere Einklemmung (Tentoriumhernation): Großhirn wird durch eine enge feste Öffnung unter das Tentorium cerebelli (Kleinhirnzelt) ge-presst, welche Großhirn und Kleinhirn trennt.
- Untere Einklemmung (Tonsillenherniation): Dabei werden die Kleinhirntonsillen durch den Tumordruck nach kaudal (nach unten) in die Öff-nung an der Schädelbasis (Foramen magnum) ge-drängt. Dadurch wird das verlängerte Rücken-mark komprimiert (Medulla oblongata).

- Harndauerkatheter werden in der unmittelbaren postoperativen Phase verwendet, um den Flüssigkeits-haushalt genau zu überwachen.

- Verbände sollten auf Drainage überwacht werden. Bei einer Drainage, die in der Mitte blutig ist und einen gelblichen Ring drum herum aufweist, kann es sich um einen Liquoraustritt handeln. Ein vermutetes Li-quorleck sollte umgehend dem Arzt/der Ärztin ge-meldet werden.

2. Schmerzen im Zusammenhang mit einem chirurgischen Eingriff:

- Rund um die Uhr in regelmäßigen Abständen: Bereit-stellen von Schmerzmitteln, die neurologische Ver-änderungen nicht überdecken. Schmerzerfassung mit NRS (Numerische Rating Skala) dokumentieren.

- Den Kopf des Bettes auf 15 bis 30 Grad halten, um eine Stauung der Hirnvenen zu verhindern.

- Für einen abgedunkelten Raum oder eine Sonnen-brille sorgen, wenn Patient:innen lichtscheu sind.

- Eine ruhige Umgebung anbieten, um die Schmerz-toleranz der Patient:innen zu erhöhen.

- Mit der Operationsseite nach oben lagern um Druck auf die OP Wunde zu vermeiden.

- Änderung der Ernährung entsprechend der Verträg-lichkeit oder bei postoperativen Problemen, z. B. wenn das Kauen schmerzhaft ist.

- Anbieten von alternativen Möglichkeiten zur Schmerzlinderung, wie beispielsweise durch den Ein-satz von Musiktherapie, Entspannungstechnicken oder Kältetherapie.

3. Beeinträchtigte körperliche Mobilität durch motorische Defizite:
   - Die Physiotherapie ist eine wichtige postoperative Maßnahme zur Förderung der Mobilität, Verbesserung des Gleichgewichts, Umgang mit Lähmungen und Schwäche.
   - Immobile Patient:innen sollten regelmäßig alle 1-2 h umgelagert werden, um ein Dekubitus oder Kontrakturen zu vermeiden sowie zur Wahrnehmungsförderung. Die Basale Stimulation kann hier viel bewirken. Wenn möglich, sollte eine frühzeitige Mobilisierung in einem Pflegestuhl durchgeführt werden. Das unterstützt Prophylaktische Maßnahme und fördert die schnellere Mobilität.
   - Ergotherapie unterstützt bei der Durchführung von Aktivitäten des täglichen Lebens, um mögliche Defizite besser kompensieren zu können und um Bewegungsabläufe neu zu erlernen. Des weiteren unterstützen Sie bei kognitiven Defiziten sowie bei der Feinmotorik.
   - Ein weiterer erforderlicher Bestandteil, ist die frühzeitige Zusammenarbeit mit Orthopädietechniker, damit Patient:innen angepasste Hilfsmittel erhalten, wie z.B. Orthesen, Gehhilfen oder Rollstühle. Das fördert die frühzeitige Unabhängigkeit der Betroffenen und steigert die Selbstbestimmung sowie das Wohlbefinden.

Bestrahlungsbehandlung von ZNS Tumore

Die Indikation der stereotaktischen fraktionierten Radiotherapie wird bei Gliomen und malignen Meningeomen nach einem operativen Eingriff standardisiert. Die Dauer der Bestrahlung und die Strahlendosis sind abhängig von der Diagnose, Prognose und individueller Faktoren (KPS). In der Regel erfolgt die Bestrahlung z.B. von Gliome über sechs Wochen an jeweils fünf Tagenpro Woche mit einer Strahlendosis von 2 Gy pro Tag. Bestrahlt werden Tumorzellen, Tumorregion und Tumorbett. Ganzhirnbestrahlungen sind möglich bei primären ZNS-Lymphomen oder multiplen Hirnmetastasen. Wegen der Nebenwirkungen muss die Indikation kritisch beurteilt werden.

Die Radiochirurgie (Cyberknife, Gammaknife) ist die perkutane stereotaktische Applikation einzelner hoher Strahlendosen. Sie wird z. B. bei Hirnmetastasen von einer Größe bis zu 2,5 cm angewendet. Auch bei kleinen symptomatischen Meningeomen, schwer zugänglichen Läsionen oder internistischer Komorbidität findet Radiochirurgie Anwendung.

Zytotoxische Chemotherapie

Die Chemotherapie-Empfindlichkeit bei Gliomen ist abhängig von der Tumormutation. Der biologisch sinnvolle Schutz der Blut-Hirn-Schranke kann den Durchtritt vieler Chemotherapeutika erschweren. Die Dosis von Dexamethason (Begleittherapie) muss reduziert werden, weil das Medikament zur Stabilisierung der Blut-Hirn-Schranke mit beiträgt (zytoprotektiven Eigenschaften von Steroiden) Das kann sonst zu einer Interferenz mit der Chemotherapie führen. Am Tumorort selbst ist die Blut-Hirn-Schranke meist teilweise zerstört. Die alkylierende Substanz Temozolamid (Temodal®) kann bei methyliertem MGMT-Gen-Status als Monotherapie postoperativ verabreicht werden oder in Verbindung mit Strahlentherapie (Standardtherapie nach Stupp Schema).

Meningeome sprechen nicht auf Chemotherapie an.

Weitere Zytostatika:

- Lomustin (CCNU)-Gruppe der Nitrosoharnstoffe z.B. bei Gliomen.
- Procarbazin (Natulan®)- Gruppe der Alkylanzien z.B. bei einem primären ZNS Lymphom.
- Bevacizumab (Avastin®)→keine Zulassung in Deutschland/Österreich (nur auf Antrag bei Krankenkasse möglich) – ist ein monoklonaler Antikörper zur Angiogenese-Hemmung, durch Bindung an das VEGF- Protein und somit werden die Bildung neuer Blutgefäße gehemmt → VEGF = vaskulärer endothelialer Wachstumsfaktor. Das Medikament kann z.B. bei Gliomen, aber meist als Drittlinientherapie, in Betracht gezogen werden.
- Kombination Rituximab (chimärer, gegen CD 20 gerichteter monoklonaler Antikörper) und hoch dosiertem Methotrexat (analogon der Folsäue)– bei primären ZNS-Lymphomen
- Kombinierte-Chemotherapien (Carboplatin, Cyclophosphamid, Ifosfamid, Cisplatin) – z.B. bei Medulloblastom, Ependynom.
- Kombinationstherapie von Etoposid (Mitosehemmstoff)/ Lomustin als Rezidivtherapie bei Gliomen.

Im Hinblick auf die Nebenwirkungen, werden supportive Maßnahmen (z. B. Antiemetika) mit einbezogen. Des Weiteren sind regelmäßige Kontrollen des Blutbildes (Leukopenie/

Thrombopenie), kontinuierliches Monitoring der Organfunktion (Leber, Nieren, Lunge, Herz), die Vermeidung von Infektionen und Polyneuropathien (PNP) besonders wichtig. Nebenwirkungen durch Zytostatika können die Lebensqualität beinträchtigen, da die Substanzen eine Vielzahl von körperlichen wie auch psychischen Schäden verursachen können.

Alternative Therapie

Bei Patient:innen mit einem Glioblastom kann nach einer Radiochemotherapie und stabilem Verlauf die apparativ-interventionelle Therapie mit elektronischen Wechselfeldern (Novo-TTF) empfohlen werden. Eine Studie zeigte eine Verbesserung des progressionsfreien Gesamtüberlebens (Stupp et al. 2017)

Palliative Therapie

Die Linderung von Beschwerden (Palliation) richtet sich nach den auftretenden Symptomen bei den Betroffenen. Eines der wichtigsten Medikamente bei der palliativen Behandlung ist das Glukokortikoid Dexamethason, was vorrangig eingesetzt wird. Das Medikament wird angewendet um das tumorale Perifokalödem (bei akutem/chronischen Hirndruck) zu reduzieren und zu stabilisieren. Bei Liquorzirkulationsstörungen kann eine VP- Shuntanlage oder Rickham Reservoir ins Ventrikelsystem eingesetzt werden, um überschüssigen Liquors abzuleiten. Hirntumore können Krampfanfälle in Form von fokalen oder tonisch/klonischen Anfällen verursachen. Antiepileptische Medikamente werden sowohl zur Prophylaxe als auch zur Therapie eingesetzt. Eine Schmerztherapie ist erforderlich wenn durch Reizung und Infiltration in schmerzsensible Strukturen wie Meningen oder bestimmte Hirnnerven, es zu Kopf-und Nackenschmerzen kommt. Dadurch kann auch Übelkeit und/oder plötzliches Erbrechen auftreten. Hierfür können supportiv Antiemetika helfen. Das notwendige Monitoring von Anämie, Infekte, metabolische Störungen, endokrine Dysfunktion richtet sich nach Lage und Größe des Hirntumors. Falls Betroffene eine Schluckstörung (Dysphagie) entwickeln, sollten Medikamente rechtzeitig auf beispielsweise sublinguale, subkutane, transdermale, nasale oder rektale Applikationen umgestellt werden. Die palliative Behandlung muss auch die mentale Gesundheit mit einschließen. Aufgrund von Störungen im Hirnstoffwechsel oder durch die individuelle Krankheitsverarbeitung, können Patient:innen möglicherweise Depressionen entwickeln. Dafür könnten Antidepressive eingesetzt werden. Ebenso kann der Schlaf gestört sein oder Betroffene fühlen eine große innerliche Unruhe. Sedativa können unterstützend verwendet werden und den Stress reduzieren. Daraus ergibt sich auch eine Psychoonkologische Mitbetreuung. Zur Verbesserung und Erhaltung der Lebensqualität und der Selbstständigkeit je nach neurologischen Defizite, ist eine Physio-, Ergotherapie und ggf. Logopädie empfehlenswert. Die Prävention von venösen Thromboembolien ist aufgrund der Risikofaktoren (Immobilität, Glukokortikoide, Parese) im Krankheitsverlauf notwendig. Eine intensive psychosoziale Unterstützung der Patient:innen und deren Zugehörigen ist ein wichtiger Bestandteil in der Versorgung. Die frühzeitige Einbindung palliativmedizinisch spezialisierter Ärzte, Pflegedienste, Hospizhelfer oder spezialisierte ambulante Palliativversorgung (SAPV) ist meistens erforderlich. Wenn eine häusliche Versorgung nicht möglich sein kann, ist die Unterbringung in einem Pflegeheim oder auf einer Palliativstation aber auch im Hospiz eine gute Option.

■ Prognose und Verlauf von Hirntumoren

Gutartige Hirntumoren mit einem WHO-Grad I (z. B. Meningeome) können kurativ (heilend) behandelt werden. Bei höhergradigen Hirntumoren ist eine Heilung nicht möglich und die Prognose ist eher schlecht, jedoch kann der Krankheitsprogress herausgezögert werden. Dabei wird darauf geachtet, dass die Lebensqualität so gut wie möglich erhalten bleibt. Prognostisch relevant sind die vorbestehenden Symptome und das Outcome nach einer Operation sowie der WHO-Grad, Ausbreitung, Lage, molekulare Klassifikation und die Mutation des Tumors. Durch die Vielzahl der möglichen Symptome und im Hinblick auf den bestmöglichen Erhalt der Lebensqualität, sollte die Palliativversorgung frühzeitig (ggf. während der Therapie) begonnen werden. Hirntumore können rasch progredient werden und einen tödlichen Verlauf nehmen.

Bezugspersonen sollten von Anfang an mit einbezogen werden – am besten bereits bei der Diagnosestellung. Die frühzeitige Patientenberatung zu Patientenverfügung und Vorsorgevollmacht ist zu empfehlen. Eine interdisziplinäre Patientenbetreuung ist in der Neuroonkologie obligat.

■ Prognose und Verlauf von ZNS-Tumoren

Tumorart	2-Jahres Überleben (%)	5-Jahres Überleben (%)
Pilozytisches Astrozytom WHO I°	96,7	94,4
Ependymale Tumoren WHO II°-III°	91,3	85,7
Diffuses Astrozytom WHO II°	64,1	51,6
Oligodendrogliom WHO II°	90,6	82,7

Tumorart	2-Jahres Über-leben (%)	5-Jahres Über-leben (%)
Anaplastisches Astrozytom WHO III°	46,0	30,2
Anaplastisches Oligodendrogliom WHO III°	74,3	60,2
Glioblastom WHO IV°	18,5	6,8

Gliome-Leitlinien für Diagnostik und Therapie in der Neurologie © DGN 2021 (nach Ostrom et al. 2019)

Patientenbeobachtung nach neurologischen Ausfällen

Defizite	Besonderheiten	Maßnahmen
Motorische Beeinträchtigungen wie Paresen, Apraxie, Ataxie, Pusher Symptomatik Koordinationsstörungen und Schwindel	Sturzgefahr, Dekubitusrisiko Sensibilitätsstörung allgemeine Schwäche Vigilanzveränderung	Bobath- Konzept/Kinästhetik Frühmobilisation Physio-, Ergotherapie (▶ Kap 18) Hilfe bei verschiedenen ATL`s
Gesichtsfeldausfälle wieHemianopsie und Neglect, meist von der rechte Hirnhemisphäre	Visuell-räumliche Defizite (Gesichter, Wege etc.), Vernachlässigung der linken Gesichts- und Körperseite, Konzentrationsstörung, schwierige Umsetzung der Anweisungen, mangelnde Einsicht in die Defizite	Hilfe bei Alltagsverrichtungen Körperpflege, Essen, Mobilität Physio-, Ergotherapie (▶ Kap 18) Frühzeitiges Erkennen und Therapieren
Aphasie, Dysarthrie, Agrafie, Alexie	Kann Wünsche/Bedürfnisse schwer kommunizieren, Aufforderungen nicht verstehen/umsetzen	Empathisch Patienten zur Kommunikation motivieren und Zeit geben, Kommunikationshilfen, Ja/Nein-Fragestellung, Mimik/Gestik einbeziehen Logopädie (▶ Kap 15)

Defizite	Besonderheiten	Maßnahmen
Dysphagie (Schluckstörung)	Aspirationsgefahr Mangelernährung erkennen/erfassen	Pneumonieprophylaxe bei Verdacht auf Dysphagie: Schluckversuch durchführen; Logopädie (► Kap 15), Ernährung anpassen
Eingeschränkte Orientierung und Wahrnehmung Ggf. akustische und optische Halluzinationen	Delir Gefahr Depression/Traurigkeit Sturzgefahr Ängste Schlafstörungen (Schlaf-Wach-Rhythmus)	Psychische Betreuung (► Kap 22, 13) Delirprophylaxe Empathischer Kommunikationsstil Orientierungsstatus erheben (mit ZOPS ► Kap 12.) Förderung der Schlafqualität Expertenstandart Beziehungsgestaltung von Menschen mit Demenz
Verhaltensveränderungen, Gedächtnisstörungen, psychomotorische Verlangsamung (Antriebsminderung) Stimmungsschwankungen	Unvermögen zu Problemlösung und Handlungsplanung Wahrnehmungsdefizite, neue Informationen abspeichern/verstehen	Externe Gedächtnishilfen Neuropsychologische Betreuung (► Kap 13) Orientierungshilfen (Zeit, Ort, Person) Beaufsichtigende Präsenz
Anfallsgefahr	Mögliche Sturz- und Verletzungsgefahr, Vigilanzveränderungen	► Kap 3 Patienten- und Angehörigenedukation
Inkontinenz, neurogene Blasenentleerungsstörung	Dekubitusrisiko, Sturzgefahr durch häufigen Harndrang, Unruhe Harnwegsinfekte	Risikominderung Infektion, Expertenstandard Dekubitusprophylaxe Förderung der Harnkontinenz, Beaufsichtigende Präsenz

Defizite	Besonderheiten	Maßnahmen
Hirndruckzeichen	Starke Kopf-, Nackenschmerzen, Vigilanzminderung, plötzliches Erbrechen	▶ Kap 19 30°-Oberkörperhochlagerung, gerade Kopflagerung, kein Husten/Pressen, Vitalzeichenkontrolle, Pupillenkontrolle, Atemfrequenz, neurologische Ausfälle, Vigilanzbeurteilung, Flüssigkeitsbilanz

Patientenbeobachtung nach Therapie

Patienten mit Hirntumor

Bei Patient:innen mit Hirntumor besteht möglicherweise ein erhöhtes Aspirationsrisiko aufgrund einer Funktionsstörung der Hirnnerven. Präoperativ werden der Würgereflex und die Schluckfähigkeit beurteilt. Bei Patient:innen mit verminderter Würgereaktion besteht die Pflege darin, ihnen beizubringen, Nahrung und Flüssigkeiten auf die nicht betroffene Seite zu leiten, sie zum Essen aufrecht zu setzten, ihnen eine halbweiche Diät anzubieten (Dysphagiekost) und für die Möglichkeit einer Absaugung zu sorgen. Postoperativ sollten die zuvor veränderten neurologischen Funktionen neu beurteilt werden, da es zu Veränderungen kommen kann.

Prioritäten der Pflegeprobleme

Folgende Pflegeschwerpunkte gelten für Patient:innen mit Hirntumoren:

- Beurteilen des neurologischen Status.
- Behandeln der Symptome und Beistand bei seelischen Belangen.
- Achten auf Komplikationen und Zustandsveränderungen.
- Patient:innen und ihren Angehörigen Aufklärung und Unterstützung anbieten.
- Fördern der Selbstfürsorge und Unabhängigkeit.
- Bei Bedarf Palliativpflege ansprechen.

Pflegebewertung

Pflegefachpersonen bewerten die folgenden subjektiven und objektiven Daten:

- Kopfschmerzen, Nackenschmerzen, Nackensteifheit
- Verschwommenes Sehen, doppelt Sehen oder Verlust des peripheren Sehens.

- Episoden unkontrollierter Bewegungen, Bewusstlosigkeit oder ungewöhnlicher Empfindungen.
- Gedächtnisprobleme, Konzentrationsschwierigkeiten oder Veränderungen der Sprech- und Sprachfähigkeiten.
- Stimmungsschwankungen, Persönlichkeitsveränderungen oder Verhaltensänderungen.
- Ungewöhnliche Müdigkeit oder Energiemangel.
- Neurologische Defizite: Schwäche, Lähmung, Koordinationsschwierigkeiten oder sensorische Veränderungen.
- Gang- und Gleichgewichtsstörungen: unruhige Bewegungen, Schwierigkeiten beim Gehen oder häufige Stürze.
- Sehstörungen: veränderte Sehschärfe, Gesichtsfelddefizite oder abnormale Augenbewegungen oder Pupillenreaktion.
- Sprachstörungen: undeutliche Sprache oder Schwierigkeiten beim Artikulieren von Wörtern.
- Schluckstörungen nach dem Essen oder Trinken oder auch am Speichel (Husten, Würgen, Kloßgefühl, Hypersalivation, feuchte Stimme, Atemnot)

Pflegediagnose

Nach einer gründlichen Beurteilung wird eine Pflegediagnose formuliert, die speziell auf die mit Hirntumoren verbundenen Herausforderungen eingeht und auf der klinischen Beurteilung der Pflegefachperson und dem Verständnis des individuellen Gesundheitszustands der Patient:innen basiert. Während Pflegediagnosen als Rahmen für die Organisation der Pflege dienen, kann ihr Nutzen in verschiedenen klinischen Situationen unterschiedlich sein. Im klinischen Alltag ist es wichtig zu beachten, dass die Verwendung spezifischer pflegediagnostischer Etiketten möglicherweise nicht so prominent ist oder nicht so häufig verwendet wird wie andere Komponenten des Pflegeplans. Letztendlich ist es das klinische Fachwissen und das Urteilsvermögen der Pflegefachpersonen, die den Pflegeplan so gestalten, dass er den individuellen Bedürfnissen jedes Patienten gerecht wird und seine gesundheitlichen Anliegen und Prioritäten in den Vordergrund stellt.

Pflegeinterventionen und -maßnahmen

Zu den therapeutischen Interventionen und Pflegemaßnahmen für Patient:innen mit Hirntumoren können gehören:

Schmerzbewältigung: Patient:innen mit Hirntumoren können aufgrund der Kompression empfindlicher Strukturen, eines erhöhten Drucks im Schädel und der Invasion von

Nervenbahnen Schmerzen verspüren. Die Schwere und Lokalisation der Schmerzen können je nach Größe, Lokalisation und Art des Tumors variieren. Eine wirksame Schmerzbehandlung ist wichtig, um die Lebensqualität zu verbessern und die Auswirkungen des Tumors auf die täglichen Aktivitäten zu minimieren.

- Beurteilen der Schwere und Dauer der Kopfschmerzen; Beobachten von auslösenden Faktoren, Wiederholungen und fortschreitenden Merkmalen.

- Entwicklung einer präventiven Strategie zur Schmerzbehandlung rund um die Uhr. Beachten der physiologischen und verhaltensbezogenen Anzeichen von Schmerzen: Die sofortige Erkennung von Schmerzen kann die Maßnahmen zur Schmerzlinderung verbessern.

- Patient:innen anweisen, beim Stuhlgang nicht zu niesen, zu husten oder sich anzustrengen. Dies vermeidet Überanstrengung, die Kopfschmerzen auslöst oder verschlimmert. Bei Obstipation können Osmotisch wirkende Mittel unterstützen, indem sie den Stuhl aufweichen.

- Bei leichten bis mäßiges Schmerzen eine kühle Kompresse auf den Kopf legen. Dies fördert das Wohlbefinden und die Linderung von Kopfschmerzen und reduziert gegebenenfalls vorhandene Gesichtsödeme. Empfohlen werden mehrere Kältepacksitzungen pro Tag für 10-12 min und 2h Pause dazwischen an Gesichtsbereiche oder Regionen mit dünner Haut.

- Nach einem chirurgischen Eingriff können zunächst Opioide Analgetika verabreicht werden. Das sind starke Schmerzmittel der WHO Stufe 3, die Schmerzsignale im ZNS blockieren. Es ist wichtig, auf Nebenwirkungen wie Sedierung und Atemdepression zu achten. Die Verwendung von Naloxon (Opioid-Antagonist) in Kombination mit einem Opioid, soll die intestinalen (den Darm betreffend) Nebenwirkungen (Obstipation) verhindern. Nebenwirkungen treten selten auf und Opioide können bei entsprechender Überwachung sicher verabreicht werden. Opioide Analgetika sollten mit nicht-opioiden Analgetika kombiniert werden.

- Bewältigen der Schmerzen, bevor sie schwerwiegend werden.

- Analgetika wie verordnet verabreichen. Im Verlauf die Indikation und Dosis der Analgetika fortlaufend evaluieren. Schmerzerfassungsassessment hierfür anwenden.

Angst und Furcht reduzieren: Patient:innen mit einem Hirntumor können Angst verspüren durch die Unsicherheit über die Prognose, dem Unbekannten, Bedenken hinsichtlich der Auswirkungen des Tumors auf ihr tägliches Leben sowie die Veränderungen der kognitiven Funktion oder Persönlichkeit, die durch den Tumor oder die Behandlung verursacht werden.

- Beurteilen des Ausmaßes der Angst (ggf. mit Assessment) und des Bedarfs an Informationen, die diese nach der Operation lindern. Frühzeitig auf Angstsymptome achten und intervenieren.
- Patient:innen dazu auffordern, Auskunft zu geben über die Intensität der Angst und den Bedarf an Maßnahmen und Unterstützung. Dies ermöglicht die Identifizierung von Ängsten und Unsicherheiten hinsichtlich Operationen, Behandlungen und Genesung sowie Schuldgefühlen wegen der Krankheit.
- Patient:innen darüber Informieren, bezüglich des Operationsablaufes, der verwendeten medizinischen Geräte und über den involvierten Personals, bei geplanter Operation.
- Informationen transparent und verständlich kommunizieren zu postoperativen Vorbereitungen und zu Präoperativen Auswirkungen wie beispielsweise Kopfschmerzen über mehrere Tage oder Schläfrigkeit. bis hin zu Wobei bei Angst Patient:innen abzuwägen ist, inwieweit Aufklärungen zu allen Eventualitäten wirklich notwendig sind. Denn das kann die Angst sonst eher verstärken. Hierfür sollte das Vorwissen der Patient:innen erfragt werden und abgeklärt, inwieweit die Informationen gehen sollen.
- Das Gefühl geben, dass Bedenken und Sorgen wahrgenommen werden. Sicherheit gegenüber Patient:innen vermitteln und Vertrauen aufbauen. Gefühle nicht verharmlosen oder wegdiskutieren.
  - Dafür Sorgen, das die Selbstbestimmung und Kontrolle erhalten bleibt.
  - Zugehörige mit in die Aufklärung und Behandlung einschließen.
  - Psychologische Mitbetreuung anbieten und Entspannungstechniken aufzeigen (Aromatherapie, Einreibungen, Massage).

Förderung der Sicherheit und Vermeidung von Verletzungsrisiken: Patient:innen mit Hirntumoren sind aufgrund verschiedener Faktoren anfällig für Verletzungen. Das Risiko, sich zu verletzen, steigt durch die beeinträchtigte Kognition, veränderte Sinneswahrnehmung und motorischen Defiziten. Dies kann zu Stürzen, Krampfanfällen und anderen Unfällen führen. Zur Sicherheit und Verletzungsprävention sind die Umsetzung von Maßnahmen erforderlich, zur Minimierung des Sturzrisikos und zur Gewährleistung einer sicheren Umgebung. Dazu gehört die Aufrechterhaltung freier Wege, die Beseitigung von Stolperfallen, die Bereitstellung ausreichender Beleuchtung und bei Bedarf der Einsatz von Hilfsmitteln.

- Bewerten der Vitalfunktionen, einschließlich erhöhter Blutdruck, verringerter Pulsdruck, Pulsfrequenz und Atmung: Pflegefachpersonen nehmen sich eine volle Minute Zeit, um den Puls und die Atmung zu überwachen. Jegliche Veränderung der Vitalfunktionen kann auf das Vorliegen eines Hirntumors hinweisen, abhängig von der Art und Lage des Tumors.
- Prüfen, ob Reizbarkeit, Lethargie, Müdigkeit, Schläfrigkeit, Bewusstlosigkeit oder Koma vorliegen.
- Veränderung im neurosensorischen Bereich beurteilen, wie das Sehvermögens (Sehschärfe, Strabismus, Diplopie, Nystagmus), Berührung, Geruch oder das Hören.
- Beobachten von neuromuskulären Veränderungen der Grob- und Feinmotorik, Spastik, Ataxie, Schwäche, Lähmung oder Veränderungen des Gleichgewichts und der Koordination.
- Prüfen, ob der intrakranielle Druck erhöht ist, plötzliches Erbrechen auftritt, eine unzureichende Nahrungsaufnahme besteht, Reizbarkeit, Lethargie, Diplopie, Verhaltensänderungen, Veränderungen der Vigilanz oder ob Anfallsaktivität vorhanden ist.
- Beibehalten einer bequemen Position mit erhobenem Kopf.
- Verändern der Umgebung, etwa durch Auspolstern des Bettes oder Sturzalarmsysteme und beaufsichtigende Präsenz der Pflegefachpersonen zur Sicherheit.svermittlung. Wenn für Patient:innen angezeigt, kann Licht, Lärm und Stimulation verringern werden.
- Informationen an Patient:innen über alle anstehenden Maßnahmen und Behandlungen. Dem Betroffenen dabei Zeit geben, die Informationen zu verarbeiten und Rückmeldung zu geben, ob das Thema verstanden wurde.

Optimierung der Ernährung
- Medikamente gegen Übelkeit, z.B. vor Positionsänderungen, Bestrahlung, Chemotherapie nach Bedarf geben.
- Für eine ausreichende Flüssigkeitszufuhr sorgen. Bei Patient:innen mit Hirndruck besteht eine Flüssigkeitsrestriktion. Die genaue Menge und Art der Flüssigkeit

wird vom Arzt/Ärtzinnen festgelegt und ist patienten-
abhängig.

- Nach Verträglichkeit können kleinePortionen und häufige
  Mahlzeiten angeboten werden.
- In einigen Fällen kann ein Ernährungsberater/eine Er-
  nährungsberaterin konsultiert werden, um die Lebens-
  mittelauswahl zu beurteilen und bereitzustellen. Auf ausreichenden Kalorienbedarf achten. Anbieten von oralen
  Nahrungssupplementen zusätzlich zu den Mahlzeiten.
  Unterstützend kann eine enterale oder parenterale Ernährung erforderlich werden, um den kalorienbedarf sicherzustellen, wenn keine orale Nahrungsaufnahme möglich ist.
- Bei Bedarf die Konsistenz der Ernährung ändern, um die
  Nahrungsaufnahme zu steigern. Mit Patient:innen wünsche zu tagesaktuellen Mahlzeitangebot besprechen.

Patientenaufklärung und Gesundheitserhaltung
- Patient:innen die Nebenwirkungen der Behandlung er-
  klären.
- Patient:innen zu einer engmaschigen Nachsorge nach
  Diagnose und Behandlung ermutigen.
- Erklären, wie wichtig es ist, weiterhin Kortikosteroide einzunehmen, und wie man mit Nebenwirkungen wie Gewichtszunahme und Hyperglykämie umgehen kann.
- Patient:innen dazu ermutigen, gemeinschaftliche Ressourcen für körperliche Aktivitäten, Transportdienste,
  Beratungsstellen für Sozialleistungen und psychologische
  Unterstützung zu nutzen. Das könnten beispielsweise sein
  der Transport zu medizinischer Versorgung und Terminen, finanzielle Unterstützungsmöglichkeiten, Psychoonkologische Betreuungseinrichtungen, Bewegungs-
  angebote für chronisch Kranke Menschen, ambulante
  Pflegedienste oder Kurzzeitpflege.

8.2.1 Glioblastom

Gliome sind die häufigsten bösartigen Tumoren des zentralen
Nervensystems und umfassen Astrozytome, Oligodendro-
gliome, Ependymome und eine Vielzahl seltener Histologien.

Glioblastome WHO Grad 4- IDH Wildtyp, sind die häufigsten und aggressiv- infiltrierend wachsende Hirntumore.
Glioblastome machen rund 15 % aller primären Hirntumoren aus, aber der Anteil an den bösartigen Hirntumoren
gesamt beträgt bis zu 80 %.   Die Inzidenz der Neu-

erkrankungen beträgt 3,2 pro 100.000 Einwohnern und einem mittleren Alter von 64 Jahren. Männer sind häufiger betroffen bei Neuerkrankungen als Frauen. Glioblastome breiten sich aus, indem sie in das umgebende Nervenbindegewebe eindringen (infiltrierend). Die Ausbreitung der Tumorzellen erfolgt entlang von Leitungsbahnen in der weißen Substanz. Diese ist zuständig für Nervenimpulsweiterleitung, hauptsächlich die Übermittlung von Signalen zwischen Hirnarealen und den Körper. Deshalb können Glioblastome nicht vollständig entfernt werden, ohne erhebliche Schäden an lebenswichtigen Strukturen zu verursachen (McFaline-Figueroa und Lee 2018). Für die Prognose und Therapieansprechbarkeit auf alkylierende Chemotherapie, ist es wichtig, die MGMT Promotormethylierung zu bestimmen. Die Erstlinientherapie besteht aus Radiochemotherapie. Eine endgültige Heilung ist bislang nicht möglich, aber durch Therapie sollen die Überlebenszeit verbessert, Tumormasse verringert und Symptome gelindert werden. Der Therapieerfolg ist auch abhängig von Art der Behandlung, Alter des Betroffenen und vom Karnofsky- Index (KPS).

▶ **Fallbeispiel**

Männlicher Patient, 69 Jahre alt, war bei seiner Hausärztin aufgrund einer progredienten Beinparese rechts seit rund 2,5 Monaten. Die Hausärztin ordnete eine Magnetresonanztomografie (MRT) mit Kontrastmittel des Schädels an. Vorbestehend hatte der Patient ein malignes Prostatakarzinom vor zehn Jahren, welches kurativ behandelt worden war. Die Bildgebung zeigte im linken hochfrontalen Gyrus praecentralis, in Richtung supplementär motorischem Areal auslaufend, eine girlandenförmige kontrastmittelaufnehmende Raumforderung auf. Differenzialdiagnostisch entspricht das einem höhergradigen hirneigenen Tumor. In der körperlichen Untersuchung zeigte sich eine distal betonte Hemiparese des linken Beins mit 4/5-Hüftbeugung sowie 3/5 in der Kniestreckung, Fußhebung und- senkung. Das Sensorium ist intakt. Der Stand und Gang sind durch die Hemiparese bereits beeinträchtigt.

Der Patient wird in die neurochirurgische Abteilung aufgenommen, für eine zeitnahe Resektion der gesehenen Raumforderung. Nach Abschluss der präoperativen Untersuchung und des durch transkranielle Magnetstimulation gestützten Mappings der motorischen Fasern erfolgte die Operation drei Monate nach dem ersten Auftreten der Symptome. Es wurde eine neuronavigierte Kraniotomie links hochfrontal und eine mikrochirurgische Tumorextirpation unter Zuhilfenahme einer intraoperativen Fluoreszenz und des Neuromonitorings durchgeführt. Der molekularpathologische Befund wurde fünf Tage nach der Operation gestellt. Das Gewebe zeigte ein Glioblastom WHO-Grad IV, IDH-Wildtyp, MGMT-Promoter nicht methyliert, nukleäre ATRX-Expression sind erhalten und IDH1 R132H, H3.3 G34R sowie BRAF V600E sind negativ.

Der Patient wurde postoperativ in die Neuroonkologie verlegt zur weiteren tumorspezifischen Therapieplanung. Der klinische Zustand hat sich postoperativ verschlechtert, jedoch wurden bildgebend keine postoperativen Komplikationen festgestellt. Der Hirnnervenbefund sowie die Motorik zeigten, dass der Patient zu allen Qualitäten orientiert ist (Zeit, Ort, Person, Situation), dass er eine leichte Dysarthrie hat, dass die Pupillen isokor, prompt direkt und indirekt auf Licht reagieren, eine faziale Parese rechts besteht und der Babinski-Reflex rechts positiv ist. Der internistische Befund ergab einen unauffälligen Befund von Lunge, Herz und Abdomen.

Die Neurologen nahmen Kontakt mit den Radiologen auf, welche eine Ganzhirnradiation vorschlugen. Sie sollte 24 Tage nach der Operation begonnen werden, nachdem zuvor die Bestrahlungsplanung mit Bestrahlungs-CT, Maskenanpassung und Aufklärung durchgeführt wurde. Des Weiteren wurde im interdisziplinären Tumorboard entschieden, dem Patienten nach dem Stupp-Schema zu behandeln. Das Schema sieht vor, eine fraktionierte Bestrahlung mit je 2 Gy an fünf Tagen der Woche über einen Zeitraum von sechs Wochen und zusätzlich über die Dauer der Bestrahlung täglich Temozolamid-Kapseln.

Der Sozialdienst wurde eingeschaltet, um die häusliche Versorgung unter Einbezug der Angehörigen zu organisieren. Es wurde ein Pflegegrad, ein Grad der Behinderung und eine Rehabilitation nach der Therapie bei den verschiedenen Versorgungsstellen und der Krankenkasse beantragt. Gleichzeitig organisierte die Brückenpflege ein Pflegebett, Rollstuhl, Urinflasche, Duschhocker und Rollator für zu Hause sowie eine Fußheberorthese. Der Patient konnte somit vor seiner Bestrahlung und 16 Tage nach seiner Aufnahme in die Neurochirurgie kurzfristig nach Hause entlassen werden, mit einem Karnofsky-Performance-Status (KPS) von 70 %. Das Dexamethason wird zu Hause weiter reduziert. ◄

8.2.2 **Meningeom**

Meningeome WHO Grad I-III, machen rund 20 % aller primären Hirntumore aus. Sie sind häufig gutartige (WHO Grad I zu 80-90 %) und abgekapselte Tumore aus Arachnoidalzellen auf den Hirnhäuten (DeAngelis 2001). Sie wachsen langsam und verdrengend. Meningeome treten am häufigsten bei Erwachsenen mittleren Alters auf (häufiger bei Frauen) sowie im Proximalbereich der venösen Sinus. Die Erscheinungsformen hängen vom betroffenen Bereich ab und sind eher das Ergebnis einer Kompression als einer Invasion des Hirngewebes. Die Standardbehandlung ist eine Operation mit vollständiger Entfernung oder teilweiser Dissektion. Die WHO Grad I Meningeome benötigen meist keine Nachbehandlung nach vollständiger Resektion. Bei Gefäßreiche Meningeome kann eine präoperative Embolisation erforderlich sein. Optional kann je nach Größe des Tumors eine Strahlentherapie oder Radiochirurgie durchgeführt werden.

8.2.3 Akustikusneurinom

Ein Akustikusneurinom ist ein gutartiger Tumor, der von Schwann'schen Zellen ausgeht und sich im vestibulären Teil des 8. Hirnnervs befindet sowie im inneren Gehörgang. Dieser Teil ist hauptsächlich für das Gehör und das Gleichgewicht verantwortlich. Er entsteht normalerweise direkt im inneren Gehörgang, wo er sich häufig ausdehnt, bevor er den Kleinhirnbrückenraum ausfüllt. Ein Akustikusneurinom kann langsam wachsen und eine beträchtliche Größe erreichen, bis der Tumor diagnostiziert wird. Der Patient erleidet normalerweise einen Hörverlust, Tinnitus, Schwindelanfälle oder hat einen schwankenden Gang. Wenn der Tumor größer wird, können auf derselben Seite schmerzhafte Empfindungen im Gesicht auftreten, durch Komprimierung des 5. Hirnnervs (Nervus trigeminus).

Mit verbesserten Bildgebungstechniken und dem Einsatz des Operationsmikroskops und mikrochirurgischer Instrumente können selbst große Tumoren durch eine relativ kleine Kraniotomie entfernt werden. Eine therapeutische Nachbehandlung umfassen Maßnahmen der verbliebenen Symptome betreffend, wie Gleichgewichtsprobleme, Gesichtslähmungen oder Hörprobleme.

8.2.4 Hypophysenadenom

Hypophysentumoren machen etwa 8 bis 12 % aller Hirntumoren aus und verursachen Symptome durch Druck auf benachbarte Strukturen oder hormonelle Veränderungen (Über- oder Unterfunktion der Hypophyse).

Das Hypophysenadenom ist ein gutartiger Tumor aus parenchymatischen Zellen der Hypophysenlappen. Frauen sind häufiger betroffen als Männer. Die Einteilung des Adenoms erfolgt nach Größe (Radiologische Klasssifikation Grad 0-III) und nach Hormonproduktion (hormonaktiv-oder hormoninaktive Adenome). Das Hypophysenadenom kann sich Extrasellär ausbreiten. Wenn das Adenom durch Druck in die Sinus cavernosus eindringt oder sich in das Keilbein ausdehnt, kann es weitere Funktionen beinträchtigen wie die Sehnerven, das Sehnervenkreuz, die Sehbahnen, den Hypothalamus oder den dritten Ventrikel. Diese Druckeffekte verursachen Kopfschmerzen, Sehstörungen, hypothalamische Störungen (z. B. Schlaf-, Appetit-, Temperatur- und Gefühlsstörungen), erhöhten intrakraniellen Druck (ICP) sowie Vergrößerung und Erosion der Sella turcica (Vertiefung an Schädelbasis in der Hypophyse liegt). Die Behandlung des Adenoms richtet sich nach Art des Tumors und kann durch eine chirurgische Resektion erfolgen und je nach Hormonstatus auch eine medikamentöse Therapie beinhalten. In seltenen Fällen entstehen Rezidive, die eventuell durch Strahlentherapie behandelt werden können.

8.2.5 Angiom des ZNS

ZNS Angiome (zerebrale kavernöse Malformation oder Kavernom) sind gutartige Gefäßfehlbildungen des Gehirns und Rückenmark, die größtenteils aus abnormalen Blutgefäßen bestehen. Diese können angeboren oder erworben sein. Sie finden sich entweder im oder auf der Oberfläche des Gehirns. In rund 83 % der Fälle befinden sich die Malformationen in den Großhirnhemisphären (Stirn- und Scheitellappen) oder im Kleinhirn, Hirnstamm sowie Rückenmark. Einige bleiben lebenslang bestehen, ohne Symptome zu verursachen und andere verursachen neurologische Symptome, ähnlich wie bei einem Gehirntumor. Da die Wände der Blutgefäße in Angiomen dünn sind, besteht bei diesen Patient:innen das Risiko eines zerebralen Gefäßunfalls (Schlaganfalls). Tatsächlich sollte eine Hirnblutung bei Menschen unter 40 Jahren auf die Möglichkeit eines Angioms hinweisen (Brunner 2010). Eine Behandlung kann durch neurochirurgische Operation, endovaskuläre Embolisation oder Bestrahlung erfolgen.

8.3 Spinale Tumoren

Spinale Tumoren und Metastasen werden nach ihrer Lokalisation eingeteilt in intraspinal extradural (außerhalb der Rückenmarkshaut) und intraspinal intradural (innerhalb der Rückenmarkshaut). Bei intradural gelegenen Tumoren gibt es weitere Lageunterscheidung in intramedullär (innerhalb des Rückenmarks, z. B. Gliome, Ependymome) und extramedullär (außerhalb des Rückenmarks, Neurinome, Meningeome). Diese machen nur rund 5-15 % der primären ZNS-Tumoren aus und können benigne oder maligne sein. Die Prognose richtet sich nach dem Malignitätsgrad. Gutartige spinale Tumore haben eine gute Prognose, in Abhängigkeit vom Ausmaß und Dauer der neurologischen Schäden bei Therapiebeginn.

Symptome der spinalen Malignome richten sich nach Lage an/in der Wirbelsäule und Kompression der Nerven oder des Rückenmarks. Die Beschwerden können umfassen: Rückenschmerzen- oft ausstrahlend(vermehrt nachts und im Liegen), fokale motorische Schwäche (Gangstörung, Fußheberparese, Koordinationsprobleme, Querschnittssymptomatik), Taubheitsgefühle und Blasen-, Mastdarmstörung.

■ Diagnostik

Die ersten diagnostischen Schritte bei einem Verdacht auf einen spinalen Tumor, erfolgt durch Anamnese sowie eine klinische Untersuchung.

- Allgemeinkörperliche Untersuchung mit Erhebung des Karnofsky Performance Score (KPS)
- Neurologische Untersuchung der Körpermotorik und der Nervenbahnen zur Erhebung der Defizite zu Beginn der Diagnose. Dies ermöglicht eine bessere Beurteilung der Tumorprogression.
- Erhebung der Schmerzcharakteristik mit Lokalisation und Ausstrahlung.
- Bildgebende Verfahren wie Computertomografie (häufig als Notfalldiagnostik) und Magnetresonanztomografie (MRT) mit und ohne Kontrastmittel. Die Aufnahme von Kontrastmittel im Tumorgewebe wird als Schrankenöffnung gesehen und gilt als Hinweis für einen höhergradigen Tumor.
- Positronenemissionstomografie (PET) ist ein bildgebendes Verfahren welche die Stoffwechselaktivität der Zellen darstellt. In langsam wachsenden Tumoren lassen sich so schnell wachsende Anteile ausmachen. Damit kann die Gewebeprobe an der richtigen Stelle entnommen werden. Die PET ist kein Standardverfahren und hat einen geringen Stellenwert für die diagnostische Abklärung. In der Regel wird sie nicht von der gesetzlichen Krankenkasse bezahlt.
- Die stereotaktische Probebiopsie zur genaueren histomolekularen Klassifikation ist der diagnostische Standard. Die Entnahme erfolgt an mehreren Stellen des tumorösen Gewebes.
- Bei metastasierende Tumore sollte ein Ganzkörper- Staging veranlasst werden.

■ Differenzialdiagnostik

Folgende Erkrankungen sollten zuvor ausgeschlossen werden, da diese ähnlich Symptome verursachen können:

- Bandscheibenvorfall/ Spinalkanalstenose
- Entzündliche Erkrankungen des Rückenmarks (Myelitis), Infektionen (Epiduralabszess)
- Vaskuläre Ursachen (Spinalvenenthrombose)

■ **Therapie**

Die Behandlung hängt vom Tumortyp, das biologische Verhalten und die Lage ab. In die Therapieentscheidung werden auch der Patientenstatus und die neurologische Funktion mit berücksichtigt.

Operation

Das Ziel der operativen Behandlung ist die vollständige Entfernung des Tumors. Besonders bei gutartigen Tumoren, die gut zugänglich sind, ist das realistisch. Bei intramedullären Neoplasien ist es oftmals nicht möglich, weil durch die Entfernung das Risiko neurologischer Schäden steigen. Je nach Befund könnte auch eine Stabilisierung der Wirbelsäule notwendig werden.

Bestrahlungsbehandlung spinaler Tumore

Die Indikation für eine Radiotherapie nach einer Tumorresektion werden nach Art, Ausdehnung, neurologischen Symptomen, dem Allgemeinzustand und den verbleibenden Tumorzellen gestellt. Spinale Neoplasien (Tumoren/Metastasen) mit drohender oder akuter neurologischer Symptomatik (z. B. Querschnittsymptomatik) und fehlender Operationsindikation ist eine Radiotherapie vorzuziehen. Weitere Indikationen für Radiotherapie:

— Palliative Bestrahlung bei Patient:innen mit schlechtem Allgemeinzustand, schwerwiegenden Nebendiagnosen oder begrenzter Lebenserwartung.
— Zur Schmerzreduktion v. a. an der Wirbelsäule.
— Bei pathologischen Wirbelkörperfrakturen zur Stabilisierung der Knochensubstanz.
— Zur Vermeidung der Lockerung des Osteosynthesematerials nach einer Operation.

Spezielle Pflege bei tumorösen ZNS-Erkrankungen

Pflegefachpersonen in der Neuroonkologie sind bei Patient:innen mit ZNS-Tumoren oftmals mit vielfältigen neurologischen Ausfällen konfrontiert. Die Pflege setzt sowohl neurologische als auch onkologische Kompetenzen voraus. Die Patientenbeobachtung, fortlaufende Symptomerfassung sowie die Patientensicherheit haben hier hohe Priorität. Beobachtungskriterien, Beratungsschwerpunkte und pflegerische Unterstützung der Patient:innen unter Einbeziehung der Angehörigen bzw. Bezugspersonen ergeben sich nach den vorherrschenden Symptomen. Die Symptomlast kann sich innerhalb kürzester Zeit stark verändern, aufgrund von erhöhtem intrakraniellem Druck durch Tumormasse, Umgebungsödem und/oder Blockade des Liquorflusses. Neue Defizite können dadurch hinzukommen.

Für eine adäquate Pflege ist eine offene Kommunikation mit der erkrankten Person und ihren Angehörigen über den Krankheitsverlauf und die Aussichten wichtig. Durch eine mögliche familiäre Belastung nach der Therapie ist eine frühzeitige Edukation über die Krankheit und den Verlauf aller Beteiligten vonnöten. Zu empfehlen ist eine frühzeitige Zusammenarbeit im interprofessionellen Team, bestehend aus Ärzt:innen, Pflegefachpersonen, dem Sozialdienst, der Brückenpflege, Physiotherapie, Ergotherapie, Psychologie und dem religiösen Vertreter/der religiösen Vertreterin, zur weiteren Versorgung der Patient:innen noch während der Therapie. Dadurch können individuell angepasste neurologische Pflegekonzepte und Maßnahmen angewendet werden. Patient:innen mit einer Hirntumorerkrankung können Gemeinsamkeiten aufweisen, die neurologischen Defizite betreffend, mit anderen neurologischen Erkrankungen und der Demenz.

In Kürze

Tumorerkrankungen des ZNS
- Umfassen sowohl gutartige als auch bösartige Neubildungen im Gehirn und Rückenmark, einschließlich primärer Tumoren (z. B. Gliome, Meningeome, Hypophysenadenome) und sekundärer Tumoren (Hirnmetastasen, primäre ZNS-Lymphome).

Epidemiologie
- Sehr selten (ca. 2 % aller malignen Erkrankungen) mit stabilen Neuerkrankungsraten; überwiegend im Gehirn lokalisiert und vorwiegend bei älteren Personen (mittleres Alter ca. 63–66 Jahre).

Ursachen und Risikofaktoren
- Entstehung erfolgt meist zufällig durch Fehler in der Zellteilung; lediglich wenige familiäre Syndrome (z. B. Li-Fraumeni, Neurofibromatose) und Strahlenexposition erhöhen das Risiko; weitere Umweltfaktoren sind unklar.

Klinische Symptomatik
- Allgemeine Symptome durch erhöhten Hirndruck (Kopfschmerzen, Erbrechen, Bewusstseinsveränderungen) sowie fokale neurologische Defizite, die je nach Tumorlokalisation variieren (z. B. Sehstörungen, motorische Ausfälle, kognitive und verhaltensbezogene Veränderungen).

Diagnostik

- Erforderliche Bildgebungsverfahren umfassen CT, MRT (oft mit Kontrast), PET und stereotaktische Biopsien; ergänzende Liquoruntersuchungen und EEG helfen bei der Abklärung.

Therapie:

- Multimodal: operative Resektion zur Massenreduzierung, Bestrahlung (konventionell, stereotaktisch, Radiochirurgie) und Chemotherapie (z. B. Temozolamid, abhängig vom MGMT-Genstatus (MGMT Gen= O-6-Methylguanin-DNA-Methyltransferase- wichtiger Biomarker bei Hirntumore, ein MGMT Promotor methyliert repariert die Zellen nicht, ein nicht-methylierter MGMT Status deutet auf höhere Reparaturaktivität hin und ist schlecht für die Wirksamkeit metylierender Alkylanzien Zytostatika))); alternative und palliative Maßnahmen zur Symptombehandlung und Lebensqualitätsverbesserung.

Pflegerische Maßnahmen:

- Kontinuierliche Überwachung (Vitalparameter, neurologischer Status), Komplikationsprophylaxe (Sturz- und Dekubitusprävention), effektives Schmerz- und Hygienemanagement sowie umfassende Aufklärung und psychosoziale Betreuung zur Unterstützung der Patient:innen und Angehörigen im interdisziplinären Versorgungsteam.

Literatur

http://pubmed.ncbi.nlm.nih.gov/292600225/. Zugegriffen am 06.11.2025

http://www.lantingpharm.com (abgerufen am:6.11.25) am Anfang zu früh- am ende zu spät. Zugegriffen am 17.2.2024

http://www.onkopflege.de/uploads/tx_zszeitschriften2/tDownloads/5bda8885ff5b546e1cc34a2151409436/test03_20_C3Auslese_abgerufen

Brunner LS (2010) Brunner & Suddarth's textbook of medical-surgical nursing, Bd 2, 11. Aufl. Lippincott Williams & Wilkins, Philadelphia, S 1970–1975

DeAngelis LM (2001) Brain tumors. N Engl J Med 344:10

McFaline-Figueroa JR, Lee EQ (2018) Brain tumors. Am J Med 131:9

Stupp, R., Taillibert, S., Kanner, A., Read, W., Steinberg, D. M., Lhermitte, B., ... & Ram, Z. (2017). Effect of tumor-treating fields plus maintenance temozolomide vs maintenance temozolomide alone on survival in patients with glioblastoma: a randomized clinical trial. *Jama, 318*(23), 2306–2316

Ostrom, Q. T., Cioffi, G., Gittleman, H., Patil, N., Waite, K., Kruchko, C., & Barnholtz-Sloan, J. S. (2019). CBTRUS statistical report: primary brain and other central nervous system tumors diagnosed in the United States in 2012–2016. *Neuro-oncology, 21*(Supplement_5), v1–v100

Weiterführende Literatur

Amboss (2023) Wundassessment in der Neurochirurgie. https://www.onkopflege. de/uploads/tx_zsvzeitschriften2/tDownloads/5bda8885ff5b546e1cc34a 2151409436/test03_20_C3_Auslese_Holsten.pdf. Zugegriffen am 17.02.2024

Anita M, Kroner T, Gaisser A, Bachmann-Mettler I (2017) Onkologische Krankenpflege. Springer, Berlin

Doloresco LG (2006) Lippincott's manual of nursing practice, 8. Aufl. Lippincott Williams & Wilkins, Philadelphia, S 539–542, 561–562

EANO guidelines (2024, Februar 17). https://www.eano.eu/publications/eano-guidelines/eano-guidelines-for-palliative-care-in-adults-with-glioma/

Hacke W (2016) Neurologie. Springer Verlag, Stuttgart

Hirntumoren: Supportive Therapie (2024, Februar 17). https://www. rosenfluh.ch/psychiatrie-neurologie-2012-01/hirntumoren-supportive-therapien-in-der-neuroonkologie

Institut für Qualität und Wirtschaftlichkeit im Gesundheitswesen (IQWiG) (2021) Nutzenbewertung von Onasemnogen-Abeparvovec (Zolgensma) bei SMA Typ 1. Bericht Nr. 1043.

Krebsdaten (2024, Februar 19). https://www.krebsdaten.de/Krebs/DE/Content/Krebsarten/Zentrales_Nervensystem/krebs_zentrales_nervensystem_node.html

Kurzlehrbuch Neurologie (2022) 4. Aufl. Elsevier Urban & Fischer, München

Martin P (o.J.) Brain tumor nursing care plans. https://nurseslabs.com/brain-tumor-nursing-care-plans/

medizin-aspekte (2024, Februar 12). https://medizin-aspekte.de/wp-content/uploads/gehirn_darstellung.jpg

MSD Manual (2024, Februar 17). https://www.msdmanuals.com/de/heim/st%C3%B6rungen-der-hirn-,-r%C3%BCckenmarks-und-nervenfunktion/funktionsst%C3%B6rungen-des-gehirns/gehirnsch%C3%A4den-nach-gehirnregion

Neurologie (2019) 6. Aufl. Elsevier Urban & Fischer, München

Onkologische Pflege (2024, Februar 18). https://www.onkopflege.de/uploads/tx_zsvzeitschriften2/tDownloads/e44fea3bec53bcea3b7513cce-f5857ac/test12_OnkoPflege_03_19_B5_Kuusisto.pdf

Onkopedia (2024, Februar 17). https://www.onkopedia.com/de/onkopedia/guidelines/gliome-im-erwachsenenalter/@@guideline/html/index.html

Organe.de (2024, Februar 12). https://organe.de/wp-content/uploads/2016/08/gehirn.jpg

PubMed (2024, Februar 17). 2017 Dec 19;318(23):2306–2316. https://doi.org/10.1001/jama.2017.18718. https://pubmed.ncbi.nlm.nih.gov/29260225/

Rabel V (2024) Das neue (alte) GZW-Gesundheitszentrum Wien: Gesundheitsfördernde und heilende Architektur für Schlaganfallbetroffene. Technische Universität Wien,

S2k-Leitlinie Gliom (2024, Februar 18). https://register.awmf.org/assets/guidelines/030-099l_S2k_Gliome_2021-07-verlaengert.pdf

Sara B, Bruera E (2012) Palliative Care von Menschen mit Hirntumoren und Hirnmetastasen. Hans Huber, Bern

Schüz J et al (2022) Cellular telephone use and the risk of brain tumors: update of the UK million women study. JNCI J Natl Cancer Inst. https://doi.org/10.1093/jnci/djac042

Springer Nature (2024, Februar 07). https://media.springernature.com/lw685/springer-static/image/art%3A10.1007%2Fs00761-018-0501-1/MediaObjects/761_2018_501_Fig2_HTML.png?as=webp

Springer.com (2024, Februar 12). https://link.springer.com/article/10.1007/s00761-023-01304-1#Sec3

Thrombose-Forschung (2024, Februar 17). https://www.sciencedirect.com/science/article/abs/pii/S0049384816300020

Williams LS, Hopper PD (o.J.) Understanding medical-surgical nursing, 2. Aufl. F. A. Davis Company, Philadelphia

Traumatische Verletzungen in der Neurologie und Neurochirurgie

Anand Padmanabhan und Sachin Konkani

Inhaltsverzeichnis

9.1 Schädel-Hirn-Trauma

Unter Schädel-Hirn-Trauma (SHT) versteht man jede Verletzung der Kopfhaut, des Schädels, der Knochen oder des Gehirns, die die Funktion des Gehirns sowie das Leben der Patient:innen und seiner Familien beeinträchtigen.

Das SHT ist eine der Hauptursachen für Mortalität und Morbidität bei jungen Menschen und damit sowohl ein wichtiger ethischer Faktor als auch eine soziale Belastung im Hinblick auf die langfristige Behinderung und die sozioökonomischen Kosten.

■ Klassifikation

Ein SHT kann nach dem Mechanismus der Verletzung klassifiziert werden:

- Eine offene (durchdringende) Kopfverletzung entsteht, wenn die äußere Schicht der Hirnhaut durchbrochen ist (z. B. durch ein Messer oder eine Kugel).
- Eine geschlossene Kopfverletzung entsteht, ohne dass die Integrität des Schädels beeinträchtigt wird.

Ein SHT (Schädel-Hirn-Trauma) kann in primäre und sekundäre Hirnverletzungen unterteilt werden
Primärverletzungen:

Die primäre Hirnverletzung entsteht im Moment des Traumas und kann nach ihrem Eintritt nicht mehr behandelt oder rückgängig gemacht werden. Der primäre Schaden entsteht im Moment des Aufpralls und umfasst Quetschungen, Schnittwunden und diffuse axonale Verletzungen infolge von Scher-, Riss- oder Dehnungsverletzungen.

- Beschleunigungsverletzung – der Kopf wird von einem sich bewegenden Gegenstand getroffen.
- Verzögerungsverletzung – der Kopf prallt auf ein stationäres Objekt.
- Beschleunigungs-Verzögerungs-Verletzung – der Kopf trifft auf ein Objekt und das Gehirn „prallt" an die Schädelinnenwand.
- Verletzungen des Gehirns, einschließlich Gehirnerschütterung, Prellung und diffuse axonale Schädigung.
- intrakranielle Blutung, einschließlich Hämatome; diese kann extradural, subdural oder intrazerebral sein.
- Verletzungen des Schädels (einschließlich Frakturen).

▪ Sekundärverletzungen

Sekundärverletzung: Überlagert von Trauma-bedingten mechanischen Verletzungen entwickeln sich sekundäre oder verzögerte neuronale Schäden über einen Zeitraum von Stunden oder Tagen nach dem primären Trauma. Obwohl die Kräfte, die die primäre Verletzung auslösen, im Allgemeinen weniger als 100 Millisekunden andauern, sind die daraus resultierenden pathophysiologischen Ereignisse viel langwieriger und fortschreitender und können die entscheidenden Faktoren für die Genesung des Patienten/der Patientin sein. Häufig verschlechtert sich der Klinische Zustand der Betroffenen im Laufe der folgenden Stunden und Tage klinisch, etwa 25 % der Patienten versterben. Bei Patient:innen, die die primäre Verletzung überleben, bestimmen die sekundären Verletzungsprozesse die Morbidität und die Mortalität.

Spezielle Pflege bei Schädel-Hirn-Trauma

Überwachung mithilfe der Glasgow Coma Scale (GCS):

Die GCS ist ein wichtiger Parameter für die Beurteilung des neurologischen Status von SHT-Patient:innen. Ein GCS-Score von ≤8/15 deutet auf ein schweres Koma hin und erfordert sofortige Interventionen. Ein solcher Wert zeigt an, dass der Patient/die Patientin schwerst bewusstlos ist. In diesem Fall ist eine mechanische Beatmung dringend erforderlich. Der Patient/die Patientin muss intubiert werden, um die Atemwege zu sichern und eine ausreichende Belüftung zu gewährleisten.

Es ist auch entscheidend, den Patienten/die Patientin auf Anfallsaktivitäten hin zu überwachen. Jede plötzliche Änderung des neurologischen Zustands, zum Biespiel ein Krampfanfäl, sollte sofort erkannt und entsprechend behandelt werden. Eine kontinuierliche Überwachung der Bewusstseinslage und die genaue Dokumentation von Veränderungen sind notwendig, um den klinischen Verlauf des Patienten/der Patientin zu verfolgen und eine angemessene Behandlung zu gewährleisten.

Atemstatus:

Für Patient:innen mit schwerer Hirnverletzung oder neurologischer Erkrankung ist ein stabiler Atemstatus von entscheidender Bedeutung. Daher ist es wichtig, die Atemgase und den allgemeinen Atemstatus kontinuierlich zu überwachen. Wenn mechanisch beatmet werden muss, sollte der Partialdruck von Sauerstoff (PO_2) und Kohlenstoffdioxid

(PCO$_2$) innerhalb der festgelegten Parameter gehalten werden, um Hypoxie (zu wenig Sauerstoff) und Hyperkapnie (zu viel Kohlendioxid) zu vermeiden.

Die Pulsoxymetrie sollte regelmäßig überwacht werden, um sicherzustellen, dass der Sauerstoffgehalt des Blutes im optimalen Bereich bleibt. Die Sauerstoffgabe muss gemäß der ärztlichen Verordnung erfolgen. Die verabreichte Menge sollte regelmäßig angepasst werden, um die gewünschten Zielwerte für den Sauerstoffgehalt im Blut zu erreichen.

Herz-Kreislauf-Status:

Die 4. Ausgabe der Brain Trauma Foundation (BTF)-Richtlinien empfiehlt:

- Aufrechterhaltung des Systolischen Blutdrucks (SBP) bei ≥ 100 mmHg;SBP bei ≥100 mmHg bei Patient:innen im Alter von 50 bis 69 Jahren oder bei ≥110 mmHg oder mehr bei Patient:innen im Alter von 15 bis 49 oder über 70 Jahren, um die Mortalität zu senken und die Ergebnisse zu verbessern. (Stufe III)
- Der empfohlene zerebrale Perfusionsdruck (CPP) -Zielwert für Überleben und günstige Ergebnisse liegt zwischen 60 und 70 mmHg. Ob 60 oder 70 mmHg der minimale optimale CPP-Schwellenwert ist, ist unklar und kann vom Autoregulationsstatus des Patienten/der Patientin (Stufe IIB) abhängen.

Flüssigkeitsstatus:
- Aufrechterhalten des Flüssigkeitsspiegels, um die Flüssigkeitszufuhr sicherzustellen. Überhydrierung und Dextrose-Lösungen sind zu vermeiden.
- Überwachen und Aufrechterhalten des normalen Blutzuckerspiegels.

Ernährungszustand:

Unterstützen der Ernährung; möglicherweise ist eine enterale Ernährung erforderlich.

Temperatur:

Überwachen der Kerntemperatur und Aufrechterhalten der Normothermie (36–36,5 °C).

Mobilität:

Die mobilisation von Patient:innen mit schwerer Hirnverletzung oder neurologischen Erkrankungen muss sehr vorsichtig und unter Berücksichtigung des Patientenkomforts und der medizinischen Notwendigkeiten gehandhabt werden. Hier sind einige wichtige Punkte für die Pflegeposition und -aktivität:

- Pflege in einer Oberkörperhoch -Position: Um den intrakraniellen Druck (ICP) zu verringern und eine bessere

Blutzirkulation im Gehirn zu fördern, sollte der Patient/ die Patientin in einer Kopf-nach-oben-Position von etwa 30° gepflegt werden. Diese Haltung unterstützt die venöse Rückführung und verhindert eine Stauung des Blutes im Kopfbereich, was den ICP reduzieren kann.

- Kopf- und Nackenposition in neutraler Ausrichtung: Es ist wichtig, den Kopf und Nacken des Patienten/der Patientin in einer neutralen Position zu halten, um zusätzliche Belastungen auf die Halswirbelsäule zu vermeiden und eine korrekte Blutzirkulation zu gewährleisten. Eine falsche Ausrichtung kann zu weiteren Komplikationen, wie z. B. einer Beeinträchtigung der Blutzufuhr zum Gehirn, führen.
- Minimierung der körperlichen Aktivität und Pflegeaktivitäten: Um die betroffene Person nicht unnötig zu belasten, sollte die körperliche Aktivität minimiert werden. Auch die Pflegeinterventionen (z. B. mehrfache Pflegeinterventionen, die in engem zeitlichem Abstand durchgeführt werden), sollten reduziert und in kleinere Abschnitte aufgeteilt werden, um die betroffene Person nicht übermäßig zu belasten. Häufige Positionswechsel oder zu viele Aktivitäten in kurzer Zeit können den Zustand des Patienten/der Patientin verschlechtern, insbesondere wenn ein erhöhter ICP oder andere schwerwiegende Komplikationen bestehen.

Ausscheidung:

Eine angemessene Ausscheidung ist ein wichtiger Indikator für den Allgemeinzustand, insbesondere bei schwerkranken oder intensivmedizinischen Patient:innen.

- Normale Urinausscheidung sicherstellen (0,5 ml/kg pro Stunde): Um eine ausreichende Nierenfunktion zu gewährleisten und Anzeichen von Dehydrierung oder Nierenversagen frühzeitig zu erkennen, sollte die Urinausscheidung überwacht werden. Ein Zielwert von 0,5 ml/kg pro Stunde ist eine gängige Faustregel, um eine normale Urinproduktion zu sichern. Eine regelmäßige Überprüfung der Urinmenge und der Urinfarbe hilft, mögliche Komplikationen wie Dehydrierung oder eine beginnende Niereninsuffizienz zu identifizieren.
- Überwachung des Stuhlgangs: Der Stuhlgang sollte ebenfalls beobachtet werden, um sicherzustellen, dass keine Obstipation oder andere Verdauungsprobleme auftreten. Eine regelmäßige und vollständige Entleerung des Darms ist wichtig, um Beschwerden zu vermeiden und den Kreislauf des Patienten/der Patientin nicht unnötig zu belasten.

- Vermeidung der Obstipation: Obstipation kann besonders bei immobilen oder intensivmedizinischen Patient:innen zu ernsthaften Problemen führen, einschließlich ein erhöhter intraabdominaler Druck, der den ICP negativ beeinflussen kann. Daher sollten Maßnahmen ergriffen werden, um eine Obstipation zu vermeiden, z. B. eine ausgewogene Ernährung, ausreichende Flüssigkeitszufuhr und gegebenenfalls die Verwendung von Abführmitteln oder sanften Laxanzt.

Familien/Betreuer:innen:

Die Unterstützung von Familienangehörigen und betreuenden Personen ist entscheidend, da sie häufig in den Pflegeprozess eingebunden sind und mit den emotionalen und praktischen Herausforderungen der Pflege eines schwerkranken oder neurologisch betroffenen Menschen konfrontiert werden.

Die Berücksichtigung der physischen Bedürfnisse der erkrankten Person und die Einbeziehung der Familie in den Pflegeprozess fördern das Wohl des Patienten und der Angehörigen.

9.2   Arten Schädel-Hirn-Trauma (SHT)

Gehirnerschütterung (Commotio cerebri) – Vorübergehende Funktionsstörung des Gehirns infolge eines Traumas, mit oder ohne nachweisbare strukturelle Läsion in der Bildgebung (z. B. CT oder MRT). Typischerweise kommt es zu kurzzeitiger Bewusstlosigkeit, Amnesie oder Desorientierung.

Gehirnprellung (Contusio cerebri) – Läsion des Hirngewebes mit Blutung und Schwellung (Ödem). Die Coup-Verletzung bezeichnet die Aufprallstelle des ursprünglichen Traumas, während die Contrecoup-Verletzung an der gegenüberliegenden Seite durch Rückschlagbewegung entsteht. Häufig betroffen sind Frontallappen und Temporallappen.

Intrazerebrales Hämatom – Blutung innerhalb des Hirngewebes, oft begleitet von Ödembildung. Kann Folge einer Kontusion oder Gefäßruptur sein.

Epidurales Hämatom – Blutansammlung zwischen Schädelinnenseite und der Dura mater, meist durch Ruptur der Arteria meningea media infolge einer Schläfenbeinfraktur. Charakteristisch ist ein zunächst freies Intervall nach dem Trauma, bevor neurologische Symptome auftreten.

Subdurales Hämatom – Blutansammlung zwischen Dura mater und Arachnoidea, meist venösen Ursprungs. (Ruptur

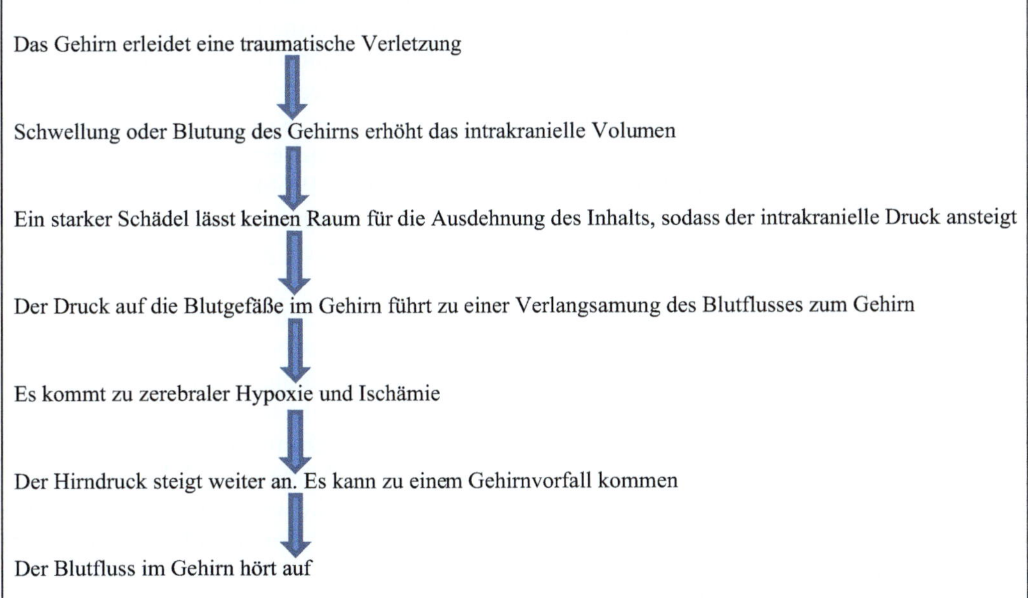

Abb. 9.1 Pathophysiologie

von Brückenvenen). Oft in Kombination mit Kontusionen oder intrazerebralen Hämatomen. Kann akut, subakut oder chronisch verlaufen.

Diffuse axonale Verletzung (DAI, diffuse axonal injury) – Schwere Scherverletzung mit Rupturen von Axonen in der weißen Substanz. Typische Lokalisationen sind Corpus callosum, Hirnstamm sowie frontale und temporale Pole. Häufig verbunden mit einem prolongierten Koma und schwerwiegender neurologischer Beeinträchtigung.

- **Pathophysiologie Schädel-Hirn-Trauma (■ Abb. 9.1)**

- **Klinisches Bild des Schädel-Hirn-Traumas**

Die Symptome hängen, abgesehen von denen der lokalen Verletzung, von der Schwere und der Verteilung der Hirnverletzung ab. Anhaltende, lokalisierte Schmerzen deuten normalerweise auf eine Fraktur hin. Frakturen des Schädelgewölbes können Schwellungen im Bereich der Fraktur verursachen, müssen es aber nicht. Für die Diagnose ist eine Röntgenaufnahme erforderlich. Frakturen der Schädelbasis durchqueren häufig die Nasennebenhöhlen des Stirnbeins oder das im Schläfenbein gelegene Mittelohr. Daher verursachen sie häufig Blutungen aus Nase, Rachen oder Ohren. Außerdem können Blutungen unter der Bindehaut auftreten. Über dem Warzenfortsatz kann ein Bereich mit Ekchymose (Bluterguss) sichtbar sein (Battle-Zeichen). Schädelbasisfrakturen werden vermutet, wenn Liquor cerebrospinalis aus den Ohren (Liquor-Otorrhö) und der Nase (Liquor-Rhinorrhö) austritt. Ein Halo-Zeichen (ein Blutfleck, umgeben von einem gelblichen Fleck) kann auf Bettwäsche oder Kopfbedeckung zu sehen sein und ist ein starker Hinweis auf ein Liquorleck. Das Abfließen von Liquor ist ein ernstes Problem, wenn Krankheitserreger durch Nase, Ohr oder Nebenhöhlen über einen Riss in der Dura in das Innere des Schädels gelangen, da es zu einer Hirnhautinfektion kommen kann. Blutiger Liquor deutet auf eine Hirnverletzung oder Prellung hin.

Symptome wie Bewusstseinsstörungen, Koma, Kopfschmerzen, Schwindel, Unruhe, Atemunregelmäßigkeiten, kognitive Defizite (Verwirrtheit, Aphasie, Leseschwierigkeiten, Schreibschwierigkeiten, Rechenstörungen, Gedächtnisdefizite wie retrograde und antegrade Amnesie und Lernschwierigkeiten), Pupillenanomalien, plötzliches Einsetzen eines neurologischen Defizits, Koma und Komasyndrome. Ein anhaltender vegetativer Zustand, Waschbärenaugen (periorbitale Hämatome) und Battle-Zeichen (Bluterguss über dem Warzenfortsatz) weisen auf Schädelbasisfrakturen hin. Episoden von verändertem Bewusstsein, Tachykardie, Tachypnoe, Hyperthermie, Unruhe aufgrund paroxysmaler sympathischer Hyperaktivität (PSH) sowie Herzrhythmusstörungen durch eine erhöhte Katecholaminausschüttung als Stressreaktion können ebenfalls auftreten.

■ **Diagnostik des Schädel-Hirn-Traumas**

Obwohl eine sofortige körperliche Untersuchung und Bewertung des neurologischen Status die offensichtlicheren Hirnverletzungen erkennen, kann eine Computertomografie (CT) weniger offensichtliche Anomalien anhand des Ausmaßes erkennen, weil das weiche Gewebe die Röntgenstrahlen absorbiert. Es handelt sich um eine schnelle, genaue und sichere diagnostische Untersuchung, die das Vorhandensein, die Art, den Ort und das Ausmaß akuter Läsionen zeigt. Die CT ist auch bei der laufenden Behandlung von Patient:innen mit Kopfverletzungen hilfreich, da sie Hirnödeme, Prellungen, intrazerebrale oder extrazerebrale Hämatome, Subarachnoidal- und intraventrikuläre Blutungen sowie Spätfolgen (Infarkt, Hydrozephalus) entdecken kann.

Die Magnetresonanztomografie (MRT) wird zur Untersuchung von Patient:innen mit Kopfverletzungen eingesetzt, wenn ein genaueres Bild der anatomischen Art der Verletzung erforderlich ist und der Patient stabil genug ist, um sich dieser längeren diagnostischen Untersuchung zu unterziehen. Auch eine zerebrale Angiografie kann zum Einsatz kommen. Sie identifiziert supratentorielle, extrazerebrale und intrazerebrale Hämatome und zerebrale Kontusionen.

Neuropsychologische Tests während der Rehabilitationsphase stellen die kognitiven Defizite fest. Blutbild, Gerinnungsprofil, Elektrolytspiegel, Serumosmolarität, Arterielle Blutgasanalyse(ABG)-Werte und andere zu überwachende Labortests sind für die Erkennung von Komplikationen und die begleitende Behandlung ebenfalls wichtig.

■ Behandlung und Therapie des Schädel-Hirn-Traumas

Präklinische Behandlung bei traumatischer Hirnverletzung

Die Behandlung von Patient:innen mit traumatischer Hirnverletzung sollte am Verletzungsort bzw. an der Unfallstelle beginnenmit dem Ziel, die Atemwege zu sichern und eine ausreichende Beatmung sowie Durchblutung aufrechtzuerhalten. Patient:innen mit mittelschweren oder schweren traumatischen Hirnverletzungen sollten so schnell wie möglich in ein tertiäres Versorgungszentrum mit neurochirurgischen Einrichtungen verlegt werden. Es wurde festgestellt, dass die Ergebnisse bei Patient:innen mit traumatischer Hirnverletzung von den Transportmethoden, der Dauer des Transports und davon abhängen, ob das Einsatzteam von einem Arzt oder einem Rettungssanitäter geleitet wird. Die primären Behandlungsziele sind die Vermeidung von Hypoxie und Hypotonie, da bereits eine einzelne Episode von Hypotonie mit einer Verdopplung der Mortalität und einem erhöhten Morbiditätsrisiko verbunden ist.

- **Atemwege:** Die Behandlung von Patient:innen mit traumatischer Hirnverletzung beginnt mit der Beurteilung und Sicherstellung freier Atemwege. Bei einem GCS unter 8 sollte eine Intubation erfolgen, insbesondere bei komatösen Patient:innen. Um eine Aspiration zu verhindern, wird zusätzlich die Platzierung einer Magensonde empfohlen. Alle intubierten Patient:innen müssen beatmet werden, wobei Sauerstoff nach Bedarf verabreicht wird, um den PaO_2-Wert über 100 mmHg und den $PaCO_2$-Wert zwischen 35 und 45 mm Hg zu halten. Hyperventilation sollte unbedingt vermieden werden, da sie die verletzte Person weiter gefährden könnte.

- **Blutdruck:** Für die Behandlung von Hypotonie bei traumatischer Hirnverletzung empfiehlt es sich, den systolischen Blutdruck über 90 mmHg zu halten. Bei einem systolischen Blutdruckwert unter 90 mmHg muss sofort eine intravenöse Volumentherapie gesstartet werden, beginnend mit einem Bolus von 1 L normaler Kochsalzlösung oder Ringer-Laktat bei Erwachsenen und Jugendlichen sowie 20 ml/kg Körpergewicht bei älteren Kindern. Danach wird die intravenöse Flüssigkeitszufuhr so angepasst, dass der systolischer Blutdruck konstant über 90 mmHg bleibt. Im

Falle von Hypertonie wird bei einem Schädel-Hirn-Trauma keine spezifische Behandlung des akuten Bluthochdrucks empfohlen. Patient:innen mit einem systolischen Blutdruck von ≥ 140 mmHg erhalten nur eine minimale intravenöse Flüssigkeitszufuhr, um die Durchblutung aufrechtzuerhalten, wobei der venöse Zugang mit einer minimalen Infusionsrate offen gehalten wird.

9.2.1 Notfallversorgung/intensivmedizinische Behandlung

■ Kopfposition

Das Anheben des Kopfes eines Patienten mit einem Schädel Hirn Trauma kann schnell zu Problemen führen schnelle Folgen. Der intrakranielle Druck (ICP) wird durch die Verdrängung von Zerebrospinalflüssigkeit (CSF) aus dem intrakraniellen Raum sowie durch eine Erhöhung des venösen Abflusses reduziert. Obwohl der mittlere arterielle Druck (MAP) mit der Kopfanhebung abnimmt, sinkt der ICP, während sich der zerebrale Blutfluss (CBF) nicht ändert.

■ Atemwegsmanagement

Tracheostomie: Eine Tracheostomie wird bei traumatischen Hirnverletzungen häufig durchgeführt, hauptsächlich wegen der vielen damit verbundenen positiven Effekte, wie z. B. Schutz der Atemwege vor Aspiration, verbesserter Komfort des Patienten, geringerer Bedarf an Sedierung, verbesserte Lungenhygiene und effektivere Sekretabsaugung. Eine Tracheostomie verkürzt die Aufenthaltsdauer auf der Intensivstation sowie die Anzahl der Tage an einem künstlichen Beatmungsgerät.

Hyperventilation: Hyperventilation senkt den ICP, indem sie den arteriellen Kohlendioxidpartialdruck ($PaCO_2$) senkt, was anschließend zu einer Vasokonstriktion führt. Diese Ereigniskette führt letztendlich zu einer Verringerung des Hirnblutvolumens. Eine prophylaktische Hyperventilation wird im Allgemeinen nicht empfohlen, da eine Vasokonstriktion den CBF verringert. Als Folge der Vasokonstriktion können fokale Ischämieherde auftreten, insbesondere in Bereichen mit erhaltener Autoregulation.

■ Vorbeugung von Krampfanfällen

Aktuelle Empfehlungen zur Behandlung von traumatischen Hirnverletzungen besagen, dass die prophylaktische Verabreichung von Antiepileptika über eine Woche zur Vorbeugung früher Krampfanfälle eingesetzt werden könnte. Bislang konnte jedoch kein Nutzen bei der Vorbeugung später Krampfanfälle nach Hirnverletzungen nachgewiesen werden, weshalb die antiepileptische Therapie normalerweise nach sieben Tagen abgesetzt wird.

■ Sedierung und induziertes Koma

Einer der letzten Schritte der maximalen Behandlung besteht darin, die verletzte Person in ein medikamentös induziertes Koma zu versetzen, normalerweise durch die Infusion von Benzodiazepinen wie Midazolam oder die Infusion von Barbituraten wie Phenobarbital. Benzodiazepine und Barbiturate entfalten ihre Wirkung durch eine signifikante Reduzierung des Stoffwechselbedarfs im Gehirn. Die prophylaktische Verwendung von Barbituraten zur Unterdrückung von Krampfanfällen wird normalerweise nicht empfohlen. Die Gabe von Barbituraten könnte jedoch bei schwerer refraktärer intrakranieller Hypertonie nach Ausschöpfung der maximalen medikamentösen und chirurgischen Therapie zur Senkung des intrakraniellen Drucks eingesetzt werden.

Die Empfehlungen der (Dash und Chavali 2008) Brain Trauma Foundation (BTF) bezüglich der Verwendung von Sedativa und Analgetika lauten wie folgt:

1. Die Gabe von Barbituraten zur Unterdrückung von Krampfanfällen und als Prophylaxe für intrakranielle Hypertonie wird nicht empfohlen (Grad IIB).
2. Hohe Barbituratdosen werden empfohlen, um den intrakraniellen Druck zu kontrollieren, der auf maximale chirurgische und medizinische Standardbehandlungen nicht anspricht, während die hämodynamische Stabilität erhalten bleibt.
3. Obwohl Propofol zur Kontrolle des intrakraniellen Drucks verwendet werden kann, wird es nicht zur Reduzierung der Sterblichkeit oder der Ergebnisse nach sechs Monaten empfohlen.

■ Blutdruck und zerebraler Perfusionsdruck (CPP)

Für eine optimale Durchblutung von Organen und Geweben sollte der systolische Blutdruck in einem Bereich von 110–130 mmHg gehalten werden, während der diastolische Blutdruck nicht unter 60 mmHg sinken darf. Es wurde über eine erhöhte Mortalität (etwa 35 %) bei Patient:innen mit traumatischen Hirnverletzungen mit systolischem Blutdruck (SBP) $\leq$ 85 mmHg berichtet, verglichen mit nur 6 % Mortalität bei Patient:innen mit höherem systolischem Blutdruck.

Die 4. Ausgabe des Brain Trauma Foundation (BTF) Handbuchs empfiehlt:

1. Um die Sterblichkeit zu senken und die Ergebnisse zu verbessern (Stufe III), muss der systolische Blutdruck bei Patient:innen im Alter von 50–69 Jahren bei $\geq$100 mmHg

oder bei Patient:innen im Alter von 15–49 Jahren oder über 70 Jahren bei ≥110 mmHg oder höher liegen.

2. Der empfohlene CPP-Zielwert für das Überleben und gute Ergebnisse liegt bei 60 bis 70 mmHg. Der optimale CPP kann vom Autoregulationsstatus des Patienten/der Patientin abhängen (Stufe IIB).

3. Aggressive Versuche, den CPP mit Flüssigkeiten und Vasopressoren über 70 mmHg zu halten, sind zu vermeiden.

▪ Flüssigkeitsmanagement

Kochsalzlösung ist die am häufigsten bei traumatischen Hirnverletzungen verwendete kristalloide Lösung, aber Ringer-Laktat kann als Alternative verwendet werden. Kristalloide Lösungen dehnen sich im Allgemeinen nicht gut aus, etwa 70–80 % ihres infundierten Volumens erreichen normalerweise innerhalb von 20 min nach der Infusion den interstitiellen Raum, was zu einem allgemeinen systemischen Gewebeödem beiträgt.

Hypertone kristalloide Lösungen wie hypertone Kochsalzlösung, Glycerin, Harnstoff, Sorbitol und Mannitol werden häufig verwendet, um die Hirnschwellung bei Hirnverletzungen zu reduzieren. Die hypertonen Lösungen senken den Hirndruck und fördern die Volumenminderung des Hirngewebes (zerebrale Atrophie), indem sie einen starken transepithelialen osmotischen Gradienten aufbauen und den Wasserfluss vom Hirngewebe in das intravaskuläre Kompartiment leiten.

▪ Tranexamsäure

Die Verabreichung eines hämostatischen Mittels, Tranexamsäure, ist zur Vorbeugung von Blutungen bei Hirnverletzungen erforderlich. Derzeit verfügbare Daten aus der (Maas et al. 2019) CRASH-3-Studie deuten darauf hin, dass die Verabreichung von Tranexamsäure an Patient:innen mit leichtem oder mittelschwerem Hirntrauma zu einer Senkung der Sterblichkeit um 20 % führte.

▪ Medikamentöse Therapie des Schädel-Hirn-Traumas

Kortikosteroide: Kortikosteroide reduzieren die Produktion von Liquor cerebrospinalis und wirken antiödematös und entzündungshemmend.

Progesteron: Es wurde nachgewiesen, dass die Verabreichung von Progesteron den neuronalen Verlust, das Hirnödem und die Verhaltensstörungen nach experimenteller Hirnverletzung verringert.

Erythropoietin: Erythropoietin (EPO) ist ein Glykoprotein, das die Hämatopoese im Knochenmark reguliert und nach hypoxischer Stimulation auf natürliche Weise in den Nieren produziert wird. Studien mit Tieren haben gezeigt, dass EPO die neuronale Apoptose neutralisieren, die Entzündungsreaktion reduzieren und als neurotropher Faktor wirken kann, wodurch die Folgen sekundärer Hirnschäden gemildert werden (Lee et al. 2019).

N-Acetylcystein: Es wurde in verschiedenen Tiermodellen gezeigt, dass N-Acetylcystein (NAC) eine signifikante neuroprotektive Wirkung hat, indem es die Folgen sekundärer neuronaler Schäden verringert.

Minocyclin: Es wurde nachgewiesen, dass das Tetracyclin-Antibiotikum Minocyclin (MINO) sowohl allein als auch in Kombination mit NAC neuroprotektive Eigenschaften hat.

Phenserin: Bei der Behandlung von TBI reduziert die Aktivität von Phenserin die Neuroinflammation, erleichtert die Amyloidablagerung, verhindert Apoptose und mildert viele verschiedene sekundäre Verletzungsmechanismen.

Kalziumkanalblocker: Es wurde gezeigt, dass Nimodipin, ein Kalziumkanalblocker vom L-Typ, die Ergebnisse bei Patient:innen mit spontaner Subarachnoidalblutung verbessert.

Antioxidanzien: Das Immunsuppressivum Cyclosporin A, ein wirksamer Regulator der mitochondrialen Permeabilitätsübergangsporen (mPTPs), hat sich in experimentellen Studien als neuroprotektiv erwiesen.

Betablocker: Die Vorteile einer frühen Betablockertherapie bei Hirnverletzungen wurden in mehreren retrospektiven und prospektiven Beobachtungsstudien nachgewiesen. Sie zeigten einen positiven Einfluss von Betablockern auf klinische Ergebnisse und das Überleben. Da die zerebrale Durchblutung und die anschließende Sauerstoffversorgung des zerebralen Gewebes aufgrund der durch Katecholamin induzierten zerebralen Vasokonstriktion beeinträchtigt sind, basiert der Einsatz von Betablockern zur Verbesserung der Gehirnumgebung auf physiologischen Prinzipien.

Metformin: Das antihyperglykämische Mittel Metformin wird seit Jahrzehnten klinisch zur Behandlung von Diabetes eingesetzt. Neben der Glukoseregulation stimuliert Metformin jedoch auch die Neurogenese und hat starke entzündungshemmende Eigenschaften. Die oben genannten Eigenschaften machen Metformin zu einem interessanten Kandidaten für die Behandlung von ZNS-Verletzungen.

Vitamin D: Infektiöse Komplikationen wie Lungenentzündung und Sepsis sind bei Patienten mit Hirntrauma häufig und führen bei diesen Patienten zu einer signifikanten Sterblichkeit. Darüber hinaus weisen diese Patienten eine hohe Prävalenz von Vitamin-D-Mangel auf. Da Vitamin-D-Mangel auch mit schwerwiegenden Komplikationen wie Koma, langsamer neurologischer Genesung und anhaltender kritischer Polyneuropathie bei hirnverletzten Patienten verbunden ist, könnte die Behandlung mit Vitamin D von großer Bedeutung sein.

Pflegeanamnese und -beurteilung

Bei der Überwachung von Patient:innen mit schweren Hirnverletzungen oder neurologischen Störungen ist es wichtig, auf verschiedene kritische Anzeichen und Symptome zu achten. Zunächst sollte der ICP überwacht werden. Veränderungen des Bewusstseinszustands, abnorme Pupillenreaktionen, Erbrechen, ein erhöhter Pulsdruck, Bradykardie und Hyperthermie sind häufige Hinweise auf einen erhöhten ICP. Eine frühzeitige Identifikation dieser Symptome kann helfen, Komplikationen wie eine Verschlechterung des Hirndrucks zu verhindern.

Ein weiteres wichtiges Überwachungskriterium ist die paroxysmale sympathische Hyperaktivität (PSH), die vor allem bei schweren traumatischen Hirnverletzungen mit einem GCS von 3–8 oder bei kaum ansprechbaren Patient:innen auftreten kann. Anzeichen einer paroxysmale sympathische Hyperaktivität (PSH) sind ein veränderter Bewusstseinszustand, Diaphorese (übermäßiges Schwitzen), Tachykardie, Tachypnoe und Bluthochdruck. Dieser Zustand erfordert eine sofortige Intervention, um die Stabilität der verletzten Person zu gewährleisten.

Darüber hinaus ist die Überwachung des Herz-Kreislauf-Systems von entscheidender Bedeutung. Hier sollte besonders auf Hypotonie und Arrhythmien geachtet werden, da diese häufig auftreten und oft asymptomatisch bleiben. Eine Tachykardie bei gleichzeitigem niedrigem Blutdruck kann auf eine Hypovolämie hinweisen, weshalb eine Untersuchung auf mögliche Blutverluste erforderlich ist. Auch Arrhythmien wie Bradykardie, erhöhte T-Wellen, ventrikuläre Extrasystolen (VES), vorzeitige Vorhofkontraktionen (PACs) und Sinusarrhythmien sollten genau beobachtet werden, da sie auf verschiedene kardiale Komplikationen hindeuten können.

Ein weiteres kritisches Augenmerk sollte auf die mögliche Entwicklung eines Diabetes insipidus gelegt werden. Dieser zeigt sich durch übermäßige Urinausscheidung, verdünnten Urin (mit einem spezifischen Gewicht (SG) <1,005) und Hypernatriämie. Im Gegensatz dazu kann auch eine Hyponatriämie auftreten, die durch die inadäquate Sekretion von antidiuretischem Hormon (SIADH) oder Salzverlust im Gehirn bedingt sein kann. Beide Elektrolytstörungen erfordern eine gezielte Behandlung, um schwerwiegende Folgen zu vermeiden.

Schließlich ist es unerlässlich, regelmäßige Laboruntersuchungen durchzuführen und abnormale Werte umgehend zu melden. Eine kontinuierliche Überwachung dieser wichtigen Parameter ermöglicht es, schnell auf Veränderungen zu reagieren und mögliche Komplikationen frühzeitig zu erkennen und zu behandeln:

- Abnormale PTT, PT- und Fibrinogenwerte weisen auf eine Koagulopathie hin.
- Elektrolytstörungen – Veränderungen des Serumkaliums (Hypokaliämie) sowie des Serumnatriums (Hyponatriämie/Hypernatriämie) sind häufig.
- Anämie – kann durch das Trauma selbst entstehen oder bereits vorliegen und den klinischen Verlauf zusätzlich ungünstig beeinflussen.
- Erhöhte Leukozytenzahl – weist auf eine Infektion im Zusammenhang mit Traumata oder invasiven Eingriffen hin.
- Hypoxie oder Hyperkarbie. Bei Patient:innen mit traumatischer Hirnverletzung müssen Hypoxie oder Hyperkarbie frühzeitig erkannt und behandelt werden, da beide Zustände die intrakranielle Druckdynamik negativ beeinflussen können.

9.3   Rückenmarksverletzung

Eine Rückenmarksverletzung ist eine Schädigung bzw. Verletzung des Rückenmarks und der umgebenden Strukturen.

Die am häufigsten betroffenen Stellen sind die Halswirbelbereiche C5, C6 und C7 sowie der Übergang zwischen Brust- und Lendenwirbeln, T12 und L1. Eine Verletzung des Rückenmarks kann zu einem Funktionsverlust unterhalb der Höhe der Rückenmarksverletzung führen.

Rückenmarksverletzungen können allgemein entsprechend ihrer primären Krankheitsursache in zwei Gruppen unterteilt werden:

- traumatische Verletzungen: werden durch ein physisches Trauma verursacht, wie z. B. ein Verkehr- oder Sportunfall.
- nicht traumatische Verletzungen: Schädigungen des Rückenmarks durch Krankheiten, wie z. B. Spina bifida, Metastasen, Multiple Sklerose, Entzündungen, degenerative Erkrankungen, oder durch Giftstoffe.

Ursachen und Risikofaktoren

Rückenmarksverletzungen können durch Traumen, Gefäßerkrankungen oder Infektionen verursacht werden. Hauptursachen für Rückenmarksverletzungen sind Unfälle und Einwirkungen äußerer Gewalt, z. B. Autounfälle, Schussverletzungen, aber auch Stürze und Sportverletzungen.

Die häufigste Ursache für Rückenmarksverletzungen sind Autounfälle. Sie machen 35 % der Verletzungen aus. Danach folgen gewaltbedingte Verletzungen mit 30 %, wobei Stürze 19 % verursachen und Sportverletzungen 8 %. Bei Rückenmarks-

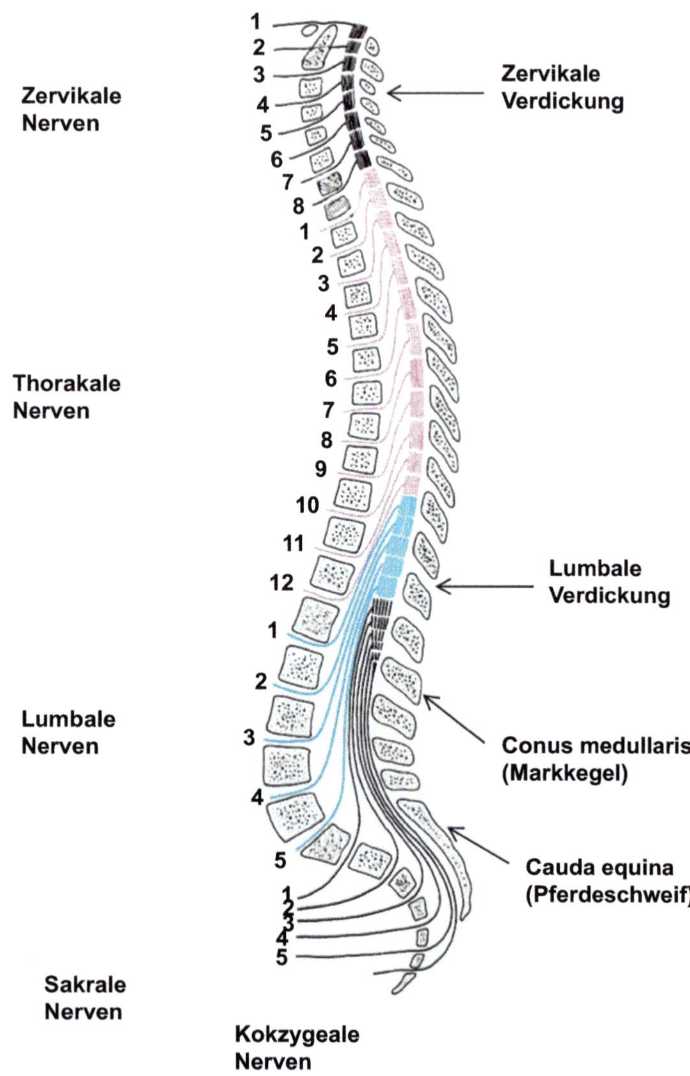

◻ Abb. 9.2 Organisation des Rückenmarks in metamerischer Gliederung: Beziehung zu Wirbeln und Spinalnerven (Miller Niklasch und Starkweather 2010)

verletzungen treten häufig Begleitverletzungen und medizinische Komplikationen auf. Die meisten Verletzungen führen zu einer Tetraplegie.

- **Klinische Manifestationen (◻ Tab. 9.1, 9.2, 9.3)**

Patient:innen mit Tetraplegie haben eine Schädigung der zervikalen Rückenmarkssegmente (C1–C8). Dadurch können die Funktionen der oberen Extremitäten, des Rumpfes, der Beckenorgane sowie der unteren Extremitäten beeinträchtigt sein. Bei Patient:innen mit Paraplegie (Querschnittlähmung im engeren Sinne) liegt die Schädigung in den thorakalen,

◘ Tab 9.1 ASIA-Beeinträchtigungsskala

A	Komplett: Keine Sensibilität oder Motorik in den sakralen Segmenten S4–S5 vorhanden.
B	Inkomplett (sensibel): Sensibilität unterhalb des Läsionsniveaus, einschließlich S4–S5, erhalten; keine motorische Funktion unterhalb des Läsionsniveaus.
C	Inkomplett (motorisch, schwach): Motorische Funktion unterhalb des Läsionsniveaus vorhanden, jedoch ist in mehr als der Hälfte der Kennmuskeln die Muskelkraft < 3.
D	Inkomplett (motorisch, brauchbar): Motorische Funktion unterhalb des Läsionsniveaus vorhanden, in mindestens der Hälfte der Kennmuskeln beträgt die Muskelkraft ≥ 3.
E	Normal: Sensibilität und Motorik normal.

◘ Tab 9.2 Der Grad der Muskelkraft wird nach ASIA wie folgt erhoben:

Einleitung	Erklärung
0	Komplette Paralyse
1	Sichtbare/tastbare Kontraktion, aber keine Bewegung
2	Bewegung möglich, jedoch nur bei ausgeschalteter Schwerkraft
3	Aktive Bewegung, volle Bewegungsfreiheit und Bewegung gegen Schwerkraft
4	Aktive Bewegung, volle Bewegungsfreiheit und Bewegung gegen mäßigen Widerstand
5	Normale Kraft

◘ Tab 9.3 ASIA-Klassifikation

Mögliche Auswirkungen einer Schädigung in Abhängigkeit von der Höhe der Rückenmarksverletzung			
Höhe	Funktionelles Vermögen	Ausmaß der motorischen Beeinträchtigung	Ausmaß der Sensibilität
C1–C3	C3: eingeschränkte Bewegung von Kopf und Hals	Abhängigkeit von einem Beatmungsgerät; Sprachschwierigkeiten; Keine motorische Kontrolle vom Hals abwärts	Vom Kopf bis zum Schlüsselbein (Klavikula)
C3–C4	In der Regel Kontrolle von Kopf und Hals; normales Sprachvermögen; C4: Einige Patienten können die Schultern heben.	Beatmungsgerät ist evtl. erforderlich; in der Regel keine motorische Kontrolle vom Hals abwärts	Siehe C1–C3; zusätzlich vom Schlüsselbein zum Brustbein (Sternum

(Fortsetzung)

9

▣ Tab. 9.3 (Fortsetzung)

Mögliche Auswirkungen einer Schädigung in Abhängigkeit von der Höhe der Rückenmarksverletzung

C5	Kontrolle von Kopf und Hals; Patient kann Ellenbogen beugen und Handflächen nach oben drehen; er ist evtl. fähig, eine kurze Entfernung mit einem handbetriebenen Rollstuhl zu fahren	Keine motorische Kontrolle von den Schultern abwärts	Siehe C4; zusätzlich die Außenseite der Arme
C6	Bewegung von Kopf, Hals, Schultern, Armen und Handgelenken	Keine motorische Kontrolle von den Schultern abwärts	Siehe C5; zusätzlich Unterarme und Daumenseite der Hände
C7	Siehe C 6; Patient kann jedoch die Ellenbogen strecken.	Keine motorische Kontrolle von den Schultern abwärts	Siehe C6; zusätzlich die Mittelfinger
C 8	Siehe C 7; des Weiteren eingeschränkte oder nahezu natürliche Handfunktion.	Keine motorische Kontrolle von den Schultern abwärts	Siehe C7; zusätzlich die übrigen Teile der Hand
Th1	Siehe C 8; sowie zusätzlich vollständige, natürliche Hand- und Fingerfunktion	Keine motorische Kontrolle von den Schultern abwärts	Siehe C8; zusätzlich Innenseite der Unterarme
Th2–Th6	Normale Funktionalität von Kopf, Hals, Schultern, Armen, Händen und Fingern; Benutzung von Rippen- und Brustmuskeln sowie Kontrolle des Rumpfes ist umso stärker, je niedriger die Verletzungshöhe ist.	Keine motorische Kontrolle unterhalb der Bauchregion	Siehe Th1; zusätzlich oberer Brustkorb
Th7–L1	Siehe Th2 – Th6; sowie zusätzlich weitere Kontrolle über die Bauchregion.	Keine motorische Kontrolle unterhalb der Bauchregion	Siehe Th2–Th6; zusätzlich unterer Brustkorb bis Hüfte und Leistengegend
L2–L5	Zunehmender Grad an motorischer Funktion in Hüften und Knien; Laufen mit Stütze möglich.	Motorische Kontrolle der unteren Extremitäten beeinträchtigt	Siehe Th7–L1; zusätzlich Vorderseite der Ober- und Unterschenkel
S1–S5	Unterschiedliche Ausmaße einer Rückkehr der bewussten Blasen-, Darm und Sexualfunktion; erhöhte Fähigkeit, ohne Stütze laufen zu können.	Gewisse Einschränkungen der bewussten Blasen-, Darm- und Sexualfunktion	Siehe L2–L5; zusätzlich Rückseite der Beine, Gesäß, Perineum und Anus

C = Halswirbel; L = Lendenwirbel; S = Kreuzbeinwirbel; Th = Brustwirbel lumbalen oder sakralen Rückenmarkssegmenten. Dabei bleiben die Arme in der Regel unbeeinträchtigt, während die Funktionen von Rumpf, Beckenorganen und unteren Extremitäten eingeschränkt sein können

Die internationalen Standards für die neurologische Klassifikation von Rückenmarksverletzungen der American Spinal Injury Association (ASIA) kann für die Beurteilung verwendet werden. Die ASIA-Beeinträchtigungsskala beurteilt den Schweregrad der Rückenmarksverletzung nach Vollständigkeit der Läsion sowie nach erhaltener Sensibilität und Motorik.

■ Auswirkung einer Rückenmarksverletzung

Spinalis-anterior-Syndrom

Merkmale: Es kommt unterhalb der Läsion zu einem Verlust von Schmerz-, Temperatur- und Motorikfunktionen, während leichte Berührung, Lageempfindung und Vibrationswahrnehmung erhalten bleiben.

Ursache: Das Syndrom kann durch einen akuten Bandscheibenvorfall oder Hyperflexionsverletzungen im Zusammenhang mit einer Fraktur-Luxation des Wirbels verursacht werden. Es kann auch als Folge einer Verletzung der vorderen Wirbelsäulenarterie auftreten, die die vorderen zwei Drittel des Rückenmarks versorgt.

Zentrales Rückenmarkssyndrom

Merkmale: Es treten motorische Ausfälle auf, die in den oberen Extremitäten stärker ausgeprägt sind als in den unteren. Defizite in der Sensibilität sind variabel, betreffen jedoch häufig stärker die oberen Extremitäten. Die Funktion von Darm und Blase kann beeinträchtigt sein, bleibt aber gelegentlich vollständig erhalten.

Ursache: Verletzung oder Ödem des zentralen Rückenmarks, meist der Halswirbelsäule Bereich.

Halbseitensyndrom des Rückenmarks (Brown-Séquard)

Merkmale: Es wird gleichzeitig eine ipsilaterale Lähmung oder Parese festgestellt mit ipsilateralem Verlust von Berührung, Druck und Vibration und kontralateral Schmerz- und Temperaturverlust.

Ursache: Die Läsion wird durch eine transversale Hemisektion das Rückenmarks verursacht (die Hälfte des Rückenmarks wird vertikal durchtrennt), meist als Folge einer Messer- oder Schussverletzung, Frakturluxation einer Seite eines Gelenkfortsatzes oder möglicherweise eines akuten Bandscheibenvorfalls.

Diagnostik

Röntgenaufnahme der Wirbelsäule, einschließlich Untersuchungen mit offenem Mund für ausreichende Visualisierung von C1 und C2.

MRT der Wirbelsäule zur Erkennung von Weichteilverletzungen, Blutungen, Ödemen, Knochenverletzungen

Eine Spätkomplikation könnte eine Syringomyelie (zystische Degeneration des Rückenmarks) sein. Sie kann sich als Rückenmarkskompression, Syrinx (Hohlraum im Rückenmark) an der Frakturstelle oder als Kyphose an der Frakturstelle äußern. Die elektrophysiologische Überwachung dient der Bestimmung der Funktion neuronaler Bahnen. Urodynamische Untersuchungen können die Bestimmung des Urinflusses umfassen, einschließlich der Erkennung einer Verengung des Blasenauslasses und/oder einer beeinträchtigten Kontraktilität der Blase. Hierzu gehören die Zystometry zur Bestimmung des Blasengefühls, der Blasenkapazität und der Funktion, sowie das EMG des Schließmuskels und andere Untersuchungen. Der Goldstandard in der Urodynamik besteht darin, den Blasen- und Harnröhreninnendruck unter Fluoroskopieüberwachung zu messen.

Notfalltherapie

Die sofortige Betreuung der verletzten Person am Unfallort ist von entscheidender Bedeutung, da eine unsachgemäße Handhabung zu weiteren Schäden und zum Verlust der neurologischen Funktion führen kann. Bei jeder Person, die eine Verletzung beim Autofahren oder Tauchen, eine Kontaktsportverletzung, einen Sturz oder ein anderes direktes Trauma an Kopf und Hals erlitten hat, muss an eine Querschnittslähmung gedacht werden, bis eine solche Verletzung ausgeschlossen ist. Zur Erstversorgung gehört eine schnelle Beurteilung, Immobilisierung, Befreiung, Stabilisierung oder Kontrolle lebensgefährlicher Verletzungen und der Transport zu der am besten geeigneten medizinischen Einrichtung. Am Ort der Verletzung muss die verletzte Person auf einem Wirbelsäulenbrett (Spineboard) ruhiggestellt werden, bei dem sich Kopf und Nacken in einer neutralen Position befinden, um zu vermeiden, dass eine unvollständige Verletzung vollständig wird.

Akute Phase (1–24 h)

Das Management zielt darauf ab, weitere Spinalkanalverletzungen zu verhindern und Symptome fortschreitender neurologischer Defizite zu beobachten. Die Behandlung von Rückenmarkverletzungen hat sich in den letzten 20 Jahren verändert. Verschiedene Behandlungsansätze wie therapeutische Hypothermie, Kortikosteroide und Naloxon wurden in der Vergangenheit zur Behandlung von Rückenmarksverletzungen untersucht. Ihre Wirksamkeit ist jedoch umstritten, und derzeit gibt es keine eindeutigen Belege für einen signifikanten Nutzen dieser Therapien.

Patient:innen mit Querschnittlähmung sind insbesondere durch kardiovaskuläre, pulmonale und gastrointestinale Komplikationen bedroht. Die folgenden Maßnahmen orientieren sich an der aktuellen Leitlinie der Deutsche Gesellschaft für Neurologie(DGN):

- Initial invasive arterielle Druckmessung, bei akuter Querschnittlähmung ZVK-Anlage.
- Bei Zwerchfelllähmung oberhalb C4: Intubation und Beatmung und dann frühzeitige Punktionstracheotomie. Die Punktionstracheotomie ist der offenen Tracheotomie vorzuziehen, da bei Langzeitbeatmung die Stimmbildung mit offenem Beatmungssystem bei der Punktionstracheotomie besser möglich ist.
- Bei Weaning-Problemen ebenfalls frühzeitige Punktionstracheotomie.
- Bei spinaler oder epiduraler Blutung oder bei beeinträchtigter Gerinnung nach Polytrauma wird mit der Heparinisierung zeitverzögert begonnen, z. B. 24–48 h nach dem Trauma. Hier wird wegen der besseren Steuerbarkeit zuerst fraktioniertes Heparin über Perfusor gegeben. Die Thromboembolieprophylaxe wird mit niedermolekularen Heparinen fortgeführt, z. B. nach den Empfehlungen der Deutschen Gesellschaft für Paraplegie (DMGP) oder der DGN: In der Akutphase z. B. 1-mal täglich Enoxaparin (z. B. Clexane) nicht gewichtsadaptiert 40 mg über drei Monate nach dem Trauma und 20 mg über weitere drei Monate, oder Nadroparin (z. B. Fraxiparin) gewichtsadaptiert bis sechs Wochen nach Vollmobilisation.
- Kontrollierte Blasendrainage, nur initial über Blasendauerkatheter, dann über einen suprapubischen Katheter. Ein suprapubischer Katheter geht mit einer geringeren Infektionsgefahr einher. Es sollte so schnell wie möglich der sterile Einmalkatheterismus erfolgen.
- Prokinetische Medikation der neurogenen Darmstörung mit Neostigmin 3- bis 4-mal pro Tag 0,5 mg i.v. oder s.c. Für eine regelmäßige Stuhlentleerung sollte mindestens jeden zweiten Tag gesorgt werden, z. B. mit Glycerin-Suppositorien.
- Frühzeitiger Beginn eines kombinierten Schmerztherapie zur Vermeidung eines chronischen Schmerzsyndroms, initial am besten mit Nicht-Opioiden wie Metamizol (z. B. Novalgin) und Paracetamol (z. B. Perfalgan), um bei gestörter Darmmotorik möglichst auf Opioide verzichten zu können. Bei Deafferenzierungsschmerzen früher Einsatz von Pregabalin (z. B. Lyrica).
- Regelmäßige Umlagerung und angepasste Lagerung von Körpers und Extremitäten, um Kontrakturen der Gelenke und Druckulzera der Haut zu vermeiden. Eine En-bloc-Drehung des Körpers sollte durchgängig alle 2–3 h erfolgen.
- Sofortiger Beginn mit Frührehabilitation (Physiotherapie, Ergotherapie, Logopädie).

Chronische Phase (über 1 Woche)

- Um einer Thrombophlebitis in der chronischen Phase vorzubeugen, die Anwendung von Kompressionsstrümpfen sollte zwei Wochen lang fortgesetzt werden; die Gabe von Antikoagulanzien sollte ebenfalls je nach Risikokategorie fortgeführt werden.
- Behandlung von Komplikationen:
  - Behandlung von Infektionen mit Antibiotika.
  - Behandlung von Atemwegserkrankungen mit Zwerchfellstimulation, mechanischer Beatmung und andere Methoden.
  - Behandlung der Spastik mit oralen oder intrathekalen Antispasmodika, chirurgischen Eingriffen oder Rückenmarksstimulation.
  - Behandlung zentraler neuropathischer Schmerzen mit Antikonvulsiva, leichten Beruhigungsmitteln, Antidepressiva, Nervenblockaden oder chirurgischen Verfahren/Eingriffen.
- Spastik sollte behandelt werden durch:
  - Aufrechterhaltung einer ruhigen, stressfreien Umgebung.
  - Einplanung von ausreichend Zeit für Aktivitäten wie Positionierung, und das Umlagern und Umsetzen (Transfer) der Patient:innen.
  - Gemeinsames Ausführen von Bewegungsübungen: langsam und gleichmäßig.
  - Vermeiden von extremen Temperaturen.
  - Verabreichen von Muskelrelaxanzien wie Baclofen (Lioresal) (per Pumpe oder oral), Diazepam (Valium), und Dantrolen (Dantrium), wie verschrieben.
- Clonidin kann bei Patient:innen mit inkompletten Rückenmarksverletzungen zur Reduktion von Spastik und zur Förderung der Gehfähigkeit eingesetzt werden.
- Resistives Inspirationsmuskeltraining ist ein vielversprechender Ansatz zur Kräftigung der Atemmuskulatur und zur Reduktion schlafbezogener Atemstörungen bei Patient:innen mit Tetraplegie.
- Die Rehabilitation umfasst medizinische und psychosoziale Unterstützung, Physiotherapie, urologische Untersuchungen, Ergotherapie etc.

Pflege bei Rückenmarksverletzungen

Die Pflege kann weitere Verletzungen verhindern oder abmildern und das bestmögliche Ergebnis für die Patient:innen fördern. Die folgenden Punkte sind dabei wichtig:

- Aufrechterhaltung eines stabilen Blutdrucks.

- Überwachung der Herz-Kreislauf-Funktion.
- Ausreichende Ventilation und Lungenfunktion sicherstellen.
- Vorbeugung und rechtzeitige Behandlung von Infektionen und anderen Komplikationen.
- Verwenden Sie serielle Bewertungen der Rückenmarksverletzung (SCI) mit einem konsistenten Bewertungstool, um die Verbesserung oder Verschlechterung der motorischen und sensorischen Funktionen zu überwachen, einschließlich Reflexen, Tiefensehnenreflexen und rektalem Tonus. (Tab. 9.3).

Leitfaden zur Pflege von Patient:innen mit Rückenmarkverletzungen. (American Nurse Today 2016)

Körpersystem	Mögliches Problem	Pflegeintervention
Atmung	Ateminsuffizienz, Atemversagen oder beides	– Überwachen Sie die Atmung auf Anzeichen von Ermüdung und bevorstehendem Versagen – Sorgen Sie für Bronchialtoiletten. – Bronchodilatatoren wie verordnet verabreichen.
Herz-Kreislauf	Akute Hypotonie Bradykardie Tiefe Venenthrombose (TVT) Autonome Dysreflexie (AD) Orthostatische Hypotonie	– Halten Sie in den ersten sieben Tagen nach einer Verletzung einen mittleren arteriellen Druck von >85 mm Hg aufrecht. – Überwachen Sie die Herzfrequenz. – Medikamente gegen symptomatische Bradykardie verabreichen, wie angeordnet. – Minimieren Sie das TVT-Risiko – Prophylaxe einleiten. – Achten Sie auf Anzeichen und Symptome von AD. – Auf orthostatische Hypotonie achten.
Urogenitalbereich	Harnverhaltung	– Entlasten Sie die Blase durch Einführen eines Dauerkatheters, wie angeordnet. – Implementieren Sie das Protokoll zur intermittierenden geraden Katheterisierung.

Leitfaden zur Pflege von Patient:innen mit Rückenmarkverletzungen. (American Nurse Today 2016)		
Körpersystem	**Mögliches Problem**	**Pflegeintervention**
Gastro-intestinal-trakt	Ileus Verstopfung	– Überwachung der Bauchdehnung. – Aufrechterhaltung der Darmentleerung.
Be-wegungs-apparat	Kontrakturen	– Sorgen Sie für häufige Bewegungsübungen. – Verabreichen Sie wie verordnet krampflösende Mittel.
Dermato-logisch	Haut-schädigungen	– Führen Sie eine sorgfältige Hautpflege durch und be-obachten Sie regelmäßig Schienen und Orthesen. – Den Patienten alle 2 h im Bett umlagern. – Verlagern Sie das Gewicht alle 30 min, wenn der Patient das Bett verlässt; aufrechter Rollstuhl.

Unterstützende und rehabilitierende Pflege und Behandlung

Sobald die verletzte Person medizinisch stabil ist, fokussiert die Pflege auf Unterstützung und Rehabilitation. Familienmitglieder, Pflegefachpersonen und speziell ausgebildete Hilfskräfte können dies tun. Es ist wichtig, bei der Körperpflege, beim Baden und Anziehen, bei der Positionierung und anderen Aktivitäten des täglichen Lebens zu helfen. Die tiefgreifenden, lebensverändernden Auswirkungen von Rückenmarksverletzungen für Patient:innen und Angehörige erfordern psychosoziale, emotionale und arbeitsbezogene Unterstützung. Patient:innen sollten vor der Entlassung zu Angeboten in den Bereichen Physio- und Ergotherapie, Sozialarbeit, Seelsorge und Finanzberatung informiert werden.

In Kürze

Traumatische Verletzungen in der Neurologie und Neurochirurgie

- **Definition und Bedeutsamkeit**
  - Umfasst Verletzungen des Gehirns und Rückenmarks durch physische Traumen.
  - Eine der Hauptursachen für Mortalität und langfristige Behinderungen, besonders bei jungen Menschen.

- **Klassifikation**
  - **Schädel-Hirn-Trauma (SHT):**
    - Offene (durchdringende) versus geschlossene Kopfverletzungen.
    - Primäre Hirnverletzungen: direkt bei Aufprall (z. B. Quetschungen, Schnittwunden, diffuse axonale Verletzungen, intrakranielle Blutungen, Frakturen)
  - **Sekundärverletzungen:**
    - Verzögerte neuronale Schädigungen, die Stunden bis Tage nach dem initialen Trauma auftreten.
    - Pathophysiologische Prozesse, die zu einer Verschlechterung des Gesundheitszustandes beitragen (mindestens 25 % Sterblichkeitsrate bei fortschreitenden Schäden).
- **Notfall- und intensivmedizinische Versorgung**
  - Sicherung der Atemwege (z. B. Intubation bei GCS $\leq$ 8/15).
  - Stabilisierung des Kreislaufs und kontinuierliches Monitoring (GCS, Pulsoxymetrie).
  - Vermeidung sekundärer Schäden durch frühzeitige Intervention und Überwachung (z. B. Erkennung von Anfallsaktivitäten).
- **Pflegerische Interventionen**
  - Engmaschige neurologische Überwachung und Dokumentation des Bewusstseinszustandes.
  - Kontrolle und Anpassung des Atemstatus (Sicherstellen optimaler PO_2 und PCO_2-Werte).
  - Maßnahmen zur Stabilisierung der Herz-Kreislauf-Funktion sowie Kontrolle des Flüssigkeitsstatus und Blutzuckerspiegels.
  - Spezielle Positionierungs- und Mobilisattionsstrategien zur Vermeidung von Komplikationen (Oberkörper hoch (30 grad) -Positionierung).
- **Langfristige Rehabilitation**
  - Intensivierung interdisziplinärer Rehabilitationsansätze (Physiotherapie, Ergotherapie, Logopädie).
  - Ziel: Wiederherstellung funktioneller Fähigkeiten und Optimierung der Patientenoutcomes.
- **Übergeordnete Ziele und Herausforderungen**
  - Schnelle Identifikation und gezielte Behandlung zur Minimierung von Sekundärschäden.
  - Verbesserung der Langzeitergebnisse durch kontinuierliche Betreuung und Reha-Interventionen.
  - Notwendigkeit eines multidisziplinären Ansatzes zur optimalen Versorgung und langfristigen Genesung von Patienten mit Ruckenmarksverletzungen.

Literatur

American Nurse Today (2016) Challenges and strategies for improving nursing care in patients with spinal cord injuries. American Nurse Today 11(5). www.AmericanNurseToday.com

Bauman M, Russo-McCourt T (2006) Caring for patients with spinal cord injuries. Am Nurse Today 11(5):22–23

Brady A-M, McCabe C, McCann M (2010) Fundamentals of medical-surgical nursing: a systems approach. John Wiley & Sons, S 340–343

Brain Trauma Foundation. Guidelines for the Management of Severe Traumatic Brain Injury, 4th Edition. Brain Trauma Foundation; 2016

Brunner & Suddarth's Textbook of Medical-Surgical Nursing (2009) (10th ed., S 1912–1928). Lippincott Williams & Wilkins.

Chesnut RM, Marshall LF, Klauber MR, Blunt BA, Baldwin N, Eisenberg HM et al (1993) The role of secondary brain injury in determining outcome from severe head injury. J Trauma 34(1):216–222

Coloplast (o.J.) Ein Überblick Rückenmarksverletzung [Brochure]. https://www.coloplastprofessional.de/siteassets/germany-professional/blasen-management-dokumente/cp_-rueckenmarksverletzung_broschuere_0421_web.pdf. Zugegriffen am 20.04.2025

Dash HH (2008) Prehospital care of head injured patients. Neurol India 56(3):415–419

Dash HH, Chavali S (2008) Management of traumatic brain injury patients. Korean J Anesthesiol 61(1):12–21

DocCheck Flexikon (o.J.) ASIA-Klassifikation. https://flexikon.doccheck.com/de/ASIA-Klassifikation. Zugegriffen am 20.04.2025

DocCheck Flexikon (o.J) Rückenmarksverletzung. https://flexikon.doccheck.com/de/Rückenmarksverletzung. Zugegriffen am 20.04.2025

Enriquez P, Bullock R (2004) Molecular and cellular mechanisms in pathophysiology of severe head injury. Curr Pharm Des 10:2131–2143

Graham DI, McIntosh TK, Maxwell WL, Nicoll JA (2000) Recent advances in neurotrauma. J Neuropathol Exp Neurol 59(5):641–651. https://doi.org/10.1097/00005072-200005000-00005

Hickey L (2003) The clinical practice of neurological and neurosurgical nursing, 5. Aufl. Lippincott Williams & Wilkins, Philadelphia, S 419–421

Lee J, Cho Y, Choi KS, Kim W, Jang BH, Shin H, Ahn C, Lim TH, Yi HJ (2019) Efficacy and safety of erythropoietin in patients with traumatic brain injury: A systematic review and meta-analysis. Am J Emerg Med 37:1101–1107

Maas AIR, Menon DK, Adelson PD, et al (2019) Effects of tranexamic acid on death, disability, vascular occlusive events and other morbidities in patients with acute traumatic brain injury (CRASH-3): a randomised, placebo-controlled trial. The Lancet. 394(10210):1713–1723. https://doi.org/10.1016/S0140-6736(19)32641-8

Miller Niklasch D, Starkweather A (2010) Lippincott manual for nursing practice, 9. Aufl. Lippincott Williams & Wilkins, Philadelphia, S 546

Nettina SM (2010) Lippincott manual of nursing practice, 9. Aufl. Lippincott Williams & Wilkins, Philadelphia, S 541–545

Vaskuläre Erkrankungen

Jessica Golenia

Inhaltsverzeichnis

© Der/die Autor(en), exklusiv lizenziert an Springer-Verlag GmbH, DE, ein Teil von Springer Nature 2026
D. Beilharz-Gabold et al. (Hrsg.), *Pflegewissen Neurologie und Neurochirurgie*, Fachwissen Pflege,
https://doi.org/10.1007/978-3-662-71739-4_10

10.1 Einleitung

10.1.1 Bedeutung vaskulärer Erkrankungen in der Neurologie

Vaskuläre Erkrankungen gehören zu den häufigsten Ursachen neurologischer Störungen und stellen eine signifikante Belastung für die Gesundheitssysteme weltweit dar. Besonders Schlaganfälle nehmen aufgrund ihrer hohen Inzidenz und der oft schwerwiegenden Folgen einen zentralen Stellenwert ein. Jährlich erleiden Millionen von Menschen weltweit einen Schlaganfall, wobei die Mehrzahl der Fälle durch vaskuläre Ereignisse wie ischämische Insulte oder intrazerebrale Blutungen verursacht wird (Sturm et al. 2019, S. 2).

10.1.2 Epidemiologische Daten und Relevanz

Epidemiologische Studien zeigen, dass Schlaganfälle nicht nur eine der häufigsten Todesursachen sind, sondern auch die Hauptursache für langfristige Behinderungen darstellen. In Deutschland liegt die Schlaganfallinzidenz bei etwa 250.000 Fällen pro Jahr, wobei vaskuläre Risikofaktoren wie Hypertonie, Diabetes mellitus und Dyslipidämie (Fettstoffwechselstörung) eine zentrale Rolle spielen (Hacke 2016, S. 10). Trotz moderner medizinischer Fortschritte bleibt die Prävention vaskulärer Erkrankungen eine große Herausforderung. Das Verständnis der zugrunde liegenden Pathophysiologie ist essenziell, um innovative Therapieansätze zu entwickeln und die Lebensqualität der Betroffenen zu verbessern (Busch und Trierweiler-Hauke 2021, S. 16; Feigin et al., 2022).

10.2 Pathophysiologie vaskulärer Erkrankungen

10.2.1 Ischämischer SchlaganfallIschämischer Schlaganfall

Der ischämische Schlaganfall stellt die häufigste Form des Schlaganfalls dar und entsteht durch eine akute Durchblutungsstörung des Gehirns. Diese führt zu einem Mangel an Sauerstoff und Glukose in den betroffenen Hirnarealen, was zu Zelluntergang und damit zu funktionellen Defiziten führt.

Die Pathophysiologie des ischämischen Schlaganfalls ist komplex und umfasst verschiedene Prozesse, die sowohl auf zellulärer als auch auf systemischer Ebene ablaufen (Sturm et al. 2019, S. 2).

■ Ursachen und Ätiologie

Die häufigsten Ursachen eines ischämischen Schlaganfalls sind kardioembolische Ereignisse, arterielle Thrombosen und Embolien, die oft aus arteriosklerotisch veränderten Gefäßen stammen. Besonders die extrakranielle und intrakranielle Arteriosklerose spielt hierbei eine zentrale Rolle. Andere Ursachen wie die Dissektion von Arterien oder seltene genetische Störungen tragen in spezifischen Patientengruppen ebenfalls zur Entstehung bei (Hacke 2016, S. 17).

Ein wesentliches Modell zur Beschreibung der ischämischen Prozesse ist das Kern-Penumbra-Modell. Dabei wird die betroffene Hirnregion in zwei Zonen unterteilt: den zentralen Infarktkern, in dem die Zellen aufgrund des kompletten Sauerstoff- und Glukosemangels irreversibel geschädigt sind, und die Penumbra, eine periphere Zone, die potenziell noch zu retten ist, wenn die Durchblutung schnell wiederhergestellt wird (Sturm et al. 2019, S. 4).

■ Die Penumbra in der zerebralen Ischämie

Die zerebrale Ischämie ist ein kritischer pathophysiologischer Prozess, der zu einem irreversiblen Hirnschaden führen kann, wenn die Durchblutung nicht zeitnah wiederhergestellt wird. Im Zentrum der Diskussion steht die **Penumbra**, ein ischämisches Areal, in dem der zerebrale Blutfluss (CBF) zwar unter ein funktionelles Niveau abgefallen ist, jedoch noch oberhalb der Schwelle liegt, die für einen irreversiblen Zelluntergang verantwortlich wäre. Dieses Areal ist vital gefährdet, jedoch bei adäquater und rechtzeitiger Intervention potenziell noch zu retten (Hacke 2016, S. 20).

■ Definition

Die Penumbra (wörtlich „Halbschatten") ist der Bereich des Hirngewebes, in dem die Blutversorgung so weit reduziert ist, dass die normale Funktion beeinträchtigt wird, also das gefährdete, aber noch rettbare Hirngewebe. Die Durchblutung liegt hier, mit ca. 15-25ml/100g/min (physiologisch: ca. 40-60ml/100g/min), so niedrig, dass die Funktion des Hirngewebes bereits gestört ist, aber noch hoch genug, damit die Zellen am Leben bleiben und sich erholen können, wenn schnell gehandelt wird - *Time is Brain*. Durch diesen Umstand ist die betroffene Region zwar funktionsgestört, aber nicht zwangsläufig irreversibel beschädigt, was therapeutische Möglichkeiten eröffnet. Das Zeitfenster, in dem diese Zone noch gerettet werden kann, ist dabei von zentraler Bedeutung für den Therapieerfolg in der Akutphase eines Schlaganfalls (Fisher & Bastan, 2012; Heiss, 2012).

■ Das Kern-Penumbra-Modell

Das in der Literatur etablierte Kern-Penumbra-Modell unterteilt das ischämische Hirngewebe in drei funktionell und pathophysiologisch unterschiedliche Bereiche:

▬ Infarktkern:

Hier unterschreitet der CBF den kritischen Schwellenwert – üblicherweise unter 10-12 ml/100 g/min – was zum Zusammenbruch des Energiestoffwechsels führt. Der Ausfall der ATP-abhängigen Ionenpumpen bewirkt einen Verlust des Ionengleichgewichts, der zu einer osmotischen Zellschwellung und einem zytotoxischen Ödem führt. Diese Zone ist bereits irreversibel geschädigt und stellt somit den unrettbaren Teil des Hirnareals dar (Fisher & Bastan, 2012; Heiss, 2012).

▬ Ischämische Penumbra:

Dieser Bereich umgibt den Infarktkern. Hier liegen die CBF-Werte geringfügig höher (in der Größenordnung von 15–25 ml/100 g/min), sodass die neuronale Funktion zwar gestört ist, jedoch prinzipiell noch erhalten werden kann. Eine zügige Wiederherstellung der Durchblutung (Reperfusion) kann den fortschreitenden Übergang in den Infarktkern verhindern und die Neuronen retten (Fisher & Bastan, 2012; Heiss, 2012).

▬ Oligämie:

Das umliegende Hirngewebe, das als Oligämiezone bezeichnet wird, erfährt zwar eine geringfügige Perfusionsminderung, bleibt jedoch in einem Zustand, in dem die neuronale Funktion grundsätzlich aufrechterhalten werden kann. Diese Region bietet oft die nötigen Kollateralsysteme und kann somit als funktionelle Reserve dienen.

Bei einem arteriellen Gefäßverschluss kommt es zu einer akuten Minderperfusion des betroffenen Stromgebiets. In den ersten Minuten nach dem Verschluss können physiologische Regulationsmechanismen und das Vorhandensein von Kollateralen (z. B. Leptomeningealgefäße, Circulus Willisii) eine teilweise Kompensation herbeiführen, sodass die CBF-Werte vorübergehend noch im Bereich nahezu physiologischer Werte (ca. 40–60 ml/100 g/min) liegen können. Dieser Zustand ist jedoch nur von kurzer Dauer (Fisher & Bastan, 2012; Heiss, 2012).

Die Bestimmung der Größe und Ausdehnung der Penumbra ist von entscheidender Bedeutung für die Behandlungsstrategien im Rahmen eines akuten Schlaganfalls. Diese Messung erfolgt in der Regel über zeitaufwendige und komplexe bildgebende Verfahren wie:

- Perfusionscomputertomographie (Perfusions- CT)
- Diffusions- und Perfusionsmagnetresonanztomografie (Diffusions-, Perfusions- MRT)

Diese Verfahren ermöglichen es, die regionale CBF-Minderung präzise zu quantifizieren und anhand der Verteilung zwischen Infarktkern, Penumbra und Oligämie zu unterscheiden. Dabei beeinflussen u. a. der Ort des Gefäßverschlusses, die Kollateralversorgung und die Dauer des Perfusionsdefizits das Muster der Gewebeveränderungen (Sturm et al. 2019, S. 4).

Zusammengefasst stellt die Penumbra das kritische Areal innerhalb der zerebralen Ischämie dar, in dem die neuronale Funktion trotz eingeschränkter Blutversorgung noch potenziell rettbar ist. Das Kern-Penumbra-Modell unterscheidet hierbei klar zwischen dem irreversiblen Infarktkern, der potenziell reversiblen ischämischen Penumbra und der umliegenden Oligämiezone. Ein tiefes Verständnis dieser dynamischen Prozesse bildet die Basis für effektive therapeutische Interventionen bei Schlaganfällen, um lebenswichtige Hirnfunktionen zu erhalten und Folgeschäden zu minimieren (Hacke 2016, S. 188) (◨ Abb. 10.1).

■ **Akute und chronische Folgen**

Die Folgen eines ischämischen Schlaganfalls können akut oder chronisch sein. Akut führen die zellulären Veränderungen zu einer Freisetzung von Glutamat und anderen neurotoxischen Substanzen, die eine Kaskade von Entzündungsreaktionen auslösen. Diese Prozesse verstärken den Gewebeschaden und tragen zur Infarktausbreitung bei (Sturm et al. 2019).

Langfristig entwickeln viele Patient:innen neurologische Defizite, die von motorischen Einschränkungen über kognitive Störungen bis hin zu emotionalen Problemen reichen. Diese chronischen Folgen resultieren aus dem Verlust neuronaler Verbindungen und der Neuroplastizität, die nur begrenzt die Funktion wiederherstellen kann. Interdisziplinäre Rehabilitation spielt hierbei eine entscheidende Rolle, um Patient:innen bei der Wiederherstellung ihrer Funktionen zu unterstützen (Busch und Trierweiler-Hauke 2021).

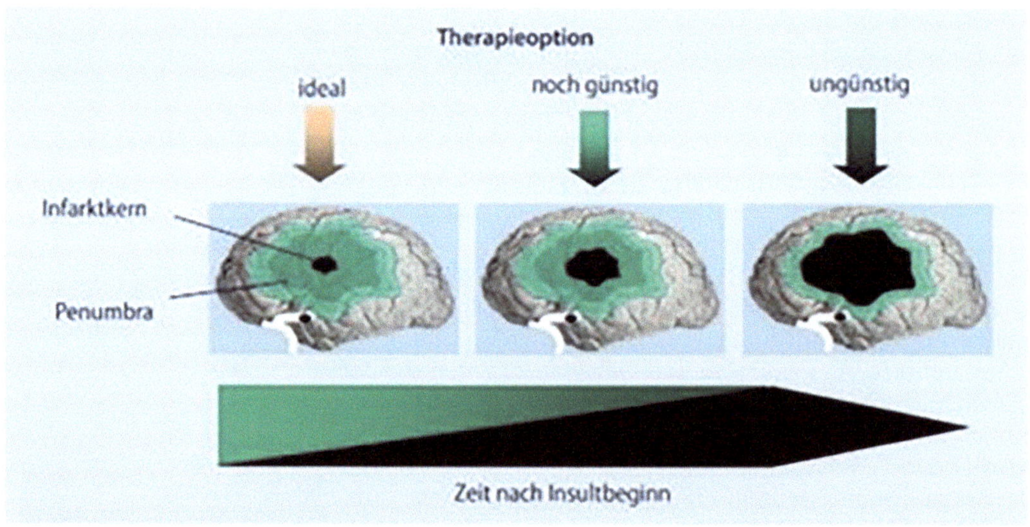

◘ Abb. 10.1 Dynamik von Infarktkern und Penumbra beim akuten Hirninfarkt. (Aus: Nabavi und Ringelstein 2008)

10.2.2 Intrazerebrale Blutungen

Intrazerebrale Blutungen (ICB) stellen die zweithäufigste Form des Schlaganfalls dar und sind häufig mit einer hohen Mortalität und Morbidität verbunden. Sie entstehen durch den plötzlichen Austritt von Blut aus einem rupturierten Gefäß in das Hirnparenchym, was zu einer direkten Schädigung des Gewebes sowie zu sekundären Schädigungen durch Ödembildung und erhöhtem intrakraniellen Druck führt (Hacke 2016, S. 19). Die Pathogenese der intrazerebralen Blutung ist multifaktoriell und umfasst sowohl vaskuläre als auch systemische Faktoren.

▪ Hypertonusassoziierte Blutungen

Hypertonusassoziierte Blutungen sind die häufigste Ursache für ICB und treten typischerweise in den sogenannten hypertensiven Kerngebieten des Gehirns auf, darunter die Basalganglien, der Thalamus, das Kleinhirn und der Hirnstamm. Chronische Hypertonie führt zur Schädigung kleiner Arterien und Arteriolen, insbesondere durch Lipohyalinose und Mikroaneurysmen, die bei plötzlichen Blutdruckanstiegen rupturieren können (Hacke 2016, S. 20).

Der klinische Verlauf dieser Blutungen ist oft dramatisch, da sie plötzlich auftreten und mit neurologischen Defiziten wie Hemiparesen, Bewusstseinsstörungen oder Hirnstammausfällen einhergehen. Diagnostisch spielen die Computertomografie (CT) und die MRT eine zentrale Rolle, da sie die Lokalisation, das Ausmaß der Blutung und die Beteiligung angrenzender Strukturen exakt abbilden können (Sturm et al. 2019, S. 19).

Die Therapie hypertonusassoziierter Blutungen umfasst in erster Linie die Senkung des Blutdrucks, die Kontrolle des intrakraniellen Drucks und in ausgewählten Fällen die chirurgische Entfernung des Hämatoms. Eine intensive Überwachung und Pflege der Patient:innen auf spezialisierten Schlaganfallstationen ist essenziell, um Komplikationen wie Hirndrucksteigerung oder Infektionen frühzeitig zu erkennen und zu behandeln (Busch und Trierweiler-Hauke 2021, S. 31).

■ **Zerebrale Amyloidangiopathie**

Die zerebrale Amyloidangiopathie (CAA) ist eine weitere wichtige Ursache für ICB, insbesondere bei älteren Patient:innen. Sie ist charakterisiert durch die Ablagerung von Amyloid-β-Proteinen in den Wänden kleiner und mittelgroßer Arterien der Großhirnrinde und der Leptomeningen. Diese Ablagerungen schwächen die Gefäßwände und machen sie anfällig für Rupturen, was zu lobären Blutungen führt, die oft wiederholt auftreten (Sturm et al. 2019, S. 25).

Klinisch zeigt sich die CAA häufig mit wiederkehrenden kleinen Blutungen (Mikroblutungen), die mit kognitiven Defiziten und einer erhöhten Wahrscheinlichkeit für größere, symptomatische Blutungen assoziiert sind. Bildgebend spielen T2- und suszeptibilitätsgewichtete MRT-Sequenzen und suszeptibilitätsgewichtete Bildgebung eine Schlüsselrolle, da sie Mikroblutungen und andere typische Veränderungen wie kortikale Hämosiderose darstellen können (Hacke 2016, S. 25).

Die Behandlung der CAA ist vor allem symptomatisch, da derzeit keine kausalen Therapieoptionen verfügbar sind. Maßnahmen umfassen die Minimierung von Risikofaktoren wie Bluthochdruck und die Vermeidung antikoagulativer Therapien, die das Blutungsrisiko erhöhen könnten. Die Pflege dieser Patient:innen erfordert besondere Aufmerksamkeit für kognitive und funktionelle Beeinträchtigungen sowie eine engmaschige Überwachung, um erneute Blutungen frühzeitig zu erkennen (Busch und Trierweiler-Hauke 2021, S. 279).

10.2.3 Subarachnoidalblutungen

Die Subarachnoidalblutung (SAB) ist eine lebensbedrohliche Form der zerebrovaskulären Erkrankungen, die durch das Austreten von Blut in den Subarachnoidalraum gekennzeichnet ist (◨ Abb. 10.2). Sie macht etwa 5–10 % aller Schlaganfälle aus und ist typischerweise mit der Ruptur eines zerebra-

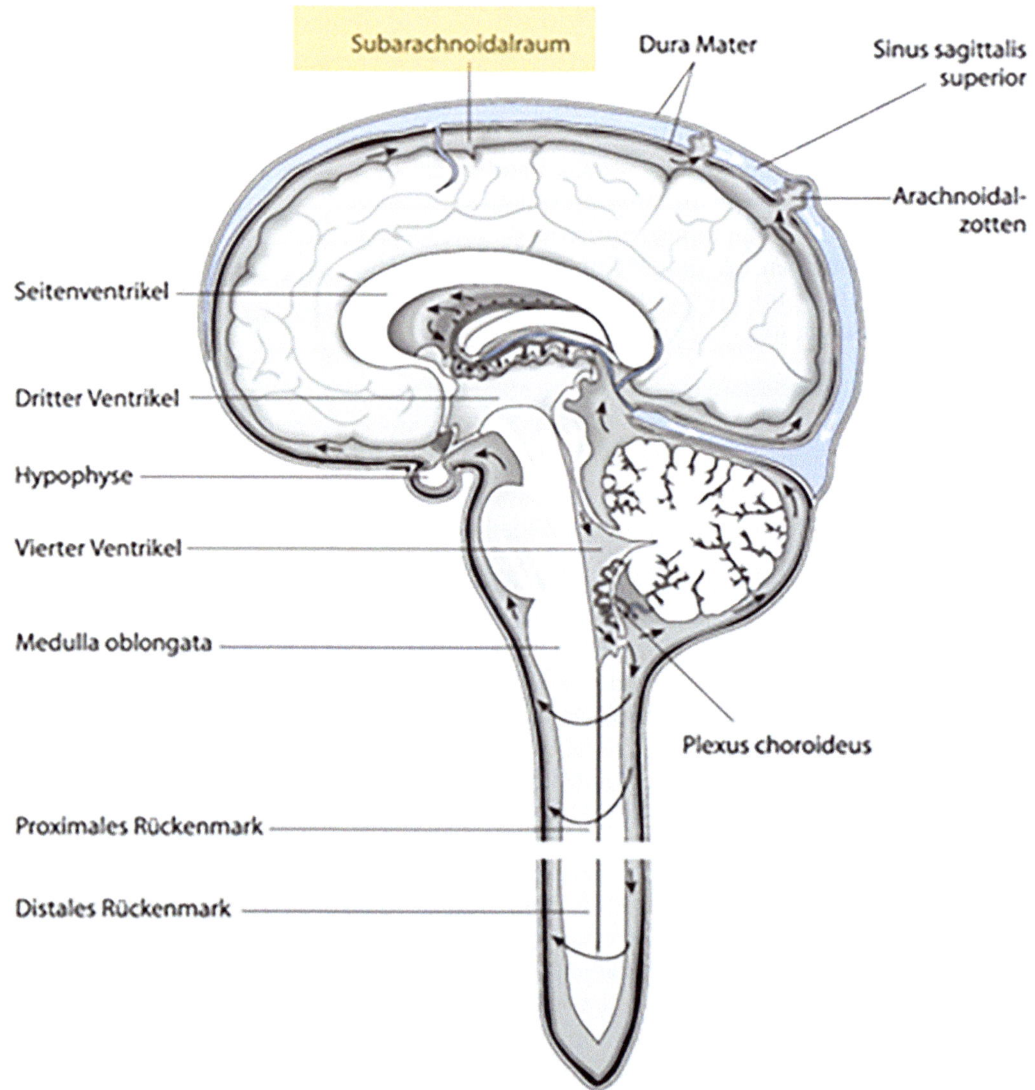

Abb. 10.2 Orange: Subarachnoidalraum. (Aus: Craß et al. 2019)

len Aneurysmas assoziiert (Sturm et al. 2019, S. 29). Die SAB betrifft häufiger jüngere Patient:innen als andere Schlaganfallformen und ist durch eine hohe Mortalität sowie erhebliche Langzeitfolgen gekennzeichnet.

■ **Pathophysiologische Grundlagen**

Die primäre Ursache für eine SAB ist in den meisten Fällen die Ruptur eines sakkulären Aneurysmas, das sich an den Verzweigungsstellen der großen Arterien des Circulus arteriosus befindet. Andere Ursachen, wie arterielle Dissektionen, arteriovenöse Malformationen oder Traumata, spielen eine untergeordnete Rolle. Die Aneurysmaruptur führt zu einem plötzlichen Blutdruckanstieg im Subarachnoidalraum, der die meningealen Rezeptoren stimuliert und den charakteristischen „Donnerschlagkopfschmerz" auslöst (Hacke 2016, S. 29).

Die pathophysiologischen Mechanismen umfassen nicht nur die direkte mechanische Schädigung durch das austretende Blut, sondern auch sekundäre Prozesse wie eine vasogene Hirnschwellung, Entzündungsreaktionen und Vasospasmen. Diese Vasospasmen können zu einer sekundären Ischämie führen, die das klinische Outcome weiter verschlechtert (Sturm et al. 2019, S. 33).

■ **Primäre und sekundäre Komplikationen**

Zu den primären Komplikationen der SAB zählen die akute Erhöhung des intrakraniellen Drucks und die Beeinträchtigung des zerebralen Blutflusses, die lebensbedrohlich sein können. Darüber hinaus kommt es häufig zu neurologischen Defiziten, Bewusstlosigkeit und, in schwereren Fällen, zum Tod. Eine sofortige Diagnosestellung durch eine native CT ist unerlässlich, um die Blutung nachzuweisen und die Ausdehnung zu bestimmen (Hacke 2016, S. 33).

Sekundäre Komplikationen treten in den Tagen und Wochen nach der Blutung auf und umfassen insbesondere die Delayed Cerebral Ischemia (DCI). Diese verzögerte zerebrale Ischämie ist das Resultat von Vasospasmen und einer gestörten Autoregulation der Hirngefäße. Klinisch manifestiert sich die DCI durch neue neurologische Ausfälle, die einer sekundären Ischämie ähneln (Sturm et al. 2019, S. 41). Darüber hinaus können Hydrozephalus, Elektrolytstörungen und systemische Komplikationen wie kardiale Dysfunktionen auftreten (Busch und Trierweiler-Hauke 2021, S. 20).

Die Behandlung der SAB umfasst die Stabilisierung der betroffenen Person, die Sicherung des rupturierten Aneurysmas durch Clipping oder Coiling sowie die Prävention und das Management von Vasospasmen. Dies erfordert eine interdisziplinäre Zusammenarbeit zwischen Neurologie, Neurochirurgie und Pflege, um das Risiko für sekundäre Komplikationen zu minimieren und die Überlebenschancen zu erhöhen (Hacke 2016, S. 36).

10.3   Diagnostik vaskulärer Erkrankungen

Die Diagnostik vaskulärer Erkrankungen in der Neurologie ist ein zentraler Bestandteil des klinischen Managements, da eine schnelle und präzise Identifikation der Ursache die grundlegend für eine gezielte Therapie bildet. Moderne bildgebende Verfahren und Laboranalysen ermöglichen die differenzierte Abklärung und Prognoseabschätzung.

10.3.1   Bildgebende Verfahren

Computertomografie (CT)

Die Computertomografie ist die erste Wahl bei der akuten Diagnostik von Schlaganfällen und intrakraniellen Blutungen. Sie bietet eine schnelle und zuverlässige Möglichkeit, intrazerebrale Blutungen, Subarachnoidalblutungen und Infarkte zu identifizieren. Besonders in der Akutphase kann die CT entscheidende Informationen über die Lokalisation, das Volumen und mögliche Komplikationen wie Hirnödem oder Mittellinienverlagerung liefern (Hacke 2016, S. 323).

Ein spezifischer Vorteil der CT ist die Möglichkeit, durch eine CT-Angiografie (CTA) die Gefäßanatomie darzustellen. Dies ist besonders wichtig bei der Suche nach Aneurysmen oder vaskulären Malformationen, die zu einer Subarachnoidalblutung geführt haben könnten. Auch bei der Planung einer interventionellen Behandlung, wie der mechanischen Thrombektomie, spielt die CTA eine zentrale Rolle (Sturm et al. 2019, S. 9).

Magnetresonanztomografie (MRT)

Die MRT ist besonders hilfreich in der weiterführenden Diagnostik von ischämischen Schlaganfällen und mikroangiopathischen Erkrankungen. Sie zeichnet sich durch eine höhere Sensitivität im Vergleich zur CT aus, insbesondere für die Darstellung von frühen ischämischen Veränderungen und kleinen Infarkten, die in der CT möglicherweise nicht sichtbar sind (Hacke 2016, S. 324).

Eine diffusionsgewichtete MRT (DWI) ermöglicht die Differenzierung zwischen akuten und älteren Infarkten, indem sie den zytotoxischen Hirnödemprozess in der Akutphase sichtbar macht. Darüber hinaus sind Sequenzen wie FLAIR und T2-Gewichtung besonders wertvoll bei der Detektion von Mikroblutungen und Amyloidangiopathien (Sturm et al. 2019, S. 10).

Pflege

CT- und MRT-Transport (Stroke Unit)

- **Monitoring und Oxygenierung**
  - Druckgasflasche > 100 mbar bereithalten
  - Bei Bedarf Notfallspritzen mitführen
  - Kontinuierliches Monitoring gewährleisten: Monitor mit Monitorhalterung am Bett befestigen
- **Perfusoren/Infusionen**
  - „So wenig wie möglich, so viel wie nötig"
  - Nicht unterbrechen: Thrombolyse, Katecholamine, Sedierungsmedikamente
  - Halbwertszeit (Wirkdauer) beachten; evtl. reicht ein Bolus vor dem Transport (Arztrücksprache)
  - An Einschwemmung denken, außer die Perfusoren laufen bereits ohne

Cave: Bei kardiorespiratorisch instabilen Patient:innen: Einschwemminfusion + Infusionsstange bzw. genügend NaCl-Spritzen

- **Transportart**
  - Sitzend, nur wenn sich der Patient/die Patientin selbstständig vom Rollstuhl auf den Diagnostikstuhl/die CT-Liege umsetzen kann
  - Bei Mobilisationshilfe: Transport im Bett (30°)
  - Namensschild anbringen

Cave: Besonderheiten im MRT Kein Metall (z. B. Zahnersatz, Piercings, Urinkatheter mit Temperatursensor) Patient:innen mit implantiertem Herzschrittmacher und metallhaltigen Medizinprodukten Perfusoren: 3-fache Verlängerung; Pumpen in der Schaltkanzel platzieren; vor der Untersuchung auf ein MRT-taugliches Monitoringsystem wechseln (Verwolt & Zergiebel, 2020).

Liquordiagnostik bei vaskulären Ereignissen

Die Liquordiagnostik spielt eine wichtige Rolle in der Differenzialdiagnose von vaskulären Ereignissen, insbesondere bei der SAB. Wenn eine SAB in der initialen CT nicht eindeutig nachgewiesen werden kann, beispielsweise da das Blutungsereignis mehr als sechs Stunden zurück liegt und die Sensitivität der CT-Bildgebung reduziert ist, kann eine Lumbalpunktion durchgeführt werden. Der Nachweis von Xanthochromie im Liquor oder von erhöhten roten Blutkörperchen in den Zentrifugaten weist auf eine SAB hin (Hacke 2016, S. 47).

Darüber hinaus können Liquoranalysen bei der Differenzierung entzündlicher Prozesse von vaskulären Ursachen hilfreich sein. Marker wie die Zellzahl im Liquor, das Gesamtprotein, das Verhältnis von Liquorzucker zu Blutglukose und die intrathekale Immunglobulinproduktion bieten wichtige Hinweise auf die zugrunde liegende Pathologie (Sturm et al. 2019, S. 19).

10.4 Therapieansätze und Pflegeinterventionen

Die Therapie vaskulärer Erkrankungen in der Neurologie erfordert ein multidisziplinäres Management, das sowohl medizinische als auch pflegerische Maßnahmen umfasst. Ziel ist es, die akuten Komplikationen zu behandeln, die neurologischen Defizite zu minimieren und langfristig die Lebensqualität der Patient:innen zu verbessern.

10.4.1 Akuttherapie

Lysetherapie

Die intravenöse Thrombolyse mit rekombinantem Gewebeplasminogenaktivator (rt-PA) ist eine der wichtigsten Behandlungsoptionen beim akuten ischämischen Schlaganfall. Diese Therapie kann die Durchblutung in verschlossenen Gefäßen wiederherstellen und den Schaden in der Penumbra begrenzen, wenn sie innerhalb eines Zeitfensters von 4,5 h nach Symptombeginn durchgeführt wird Eine möglichst kurze Door-to-Needle-Time (DNT) ist dabei entscheidend, da die frühe Gabe der Thrombolyse signifikant mit besseren funktionellen Behandlungsergebnissen assoziiert ist; empfohlen wird, die DNT auf $\leq$ 60 Minuten zu begrenzen Die sogenannte DNT beschreibt die Zeitspanne zwischen dem Eintreffen der Patient:innen im Krankenhaus und der Verabreichung der intravenösen Thrombolyse (American Heart Association/ American Stroke Association, 2019 Powers et al., 2018, Hacke 2016, S. 110, I-Care Neurologie, 2020).

Die Lysetherapie birgt jedoch Risiken, insbesondere das Risiko einer symptomatischen intrazerebralen Blutung, weshalb eine sorgfältige Auswahl der Patient:innst en entscheidend ist. Bildgebende Verfahren wie CT und MRT spielen eine zentrale Rolle bei der Beurteilung der Eignung für diese Therapie (Sturm et al. 2019, S. 9).

Exkurs

Thrombolyse

Bei der Thrombolyse (Lyse = Lösung, Auflösung) werden bereits vorhandene Blutgerinnsel medikamentös aufgelöst. Hierdurch können z. B. Thromben aufgelöst werden, die im Rahmen eines Schlaganfalls oder einer Lungenembolie Gefäße verstopfen (Therapie).

Fibrinolytika

Alteplase und Tenecteplase sind beides rekombinante Tissue-plasminogen-Aktivatoren (rtPA) aus der Gruppe der Fibrinolytika, die zur Auflösung von Blutgerinnseln eingesetzt werden. Alteplase gilt als etablierter Goldstandard bei der Lysetherapie des ischämischen Schlaganfalls; Tenecteplase wird als potenzielle Alternative diskutiert, weil es als Bolus verabreicht werden kann und eine längere Halbwertszeit besitzt (Springer Medizin, 2017).

— **Alteplase**
  - **Wirkungsweise:** Wandelt Plasminogen in Plasmin um und spaltet so die Fibrinnetze des Thrombus.
  - **Anwendung/Dosierung:**
    - Akuter ischämischer Schlaganfall: 0,9 mg pro kg KG (max. 90 mg) – davon 10 % als i. v. Bolus über 1 min, anschließend 90 % als Infusion über 60 min.
    - Akuter Myokardinfarkt: Gesamtdosis 100 mg (15 mg Bolus → 50 mg in 30 min → 35 mg in 60 min).
    - Massive Lungenembolie: 100 mg i. v. über 2 h (alternativ 0,6 mg/kg, max. 50 mg, als 15-min-Bolus je nach Leitlinie).
  - **Einsatzgebiete:** Goldstandard beim akuten ischämischen Schlaganfall; zusätzlich bei akutem Myokardinfarkt und massiver Lungenembolie zugelassen.
  - **Vorteile:** Langjährig etabliert, umfangreiche Evidenz.
  - **Nachteile:** Erfordert eine 60-min-Infusion, was den Notfall-Workflow erschweren kann.

— **Tenecteplase**
  - **Wirkungsweise:** Identischer Mechanismus, jedoch gentechnisch verändert; längere Halbwertszeit (~20 min), höhere Fibrinspezifität und größere Resistenz gegenüber Plasminogen-Aktivator-Inhibitor-1.
  - **Anwendung/Dosierung:**
    - **Akuter Myokardinfarkt (zugelassen):** Einmaliger i. v. Bolus, gewichtsadaptierte Fixdosen – < 60 kg: 30 mg, 60–< 70 kg: 35 mg, 70–< 80 kg: 40 mg, 80–< 90 kg: 45 mg, ≥ 90 kg: 50 mg.
    - **Akuter ischämischer Schlaganfall (off-label, Studien):** 0,25 mg pro kg KG (max. 25 mg) als einmaliger Bolus; in frühen Studien wurden höhere Dosen (0,4 mg/kg) getestet.
  - **Einsatzgebiete:** Zugelassen für den akuten Myokardinfarkt. Beim ischämischen Schlaganfall besitzt das Medikament seit 2025 eine formale Zulassung und steht somit als Alternative zu Alteplase zur Verfügung.
  - **Vorteile:** Einfache Bolus-Applikation, pharmakologische Vorteile durch längere Halbwertszeit.
  - **Nachteile:** Teurer als Alteplase.

(„Mitteilungen der Deutschen Schlaganfall-Gesellschaft (DSG)" 2024; Tenecteplase versus Alteplase 2017; Schlimpert 2023)

Pflege nach Lysetherapie

Pflegefachpersonen sichern nach einer systemischen Lysetherapie (Alteplase oder Tenecteplase) den Behandlungserfolg durch engmaschiges Monitoring, Komplikationsprophylaxe und den frühen Beginn rehabilitativer Maßnahmen. Folgende Punkte fassen die wesentlichen Aufgaben zusammen.

- **Überwachungsphase 0–24 h: Neurologisches und vitales Monitoring**
  - Kontrollintervalle: alle 15 min bis 2 h nach Infusions- bzw. Bolusende, danach alle 30 min bis 6 h, anschließend stündlich bis zur 24-Stunden-Marke.
  - Erhobene Parameter: NIHSS (National Institutes of Health Stroke Scale, ein standardisiertes Instrument zur quantitativen Erfassung des neurologischen Defizits bei Schlaganfallpatient:innen) Bewusstseinslage (GCS/Vigilanz), Pupillenreaktion, Blutdruck, Herzfrequenz, SpO_2 (Ziel: >94%), Temperatur (Ziel: <37,5 °C) und Blutzucker (Zielbereich: 140–180 mg/dl, Hypo/Hyperglykämie vermeiden), lückenlos dokumentieren.
  - Blutdruckmanagement: Vor Lyse: Blutdruck muss <185/110mmHg sein (sonst vorher senken). In den ersten 24 h nach Lyse: Ziel: $\leq$ 180/105 mmHg. Bei Überschreitung → umgehend behandeln (z. B. Urapidil oder Labetalol) und dokumentieren.
  - Sauerstoffmanagement: O_2 nur bei SpO_2.
  - Temperaturmanagement: Ab $\geq$ 37,5 °C: Fiebersenkung einleiten (Paracetamol, physikalische Kühlung), Infektfokus prüfen.
  - Blutzuckerkontrolle: Zielwert 140–180 mg/dl, i.v.-Bolus-Insuline nur nach Schema; Hypoglykämien strikt vermeiden.
  - Blutungs- und Komplikationsbeobachtung: Hämatome, Schleimhautblutungen, Hämaturie, neurologische Verschlechterung (→ CT sofort).
  - Schnittstellen & Zugänge: Keine i.m.-Injektionen, keine arterielle Punktion in den ersten 24 h. Venenkatheter nur bei zwingender Notwendigkeit, Druckverband nach Entfernung; Keine Nasogastrale Ernährungssonde in diesem Zeitraum.
  - Mobilisation / Lagerung: Strikte Bettruhe bis zur 24-h Kontroll-Bildgebung, Ausnahme: nach ärztlicher Anordnung. Dekubitusprophylaxe, Schulterprotektion bei Hemiparese.
  - Dysphagie-Screening: Bis Screening erfolgt ist: NPO (nil per os= nichts oral)!. Logopädie frühzeitig einschalten (AWMF, 2023; Powers et al., 2019).

- **Labor und Bildgebung**
  - Kontroll-CT oder -MRT nach 24 h bzw. sofort bei neurologischer Verschlechterung – immer vor der ersten Gabe antithrombotischer Medikamente.
  - Gerinnungswerte und Hämoglobin initial, nach 6 h und bei jedem Blutungsverdacht prüfen; eine Thrombozytenzahl unter 100 000/µl gilt als Warnsignal.
- **Komplikationsprophylaxe und -management (◘ Tab. 10.1)**

Komplikation	Frühsymptome	Pflegerisches Vorgehen
Intrakranielle Blutung	Akuter Kopfschmerz, Vigilanzabfall, Blutdruckspitze	Infusion sofort stoppen, ärztliches Team und CT alarmieren, Gerinnungskorrektur bereithalten
Orolinguales Angioödem	Schwellung von Zunge/Lippen, Stridor	Atemweg sichern, intravenös Steroid + Antihistaminikum, bei Bedarf Adrenalin
Systemische Blutung	Hämatom, Hämatemesis, Hämaturie	Punktionsstellen kontrollieren, Druckverband anlegen, Gerinnungswerte bestimmen, Arzt informieren

- **Katheter- und Sondenmanagement**
  - Neue Magensonden, Blasen- oder arterielle Katheter möglichst erst 24 h nach Lyse legen, sofern medizinisch vertretbar.
  - Ist eine frühe Anlage unvermeidlich: kleinste Kathetergröße wählen, aseptisch arbeiten und Punktionsstelle mindestens 15 min manuell komprimieren.
  - Bereits vorhandene Dauerkatheter so bald wie möglich (spätestens nach 24 h) entfernen, um Infektionen zu vermeiden.
- **Ernährung, Schluck- und Mobilitätsmanagement**
  - Schlucktest (z. B. Wassertest) erst nach stabiler neurologischer Lage und nach Bildgebung durchführen; bis dahin absolute Nahrungskarenz einhalten.
  - Kopfhochlagerung von etwa 30 Grad und regelmäßige Seitenlagerung dienen der Pneumonie- und Dekubitusprophylaxe.
  - Frührehabilitation: aktive Mobilisation durch Physio- und Ergotherapie, sobald Blutdruck stabil ist, keine neue Blutung vorliegt und der neurologische Status konstant bleibt.

- **Medikamentöse Folgetherapie**
  - Antithrombotische Therapie (z. B. ASS 100 mg p. o. oder niedermolekulares Heparin s. c.) erst nach unauffälligem Kontroll-CT starten.
  - Bei post-lysebedingtem Angioödem ACE-Hemmer für mindestens 48 h pausieren.
- **Dokumentation und Qualitätssicherung**
  - Zeitmarken wie Ende der Infusion, 24-Stunden-Bildgebung und erste Mobilisation minutengenau in der elektronischen Kurve erfassen – sie fließen in qualitätssichernde Kennzahlen ein (Wittmann, Radke & Heller, 2024).

Mechanische Thrombektomie

Bei Patient:innen mit großem Gefäßverschluss, die nicht für eine Lysetherapie geeignet sind oder bei denen diese nicht erfolgreich war, ist die mechanische Thrombektomie eine effektive Alternative bzw. Ergänzung zur Therapie mit Thrombolytika Dieses interventionelle Verfahren, das innerhalb von bis zu 24 h nach Symptombeginn durchgeführt werden kann, bietet eine höhere Erfolgsrate bei der Wiederherstellung der Gefäßdurchgängigkeit und verbessert nachweislich das neurologische Outcome (Hacke 2016, S. 112 American Heart Association/American Stroke Association, 2019).

Die Pflege spielt bei der Vorbereitung und Nachsorge solcher Eingriffe eine wichtige Rolle. Sie umfasst die Überwachung der Vitalparameter, die Vermeidung von Komplikationen wie Nachblutungen und die Aufklärung des Patienten/der Patientin über den Eingriff (Busch und Trierweiler-Hauke 2021, S. 31).

Pflege bei Thrombektomie

Die Pflege nach mechanischer Thrombektomie umfasst eine strukturierte **Nachsorge, Überwachung, Bettruhe** und **Mobilisation**, um den Behandlungserfolg zu sichern und Komplikationen zu vermeiden.

Unmittelbar nach der Rückkehr auf die Station beginnen Pflegefachpersonen mit einer **kontinuierlichen und engmaschigen Überwachung** der Vitalzeichen, Vigilanz und des neurologischen Status (NIHSS). Dazu gehören regelmäßige Kontrollen von Blutdruck, Puls, Atemfrequenz und Temperatur, um hämodynamische Veränderungen frühzeitig zu erkennen. Parallel erfolgt die Inspektion und Palpation der Druckverbände an den Punktionsstellen: Hierbei prüfen Pflegefachpersonen alle 15 min in den ersten zwei Stunden (anschließend im größeren Intervall), ob Nachblutungen, Hämatome oder Schwellungen auftreten. Gleichzeitig tasten sie stündlich die Fußpulse (dorsalis pedis und posterior tibial) zur Sicherung der distalen Perfusion über mindestens 24 h.

Ein **gezieltes Flüssigkeitsmanagement** unterstützt das Ausschwemmen des Kontrastmittels und trägt zur Stabilisierung des Kreislaufs bei. Pflegende dokumentieren dabei exakt Zielflussraten und achten auf eine ausgeglichene Bilanz (oder Bilanzierung nach ärztlicher Anordnung). Nach einer mechanischen Thrombektomie ohne vorausgegangene Lysetherapie wird ein Blutdruckziel von <180/105 mmHg angestrebt. Wurde zuvor eine i.v.-Lyse durchgeführt, soll der Blutdruck in den ersten 24 Stunden ≤ 180/105 mmHg gehalten werden. Pflegende beobachten den Blutdruck engmaschig und leiten bei Überschreitung unverzüglich antihypertensive Maßnahmen ein (z. B. Urapidil oder Labetalol) und dokumentieren diese sorgfältig (AWMF, 2023; ESO, 2021; Powers et al., 2019).

Sobald Patient:innen hämodynamisch stabil sind, leiten Pflegende die **Frühmobilisation** ein. Unter Anleitung erfolgt ein behutsames Aufrichten und Sitztraining, um die Lungenbelüftung zu verbessern, Thrombose- und Pneumonieraten zu senken sowie die psychische Befindlichkeit zu fördern. Die Mobilisierung wird in enger Abstimmung mit Physiotherapie und ärztlicher Freigabe durchgeführt (SCAI, 2021; Eskey et al., 2023; Valgimigli et al., 2021; Powers et al., 2019; Aldoori & Murphy, 2019).

Besonderheiten bei Stenteinlage und Bettruhe
Bei erfolgreicher Stentimplantation gelten angepasste Bettruhe- und Kontrollregimes:

- **Vorbereitung und Übergabe:** Wie bei diagnostischer Angiografie wird der Patient/die Patientin nach der Intervention von der zuständigen Pflegefachperson übernommen. An interventionellen Morgenstunden werden keine Betablocker gegeben, um den Blutdruck optimal steuerbar zu halten.
- **Bettruhe ohne Plug:** Bei manuellem Druckverband nach einem femoralem Zugang empfehlen neurointerventionelle und kardiologische Standards eine Bettruhe von etwa 4–6 Stunden, verbunden mit einer engmaschigen Kontrolle der Punktionsstelle sowie der distalen Perfusion (SCAI, 2021; ACR -ASNR -SIR -SNIS, 2016; Meyers et al., 2012). In vielen Kliniken – einschließlich des hiesigen Hausstandards – wird jedoch ein konservativeres Vor-

gehen umgesetzt, bei dem eine verlängerte Bettruhe von bis zu 24 Stunden vorgesehen ist, insbesondere bei erhöhtem Blutungsrisiko oder begleitender antithrombotischer Therapie.

Besonderheit: Bettruhe mit Angio-Seal® (Plug): Nach Einsatz eines Gefäßverschlusssystems wie Angio-Seal® kann die Mobilisierung laut Literatur in der Regel nach 2–3 Stunden erfolgen, sofern die Punktionsstelle stabil bleibt. Auch hier wird im Hausstandard ein vorsichtigeres Vorgehen praktiziert: Zunächst 6 Stunden vollständige Bettruhe, anschließend 18 Stunden gelockerte Bettruhe, bei der Patient:innen nur zur Toilette aufstehen dürfen. Während dieser Zeit erfolgen stündliche Fußpulskontrollen sowie die Anlage eines SpO_2-Sensors auf der punktierten Seite zur kontinuierlichen Perfusionsüberwachung (SCAI, 2021; Eskey et al., 2023; Valgimigli et al., 2021; Powers et al., 2019; Aldoori & Murphy, 2019).

10.5 Sekundärprävention

10.5.1 Antikoagulation und Management der Risikofaktoren

Nach einem Schlaganfall oder einer transitorischen ischämischen Attacke (TIA) ist die Sekundärprävention essenziell, um das Risiko eines erneuten Ereignisses zu reduzieren. Dies wird üblicherweise mit ASS als Thrombozytenaggregationshemmung durchgeführt. Bei kardioembolischen Ursachen, wie z. B. Vorhofflimmern, wird sofern hierfür keine Kontraindikationen vorliegeneine orale Antikoagulation mit direkten oralen Antikoagulantien (DOAKs) eingesetzt (Hacke 2016, S. 150).

Die Kontrolle der kardiovaskulären Risikofaktoren, also des Blutdrucks, der Cholesterinwerte und des Blutzuckers, ist ein weiterer zentraler Bestandteil der Sekundärprävention. Eine sorgfältige Einstellung der Risikofaktoren kann das Risiko für erneute ischämische und hämorrhagische Ereignisse signifikant reduzieren. Pflegerische Maßnahmen umfassen die Unterstützung bei der Medikamenteneinnahme und die regelmäßige Überwachung der Blutdruckwerte (Busch und Trierweiler-Hauke 2021, S. 32).

> **Pflege bei vaskulären Erkrankungen**
>
> **Überwachung und Monitoring**
>
> Die Pflege spielt eine entscheidende Rolle in der akuten und langfristigen Versorgung von Patient:innen mit vaskulären Erkrankungen. Auf der Schlaganfallstation steht die engmaschige Überwachung der neurologischen und vitalen Parameter im Vordergrund. Dazu gehören die Kontrolle des Bewusstseinszustands, die Überwachung der Atemfunktion und die frühzeitige Erkennung von Komplikationen wie Hirndrucksteigerungen oder Infektionen (Busch und Trierweiler-Hauke 2021, S. 279).
>
> **Prävention von Komplikationen**
>
> Zu den pflegerischen Aufgaben gehört auch die Prävention von Komplikationen wie Pneumonien, Thrombosen und Dekubitus. Maßnahmen wie die frühzeitige Mobilisierung, Atemtherapie und Thromboseprophylaxe spielen hierbei eine wichtige Rolle. Darüber hinaus ist die emotionale Unterstützung von Patient:innen und Angehörigen ein zentraler Bestandteil der pflegerischen Betreuung (Busch und Trierweiler-Hauke 2021, S. 31).

10.6 Prognose und Rehabilitation

Die Prognose und Rehabilitation bei vaskulären Erkrankungen in der Neurologie sind entscheidend für die langfristige Lebensqualität der Betroffenen. Die Schwere der initialen neurologischen Schädigung, die Effektivität der Akuttherapie und die individuelle Neuroplastizität beeinflussen maßgeblich die Genesung. Ein interdisziplinärer Ansatz, der Medizin, Pflege und Rehabilitation integriert, ist essenziell.

Exkurs

Rehabilitationsphasen

Nach einem Schlaganfall wird die Rehabilitation systematisch in verschiedene Phasen unterteilt. Dies erfolgt, um in jeder Phase gezielte Therapiezielsetzungen (wie die Stabilisierung des Gesundheitszustandes, Wiederherstellung grundlegender Funktionen, Wiederherstellung der Alltagsfähigkeiten und langfristige Teilhabe) zu realisieren. Dabei dient der Barthel-Index als wichtiges Instrument zur Bewertung der funktionellen Selbstständigkeit und zur Verlaufskontrolle im Rehabilitationsprozess.

– **Phase A – Akutphase:**

Unmittelbar nach dem Schlaganfall steht die Stabilisierung der betroffenen Person im Vordergrund. Neben der Sicherung der Atemwege und der Kreislaufkontrolle wird mit initialem neurologischem Monitoring (z. B. der Glasgow Coma Scale, GCS) die Schwere der Schädigung erfasst, um sekundäre Schäden zu vermeiden.

— **Phase B – Frührehabilitation:**

Nachdem die betroffene Person stabilisiert wurde, beginnt die intensive Frührehabilitation. Der Fokus liegt hier auf der Wiederherstellung grundlegender motorischer, sprachlicher und kognitiver Funktionen. Interdisziplinäre Therapieansätze, wie Physiotherapie, Ergotherapie und Logopädie, fördern den frühzeitigen Wiederaufbau der Selbstständigkeit und werden häufig durch den Barthel-Index begleitet, um Fortschritte in der Alltagsbewältigung zu messen.

— **Phase C – Anschlussrehabilitation:**

In dieser Phase erfolgt der Übergang in ambulante oder teilstationäre Rehabilitationsprogramme. Ziel ist es, die in der Frührehabilitation erzielten Fortschritte zu festigen und funktionelle Fähigkeiten weiter zu verbessern, sodass der Patient/die Patientin vermehrt in soziale und berufliche Aktivitäten integriert werden kann. Auch hier wird der Barthel-Index genutzt, um den Grad der selbstständigen Alltagsaktivitäten zu dokumentieren.

— **Phase D – Langzeitrehabilitation und Selbstmanagement:**

Langfristig werden Maßnahmen implementiert, um den erreichten Rehabilitationsfortschritt zu erhalten, Rückfälle zu vermeiden und eine dauerhafte Teilhabe am gesellschaftlichen Leben zu sichern. Diese Phase umfasst kontinuierliche ambulante Betreuung sowie individualisierte Selbstmanagement-Programme, wobei regelmäßige Bewertungen (zum Beispiel mittels Barthel-Index) helfen, die funktionelle Stabilität des Patienten/der Patientin zu überwachen.

10.6.1 Funktionelle und soziale Langzeitauswirkungen

Die funktionellen Langzeitauswirkungen eines Schlaganfalls oder einer intrazerebralen Blutung reichen von vollständiger Erholung bis hin zu schweren Behinderungen. Motorische Defizite wie Hemiparesen, Sprachstörungen (Aphasien) und kognitive Einschränkungen sind häufig. Patient:innen mit chronischen Einschränkungen benötigen oft eine langfristige Unterstützung durch Pflegedienste oder Angehörige (Hacke 2016, S. 150).

Ein weiterer wichtiger Aspekt sind die sozialen Auswirkungen. Viele Patient:innen können ihre beruflichen Tätigkeiten nicht wieder aufnehmen, was zu finanziellen Belastungen und psychosozialem Stress führt. Auch Angehörige sind häufig betroffen, insbesondere wenn sie eine pflegerische Rolle übernehmen müssen (Busch und Trierweiler-Hauke 2021, S. 203).

10.6.2 Bedeutung der interdisziplinären Zusammenarbeit

Die Rehabilitation nach einem vaskulären Ereignis erfordert die enge Zusammenarbeit von Pflegefachpersonen mit Kolleg:innen aus der Neurologie, Physiotherapie, Ergotherapie, Logopädie und Sozialarbeit. Ziel ist es, die Patient:innen dabei zu unterstützen, ihre motorischen, kognitiven und sozialen Fähigkeiten bestmöglich wiederherzustellen (Sturm et al. 2019, S. 41).

Ein spezifischer Fokus liegt auf der neuroplastischen Rehabilitation, bei der durch gezielte Therapien die Bildung neuer neuronaler Verbindungen gefördert wird. Dies kann durch Maßnahmen wie Spiegeltherapie, Constraint-Induced Movement Therapy (CIMT) und computergestützte kognitive Trainingsprogramme erreicht werden (Hacke 2016, S. 180).

Pflegerische Aufgaben umfassen die Unterstützung der Patient:innen bei der Einhaltung des Rehabilitationsplans, die Förderung der Selbstpflegekompetenz und die Motivation, um die Therapieziele zu erreichen. Gleichzeitig sind Pflegefachpersonen oft wichtig für die Angehörigen und ihre Einbindung in die Pflege und Rehabilitation (Busch und Trierweiler-Hauke 2021, S. 279, Lamprecht & Lamprecht, 2023).

10.7 Aktuelle Herausforderungen

Die Versorgung von Patient:innen mit vaskulären Erkrankungen bleibt eine zentrale Herausforderung in der neurologischen Praxis. Trotz Fortschritten in der Diagnostik und Therapie ist die Prävalenz dieser Erkrankungen aufgrund der alternden Bevölkerung weiterhin hoch. Insbesondere die Umsetzung schneller Akuttherapien wie der Lysetherapie und der mechanischen Thrombektomie erfordert eine optimale Organisation und Strukturierung der Versorgungskette, einschließlich schneller Notfalltransporte und spezialisierter Schlaganfallstationen (Hacke 2016, S. 150).

Ein weiteres Problem stellt die unzureichende Sekundärprävention dar. Viele Patient:innen halten sich nicht konsequent an die empfohlenen Therapiepläne, sei es aufgrund mangelnden Verständnisses, sozialer Barrieren oder einer fehlenden Nachsorge. Deshalb sind interdisziplinäre Ansätze, die Pflege, Medizin und psychosoziale Unterstützung kombinieren, essenziell (Busch und Trierweiler-Hauke 2021, S. 32).

10.8 Zukunftsperspektiven in Forschung und Pflege

Die Zukunft der Versorgung vaskulärer Erkrankungen liegt in der Entwicklung personalisierter Therapiekonzepte, die individuelle Risikofaktoren und genetische Prädispositionen berücksichtigen. Fortschritte in der Bildgebung, wie die Verwendung von KI-gestützten Algorithmen zur Analyse von MRT- und CT-Daten, könnten eine präzisere Diagnostik und Prognose ermöglichen (Sturm et al. 2019, S. 45).

Auf pflegerischer Ebene könnten telemedizinische Ansätze, wie die Fernüberwachung von Vitalparametern und die digitale Beratung, die Versorgung insbesondere in ländlichen Regionen verbessern. Zudem wird die Rolle der Pflege bei der Rehabilitation und Langzeitbetreuung weiter wachsen, da Pflegefachpersonen oft eine Schlüsselrolle in der patientenzentrierten Versorgung einnehmen (Busch und Trierweiler-Hauke 2021, S. 203; Hajiyev et al. 2022)

Spezielle Pflege bei Schlaganfall

Die akute Phase des Schlaganfalls erfordert eine sofortige, interdisziplinäre Versorgung, um den Schaden zu begrenzen. Zu den Hauptzielen zählen:

Schnelle Diagnostik und Therapie: zeitnahe Durchführung von bildgebenden Verfahren (CT, MRT) zur Unterscheidung von Infarkt und Blutung, um die geeignete Therapie einzuleiten.

Stabilisierung des kardiovaskulären und respiratorischen Status: Sicherstellung eines ausreichenden Sauerstoffgehalts, kontinuierliche Überwachung von Vitalparametern und Blutzucker, um sekundäre Schädigungen zu verhindern.

Vermeidung von Sekundärkomplikationen: Prophylaxe gegen Pneumonie, Dekubitus, Thrombosen und Kontrakturen sowie die frühzeitige Erkennung von Veränderungen bei Patienten mit Hemiparese oder Dysphagie.

Akute Phase: Maßnahmen und Monitoring

- **Monitoring und Vitalzeichenkontrolle:**
  - **Engmaschige Kontrolle:** Zu Beginn werden Puls, Blutdruck, Atmung und Körpertemperatur in kurzen Intervallen (z. B. alle 5 min) überwacht, um schnell auf Veränderungen zu reagieren.
  - **Blutzuckerkontrolle:** Da Hyper- und Hypoglykämie das Infarktgebiet weiter schädigen können, ist die kontinuierliche Kontrolle und ggf. rasche Korrektur essenziell.

- **Neurologischer Status:** Überwachung der Bewusstseinslage, Pupillenreaktionen und motorischen Funktionen (u. a. mittels GCS) zur frühzeitigen Erkennung von Hirndrucksteigerungen oder neuen Defiziten.
- **Positionierung und Atemwegsmanagement:**
  - **Kopf-Nach-oben-Position (ca. 30°):** Diese Haltung unterstützt den venösen Abfluss und senkt den intrakraniellen Druck (ICP).
  - **Stabile Seitenlage bzw. adäquate Bettpositionierung:** Bereits im Akutbereich ist die initiale Stabilisierung der betroffenen Person entscheidend, auch falls sie nicht ansprechbar ist.
  - **Atemwegsicherung:** Bei einem GCS-Score ≤ 8 erfolgt die Intubation; sonst muss die periphere Sauerstoffsättigung (Ziel: 90–100 %) sichergestellt werden.

Spezielle pflegerische Interventionen in der Rehabilitationsphase

- **Mobilisation und Lagerung:**
  - **Frühmobilisation** : Gemäß den Bobath-Prinzipien und basaler Stimulation wird aktiv an der Förderung der Körperwahrnehmung gearbeitet. Hierzu zählen:
  - Gezielte ROM-Übungen (Range-of-Motion) zur Vermeidung von Kontrakturen sowie
  - Unterstützung beim Sitzen und Stehen, z. B. mithilfe von Antirutsch-Hilfsmitteln oder stabilisierenden Kissen.
- **Spezielle Techniken bei Neglect und Pusher-Syndrom:** Der Pflegefachperson obliegt es, den Patienten/die Patientin dazu anzuleiten, auch die betroffene Körperseite wahrzunehmen und in Alltagsaktivitäten aktiv mit einzubeziehen.

- **Angeleitete Körperpflege, Bekleidung:**
  - Beim Waschen und Ankleiden wird besonderes Augenmerk auf eine stabile Positionierung gelegt (z. B. aufrechte Sitzposition, Seitenlage, mit Orientierungshilfen).
  - Die Pflegefachperson beginnt beim Ankleiden stets mit der mehr betroffenen Körperseite, um gezielt Defizite auszugleichen.
  - Gezielte Unterstützung bei Dysphagie:
  - Maßnahmen zur Aspirationsprophylaxe.
  - Anpassung der Kostform und Mitwirkung der Logopädie sind essenziell, um Mangelernährung und Lungenentzündungen zu vermeiden.

- **Schmerzmanagement:**
  - Regelmäßige Schmerzerfassung: Mithilfe von validierten Schmerzskalen (z. B. VAS, NRS) wird die Schmerzintensität kontinuierlich dokumentiert.
  - Spezifische Interventionen: Bei schmerzhaften Schulter- oder Hüftbeschwerden werden spezielle Lagerungs- und Bewegungsstrategien angewendet, z. B. Unterstützung des betroffenen Arms, prophylaktische Maßnahmen zur Vermeidung von Subluxationen.
- **Ausscheidung und Ernährung:**
  - Toilettentraining: Einsatz von Hilfsmitteln (z. B. Katheter, Inkontinenzeinlagen) und Erziehung zur selbstständigen Ausscheidung, um Überdruck und daraus resultierende Komplikationen zu vermeiden.
  - Ernährung: Anpassung der Kost (kleine, frequentierte Mahlzeiten; ggf. Andicken von Flüssigkeiten) und enge Kontrolle der Flüssigkeitsbilanz zur Prävention von Mangelernährung und Dehydratation.
- **Psychosoziale Begleitung und Angehörigenschulung:**
  - Beratung und Information: Eine kontinuierliche Aufklärung über das Krankheitsbild und den Verlauf ist sowohl für den Patienten/die Patientin als auch für die Angehörigen wichtig.
  - Schulungen und Unterstützung bei der Bewältigung der neuen Lebenssituation fördern die Selbstständigkeit und reduzieren psychische Belastungen.
  - Kommunikationshilfen: Bei Sprachstörungen (Aphasie) ist es wichtig, langsam und deutlich zu kommunizieren und alternative Kommunikationsmittel einzusetzen.

In Kürze

Epidemiologie und Risikofaktoren

- Schlaganfälle betreffen Millionen Menschen jährlich; zentrale Risikofaktoren sind Hypertonie, Diabetes und Dyslipidämie.

  Pathophysiologie
- **Ischämischer Schlaganfall:**
  - Entsteht durch akute Durchblutungsstörungen.
  - Kern-Penumbra-Modell: Infarktkern (irreversibel geschädigt) versus Penumbra (potenziell zu rettendes Gewebe).

- **Hämorrhagische Schlaganfälle:**
  - Intrazerebrale Blutungen und Subarachnoidalblutungen führen zu direktem Gewebeschaden und erhöhtem Hirndruck.

Diagnostik
- Schnelle Bildgebung (CT, MRT, CT-Angiografie) zur Differenzierung von Infarkt und Blutung.
- Liquordiagnostik unterstützt die Differenzialdiagnose.

Therapie
- **Akuttherapie:**
  - Zeitkritische Maßnahmen wie Thrombolyse und mechanische Thrombektomie.
  - Stabilisierung von Atemwegen, Kreislauf und neurologischem Status (Monitoring z. B. über die GCS).
- **Sekundärprävention:**
  - Blutdruckmanagement und antikoagulatorische Therapien zur Verhinderung erneuter Ereignisse.

Rehabilitation und Langzeitbetreuung
- Interdisziplinäre Reha-Konzepte (Physiotherapie, Ergotherapie, Logopädie) fördern funktionelle Verbesserungen.
- Innovative Ansätze wie Telemedizin und personalisierte Therapiepläne unterstützen die langfristige Genesung und Teilhabe (Reuther & Wallesch, o. J.).

Literatur

Aldoori MI, Murphy B (2019) Care of the patient with acute ischemic stroke: endovascular management. Stroke 50(3):695–702

American College of Radiology, American Society of Neuroradiology, Society of Interventional Radiology, & Society of NeuroInterventional Surgery. (2016). *ACR–ASNR–SIR–SNIS practice parameter for the performance of diagnostic cervicocerebral catheter angiography in adults.* American College of Radiology.

American Heart Association/American Stroke Association (2019) Update to the 2018 guidelines for the early management of patients with acute ischemic stroke: a guideline for healthcare professionals. Stroke 50(12):e344–e418

AWMF – Arbeitsgemeinschaft der Wissenschaftlichen Medizinischen Fachgesellschaften. (2023) S2e-Leitlinie 030-046: Akuttherapie des ischämischen Schlaganfalls. https://register.awmf.org/assets/guidelines/030-046l_S2e_Akuttherapie-des-ischaemischen-Schlaganfalls.pdf

Busch J, Trierweiler-Hauke B (Hrsg) (2021) Pflegewissen Intermediate Care: Für die Weiterbildung und die Praxis, 3. Aufl. Springer. https://doi.org/10.1007/978-3-662-62243-8

Craß D, Gerheuser F, Schwemmer U (2019) Rückenmarknahe Regional-anästhesie: Anatomie, Physiologie, Kontraindikationen, Komplikationen, Antikoagulation. In: Die Anästhesiologie. Springer, Berlin/Heidelberg, S 811–833

Eskey C, et al (2023) Standards of Practice in Neurointerventional Nursing. J NeuroInterv Surg 15(4):289–298

European Stroke Organisation (ESO) (2021) ESO Guidelines on Blood Pressure Management in Acute Ischaemic Stroke Patients Undergoing Reperfusion Therapy. https://www.eso-stroke.org/eso-guideline-bp-2021.pdf

Feigin VL, Brainin M, Norrving B, Gorelick PB, Nguyen G, Sacco RL, et al (2022) Global Stroke Fact Sheet 2022. International Journal of Stroke 17(1):18–29. https://doi.org/10.1177/17474930211065917

Fisher M, Bastan B (2012). Identifying and utilizing the ischemic penumbra. Neurology 79(13 Suppl 1):S79–S85. https://doi.org/10.1212/WNL.0b013e31826959c9

Heiss W-D (2012) The ischemic penumbra: Correlates in imaging and implications for treatment. European Neurology 67(5):297–309. https://doi.org/10.1159/000337870

Nabavi DG, Ringelstein EB (2008) Accuracy of perfusion-CT in predicting malignant middle cerebral artery brain infarction. J Neurol 255:896–902. https://doi.org/10.1007/s00415-008-0802-1

Powers WJ, Rabinstein AA, Ackerson T, et al (2018) 2018 Guidelines for the Early Management of Patients With Acute Ischemic Stroke. Stroke 49(3):e46–e110. https://doi.org/10.1161/STR.0000000000000158

Powers WJ, Rabinstein AA, et al (2019) 2019 Guidelines for the Early Management of Patients With Acute Ischemic Stroke. Stroke 50(12): e344–e418. https://doi.org/10.1161/STR.0000000000000211

Hacke W (Hrsg) (2016) Neurologie, 14., überarb. Aufl. Springer, Berlin/Heidelberg. https://doi.org/10.1007/978-3-662-46892-0

Hajiyev K, Cimpoca A, Bäzner H, Henkes H, Vagkopoulos K, Haverkamp C, Kaier K, Shah M, von Zur Mühlen C, Beck J, Urbach H, Meckel S (2022) In 59. Jahrestagung der Deutschen Gesellschaft für Neuroradiologie e. V. Kongress Palais Kassel. Fakultät für Medizin und medizinisches Zentrum, Universität Freiburg

I-Care Neurologie (2020) I-Care Neurologie und Neurochirurgie: Grundlagen und Praxis für Gesundheitsberufe. Thieme, Stuttgart

Lamprecht S, Lamprecht H (2023) CIMT – Constraint Induced Movement Therapy. Evidenzbasierte Therapie bei leichter und mittlerer Armparese. Evidenzbasierte Therapie. Springer Medizin, Berlin

Meyers, P. M., Schumacher, H. C., Higashida, R. T., Barnwell, S. L., Creager, M. A., Gupta, R., … Connors, J. J. (2012). *Society of NeuroInterventional Surgery standards of practice: General considerations.* Journal of NeuroInterventional Surgery, 4(1), 11–15. https://doi.org/10.1136/neurintsurg-2011-010180

Mitteilungen der Deutschen Schlaganfall-Gesellschaft (DSG) (2024) Nervenarzt 95(4):403–404. https://doi.org/10.1007/s00115-024-01653-1

Reuther P, Wallesch C-W (o.J.) Teilhabesicherung nach Schlaganfall: Participation After Stroke. https://www.thieme-connect.com/products/ejournals/html/10.1055/s-0035-1552682?casa_token=61_3GR0SFg8AAAAA:Wzx7J1zFCxeh2lROmrCytFadKwCswsJGtshVQGq7ziLug5vg0-8rPPYExPbzzpg8rQzPwxDLve120QGP. Zugegriffen am 21.04.2025

SCAI – Society for Cardiovascular Angiography and Interventions (2021) Standards for Periprocedural Femoral Access Management. Catheterization and Cardiovascular Interventions.

Schlimpert V (2023) Lysetherapie beim Schlaganfall: Taugt Tenecteplase als Alternative? Springer Medizin, Berlin

Springer Medizin (2017) Tenecteplase versus Alteplase. InFo Neurol 19:33. https://doi.org/10.1007/s15005-017-2331-x

Sturm D, Biesalski A-S, Höffken O (Hrsg) (2019) Neurologische Pathophysiologie: Ursachen und Mechanismen neurologischer Erkrankungen. Springer, Berlin/Heidelberg. https://doi.org/10.1007/978-3-662-56784-5

Tenecteplase vs. Alteplase (2017) Artikel „Tenecteplase versus Alteplase". InFo Neurologie + Psychiatrie 19:33. https://doi.org/10.1007/s15005-017-2331-x

Valgimigli M, et al (2021). 2021 ESC Guidelines for the Management of PCI. Eur Heart J 42(14):1318–1396

Verwolt H, Zergiebel D (2020) 52.8.1 Schlaganfall. In: I care Pflege, 2., überarb. Aufl. Thieme, Stuttgart. https://doi.org/10.1055/b-006-163255

Wittmann S, Radke O, Heller A (2024) „… was nicht dokumentiert ist, ist nicht gemacht!"Dokumentation: Lästige Pflicht, aber wichtiges Beweismittel. Anaesthesiol Intensivmed 65:129–136

Neuropädiatrie

Hannah Tönsfeuerborn

Inhaltsverzeichnis

© Der/die Autor(en), exklusiv lizenziert an Springer-Verlag GmbH, DE, ein Teil von Springer Nature 2026
D. Beilharz-Gabold et al. (Hrsg.), *Pflegewissen Neurologie und Neurochirurgie*, Fachwissen Pflege,
https://doi.org/10.1007/978-3-662-71739-4_11

11.1 Einleitung

Neurologische Störungen bei Kindern unterscheiden sich in ihrer Ursache, ihrem klinischen Bild und ihrer Behandlung grundlegend von denen bei Erwachsenen. Besonders entwicklungsbedingte Aspekte wie die Reifung des Nervensystems spielen eine entscheidende Rolle und müssen in Diagnostik und Therapie berücksichtigt werden.

Das Nervensystem im Kindesalter zeichnet sich durch eine größere Plastizität im Vergleich zum Erwachsenenalter aus, was erheblichen Einfluss auf die Prognose und die Behandlungsmöglichkeiten von Erkrankungen hat. Entwicklungsmeilensteine und deren mögliche Verzögerungen dienen dabei als Schlüsselindikatoren für neurologische Probleme und ermöglichen eine frühe Diagnosestellung.

Viele neurologische Erkrankungen haben ihren Ursprung im Kindesalter und können durch frühzeitige Diagnostik und Intervention besser behandelt werden. So lassen sich beispielsweise durch rechtzeitige Maßnahmen bei Epilepsie oder Stoffwechselerkrankungen langfristige Komplikationen verhindern und die Prognose der betroffenen Kinder deutlich verbessern.

Die Neuropädiatrie erfordert einen multidisziplinären Ansatz und die Zusammenarbeit mit anderen Fachgebieten wie Kinderorthopädie, Psychiatrie, Physiotherapie und Genetik. Diese interdisziplinäre Herangehensweise ist besonders wichtig, da neurologische Erkrankungen bei Kindern oft komplex sind und eine umfassende Betreuung erfordern.

11.2 Krampfanfall/Fieberkrampf

▶ **Fallbeispiel**

Die 8 Monate alte Amelie hat sich bei ihren Geschwistern mit einem Atemwegsinfekt angesteckt und fiebert am Abend um 38,6 °C. Als die Eltern sie zu Bett bringen, bekommt Amelie einen Krampfanfall. Die Eltern werten ihn als Fieberkrampf, sie sind über Fieberkrämpfe gut informiert. Amelie ist ihr drittes Kind, das älteste Kind hatte auch schon einen komplizierten Fieberkrampf. Sie rufen den Rettungsdienst, der Amelie mit einer Rektiole Diazepam versorgt. Daraufhin sistiert der Krampf und Amelie wird mit der Mutter zur Sicherheit in die nächstgelegene Kinderklinik gebracht. ◀

■ **Definition**

Fieberkrämpfe sind Krampfanfälle, die bei Kindern mit hoch fieberhaften Zuständen, meist im Rahmen einer viralen oder bakteriellen Infektion („Infektkrampf"), auftreten. Betroffen sind typischerweise Kinder zwischen sechs Monaten und fünf

Jahren, ohne bestehende Epilepsie oder Infektion des zentralen Nervensystems.

Fieberkrämpfe betreffen 2–4 % aller Kinder unter fünf Jahren, sind altersabhängig und mit der erhöhten Empfindlichkeit des sich noch entwickelnden Nervensystems verbunden.

Jungen sind häufiger betroffen als Mädchen, es besteht eine genetische Prädisposition.

Risikofaktoren:
- Alter des Kindes
- Hyperthermie
- Virusinfektionen
- Kürzlich erfolgte Impfungen
- Positive Familienanamnese für Fieberkrämpfe

Symptome

Fieberkrämpfe treten häufig am ersten Krankheitstag auf und können oft das erste Symptom einer Erkrankung sein. Sie lassen sich in „einfache" und „komplexe" Fieberkrämpfe einteilen.

Einfache Fieberkrämpfe

Generalisierte Anfälle, die weniger als 15 min dauern, keine fokalen Merkmale aufweisen und nur einmal innerhalb von 24 h auftreten.

Komplexe Fieberkrämpfe

Anfälle mit einer Dauer von mehr als 15 min, fokalen Merkmalen oder mehrfachen Episoden innerhalb von 24 h.

Fieberkrämpfe treten eher am Abend zwischen 18.00 und 22.00 Uhr auf, seltener in der Nacht oder frühmorgens. Zwischen der Dauer des Fieberkrampfs und der Tageszeit des Auftretens besteht kein Zusammenhang. Fieberkrämpfe treten über das ganze Jahr verteilt auf, mit einem Maximum in den Herbst- und Wintermonaten, den Monaten mit hoher Infektionsrate.

85 % der Fieberkrämpfe treten als generalisierte klonische oder generalisiert tonisch-klonische Anfälle auf, wobei im Säuglingsalter die tonische Phase oft fehlt. Fokale Anfälle treten in 8 % der Fieberkrämpfe auf, atone Formen sind selten.

Die meisten fiebergebundenen Anfälle sind von kurzer Dauer, sistieren spontan innerhalb von 3 min und benötigen daher keine medikamentöse Akutintervention. Anfälle mit einer Dauer von mehr als 5 min sistieren in der Regel nicht mehr spontan und sollten medikamentös unterbrochen werden.

Eine ausführliche Beratung der Eltern und Aufklärung über die exzellente Prognose unkomplizierter Fieberkrämpfe vermitteln Sicherheit im Umgang mit Rezidiven.

■ **Therapie**

Für die Akutunterbrechung stehen in Deutschland **rektales Diazepam** in 2 Dosierungen zur Verfügung:
- Für Säuglinge und Kinder (< 15 kg): 5 mg
- Für Kinder (> 15 kg): 10 mg

Bukkales Midazolam ist für Fieberkrämpfe ohne Epilepsie nicht zugelassen. Die Anwendung erfolgt als „off lable use" im Rahmen eines Heilversuches (Aufklärungspflicht).

Die Dosierung (0,5 mg/kgKG) erfolgt immer bezogen auf das Körpergewicht.

Bei der rektalen Diazepamgabe kann nach korrekter Anwendung der Rektiole durch das Zusammendrücken der Gesäßbacken ein Zurücklaufen der Lösung verhindert werden. Eine wirksame Medikamentenkonzentration im Serum ist nach 2–4 min zu erwarten. Wenn der Anfall nach 5 min nicht sistiert, kann die Dosis für beide Applikationswege wiederholt werden. Sollte der Anfall nach der 2. Gabe nicht sistieren, kann er im Bedarfsfall durch i.-v.-Gabe eines Benzodiazepins unterbrochen werden (Lorazepam 0,05 mg/kgKG, Clonazepam 0,01–0,05 mg/kgKG). Bei ausbleibendem Erfolg wird die Therapie wie bei einem Status epilepticus fortgeführt (AWMF S1 Leitlinie „Fieberkrämpfe im Kindesalter").

Ein fokaler Krampfanfall mit Fieber beim Säugling oder Kleinkind wird bis zum Beweis des Gegenteils als Herpesenzephalitis mit Aciclovir behandelt.

■ **Krampfanfall**

Akuter symptomatischer Anfall

Krampfanfall, der in engem zeitlichem Zusammenhang mit einer akuten Erkrankung oder einem Schlaganfall auftritt.

Beispiele:
- Elektrolytentgleisung (Hyponatriämie, Hypokalzämie)
- hohes Fieber
- Intoxikation
- ICB (intrakranielle Blutung)
- bakterielle Meningitis

Akute symptomatische Anfälle werden nicht als Epilepsie eingestuft, solange über die akute Phase der Erkrankung hinaus keine Rezidive auftreten.

Reflexanfall

Ein Reflexanfall wird durch bestimmte äußere (z. B. Lichtblitze) oder innere (z. B. Gefühle, Gedanken) Reize hervorgerufen. Ein Beispiel ist der Affektkrampf (Schreikrampf/Weinkrampf) beim Kleinkind.

Status epilepticus

Ein Status epilepticus ist gekennzeichnet durch eine Anfallsdauer länger als 30 min oder sofort wiederkehrend, ohne Aufklarung des Bewusstseins.

■ ■ **Epilepsie**

Eine Epilepsie ist ein Zustand dauerhafter Veranlagung zu wiederkehrenden epileptischen Anfällen. Eine Person gilt als epilepsiekrank, wenn eine der folgenden Bedingungen erfüllt ist (ILAE – Internationale Liga gegen Epilepsie 2014):

- Mindestens zwei unprovozierte (oder reflexartige) Anfälle, die mehr als 24 h auseinander liegen.
- Ein unprovozierter (oder reflexartiger) Anfall und eine Wahrscheinlichkeit von > 60 % für weitere Anfälle innerhalb der nächsten 10 Jahre.

Epilepsie ist eine Erkrankung, die mit einer dauerhaften Störung der normalen Gehirnfunktion in Form pathologischer Erregungsbildung und fehlender Erregungsbegrenzung einhergeht. Sie kann aus einer Vielzahl von genetischen, strukturellen, metabolischen, immunologischen, infektiösen oder unbekannten Ursachen entstehen.

11.3 Schädel-Hirn-Trauma

Der 6 Jahre alte Tobias feiert seinen Kindergeburtstag im Garten. Er ist besonders stolz auf den neuen Fahrradhelm, den er sofort aufsetzt und gar nicht mehr ablegen möchte.

Beim Versteckenspielen klettert Tobias auf einen großen alten Apfelbaum im Garten und stürzt mit einem abgebrochenen Ast aus ca. 3–4 m Höhe in die Wiese. Tobias ist initial bewusstlos und übergibt sich nach Erlangen des Bewusstseins einige Male. Der hinzugerufene Rettungsdienst versorgt Tobias leitliniengerecht und transportiert ihn in die nächstgelegene Klinik. Dort wird er nach gründlicher körperlicher Untersuchung und Durchführung einer kraniellen Computertomografie (cCT) für eine Nacht auf der Intensivstation zur Überwachung aufgenommen. Den Pflegenden erzählt er stolz, dass sein neuer Helm ihn geschützt habe und er deswegen „nur eine Beule am Kopf und eine Gehirnerschütterung" habe.

Nach 24 h engmaschiger neurologischer Überwachung mit u. a. stündlichen Pupillenkontrollen kann Tobias in die kinderärztliche Nachbetreuung und nach Hause entlassen werden. ◀

■ Definition

Unter einem Schädel-Hirn-Trauma (SHT) versteht man die durch Gewaltanwendung verursachte Funktionsstörung und/oder Verletzung des Gehirns. Dies kann mit einer Prellung oder Verletzung der Kopfschwarte, der Kalotte, der Gefäße und/oder der Dura einhergehen. Bestehen weitere Verletzungen im Bereich von Thorax, Abdomen und Extremitäten und ist eine Einzelverletzung für sich oder die Kombination mehrerer Verletzungen lebensbedrohlich, spricht man vom Polytrauma. Als Schädelprellung wird eine Kopfverletzung ohne weitere Gehirnverletzung bezeichnet.

Grad	Glasgow Coma Scale	Modifizierte Glasgow Coma Scale
Leichtes SHT	13–15 Punkte	17–19 Punkte
Mittelschweres SHT	9–12 Punkte	12–16 Punkte
Schweres SHT	8 oder weniger Punkte	11 oder weniger Punkte

Die Einteilung des SHT erfolgt nach der Glasgow Coma Scale (GCS). Die Erhebung sollte nach der Erstversorgung am Unfallort, nach Einlieferung ins Krankenhaus und dann weiter 6-stündlich erfolgen

■ Symptome
— Bewusstseinsstörung; trotz Traumaanamnese müssen auch andere Ursachen bedacht werden, z. B. Intoxikation, Hypothermie, Hypoglykämie, Infektionen des Zentralnervensystems (ZNS), Hirnblutung aufgrund von Gerinnungsstörungen, Aneurysma.
— Retrograde, evtl. auch anterograde (für die erste Zeit nach Erlangen des Bewusstseins) Amnesie beim schweren SHT.
— Subjektive Störungen: Kopfschmerzen, Übelkeit mit/ohne Erbrechen, Schwindel, Benommenheit, Sehstörungen wie Doppelbilder, Schwerhörigkeit.
— Objektive Verletzungen: Schwellungen am Kopf, Kopfwunden, Schädeldeformitäten, Blutungen aus Mund, Nase oder Ohr, Austritt von Blut, Liquor oder Hirngewebe.
— Hinweis auf Schädigung des Nervensystems: Amnesie, Orientierungsstörungen, Lähmungen, Reflexauffälligkeiten, Krampfanfälle, Sprach- und/oder Koordinationsstörungen, vegetative Symptome, entsprechende Herdsymptomatik je nach betroffenem Bezirk.
— Schocksymptome: Blässe, Blutdruckabfall, Tachykardie.

— Beim schweren SHT massive Störungen der Kreislauf- und Atemfunktion, Pupillenerweiterung, fehlende Lichtreaktion der Pupillen, Paresen, Streck- und Beugesynergismen.

■ **Diagnostik**

— Primäres cCT bei Aufnahme, wenn Bewusstseinsstörungen vorliegen sowie evtl. notwendige neurochirurgische Versorgung (Ausräumen von Blutungen); evtl. auch Magnetresonanztomografie (MRT), vor allem bei Verdacht auf spinales Trauma oder bei neurologischen Störungen ohne pathologischen CT-Befund

— Genaue Anamnese bei Übernahme vom Notarzt/von der Notärztin:
  – Unfallhergang?
  – Art der Verletzungen?
  – Verlauf; Vigilanz?
  – Krämpfe?
  – Halbseitensymptomatik?
  – Beatmung?
  – Blutverluste, Volumenersatz?
  – Bisherige Medikamente, Infusionen, cCT, evtl. neurochirurgische Versorgung?
  – Vorgespräche mit Angehörigen, Telefonnummern?
  – Beim Umlagern Hinterkopf, Rücken und Steiß auf Wunden und Fremdkörper inspizieren.

Bei bewusstlosen Kindern nach einem SHT muss auch immer an eine Wirbelsäulenverletzung gedacht und entsprechend gehandelt werden.

— Gründliche neurologische Statuserhebung: GCS, Pupillen, Korneal- und Hustenreflexe, Nackensteife, Extremitätenreflexe, Muskeltonus (beidseitig tonuslos = Verdacht auf Rückenmarkverletzung), Augenfundus; neuropädiatrisches Konsil.

— Epileptische Anfälle (Seitenbetonung, Generalisierung, tonisch-klonisch, Streckkrämpfe, obere/untere Extremitäten).

— Hirndrucksymptomatik (Streckreaktionen, Pupillenerweiterung und/oder träge Lichtreaktion, keine Schmerzreaktion, Blutdruckanstieg, Bradykardie).

— Begleitverletzungen, evtl. Hinzuziehen weiterer Ärzte (Chirurg, Hals-Nasen-Ohren-Arzt, Augenarzt).

— Welche Katheter liegen (zentraler Venenkatheter, Arterienkatheter, Blasenkatheter, Hirndrucksonde, Drainagen)?

— Transkranielle Dopplersonografie zur Darstellung des arteriellen Blutflusses.

— Weitere Diagnostik (Röntgen: Thorax, Schädel, Extremitäten, Halswirbelsäule; Sonografie Abdomen; Elektroenzephalografie.

— evozierte Potentiale (EP), z. B. AEP (akustische EP), VEP (visuelle EP) zur Beurteilung der Hirnstammfunktion und SEP (somatosensorische EP) zur Beurteilung der Rindenfunktion und bei Verdacht auf Halsmarkschäden, Blutkontrollen, ggf. Blutgruppe und Kreuzblut.

■ **Verlauf**

Im Verlauf unterscheidet man primäre und sekundäre Schädigungen des Gehirns.

■■ **Primäre Schädigungen**

— Zerstörung von Nervenzellen und Gewebe durch direkte Gewalteinwirkung
— Schädigung von Gefäßen mit intrakraniellen Blutungen (Kinder entwickeln etwas seltener intrakranielle Blutungen als Erwachsene):
  – Epidural (Arteria meningea media oder venöse Dura- bzw. Knochengefäße): initiale Bewusstlosigkeit meist mit anschließendem freiem Intervall, dann erneute Bewusstlosigkeit, Hemiparese kontralateral, weite lichtstarre Pupillen meist auf der Seite der Blutung.
  – Subdural (venöse Blutung, meist durch Einriss der Brückenvenen): meist langsam einsetzende neurologische Symptomatik mit Kopfschmerzen, Bewusstseinsänderungen, Hemiparese und evtl. Krampfanfällen.
  – Subarachnoidal (blutiger Liquor).
  – Intrazerebrale Parenchymblutung.
— Zerreißung von langen Nervenbahnen, z. B. beim Rotationstrauma durch Scherwirkung mit schweren neurologischen Defiziten ohne großen ICP-Anstieg.

■■ **Sekundäre Schädigungen**

Sie sind durch eine inadäquate Therapie, häufig auch iatrogen, bedingt.
— Hypoxisch-ischämische Hirnschädigung durch arterielle Hypotension; verminderte Sauerstoffkapazität = niedriges Hämoglobin; respiratorischer Sauerstoffmangel; Verminderung des CPP
— Posttraumatische Hirnschwellung: Anstieg des CBF bei Störung der Autoregulation durch Mediatorenfreisetzung und/oder schlechtem venösen Abfluss durch Kompression der abströmenden Gefäße
— Hirnödem:
  – Vasogenes Ödem: Flüssigkeitsaustritt aus dem Gefäß ins Interstitium durch Schädigung der Blut-Hirn-Schranke infolge der Freisetzung von neurotoxischen Substanzen oder massiver Sympathikusaktivierung

- Zytotoxisches Hirnödem: Wassereinstrom in die Endothel- und Gehirnzellen aufgrund eines intrazellulären Natriumanstiegs, da die Natrium-Kalium-Pumpe durch Hypoxie und Substratmangel gestört ist: Behinderung des venösen Abflusses durch interstitielle Flüssigkeitsansammlung (vasogenes Ödem)
- Krampfanfälle durch Quetschung des Stammhirns oder der Stammganglien
- Fettembolie
- Hirninfarkt
- Störung der Temperaturregulation
- Diabetes insipidus
- Intrakranielle Infektion bei offenem SHT

Bei geschlossenem Schädel kann maximal eine Volumenzunahme von 6 % durch Verdrängung des Liquors in den Lumbalkanal und Steigerung der Liquorresorption kompensiert werden, sonst kommt es zur Hirndruckerhöhung (intrakranieller Druck, ICP).

Hirndrucksymptome:
- Kopfschmerzen
- Übelkeit, Erbrechen
- Nackensteife, Opisthotonus
- Sehstörungen
- Wesensveränderungen
- Epileptische Anfälle
- Bewusstseinstrübung
- Hypertonie, Apnoen, Bradykardien
- Beim Säugling: gespannte und pulsierende Fontanelle, Sonnenuntergangsphänomen

■ **Therapie**

Therapeutische Maßnahmen dienen vor allem der Verhinderung von Sekundärschäden.
- Erhaltung einer normalen zerebralen Durchblutung (CBF) mit einem zerebralen Perfusionsdruck (CPP) bei Kindern je nach Alter zwischen 40–65 mmHg und bei Erwachsenen 60–70 mmHg bei evtl. fehlender Autoregulation; ein zu hoher CPP kann eine reaktive arterielle Vasokonstriktion bewirken:
  - Adäquater mittlerer arterieller Druck (MAD) nicht zu hoch, sonst entsteht ein vasogenes Ödem; evtl. Gabe von Katecholaminen wie Dobutamin, Dopamin oder Noradrenalin (ist einer Volumengabe vorzuziehen); Schocktherapie mit Vollelektrolytlösung.
- Senkung des ICP:
  - Kontrollierte Beatmung mit mäßiger Hyperventilation (pCO_2 um 35 mmHg) für drei Tage zur Reduktion des

Blutvolumens. (Durch die pCO₂-Senkung verengen sich die Gefäße in gesunden Hirnregionen, während die bereits geschädigten Areale dilatiert bleiben. Dadurch kommt es dort zu einer überproportionalen Durchblutung, die als Luxusperfusion bezeichnet wird.)

- Vermeidung von Schmerzen und Aufregung durch Analgesie und Sedierung bei Erhaltung der neurologischen Beurteilbarkeit; die Analgosedierung selber hat keinen ICP-senkenden Effekt, sondern soll einen Blutdruckanstieg mit einer Zunahme der CBF vermeiden (z. B. *Fentanyl-Midazolam*-DT evtl. in Kombination mit Clonidin-DT; durch Clonidin kann die Fentanyldosis gesenkt und damit die evtl. später auftretende Entzugssymptomatik gemildert werden); bei Versorgung Thiopental oder *Fentanyl* in Einzeldosen; *cave*: Opiate können zu einer geringen Steigerung des Hirndrucks führen.)
- Normale Flüssigkeitszufuhr, bei bestehender Hyperglykämie mit balancierter Vollelektrolytlösung ohne Glukose (z. B. Sterofundin ISO), bei Volumenmangel: Volumengabe.
- Sehr selten Gabe von Dexamethason – Wirkung umstritten, ist nur bei spinalem Trauma indiziert.
- Medikamentöse Senkung eines Hypertonus, nur sehr vorsichtig, ein ausreichender CPP muss dabei gewährleistet bleiben.

— Guter venöser Abfluss:
- Oberkörperhochlage von 15- bis 30°, Kopf achsengerecht in Mittelstellung, darf im Halswirbelbereich nicht abknicken, Extremitäten nicht abfallend lagern, Arme und Hände in Brusthöhe.
- Niedriger mittlerer Atemwegsdruck (normaler PEEP an der Beatmung).
- Vermeidung von Husten, keine Bauchpresse (Abführen!).

— Ausreichendes Sauerstoffangebot:
- Herzzeitvolumen normal bis hoch.
- Normaler Hämoglobinwert, Transfusionen bei Hb < 10 g/dl, Hkt > 30 %.
- Gute Sauerstoffsättigung (95–98 %) bzw. p_aO_2 von 100–150 mmHg.

— Senkung des Sauerstoffverbrauchs:
- Normothermie (evtl. Kühlungsmaßnahmen, Target Temperature Management, TTM).
- Reduktion der elektrischen Aktivität des Gehirns: Unterdrückung von Krampfaktivitäten durch Phenobarbitalgaben mit Spiegeln von 50–100 mg/l.

— Ausreichende Nährstoffversorgung:
  - Vermeidung einer Hypoglykämie, da Glukose der Hauptenergieträger der Hirnzellen ist.
  - Vermeidung eines Katabolismus durch angepasste Kalorienzufuhr, möglichst frühzeitige orale Ernährung.
— Vermeidung einer ADH-SekretionStörung der ADH-Sekretion (antidiuretisches Hormon aus dem Hypophysenhinterlappen); meist zentraler ADH-Mangel am 3.–4. posttraumatischen Tag = Diabetes insipidus, erkennbar an der Hypernatriämie und der Hyperosmolarität im Serum bei niedriger Urinosmolarität mit einem spezifischen Gewicht < 1008, evtl. Gabe von Desmopressinazetat (z. B. *Minirin*); es gibt aber auch das Syndrom der inadäquaten hohen ADH-Sekretion (SIADH) mit Hyponatriämie und Hypoosmolarität im Serum (Verdünnung) und einer vermehrten Natriumausscheidung über den Urin; hier ist eine strenge Flüssigkeitsrestriktion indiziert.
— Vermeidung eines neurogenen Lungenversagens
— Ggf. Protektion gegen Stressulkus, frühzeitige orale Ernährung.
— Antibiotikaprophylaxe nur bei offenem SHT.
— Überprüfung des Tetanusschutzes bei offenen Verletzungen.
— Thromboseprophylaxe mit niedermolekularem Heparin s. c. bei Kindern mit beginnenden Pubertätszeichen.
— Bei massivem ICP-Anstieg zusätzlich:
  - Gabe von *Mannitol* 20 % (Gefahr der Verstärkung des Hirnödems bei Übertritt in den Intravasalraum, wenn die Blut-Hirn-Schranke gestört ist); Nebenwirkungen: Tachykardie, Hypertension; Kontraindikation: gestörte Nierenfunktion, intrazerebrale Blutung.
  - Furosemid zusammen mit dem Mannitol: Effekt wird verstärkt.
  - Hyperventilation bis pCO_2 von 30 mmHg (nur wirksam für wenige Stunden, danach erfolgt eine Adaptierung der Gefäße an den niedrigen CO_2-Spiegel und der Effekt geht verloren).
  - Oberkörperhochlagerung auf 30°.
  - Evtl. milde Hypothermie von 34–36 °C durch Kühlsysteme; Probleme: Hypothermie verursacht Schmerzen, Gerinnungsstörungen, verlängert die Wirkung von Sedativa, Hypnotika und depolarisierenden Relaxanzien.
  - Evtl. Barbituratkoma (Thiopental), *cave:* Blutdruckabfall, Beeinträchtigung der neurologischen Beurteilbarkeit.
  - Evtl. neurochirurgischer Eingriff mit Entlastungstrepanation durch temporäre Hebung oder Entfernung eines Teils des Schädeldaches (Hemikraniektomie), ggf. Duraerweiterungsplastik oder offene Liquorableitung.

11

Pflege von Patient:innen mit Schädel-Hirn-Trauma

- In den ersten drei Tagen nach einem SHT – bei schwerer Symptomatik gegebenenfalls auch länger – ist eine strenge Rückenlagerung mit guter Fixierung des Kopfes erforderlich. Sobald eine Umlagerung wieder möglich ist, sollte weiterhin darauf geachtet werden, dass der Kopf achsengerecht in Mittelstellung verbleibt und nicht abknickt.
- Zur Vermeidung von Druckstellen: Positionierung auf Antidekubitusmatratzen.
- Regelmäßige Inspektion des Hinterkopfes (je kleiner die Kinder, umso größer ist der Auflagedruck), Durchführung von Mikrolagerungen.
- Jeglichen Stress vermeiden (= ICP-Anstieg und Steigerung des Energiebedarfs), d. h. kein Betten, kein Waschen in den ersten Tagen; für ausreichend Ruhe im Zimmer sorgen, gute Sedierung, vor größeren Manipulationen Bolusgaben von Sedativa.
- Bronchialtoilette nach Bedarf: Es können Bradyarrhythmien, pCO_2-Anstiege und S_aO_2-Abfälle auftreten, daher immer zu zweit sein; evtl. Verwendung von geschlossenen Absaugsystemen, um Nebenwirkungen des Absaugens und damit einen Hirndruckanstieg zu vermeiden; evtl. vorherige Hyperventilation und Präoxygenierung, Fentanyl- oder *Thiopental*-Bolusgabe und ggf. Relaxierung, um einen Hustenreflex während der akuten Phase zu vermeiden.
- Augenpflege, 4- bis 6-mal pro Tag mit klaren Salben oder künstlichen Tränen zur Beurteilung der Pupillen.
- Bei der Nasenpflege auf Liquorrhö achten (Liquor ist durch einen Blutzucker-Stix schnell nachweisbar), *kein* Absaugen der Nase bei Verdacht auf Schädelbasisfraktur, auch *keine* Magensonde nasal.
- Mundpflege.
- Vorsicht ist bei der Ohrenpflege geboten, wenn Liquor oder Blut aus dem Ohr tritt; dann muss unter sterilen Kautelen gearbeitet und das Ohr mit einem sterilen Verband abgedeckt werden.
- Regelmäßig für Stuhlgang sorgen (medikamentenbedingte Darmatonie), evtl. anspülen (kein Glyzerol verwenden, kann resorbiert werden), Bauchpresse vermeiden, da es zum ICP-Anstieg kommen kann; bei Meteorismus Darmrohr legen.
- Regelmäßige Blasenkatheterpflege.
- Thromboseprophylaxe bei entsprechender Indikation.
- Bei Patient:innen nach kieferchirurgischer Versorgung mit Drähten muss eine Drahtzange für Notfälle am Platz liegen; darauf achten, dass die Drahtenden keine Ver-

letzungen an den Schleimhäuten verursachen; ggf. abpolstern.

- Kontrakturenprophylaxe: Gelenke in Funktionsstellung; keine Spitzfußprophylaxe, da eine Spastik in den unteren Extremitäten dadurch erhöht werden kann; später vorsichtiges Durchbewegen der Gelenke.
- Bei Hyperthermie: ab 38 °C Wadenwickel oder Kühlen durch Verwendung eines Kühlaggregats auf der Intensivstation. Ziel ist Normothermie.
- *Nicht* im Zimmer über den Zustand des Patienten/der Patientin reden, da selbst komatöse Menschen etwas mitbekommen können; dagegen sollten dem Patienten/der Patientin alle pflegerischen und therapeutischen Maßnahmen in einfachen Worten angekündigt und erklärt werden: erklären, was passiert ist, wo er sich befindet etc., ruhig die Erklärungen häufig wiederholen.
- Die Eltern in die Pflege einbeziehen, sie ermuntern, mit dem Kind zu reden, ihm seine Lieblingsgeschichte vorzulesen, Musik vorzuspielen und ihm sein Kuscheltier oder Lieblingsspielzeug mitzubringen und in die Hand zu geben; darüber soll das Kind stimuliert und ihm die Angst vor der ungewohnten Umgebung und Situation genommen werden; es gibt Patient:innen, die aus Angst oder völliger Unsicherheit scheinbar länger im Koma verbleiben; *cave*: Überstimulation vermeiden.
- Maßnahmen bei akutem ICP-Anstieg: Beutelbeatmung mit Hyperventilation; Sedierung; bei offener Liquorableitung den Liquor ablassen; evtl. Gabe von Osmodiuretika.

Rehabilitation

Kinder, die stabil und nicht mehr beatmungspflichtig sind, sollten möglichst frühzeitig in spezielle Rehabilitationszentren verlegt werden. Häufig ist dort auch die Mitaufnahme eines Elternteils und evtl. auch von Geschwistern möglich. Nur dort sind meist die therapeutisch notwendigen Bedingungen für die frühe und die spätere Rehabilitation gegeben, sodass die Kinder entsprechend ihrem Entwicklungspotenzial gefördert werden. Die Fortschritte lassen sich sehr gut mittels der Koma-Remissionsskala (KRS) beurteilen. Beurteilt werden:

- Erweckbarkeit, Aufmerksamkeit.
- Motorische Antwort.
- Reaktion auf visuelle Reize.
- Reaktion auf taktile Reize.
- Sprechmotorische Antwort.

Die motorische Entwicklung kann sehr gut mit dem Barthel-Index erfasst werden, der allerdings kognitive, kommunikative und soziale Kompetenzen unberücksichtigt lässt. Mit dem erweiterten Barthel-Index (eBI) bzw. der Functional Independence Measure (FIM) werden auch diese Kriterien erfasst.

11.4 Meningitis/Enzephalitis

Der 12-jährige Aaron wird aus der Schule nach Hause geschickt, weil er sich krank fühlt und über Kopfschmerzen und Nackenbeschwerden klagt. Zu Hause angekommen wird er von der Mutter ins Bett gesteckt. Sie bringt ihm eine Kopfschmerztablette, dabei fällt ihr auf, dass Aaron kleine und größere bläuliche Flecken an den Beinen und Unterarmen entwickelt hat. Sie stellt Aaron in der Notaufnahme der Klinik vor, wo er sofort in ein Isolationszimmer auf der Intensivstation aufgenommen wird. Eine antibiotische Therapie wird sofort basierend auf der später bestätigten Diagnose einer bakteriellen Meningitis durch Meningokokken initiiert.

Aaron kann nach drei Wochen Klinikaufenthalt ohne Folgeschäden entlassen werden. ◀

■ **Definition**

Meningitis: Entzündung der Hirnhäute (Meningen), die das Gehirn und das Rückenmark umgeben.

Enzephalitis: Entzündung des Hirngewebes (Parenchym).

Ursachen bei Neugeborenen < 2. Lebensmonat

▬ Bakterien
  – Gruppe B – Streptokokken (> 50 %)
  – Gramnegative Bakterien (z. B. Escherichia coli)
  – Listerien
  – Anaerobier
  – andere gramnegative Organismen: Haemophilus influenza, Neisseria meningitidis (Meningokokken), Pseudomonas
  – andere grampositive Organismen: Enterokokken, Strep. Pneumoniae, Staphylokokken
▬ Viren
  – Herpesviren: Herpes-simplex-Virus (HSV) Varizella-Zoster-Virus (VZV) – Erreger von Windpocken und Gürtelrose, Epstein-Barr-Virus (EBV) – Erreger der infektiösen Mononukleose; Cytomegalievirus (CMV), Humanes Herpesvirus 6 (HHV-6)

- Non-Polio-Enteroviren, Adenovirus, Masern, Mumps, Röteln, Influenzaviren, Parainfluenzaviren, Rotaviren u. a.

■ Ursachen bei Säuglingen > 2. Lebensmonat und Kinder

- Bakterien:
  - Streptococcus pneumoniae (Pneumokokken), Neisseria meningitidis (Meningokokken; 90–95 %)
  - Andere Organismen: Haemophilus influenza, Salmonella species, Gruppe-B-Streptokokken, Listerien
- Viren:
  - Enteroviren, Arboviren, HSV, HHV – 6, HIV, Adenovirus, VZV, EBV, CMV, Masern, Mumps, Röteln, Influenza, Parainfluenza, Parvovirus B19, Rotavirus, u. a.
- Bei fehlendem Erreger-Nachweis im Kontext einer möglichen viralen Enzephalitis sollte an eine autoimmunbedingte Enzephalitis insbesondere mit Antikörpern gegen NMDA-Rezeptoren und das Myelin-Oligodendrozyten-Glykoprotein (MOG) gedacht werden.

■ Symptome

- Fieber unklarer Ursache
- Übelkeit und Erbrechen
- Trinkschwäche (Säuglinge)
- Apnoen (Säuglinge)
- Vorwölbung der Fontanelle (Säuglinge)
- Kopfschmerzen
- Nackensteife
- Fotophobie (Lichtscheue)
- Krampfanfälle
- Petechien/Purpura oder Hautauschlag
- Schock (Waterhouse-Friderichsen-Syndrom)

■ Diagnostik

- Erhebung einer ausführlichen Anamnese
- Klinische Untersuchung (erhöhter intrakranieller Druck? Zeichen für Schock?)
- Basislabor mit Bestimmung des C-reaktiven Proteins (CRP) als Entzündungsparameter, Procalcitonin und Interleukin-6
- Serologie und Blutkulturen
- Probengewinnung für virologische und bakteriologische Untersuchungen
- Fundoskopie (Stauungspapille?) vor Lumbalpunktion
- Lumbalpunktion (sofern nicht kontraindiziert)
- cCT/MRT-Untersuchung (Kind vorher stabilisieren)
- EEG

■ **Therapie/Pflege**

— Kausale Therapie „blind" beginnen und nach Resistenz-bestimmung anpassen
— Symptomatische Therapie
  - Analgesie
  - Bettruhe
  - Infusionstherapie/Behandlung des Schocks
  - Kontinuierliche Überwachung von
    - Atmung
    - Herz-Kreislauf-Funktion
    - Flüssigkeitshaushalt/Bilanzierung
    - GCS
    - Pupillenreaktion
    - Hirndruckzeichen
  - Hypoxie unbedingt vermeiden, nötigenfalls Intubation und Beatmung
  - Hirndruckprophylaxe   (Oberkörperhochlagerung 15–30°, Kopf in Mittelstellung, „minimal handling")

11.5 Ventrikuloperitonealer Shunt/Rickham-Reservoir/extraventrikuläre Liquordrainage

11.5.1 Ventrikuloperitonealer Shunt

Der ventrikuloperitoneale Shunt (VP-Shunt) wird zur Behandlung eines Hydrocephalus eingesetzt. Er leitet überschüssigen Liquor aus den Ventrikeln des Gehirns in die Bauchhöhle ab, wo es resorbiert werden kann.

Ein VP-Shunt besteht aus drei Hauptkomponenten: Ein *Katheter zur Liquordrainage* besteht aus biokompatiblem Silikon oder Kunststoff, welcher über ein kleines Bohrloch in das Ventrikelsystem des Gehirns eingeführt wird.

Ein *Ventil* verhindert eine Überdrainage. Zur Anwendung kommen verschiedene Ventiltypen. Fixierte Druckventile arbeiten mit einem voreingestellten Druck. Programmierbare Ventile können nach der Implantation angepasst werden. Ebenso kommen Differenzialdruckventile, gravitationsgesteuerte Ventile und flussgesteuerte Ventile zum Einsatz. Alle Ventiltypen haben Vor- und Nachteile, sodass eine generelle Aussage zu „dem" richtigen Ventil oder der „besten" Kombination nicht möglich ist. Hier ist die Einzelfallentscheidung durch einen erfahrenen Kinderneurochirurgen wichtig, um langfristig optimale Ergebnisse zu erzielen.

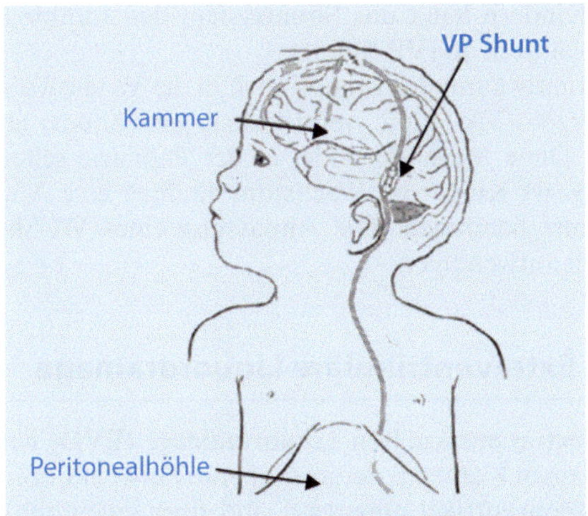

Abb. 11.1 Lage eines VP-Shunts in der Pädiatrie (Aus: Busch und Trierweiler-Hauke 2021)

Es gibt jedoch bei Kindern Hinweise darauf, dass gravitationsassistierte Systeme im Langzeitverlauf deutlich weniger Überdrainagen hervorrufen. Generell ist aus strahlenhygienischer Sicht die Verwendung von Ventilen empfohlen, welche nicht mit Röntgenuntersuchungen nach der MRT kontrolliert werden müssen.

Das Ventil wird meist hinter dem Ohr oder am Hals unter der Haut platziert, wo es leicht zugänglich ist.

Der *Peritonealkatheter* leitet den Liquor vom Ventil durch den Körper in die Bauchhöhle. Er wird subkutan vom Ventil durch den Hals und den Brustkorb bis in die Bauchhöhle geführt (Abb. 11.1).

Der VP-Shunt ermöglicht eine effektive Druckentlastung. Er ist geeignet für verschiedene Altersgruppen, besonders für Kinder im Wachstum. Durch „Schlaufen" im abdominellen Teil kann das System zeitlich begrenzt „mitwachsen".

Trotz seiner hohen Erfolgsrate kann ein VP-Shunt auch Komplikationen mit sich bringen:

- **Shunt-Dysfunktion:** Verstopfung oder Fehlfunktion des Systems.
- **Shunt-Infektion:** Besonders in den ersten Wochen nach der Operation.
- **Überdrainage** von Liquor, was zu Problemen wie Kopfschmerzen oder Entwicklung von schlitzförmigen Ventrikeln führt.

Regelmäßige Kontrollen sind notwendig, da Anpassungen oder ein Austausch des Shunts erforderlich sein können, besonders bei Kindern, die wachsen.

Bei Kindern leitet das Shuntsystem den Liquor meist in den Bauchraum ab (VP-Shunt).

Alternativ kann der Liquor auch in die Vena cava superior zum Herzen (VA-Shunt: ventrikuloatrialer Shunt) abgeleitet werden. Diese Methode findet in der Pädiatrie seltener Anwendung, da Kinder im Wachstum häufiger eine Anpassung des Shunts benötigen. Die Anpassung eines VA-Shunts ist technisch aufwendiger.

11.5.2 Extraventrikuläre Liquordrainage

Bei der extraventrikulären Liquordrainage (EVD) handelt es sich um einen Katheter, der intraoperativ über ein Bohrloch in einen Seitenventrikel eingesetzt und über einen subkutanen Tunnel (Infektionsschutz, Fixation) nach außen geführt wird. An den Katheter wird ein geschlossenes Liquorauffangsystem angeschlossen:

- Leitung, die lang genug ist, um Spielraum bei der Positionierung/Mobilisation zu haben.
- Patientennahe Klemme/Dreiwegehahn zum Abklemmen/ temporären Schließen des Systems.
- Möglichkeit der sterilen Liquorentnahme für Diagnostik und intrathekale Injektionen (selten!).
- Patientennaher Dreiwegehahn zur intraventrikulären Medikamentenapplikation und zum Anschluss einer kontinuierlichen intraventrikulären Druckmessung, z. B. Druckmesssystem zum Anschluss an ein Druckmodul des Monitors.
- Skalierte Tropfkammer zur genauen Abmessung der Liquormenge, mit einem Ventil zur Atmosphäre zum Druckausgleich (mit Schlauchklemme und einem Luftfilter versehen), entleerbar über ein Antirefluxventil in den Auffangbeutel.
- Entleerbarer Auffangbeutel (evtl. auch mit Druckausgleichsventil).
- Zentimetermaß am System zur Fixierung auf dem richtigen Niveau oder Komplettsystem mit Messeinheit.

- **Indikationen für die EVD**
- Hydrozephalus mit Infektionen des ventrikuloperitonealen (VP) oder ventrikuloatrialen (VA) Shuntsystems (zur vorübergehenden Liquordrainage bis zum Ausheilen der Infektion und Einsetzen eines neuen Shuntsystems).
- Postoperativ nach Operationen im Bereich der hinteren Schädelgrube, z. B. Medulloblastom (vorübergehende Schwellung mit Abflussbehinderung).

- Posthämorrhagischer Hydrozephalus (bis der Eiweißgehalt des Liquors die Implantation eines Ventils zulässt), Entleerung von Hygromen.
- Hydrozephalus mit erhöhtem Liquoreiweiß (bis der Eiweißgehalt des Liquors die Implantation eines Ventils zulässt).
- Intrakranielle Druckentlastung bei SHT oder Hirnschwellung anderer Genese.
- Vorübergehende Senkung des Liquordrucks zur Behandlung einer Liquorfistel.
- Liquordruck > 20 cmH$_2$O.

- **Angaben des Chirurgen/der Chirurgin zum Handling der EVD**
- Niveau der Drainage zur Flusssteuerung: Die Angaben erfolgen in cm über dem Nullpunkt (meist 5–20 cm über Nullpunkt), der Nullpunkt des Patienten kann die Nasenwurzel (NW, in Seitenlage), der äußere Gehörgang/Tragus (in Rückenlage) oder das Ventrikelniveau (Mittellinie des Patientenkopfes) sein (je nach Neurochirurg bzw. Positionierung des Patienten); der aktuelle Hirndruck lässt sich ermitteln, indem das Niveau des Liquorspiegels im Ableitungsschlauch über dem Nullpunkt gemessen wird.
- Positionierung des Patienten/der Patientin: Flachlagerung oder Oberkörperhochlagerung..
- Liquormenge, die abfließen darf (ggf. über Niveauänderung Flussmenge steuern).
- Spezielle Therapie.

Pflege und Überwachung
- Sichere Fixierung des Auffangbehälters auf verordnetem Niveau; die Drainage darf nie unter Niveau befestigt sein, da Gefahr der Überdrainage besteht
- Bei Lageänderungen das Niveau neu anpassen
- Zug und Abknicken des ableitenden Systems vermeiden
- Abklemmen des Systems nur bei Manipulationen am Patienten, die zu größeren Höhendifferenzen führen, z. B. Heben, Wiegen, da sonst zu viel Liquor abläuft (auf Hirndruckzeichen achten)
- Liquormenge dokumentieren, auf Mengenvorgaben der Chirurgen achten (normale Liquorproduktion: Neugeborene: 30 ml/Tag, Kinder: ca. 10 ml/kg KG/Tag)
- Beim Ablassen des Liquors aus der Tropfkammer in den Auffangbeutel: Drainage patientennah abklemmen – sonst Sogwirkung

- Luftfilter zur Atmosphäre an der Tropfkammer und dem Auffangbeutel dürfen nicht feucht werden (kein Druckausgleich möglich)
- Beobachtung von Aussehen und Konsistenz des Liquors
- Regelmäßige Laborkontrollen des Liquors, bakteriologische Untersuchung
- Beurteilung der Fontanelle bei Neugeborenen und Säuglingen
- Gute neurologische Beurteilung des Patienten/der Patientin
- Manipulation an der Drainage nur unter strenger Asepsis mit sterilen Handschuhen, Konnektionsstellen desinfizieren
- Auf Leckagen und Bildung von Liquorkissen achten
- Verbandwechsel an der Eintrittsstelle je nach Verband, Gaze alle zwei und Folienverbände alle sieben Tage; auf Infektionszeichen, Liquorkissen und -austritt achten
- Regelmäßige Kontrolle der Vitalzeichen und der Temperatur
- Kontrolle der Infektionsparameter
- Antibiotische Behandlung i. v. nach ärztlicher Verordnung
- Bei ICP-Messung: regelmäßiger Nullabgleich, besonders nach Lagewechsel, Beobachtung der Druckkurve (atem- und pulssynchrone Schwankungen sollten sichtbar sein), Dokumentation der Werte, Kennzeichnung von Druckspitzen im Rahmen pflegerischer Maßnahmen
- Fortlaufende Dokumentation der Liegedauer der Drainage

Muss das System aus der Halterung herausgenommen werden, z. B. für Transport, sind evtl. die Klemmen kurzfristig zu schließen (auch die zu den Druckausgleichventilen, damit der Liquor nicht herausfließt und der Filter feucht wird); *cave:* Hirndruckgefahr.

- **Komplikationen**
- Verstopfung des Katheters durch Fibrin oder Koagel (Blutgerinnsel)
- Abknicken oder Abriss des Katheters
- Katheterfehllagen
- Überdrainage: Drainage abklemmen, Kopftieflagerung, Volumensubstitution
- Infektionen: Liegedauer möglichst maximal drei Wochen, sonst starke Zunahme der Infektionen
- Akzidentelles Herausrutschen oder Ziehen des Katheters
- Blutungen beim Legen der Drainage

11.5.3 Rickham-Reservoir (auch Ommaya-Reservoir)

Kann aufgrund abdomineller Probleme (Aszites, Peritonitis) vorübergehend kein VP-Shunt gelegt werden, kann an Stelle einer externen Liquorableitung auch ein Rickham-Reservoir operativ gelegt werden. Dies ist möglich, wenn der zu erwartende Liquorfluss nicht so groß ist. Es wird ebenfalls bei sehr kleinen Frühgeborenen eingesetzt, bei denen noch keine Implantation eines internen Shunts möglich ist.

Hierzu wird operativ ein Katheter in einen der Seitenventrikel gelegt. Der Katheter führt zu einem Reservoir, das subkutan liegt. Dieses Reservoir kann intermittierend von außen perkutan unter sterilen Kautelen punktiert und später mit einem Ventil für eine ventrikuloperitoneale oder -atriale Liquorableitung verbunden werden.

11.6 Infantile Zerebralparese/Zerebralparese

■ **Definition**

Zerebralparese (CP) bezeichnet eine heterogene Gruppe von Erkrankungen, die mit dauerhaften motorischen Funktionsstörungen einhergehen und den Muskeltonus, die Körperhaltung und/oder die Bewegung beeinträchtigen. Diese Erkrankungen beruhen auf Anomalien des sich entwickelnden fetalen oder kindlichen Gehirns, die auf eine nichtprogressive Ursache zurückzuführen sind (multifaktorielles Geschehen).

Auftreten bei 1–2,5/1.000 Lebendgeburten mit einer Häufung bei frühgeborenen Kindern.

■ **Symptome**

Obwohl die Störung selbst nicht neurodegenerativ ist, kann sich die klinische Ausprägung im Laufe der Reifung des ZNS verändern. Die motorische Beeinträchtigung führt zu Einschränkungen der funktionellen Fähigkeiten und Aktivitäten, die unterschiedlich stark ausgeprägt sein können. Die primären motorischen Anomalien werden häufig von zahlreichen zusätzlichen Symptomen begleitet, darunter veränderte Empfindungen oder Wahrnehmungen, geistige Behinderung, Kommunikations- und Verhaltensstörungen, Krampfanfälle und muskuloskelettale Komplikationen wie spastische Lähmungen mit erhöhtem Muskeltonus, Fehlstellungen, Bewegungsstörungen, gesteigerte Muskeleigenreflexe und Pyramidenbahnzeichen.

■ **Diagnostik**

Die klinisch-neurologische Diagnose des Syndroms erfolgt über einen längeren Beobachtungszeitraum mit Nachweis einer Hirnschädigung in der Bildgebung.

■ **Verlauf**

Im Verlauf der Erkrankung werden folgende Symptome beobachtet:

- Schwierigkeiten bei der Nahrungsaufnahme mit mangelnder Gewichtszunahme und erhöhter Aspirationsgefahr
- Gastroösophagealer Reflux
- Häufige Atemwegsinfektionen (durch u. a. Mikrosapirationen)
- Denk- und Lernstörungen
- Sprech- und Hörbeeinträchtigung
- Sehstörungen/eingeschränkter Visus (häufig einseitiger Strabismus)
- Krampfanfälle
- Entwicklung einer Skoliose
- Inkontinenzprobleme
- Konstipation durch reduzierte Darmperistaltik
- Hüftluxation
- Schmerzen (durch Spastiken, Hüftprobleme, Konstipation)

■ **Therapie**

Es erfolgt eine klinische Bewertung der Art und Schwere der Symptome sowie des allgemeinen Funktionsstatus, um die therapeutischen Bedarfe zu ermitteln.

Eine frühzeitige Intervention ist von essenzieller Bedeutung, um funktionelle Verbesserungen im Zusammenhang mit der neuromuskulären Plastizität des sich entwickelnden Gehirns zu maximieren.

Die Behandlung der motorischen Beeinträchtigung stellt ebenso einen wesentlichen Aspekt in der Therapie von Kindern mit CP dar. Die beeinträchtigte motorische Funktion kann sich in verschiedenen Bereichen äußern und Auswirkungen auf die Haltung, die Koordination sowie das Gleichgewicht haben. In diesem Kontext haben sich verschiedene Behandlungsstrategien bewährt, die darauf abzielen, die motorischen Fähigkeiten der Kinder zu verbessern:

- Rehabilitationsmaßnahmen.
- Orale und parenterale Medikamente.
- Chirurgische Eingriffe.

Grundsätzlich sollte die Behandlung nach der geringsten bis hin zur stärksten Invasivität erfolgen.

Die soziale und emotionale Unterstützung des Patienten/ der Patientin sowie der Angehörigen stellt einen wesentlichen Bestandteil einer umfassenden Behandlung der Zerebralparese dar.

Die CP erfordert einen lebenslangen multiprofessionellen Therapieansatz mit Anbindung an eine Fachkinderklinik für Neuropädiatrie mit sozialpädiatrischem Zentrum.

11.7 Spina bifida

Die Myelomeningozele (MMC) ist die häufigste Art der Spina bifida („spina" = Stachel, Dorn; „bifidus" = in zwei Teile gespalten). Sie besteht in einem Verschlussdefekt des Neuralrohres mit Beteiligung der Meningen, der Wirbelbögen und der Haut. Das Rückenmark liegt bei Geburt offen auf Hautniveau und ist durch einen knöchernen Defekt hindurch mit dem Inhalt des Wirbelsäulenkanals verbunden.

Am häufigsten ist der lumbosakrale Bereich betroffen. Von zervikal bis sakral ist jede Lokalisation möglich.

■ Ursachen

Die Ätiologie ist nicht genau geklärt, evtl. bestehen genetische Faktoren. Auch exogene Faktoren können eine Rolle spielen, z. B. Folsäuremangel. Daher wird Frauen, die schwanger werden wollen oder sind, empfohlen, drei Wochen vor bis drei Monate nach der Konzeption 0,4 mg Folsäure täglich zu sich zu nehmen. Das Risiko eines Neuralrohrdefekts steigt, wenn zusätzlich noch ein Vitamin-B-12-Mangel besteht.

■ Diagnose

Die Diagnose wird häufig pränatal gestellt:
- Sonografie
- Erhöhung des α_1-Fetoproteins im Fruchtwasser und im mütterlichen Blut
- Erhöhung der Cholinesterase im Fruchtwasser

■ Formen der Spina bifida

Der fehlende Verschluss des Wirbelbogens kann unterschiedlich viele Wirbelkörper betreffen. Abhängig vom Ausmaß der Verschlussstörung unterscheidet man folgende Hauptformen.

■■ Spina bifida occulta
- Spaltdefekte einer oder mehrerer Wirbelbögen
- Geschlossene Haut über dem Defekt
- Unterschiedliche Missbildungen im Wirbelsäulenkanal (Lipome, Strangbildung etc.), die zu Verklebungen des

Rückenmarks im Wirbelsäulenkanal sowie in der Wachstumsphase zu Funktionsstörungen führen können (Tethered cord)
- Häufige Auffälligkeit: vermehrte Pigmentierung oder Haarbildung der Haut über dem Defekt
- Schleichend auftretende neurologische Ausfälle wie Urininkontinenz, Skoliosen oder Fußanomalien
- Diagnose durch MRT

◼◼ Meningozele
- Das Rückenmark ist normal geformt.
- Es kommt zur Spaltbildung in einem oder mehreren Wirbelbögen.
- Beobachtet wird ein zystenartiges Vorwölben der Meningen durch den knöchernen Defekt hindurch, über das Hautniveau hinausreichend.
- Zele ist meist mit Haut bedeckt.
- In der Regel gibt es keine neurologischen Ausfälle bei der Diagnose.
- Es besteht eine Operationsindikation bei fehlender Hautabdeckung, neurologischen Ausfällen oder erheblicher Größe.
- Ansonsten ist eine operative Korrektur nach dem 3. Lebensmonat möglich.

◼◼ Myelomeningozele
- Die Myelomeningozele ist die schwerste und häufigste Form der Spina bifida.
- Betroffen sind Rückenmark, die Meningen, meist mehrere Wirbelbögen und die Haut.
- Der Defekt ist nicht mit Haut bedeckt, die Neuralplatte liegt frei.
- Liquor sickert aus dem Zentralkanal bzw. dem Defekt der Rückenmarkhaut.
- Beobachtet werden schwere neurologische Ausfälle, als Folge der Schädigung des offenliegenden Rückenmarks durch den Kontakt zum aggressiven Fruchtwasser und der wachstumsbedingten Zugwirkung auf das festgewachsene Rückenmark.

◼ Symptome/Ausfallerscheinungen der Myelomeningozele
Je nach Lokalisation der Zele und Schwere der Missbildung kommt es zu unterschiedlich ausgeprägten Ausfallerscheinungen entsprechend einer Querschnittslähmung, die aber nicht komplett sein muss:
- Schlaffe Lähmung der Füße und/oder Beine mit Atrophie der betroffenen Muskulatur.
- Paralytischer Klumpfuß, Hackenfuß.

- Hüftdysplasie/-luxation.
- Kontrakturen der Hüft- und Kniegelenke.
- Partielle oder totale Lähmung des Beckenbodens, des Rektums und der Blase; Harn- und Stuhlinkontinenz.
- Sensibilitätsstörungen.

■■ Begleitende Fehlbildungen

- Hydrozephalus – ca. 90 %; Entstehung als Folge der Arnold-Chiari-Malformation:
  - **Chiari-Malformation I:** zu großes Foramen magnum (Öffnung an der Schädelbasis und Übergang der hinteren Schädelgrube zum Wirbelkanal) mit Verschiebung von Kleinhirnanteilen, des IV. Ventrikels sowie Teilen der Medulla oblongata in den Spinalkanal.
  - **Chiari-Malformation II:** zusätzlich kleine hintere Schädelgrube mit Abknicken („Kinking") und Kompression der Medulla am Übergang zum Rückenmark durch Verlängerung und Verlagerung des IV. Ventrikels, Ponsfehlbildung, Einengung des oberen Halsmarks: Hydrozephalus (82 %)
- Balkenhypoplasie
- Urogenitalsystem: Hufeisennieren, Doppelnieren etc..
- Wirbelkörperbereich: Keilwirbel, Halbwirbel, Fehlen ganzer Wirbelkörper – Folgen sind Kyphosen und Skoliosen.
- Tethered Cord: Das Rückenmark ist am unteren Ende angewachsen; durch den während des Wachstums des Kindes entstehenden Zug auf das Rückenmark kann es in der unteren Körperhälfte zu neurologischen Ausfällen kommen (OP-Indikation).
- Andere Anomalien: Herzfehler, Omphalozele, Blasenekstrophie.
- Skoliosen (abhängig von der Höhe der betroffenen Wirbel).
- Demineralisierungsstörungen.

■■ Symptome einer Chiari-Malformation II

Die Symptome sind durch die Stammhirnkompression oder -dysfunktion bedingt.
- Ataxie
- Kau-/Schluckstörungen
- Stimmbandlähmung, Gaumensegelparese: schwache raue Stimme
- Schwäche in den Händen
- Daumenballenatrophie
- Strabismus
- Zentrale und obstruktive Apnoen

Aufgrund der zu erwartenden Schwere der Ausfallerscheinungen bei der Arnold-Chiari-Malformation II wurde in den USA ein Verfahren entwickelt, die fetale Myelomeningozele im Rahmen eines fetalchirurgischen Eingriffs zwischen der 21. – 27. SSW nach mütterlicher Laparotomie und Uterotomie operativ zu verschließen. Dadurch soll das Neuralgewebe geschützt, der Liquorabfluss gewährleistet und die Arnold-Chiari-Malformation korrigiert werden. Dieses Verfahren wurde inzwischen optimiert und ist auch als minimalinvasiver Eingriff zwischen der vollendeten 25. – 29. Schwangerschaftswoche möglich, was eine deutlich geringere Belastung für Mutter und Kind bedeutet.

11.7.1 Maßnahmen bei der Erstversorgung im Kreißsaal

Bei geplanter Geburt durch Sectio zur Verhinderung einer Ruptur der Zele:
- Steriles Abdecken des Wundbereichs je nach Ausmaß des Defekts; geschlossene Zele: sterile Kompressen; offene MMC: Abdecken mit angewärmten, mit NaCl 0,9 % angefeuchteten sterilen Kompressen und steriler Folie – Vermeidung einer Austrocknung und Infektion.
- Nur latexfreies Material verwenden, um einer späteren Latexallergie vorzubeugen.
- Infektionsprophylaxe.
- Bei Intubationsnotwendigkeit Rückenlagerung; als Zelenschutz Verwendung eines sterilen weichen Ringes.
- Weitere Maßnahmen je nach Zustand des Kindes.
- Transport in Seitenlage bei gedeckten Zelen; bei offener Zele immer Bauchlage, wobei Becken- und Bauchbereich erhöht gelagert werden, um das Abtropfen von Liquor zu verhindern.

Weitere Maßnahmen
- Neurologische Untersuchung
- Beobachtung hinsichtlich einer Spontanbewegung der Beine
- Klaffender Anus?

Präoperative Maßnahmen
- Benachrichtigung der Kinder- bzw. der Neurochirurgie und der Anästhesie
- Überwachung der Vitalparameter
- Evtl. Stabilisierung der Kreislaufsituation
- Anforderung einer Blutkonserve
- Gabe von Vitamin K i. v.

- Beobachtung des Kindes, besonders auf Hirndruckzeichen achten
- Kopfumfangmessung, Beurteilung der Fontanelle
- Unruhe und Schreien des Kindes vermeiden, es kann dabei vermehrt Liquor austreten
- Operation bei offenem Defekt meist in den ersten 24 h

■ Postoperative Versorgung

- Häufig kurzfristige Nachbeatmung
- Überwachung der Vitalzeichen – *cave:* Temperaturregulation kann gestört sein
- Versorgung mit latexfreien Materialien
- Positionierung flach in Bauchlage auf einem Schaumstoffpodest, sodass die Beine herunterhängen können, Kopf leicht tief lagern, achsengerechte Positionierung (Fixation mithilfe von Sandsäcken), das Gesäß kann mit einem gespannten Windelstreifen fixiert werden; diese Positionierung dient zur Prophylaxe einer Hüftbeugekontraktur und gleichzeitig der Spitzfußprophylaxe
- Wundpflege:
  - Spannung des Defekts vermeiden
  - Mit sterilen Kompressen reinigen
  - Zur Vermeidung von Wundverschmutzung wasserdichte Folie in Richtung Anus kleben
  - Regelmäßiger Verbandwechsel durch den Operateur
  - Beobachtung des Wundgebietes auf Hautnekrosen, Unterhauthämatome, Liquorkissen und Wundinfektion
  - Bei normaler Wundheilung werden am 9. – 10. Tag postoperativ teilweise Fäden gezogen (jeder 2.), die restlichen werden 2–3 Tage später gezogen
- Nabelpflege ist durch die Bauchlage problematisch:
  - Entfernen der Nabelklemme und Anbringen eines sterilen Baumwollbandes
  - Abdecken mit sterilen Kompressen
  - Vor Nässe schützen
- Dekubitus- und Kontrakturenprophylaxe:
  - Besondere Beachtung gelähmter Körperpartien
  - Weichlagerung
  - Positionswechsel erst nach der Fadenentfernung und nach besonderer Anordnung
- Ernährung:
  - Wie beim gesunden Neugeborenen
  - Je nach Allgemeinzustand Nahrungsaufnahme per os oder durch Magensonde
  - Durch die Bauchlage ist das Trinken erschwert

- Urinausscheidung (AWMF S1-Leitlinie: Diagnostik und Therapie von neurogenen Blasenstörungen):
  - Die Miktion ist häufig gestört
  - Möglichst früher Beginn der therapeutischen Maßnahmen
  - Evtl. Blasenkatheter legen bzw. steriles intermittierendes Katheterisieren
  - Später, wenn notwendig, sauberes intermittierendes Katheterisieren
- Mastdarmlähmung und Lähmung des Schließmuskels häufig:
  - Symptome: Obstipation, Stuhlschmieren
  - Schließmuskellähmung: klaffender Anus, fehlender Analreflex
  - Maßnahmen: adäquate Ernährung (Milchzucker, ausreichende Flüssigkeitszufuhr), Einläufe, manuelle Ausräumung des Rektums, *cave:* Auftreten von Rhagaden, Fissuren oder Rektumprolaps
- Krankengymnastische Behandlung:
  - Schwerpunkt: Dehnbewegung der innervierten Muskeln, Kontrakturenprophylaxe; bei Gefahr von Fehlstellungen Versorgung mit Orthesen
  - Anfangs Hüftstreckung, Kniebeugung, Spitzfußprophylaxe
- Frühzeitige orthopädische Behandlung:
  - abhängig vom Ausmaß bestehender Missbildungen, z. B. Klumpfuß, Spitzfuß, Hackenfuß, Wirbelsäulen- oder Hüftgelenksdeformationen

Therapie und Pflege bei Hydrozephalus
- Tägliches Messen und Dokumentieren des Kopfumfangs (zirkulär und bitemporal), Kopfumfangskurve führen
- Möglichst keine i. v.-Zugänge am Kopf
- Kopfform beobachten (weite Schädelnähte, Fontanelle gespannt)
- Hirndruckzeichen (Erbrechen, Ateminsuffizienz, Bradykardien, Sonnenuntergangsphänomen, Müdigkeit, Bewusstseinsstörungen, Krämpfe)
- Bildgebende Diagnostik (Schädelsonografie, MRT, evtl. cCT)
- Chirurgische Anlage eines VP-Shunts mit Ventil

Postoperative Pflege nach VP-Shuntanlage
- Engmaschige Überwachung der Vitalfunktionen
- Flache achsengerechte Positionierung (Einklemmungsgefahr bei zu schnellem Liquorabfluss)
- Weichlagerung des Kopfes zur Dekubitusprophylaxe, außerdem Kopf nicht auf das Ventil legen

■ **Langzeitprobleme**

- Neurogene Blasen- und Mastarmentleerungsstörungen
- Dysphagie mit Gedeihstörung: ggf. Anlage eines Gastrostomas
- Schlafstörungen durch zentrale und obstruktive Apnoen (verringerte Ansprechbarkeit auf CO_2-Anstieg und O_2-Abfall), Schnarchen: Schlaflaboruntersuchung
- Atemstörungen: Therapie mit Methylxanthinen (Koffein, Theophyllin) und/oder Sauerstoff bis hin zur nächtlichen/Dauerbeatmung; ggf. operative Dekompression des Hirnstamms
- Muskellähmungen: Ziel ist die größtmögliche Mobilität, Vermeidung einer Inaktivitätsosteopenie, Verbesserung der Durchblutung: Stehapparat/-ständer, Gehapparat/Rollstuhl, Orthesen
- Latexallergie

Durch die vielseitige Problematik der betroffenen Kinder kommt es zu häufigen und z. T. langen Krankenhausaufenthalten. Regelmäßige Überwachung der Nieren und des ableitenden Harnsystems sowie die Anbindung der Familie an ein sozialpädiatrisches Zentrum (SPZ) sind notwendig. Unterstützung finden betroffene Eltern auch in Selbsthilfegruppen, z. B. in der Arbeitsgemeinschaft Spina bifida und Hydrozephalus (ASbH).

11.8 Demyelinisierende Erkrankungen

Myelin ist eine fetthaltige weiße Substanz, welche als Isolierschicht die Nervenfasern umgibt. Es existieren einige entzündliche Erkrankungen, die speziell die Myelinscheide angreifen und schädigen. Guillain-Barré-SyndromGuillain – Barré – SyndromGBS Akute disseminierte EnzephalomyelitisEncephalomyelitis, akute disseminierteADEM Transverse Myelitis.

11.8.1 Guillain-Barré-Syndrom

Das Guillain-Barré-Syndrom (GBS) ist ein Autoimmunprozess, welcher nach Infektionen der Lunge oder des Gastrointestinaltraktes auftreten kann. Er präsentiert sich durch eine demyelinisierende Neuropathie mit bilateral aufsteigender Muskelschwäche. Der Verlauf ist extrem langwierig, grundsätzlich aber reversibel. Neben der Basisintensivtherapie (Sicherung der Atemwege, kardiozirkulatorische Stabilisierung und Aufrechterhaltung des Elektrolyt- und Flüssigkeitshaushaltes) werden betroffene Kinder mittels Plasmapherese und/oder IVIG (intravenöse Gabe von Immunglobulinen) behandelt.

11.8.2 Akute disseminierte Enzephalomyelitis

Die akute disseminierte Enzephalomyelitis (ADEM) ist eine seltene Erkrankung, die in jedem Alter auftreten kann. Sie kommt häufiger bei Kindern als bei Erwachsenen vor und wird oft durch eine Infektion hervorgerufen. Enzephalitis und Entzündung des Rückenmarks gehen mit dem Verlust von Myelin einher und zeigen ein weites Spektrum an Symptomen:

- Enzephalopathie
- Verhaltensauffälligkeiten (Irritabilität, Verwirrtheit)
- Schwäche in den Extremitäten
- Ataxie (Verlust der Balance)
- Krampfanfälle
- Gesichtsnervenlähmungen
- Kopfschmerzen und Erbrechen

Die Diagnosestellung erfolgt auf Basis einer Bildgebung mittels MRT. In schweren Fällen kann ein Intensivaufenthalt mit Beatmung notwendig sein.

Die Therapie erfolgt mittels Methylprednisolon – Pulstherapie für 3–5 Tage, ggf. IVIG und/oder Plasmapherese.

75 % der Patienten erholen sich nach der Behandlung rezidivfrei und komplett über Tage bis Monate.

Gelegentlich wird die spätere Entwicklung einer M
ultiplen Sklerose (MS) beschrieben. Die Mortalität von Patient:innen mit ADEM liegt bei ca. 5 %.

11.8.3 Transverse Myelitis

Die transverse Myelitis ist eine immunvermittelte Demyelinisierung des Rückenmarks mit plötzlichem Auftreten von motorischen, sensorischen und autonomen Ausfällen/Symptomen.

Die Therapie erfolgt symptomatisch und mittels Plasmapherese und intravenöse Immunglobuline. 33–55 % der Patient:innen erholen sich wieder vollständig.

Spezifische Herausforderungen:

- Kindliche neurologische Erkrankungen unterscheiden sich grundlegend von denen Erwachsener.
- Die hohe Plastizität des kindlichen Nervensystems ermöglicht frühzeitige, effektive Interventionen.

Frühdiagnostik und Entwicklung:

- Entwicklungsmeilensteine dienen als entscheidende Indikatoren.
- Frühzeitige Diagnostik verbessert die Prognose von Erkrankungen wie Epilepsie und Stoffwechselstörungen.

Multidisziplinärer Ansatz:

- Eine enge Zusammenarbeit verschiedener Fachbereiche (z. B. Neuropädiatrie, Physiotherapie, Logopädie, Genetik) ist essenziell.

Krankheitsbilder im Überblick:

- **Fieberkrämpfe:** Häufig bei Infektionen, meist unkompliziert und altersbedingt.
- **Meningitis/Enzephalitis:** Akute Infektionen der Hirnhäute bzw. des Hirngewebes mit der Notwendigkeit intensiver Therapie.
- **Zerebralparese:** Dauerhafte motorische Funktionsstörungen, die individuell therapiebedürftig sind.
- **Spina bifida:** Neuralrohrdefekte mit potenziellen Folgekomplikationen, die früh erkannt und behandelt werden müssen.
- **Demyelinisierende Erkrankungen:** Erkrankungen wie Guillain-Barré-Syndrom, ADEM und transverse Myelitis, die gezielte immunmodulatorische Therapien erfordern.

Literatur

AWMF S1 Leitlinie „Fieberkrämpfe im Kindesalter". https://register.awmf.org/assets/guidelines/022-0051_S1_Fieberkraempfe-im-Kindesalter_2021-09.pdf. Zugegriffen am 07.11.2025

Scheffer IE, Berkovic S, Capovilla G et al (2018) ILAE-Klassifikation der Epilepsien: Positionspapier der ILAE Kommission für Klassifikation und Terminologie. Z Epileptol 31:296–306. https://doi.org/10.1007/s10309-018-0218-6

Teising D, Tönsfeuerborn H (2021) Neurologische/neurochirurgische Intensivpflege und Frührehabilitation. In Neonatologische und pädiatrische Intensiv- und Anästhesiepflege. Springer, Berlin/Heidelberg. https://doi.org/10.1007/978-3-662-62902-4_11

Erweiterte Aspekte der neurologischen und neurochirurgischen Pflege

Inhaltsverzeichnis

Wichtige neurologische Syndrome

Franciska Grauer

Inhaltsverzeichnis

© Der/die Autor(en), exklusiv lizenziert an Springer-Verlag GmbH, DE, ein Teil von Springer Nature 2026
D. Beilharz-Gabold et al. (Hrsg.), *Pflegewissen Neurologie und Neurochirurgie*, Fachwissen Pflege,
https://doi.org/10.1007/978-3-662-71739-4_12

In diesem Kapitel werden das apallische Syndrom (auch persistierender vegetativer Status oder Syndrom reaktionsloser Wachheit), sowie das Locked-in-Syndrom in Abgrenzung zu Bewusstseinsstörungen im Allgemeinen erläutert. Beide stehen hierbei exemplarisch für Syndrome, welche die pflegerische Expertise besonders in der Interaktion mit den Betroffenen fordern. Vorab wird die Unterscheidung zwischen quantitativen und qualitativen Bewusstseinsstörungen dargelegt.

12.1 Quantitative Bewusstseinsstörung

Quantitative Bewusstseinsstörungen beschreiben Einschränkungen des Wachbewusstseins (also der Wachheit) sowie der Reaktionsfähigkeit. Das Spektrum der quantitativen Bewusstseinsstörungen umfasst daher alle Zustände, die von gänzlicher Wachheit über Bewusstseinseintrübungen (leichte Sedierung, Somnolenz, Sopor) bis hin zur tiefen Bewusstlosigkeit (Koma) reichen. Für die Einschätzung dieser quantitativen Bewusstseinsstörungen kann beispielsweise die Richmond Agitation Sedation Scale (RASS) herangezogen werden.

12.2 Qualitative Bewusstseinsstörung

Im Gegensatz dazu sind Personen mit qualitativen Bewusstseinsstörungen (Störungen der Bewusstheit) nicht bewusstlos. Das inhaltliche Bewusstsein bzw. die Bewusstheit sind hier verändert. Dies äußert sich z. B. in der Störung der Orientierung, der Wahrnehmung oder Reizverarbeitung. Es können auch der Antrieb oder die Merkfähigkeit verändert sein. Beispiele hierfür sind Verwirrtheit, Delir und Demenz (Hacke 2016). Auch subjektive Wahrnehmungserweiterungen, z. B. unter Drogeneinfluss, fallen hierunter.

Der folgenden schematischen Darstellung (◘ Abb. 12.1.) können auf der x-Achse das Wachbewusstsein und damit verbundene quantitative Bewusstseinsstörungen (Bewusstseinseintrübungen) entnommen werden. An das Wachbewusstsein ist zu Vergleichszwecken weiterhin die RASS mit angelegt, da diese in der Praxis sehr gängig für die Einschätzung des quantitativen Bewusstseins bzw. der Vigilanz ist. Auf der y-Achse sind das Bewusstsein und die ihm zuordenbaren qualitativen Bewusstseinsstörungen angelegt. Die Darstellung erfolgt ohne Skalierung und dient lediglich dem besseren Verständnis des Zusammenhangs von Bewusstsein und Wachbewusstsein.

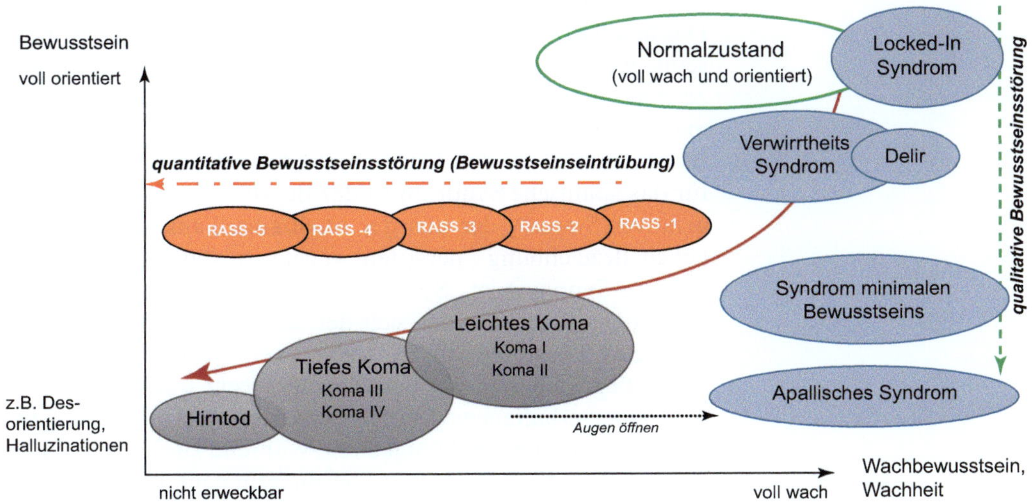

Abb. 12.1   Qualitative und quantitative Bewusstseinsstörungen im Vergleich (eigene Darstellung)

12.3 Apallisches Syndrom

▶ Fallbeispiel

Frau Schneider ist 64 Jahre alt. Nach einem Herzinfarkt vor vier Jahren wurde sie von ihrer Tochter bewusstlos und pulslos in der eigenen Wohnung gefunden. Es ließ sich nicht rekonstruieren, wie lange sie dort schon lag. Bei direkter Laienreanimation und Verständigung des Rettungsdienstes ließ sie sich nach 45 min intermittierender Reanimation in einen stabilen Herzrhythmus zurückholen. Nach einer Schutzintubation und wenigen Tagen Intensivaufenthalt entschied man sich, sie von der Beatmung zu entwöhnen. Sie wachte langsam auf, atmete eigenständig und der Puls stabilisierte sich. Jedoch stellten sich nach dem zerebralen Sauerstoffmangel keine Zeichen von selbstständiger Bewegung oder Kommunikation ein.

Aktuell ist Frau Schneider zu einer Gastroskopie in der Klinik, denn zu Hause hätte es immer wieder Probleme mit der perkutanen endoskopischen Gastrostomie (PEG) gegeben. Die Auszubildende Lea Hirsat (Ende erstes Ausbildungsdrittel) ist mit der Mundpflege beauftragt. Nach der Mundpflege kommt sie zurück zu ihrer Praxisanleiterin und beschreibt, dass Frau Schneider fest auf die Wattestäbchen gebissen habe und nicht mehr loslassen wolle. Sie wisse nicht, wie genau sie damit umgehen solle, und brauche einen Ratschlag. Außerdem fragt sie, ob das Kauen und Zubeißen auch ein Zeichen dafür sein könne, dass sie jetzt – nach vier Jahren in diesem Zustand – wieder aufwacht. ◀

■ Definition

Das apallische Syndrom bezeichnet eine Störung des Bewusstseins, welche subakut oder chronisch besteht. Apallisch bezeichnet dabei die Abkoppelung des Hirnstamms vom Hirnmantel (apallisch = ohne „pallium" (lat.), also ohne Mantel). Es zählt daher zu den Dezerebrationssyndromen. Synonyme für das apallische Syndrom ist der Begriff „persistierender vegetativer Status", der aus der angloamerikanisch gebräuchlichen Bezeichnung „persistent vegetative state" kommt. Ein weiteres Synonym ist „Syndrom reaktionsloser Wachheit". In der Umgangssprache hat sich der Begriff „Wachkoma" eingebürgert. Dieser Begriff kann aber irreführend sein. Der englische Begriff beschreibt den Zustand recht treffend: Betroffene haben erhaltene vegetative Funktionen bei gleichzeitigem Verlust der kognitiven Fähigkeiten. Während kardiopulmonale Funktionen, Verdauung und Temperatursteuerung autonom vom Hirnstamm fortgesetzt werden, tritt eine qualitative Bewusstseinsstörung auf. Die Betroffenen scheinen wach, können aber mit der Umwelt nicht in Kontakt treten.

Ein persistierender vegetativer Status wird definiert, sofern der Zustand nach einer traumatischen oder nichttraumatischen Hirnschädigung länger als einen Monat bestehen bleibt. Eine Irreversibilität dieses Zustandes ist zu diesem Zeitpunkt noch nicht ausdrücklich entschieden. Ab drei Monaten nach einer nichttraumatischen Hirnschädigung bzw. zwölf Monate nach einer traumatischen Hirnschädigung wird das apallische Syndrom als permanent bezeichnet (vgl. International Classification of Functioning, Disability and Health [ICF] 2024). Dieser Zustand kann bei entsprechender Versorgung mehrere Jahre anhalten.

■ Ursachen

Das apallische Syndrom wird häufig durch schwere Hirntraumen, Enzephalitis, Blutungen, Hypoxie, Herzkreislaufstillstand, Zwischenfälle bei der Narkose oder einer Thrombose der Arteria basilaris (A. basilaris) hervorgerufen.

■ Symptome

Nach längerer Bewusstlosigkeit öffnen die Betroffenen die Augen und der Schlaf-Wach-Rhythmus stellt sich wieder ein. Der Blick fixiert nicht – er „geht ins Leere". Auf sensorische Reize folgt keine Blickwendung, kein Blickkontakt oder keine anderen motorischen Antworten. Der Versuch, die Aufmerksamkeit auf etwas zu lenken, gelingt nicht oder nur spurweise. Die Extremitäten befinden sich in der „generalisierten Beugestellung", d. h. die Arme sind i. d. R. gebeugt und die Beine überstreckt. Folglich entstehen Kontrakturen. Weiterhin ist der Muskeltonus erhöht und es können Pyramidenbahnzeichen beobachtet werden (Hacke 2016). Das vegetative System ist zwar intakt, jedoch „störanfällig". So lassen sich u. a.. Tachypnoe, Tachykardie und vermehrtes Schwitzen beobachten (Mattle und Mumenthaler 2015). Pflegerisch fallen bei der Mundpflege häufig die Primitivreflexe und Automatismen auf. Sie suggerieren beispielsweise, die Betroffenen würden willkürlich kauen.

■ Behandlung und Verlauf

Die rehabilitativen Maßnahmen können Monate oder Jahre andauern und minimale Verbesserungen im Status bewirken. Die (therapeutische) Kommunikation kann über einfache Reize auf Grundlage der basalen Stimulation stattfinden. Mit Sondenernährung, angemessener Mundpflege (vgl. Schriftenreihe des Deutschen Netzwerks für Qualitätsentwicklung in der Pflege 2023; Mundgesundheit in der Pflege: Lernplattform 2024), Prophylaxe von Kontrakturen, Behandlung von Spastiken und Schmerzen sowie einer generell qualitativ guten pflegerischen Versorgung kann die Überlebenszeit Jahre betragen (Hacke 2016).

Nicht selten führen unterschiedliche Wahrnehmungen und Beobachtungen von Angehörigen, Pflegefachpersonen, Therapeuten und Therapeutinnen sowie medizinischem Personal zu ethischen Dilemmasituationen. Mögliche vorbewusste Reaktionen der Betroffenen, die auf ein minimales Bewusstsein hindeuten können, sind nicht immer objektivierbar. Dies erschwert die Einschätzungen des tatsächlichen qualitativen Bewusstseinsstatus und fordern eine genaue Beobachtungsgabe. Hilfreich ist die enge Beziehung zu nahen Angehörigen, die viel Zeit mit den Betroffenen verbringen und kleinste Veränderungen schon früh bemerken.

12.4 Locked-in-Syndrom

► Fallbeispiel

Es ist Spätdienst, das Ende der Schicht ist nah. Fast alle Arbeiten sind erledigt, als der Patient gebracht wird, der bereits vor einer Stunde angekündigt wurde. Die Pflegefachpersonen übernehmen vom Personal der Notaufnahme Herrn Jung. Er ist 63 Jahre alt und wurde aus einer Rehaklinik übernommen, in der er in der vergangenen Woche eine neurologische Frührehabilitation angetreten hatte. Er erlitt einen ischämischen Infarkt der A. cerebri media mit rechtsseitiger Hemiparese und fazialer Parese.

Jetzt wird Herr Jung aufgenommen, weil er einen hämorrhagischen Infarkt hat, der sich um die Abendessenszeit mit gänzlichem Ausbleiben von sprachlichen und motorischen Fähigkeiten zeigte. Die Pflegenden versorgen ihn zügig zu dritt, sodass er für die pflegerische Anamnese bereit ist, an die Überwachung angeschlossen wurde und für die Nachtruhe gebettet ist.

Er kommt ohne Blasenkatheter, da er nach Aussagen der Übergabe in der Rehaklinik bereits kompensiert kontinent war (mit etwas Hilfe an der Urinflasche). Aktuell hat er jedoch eingenässt. Das gesamte pflegerische Prozedere verfolgt er aufmerksam mit den Augen. Eine der pflegenden Kolleginnen ist am Kopfende und stellt sicher, dass Herr Jung über alle Handgriffe informiert wird. Sie wird das Gefühl nicht los, dass er zu 100 % versteht, was in diesem Moment geschieht, auch wenn er auf Fragen nicht antwortet. Sobald das Aufnahmeprozedere abgeschlossen ist, führt die Pflegefachfrau den NIHSS Plus (siehe Abschn. „Symptome") durch. Fragen zur Orientierung übergeht sie dabei schnell. Während der Testung der Augenbewegungen bemerkt sie jedoch, dass Herr Jung den Anweisungen fehlerfrei folgt. Sie geht noch einmal zurück zur Testung der Aufmerksamkeit und Kognition, benutzt aber eine modifizierte Variante, bei der sie einfache Ja-Nein-Fragen stellt, die Herr Jung mittels ein- bzw. zweimaligem Blinzeln beantwortet. Nach der Durchführung des NIHSS Plus sucht sie die diensthabende Ärztin auf, die gerade die Ergebnisse der kranialen Computertomografie (cCT) mit der Radiologie besprochen hat. Die Ärztin berichtet, dass es den Bildern nach so scheint, als sei ein Locked-in-Syndrom bei diesem Patienten wahrscheinlich. Die Pflegefachfrau bestätigt diesen Eindruck mit den NIHSS-Ergebnissen. ◄

▪ Definition

Anders als Betroffene des apallischen Syndroms haben Patient:innen mit Locked-in-Syndrom keine Bewusstseinsstörung. Sie sind wach und bei vollem Bewusstsein.

▪ Ursachen

Es ist ein seltenes Syndrom, das durch Läsionen im vorderen Hirnstamm, wie z. B. Basiliaristhrombose, pontine Blutungen oder Hirnstammkontusion, verursacht wird (Hacke 2016)-

▪ Symptome

Das Locked-in-Syndrom äußert sich in einer Tetraparese sowie in einer vollständigen Lähmung annähernd aller motorischer Hirnnerven, inklusive der horizontalen Blickmotorik. Schlucken, Sprechen und meist auch die Mimik sind ebenfalls eingeschränkt. Die Beeinträchtigung der Atmung ist wahrscheinlich. Sensorische und kognitive Funktionen bleiben intakt. Wie initial angedeutet, sind die Vigilanz sowie das Sprachverständnis vollständig bewahrt. Willkürliche vertikale Augenbewegungen und Blinzeln können erhalten sein. Diese willkürlichen Bewegungen sind dann das einzige Mittel zur Kommunikation.

Das Locked-in-Syndrom kann fälschlicherweise wie ein komatöser Zustand wirken. Deswegen ist die genaue Beobachtung im pflegefachlichen Versorgungsalltag zur Differenzierung zwischen Hirntod, Koma und apallischem Syndrom essenziell. Daher ist die Testung der Augenbewegungen mit der National Institutes of Health Stroke Scale (NIHSS [PLUS]) für Schlaganfallpatient:innen auch durch Pflegefachpersonen empfehlenswert. Einfache Ja-Nein-Fragen auf Verdacht oder während der alltäglichen Interaktion können ein unentdecktes Locked-in-Syndrom aufzeigen.

■ Behandlung und Verlauf

Ähnlich wie beim apallischen Syndrom stehen auch beim Locked-in-Syndrom die Prophylaxe von Kontrakturen und Spastiken, deren Behandlung sowie eine angemessene Schmerztherapie im Fokus. Je nach Einschränkung der Atmung erfolgt eine Atemunterstützung. Häufig entwickeln die Betroffenen wiederkehrende Pneumonien, die aufgrund der eingeschränkten Atemfunktion in ihrer Häufigkeit tödlich verlaufen können.

Im Mittelpunkt bei diesen Patienten und Patientinnen steht der Zugang zu einer Kommunikationsform, mit der sie ihren Willen äußern können. Hierbei können einfache Kommunikationstafeln oder technische Lösungen herangezogen werden, die u. a. im Hilfsmittelverzeichnis des GKV-Spitzenverbandes zu finden sind. Alle Lösungen arbeiten mit den verbliebenen willkürlichen Augenbewegungen. Den Betroffenen bieten sie die einzige Möglichkeit, Bedürfnisse, die oftmals verspürte Eingeschlossenheit oder gar den potenziellen Wunsch nach Palliation zu äußern. Die Herstellung einer gemeinsamen Kommunikationsform ist daher wesentlich.

12.5 Spezielle Pflege bei neurologischen Syndromen

Aus den beiden Syndromen wird deutlich, dass die Patient:innenbeobachtung das A und O in der pflegerischen Versorgung ist. Eine neurologisch-pflegerische Fachexpertise kann entscheidend sein, ob willkürliche und bewusste nonverbale Äußerungen der Betroffenen wahrgenommen werden. Für Apalliker:innen kann es z. B. eine unscheinbare motorische Reaktion sein, die Rückschlüsse auf ein minimales Bewusstsein zulässt. Für Betroffene mit Locked-in-Syndrom kann dies die Unterscheidung ermöglichen, als „komatös" oder „wach" diagnostiziert zu werden. Das wiederum hat ethische Auswirkungen darauf, wie das Recht der Betroffenen auf Selbstbestimmung, Wertschätzung, Kommunikation sowie Teilhabe in der Gesellschaft praktiziert und Therapieentscheidungen getroffen werden (vgl. Artikel 1 und 6 der Pflege-Charta der Menschen mit Hilfe- und Pflegebedarfen 2021). Im Sinne einer solchen personenzentrierten Pflegepraxis (von Dach und Mayer 2024) sollte es ein hohes pflegetherapeutisches Ziel sein, trotz intensiver Arbeitsbelastung Zeit und Ruhe für notwendige Interaktion einzuräumen.

> **Literaturhinweise**
> - Charta der Rechte Pflege- und Hilfebedürftiger Menschen: ▶ https://www.wege-zur-pflege.de/pflege-charta (Pflege-Charta der Menschen mit Hilfe- und Pflegebedarfen 2021)
> - Für Pflegefachpersonen, die zu Pflegende im Wachkoma sowie deren pflegenden Angehörigen versorgen, ist das Buch „Ratgeber Wachkoma für Angehörige und Betreuende" (Drebes 2021) hilfreich.

Wie auch bei allen anderen pflegebedürftigen Personen ist bei den Betroffenen mit Locked-in-Syndrom darauf zu achten, in ihrer Anwesenheit mit ihnen und nicht über sie zu reden. Gerade wenn die Personen komatös wirken, ist es umso wichtiger, durch eine professionelle Kommunikation und wertschätzende sowie echte Haltung den Genesungsprozess zu unterstützen. Diese professionelle Kommunikation und Beziehungsgestaltung kann durch eine Initialberührung der Betroffenen an Händen oder Schultern bei Betreten des Zimmers verstärkt werden. Die Vorstellung der Pflegefachperson, inklusive die Nennung des aktuellen Tages, der Uhrzeit, ggf. der Schicht, der Situation und der geplanten Maßnahmen ist hierbei selbstredend.

Weiterhin spielen hier alle therapeutischen Konzepte eine wichtige Rolle. Sie werden in ▶ Kap. 18 „spezielle Pflege und Pflegetechniken" erläutert. Die Anwendung therapeutischer Konzepte wie Bobath, Lagerung in Neutralstellung, basale Stimulation etc. bieten auf allen Ebenen ein weites Feld rehabilitativen Wirkens sowie die Ausgestaltung von individuellen Freizeitangeboten.

Rein körperlich geht es bei der Versorgung dieser vollumfänglich auf Pflege angewiesenen Personen um Prophylaxen und die Vermeidung von Folgekomplikationen und Schmerzen. Um Kontrakturen- und Dekubitusprophylaxen durchzuführen sowie Spastiken und Schmerzen zu vermeiden, ist der Einsatz von Hilfsmitteln unerlässlich – seien es Lagerungshilfen, Orthesen, Lifter, angepasste (Roll-)Stühle, Ernährungspumpen oder Kommunikationshilfen. Diese sind unter anderem im Hilfsmittelverzeichnis des GKV-Spitzenverbandes (Hilfsmittelverzeichnis 2024) einsehbar.

> **Weiterführende Inormationen zu untersützen der Kommunikation und Hilfsmitteln**
> — Im digitalen Hilfsmittelverzeichnis des GKV-Spitzenverbandes werden alle gesetzlich verordnungsfähigen Hilfsmittel aufgelistet (Hilfsmittelverzeichnis 2024): ▶ https://hilfsmittel.gkv-spitzenverband.de/home
> — Beratung und Information zu Buchstabentafeln, Kommunikationstafeln, (elektronischen) Hilfsmitteln bei verschiedensten sprachlichen Unterstützungsbedarfen bietet das Hilfsmittelnetzwerk: ▶ https://www.hmnw.de/buchstabentafel.htm
>
> Weitere hilfreiche Tipps zu Hilfsmitteln gibt es in Kap. 15 unter „Aphasie".

Die Steuerung des Pflegeprozesses inklusive aller pflegetherapeutischer Maßnahmen unterscheidet sich je nach Phase stark: In der Akutphase im Krankenhaus steht die Stabilisierung vitaler Funktionen im Vordergrund. Je nach Patientenverfügung und dem mutmaßlichen und geäußerten Willen werden hier bereits die Weichen für die nachfolgenden Therapieentscheidungen gestellt. In der Postakutphase und Rehabilitation kristallisieren sich ggf. Ressourcen und bleibende Beeinträchtigungen heraus. Langfristige Einschränkungen werden absehbarer und Fragen, beispielsweise nach einer PEG-Anlage zur langfristigen Ernährung, müssen geklärt werden. Die Klärung, Versorgung und Beantragung notwendiger Hilfsmittel und Umbauten für das häusliche Umfeld nach § 40 SGB XI („Pflegehilfsmittel und Wohnumfeldverbessernde Maßnahmen") oder gar die Versorgung in einer Langzeitpflegeeinrichtung müssen geklärt werden.

Für diejenigen Pflegefachpersonen, die mehr mit in der Langzeitversorgung von komplex pflegebedürftigen Menschen, chronisch oder multimorbid Erkrankten zu tun haben, sind Advanced Care Planning (ACP) und Shared Desicion Making (SDM) relevante Themen. Dies sind Beratungs- und Pflegekonzepte, die darauf abzielen, zu Pflegende und deren nahe Angehörige dazu zu befähigen, Therapieentscheidungen und -limitationen informiert und möglichst vorausschauend tätigen zu können. Sie werden dabei vom Gesundheitspersonal fachlich begleitet und beraten. ACP geht dabei noch weiter als „einfach nur" eine Versorgungsvollmacht zu schreiben, vielmehr stellt es eine individuelle Zukunftsplanung im Sinne der zu Pflegenden dar.

Die umfassende Information, Aufklärung, Beratung und Anleitung der zukünftig pflegenden Angehörigen vor der Entlassung nach Hause ist eine interprofessionelle und besonders wichtige pflegerische Aufgabe, welche wesentliche Weichen für Familie, Angehörige und Betroffene stellen kann.

Auch wenn die heutigen medizinischen Möglichkeiten kein Todesurteil mehr für Betroffene mit den oben genannten Syndromen bedeuten, so können sie doch für die Betroffenen und Angehörigen eine große Belastung darstellen und sollten zumindest in angemessenem Maße besprochen werden. Weiterführende Informationen und pflegerisches Handeln im palliativen Versorgungskontext lassen finden sich in ► Kap. 20 „Interprofessionelle Palliative Care".

Pflegefachpersonen, die Betroffene in der Akut- und Rehabilitationsphase betreuen, nehmen besonders bei der Bewältigung psychosozialer Aspekte und Vorbereitung auf den Alltag zu Hause eine relevante Schlüsselrolle ein.

12.5.1 Für Interessierte

- Die Fortbildung „Advanced Care Planning" befähigt zu vorausschauender Versorgungsplanung.
- Vorteile des SDM (auch „partizipative Entscheidungsfindung") werden bei der Deutschen Gesellschaft für Qualitätsmanagement in der Gesundheitsversorgung dargelegt ► https://www.gqmg.de/publikationen/ (Weber et al. 2023).
- DGN-Leitlinie: Palliativmedizinische Versorgung neurologischer Erkrankungen (Deutsche Gesellschaft für Neurologie 2024)

Filmtipp

- „Schmetterling und Taucherglocke" (Film, 2007) – Film über einen Betroffenen mit Locked-in-Syndrom im Frankreich der 90er-Jahre.

Literatur

von Dach C, Mayer H (Hrsg) (2024) Personzentrierte Pflegepraxis: Grundlagen für Praxisentwicklung. Forschung und Lehre
Deutsche Gesellschaft für Neurologie (Hrsg) (2023) Palliativmedizinische Versorgung neurologischer Erkrankungen, S2k-Leitlinie. (Leitlinien für Diagnostik und Therapie in der Neurologie). www.dgn.org/leitlinien. Zugegriffen am 01.05.2024

Drebes J (2021) Ratgeber Wachkoma. Springer, Berlin/Heidelberg

Hacke W (2016) Neurologie, 14. Aufl. Springer, Berlin/Heidelberg

Hilfsmittelverzeichnis: (Online Webportal) [Stand: 2024]. https://hilfsmittel. gkv-spitzenverband.de/. Zugegriffen am 15.12.2024

ICD-10-GM Version 2024 (2024). https://klassifikationen.bfarm.de/icd-10-gm/kode-suche/htmlgm2024/index.htm. Zugeriffen am 31.07.2024

International Classification of Functioning, Disability and Health (ICF) (2024). https://icd.who.int/browse/2024-01/icf/en. Zugegriffen am 30.9.2024

Mattle H, Mumenthaler M (2015) Kurzlehrbuch Neurologie, 4. Aufl. Thieme, Stuttgart

Mundgesundheit in der Pflege: Lernplattform (2024). https://mund-pflege. net/. Zugegriffen im Juli 2024

Pflege Charta der Menschen mit Hilfe- und Pflegebedarfen: Wege zur Pflege (2021). https://www.wege-zur-pflege.de/pflege-charta. Zugegriffen am 01.12.2024

Schriftenreihe des Deutschen Netzwerks für Qualitätsentwicklung in der Pflege (Hrsg) (2023) Expertenstandard „Förderung der Mundgesundheit in der Pflege": Entwicklung – Konsentierung – Implementierung. Osnabrück

Weber H, Enseleit I, Josuks H, Rode S, Heun S, Holtel M, Neufang A, Pilz S, Stapenhorst K (2023) Shared Decision Making: Partizipative Entscheidungsfindung [Arbeitshilfe Bessere Kommunikation #10] https://www. gqmg.de/media/redaktion/Publikationen/Arbeitshilfen/ABK_10._Shared_Decision_Making_20.11.23.pdf. Zugegriffen am 01.08.2024

Neurologische Beobachtung und Dokumentation

Jessica Golenia

Inhaltsverzeichnis

13.1 Einleitung

13.1.1 Bedeutung der neurologischen Beobachtung in der Pflege

Die neurologische Beobachtung und Dokumentation stellen in der Pflege von neurologischen und neurochirurgischen Patient:innen essenzielle Aufgaben dar. Sie dienen nicht nur der Überwachung des klinischen Zustands, sondern bilden auch die Grundlage für fundierte Entscheidungen über therapeutische Maßnahmen. Das frühzeitige Erkennen von Veränderungen der neurologischen Parameter, wie Bewusstseinslage, Pupillenreaktion oder Schmerz, ist entscheidend, um Komplikationen zu vermeiden und die Patientenversorgung zu optimieren (Busch und Trierweiler-Hauke 2021, S. 55).

Insbesondere bei Patient:innen mit akutem neurologischem Krankheitsbild, wie Schlaganfall oder Schädel-Hirn-Trauma, ist die kontinuierliche Überwachung unerlässlich. Pflegende spielen hierbei eine Schlüsselrolle, da sie häufig die Ersten sind, die Veränderungen wahrnehmen und entsprechende Maßnahmen einleiten können (Hacke 2016, S. 41).

13.1.2 Zielsetzung und Herausforderungen

Die Zielsetzung der neurologischen Beobachtung und Dokumentation liegt in der Sicherstellung der Patientensicherheit sowie der kontinuierlichen Überwachung und Evaluierung des Krankheitsverlaufs. Hierbei ist es von entscheidender Bedeutung, standardisierte Instrumente wie die Glasgow Coma Scale (GCS), Schmerzskalen oder spezifische Assessmenttools wie den Gugging Swallowing Screen (GUSS) einzusetzen, um eine objektive und nachvollziehbare Dokumentation zu gewährleisten (Sturm et al. 2019, S. 8).

Eine zentrale Herausforderung liegt in der hohen Komplexität neurologischer Krankheitsbilder, die oft multiple Symptome und Wechselwirkungen aufweisen. Zudem erfordert die präzise Anwendung der Monitoringinstrumente spezifisches Wissen und regelmäßige Schulungen des pflegerischen Personals (Busch und Trierweiler-Hauke 2021, S. 32). Gerade bei Patient:innen mit eingeschränkter Kommunikationsfähigkeit, beispielsweise nach einem Schlaganfall oder bei kognitiven Störungen, ist eine exakte Beobachtung und Dokumentation der neurologischen Parameter von besonderer Bedeutung (Hacke 2016, S. 50).

13.2 Monitoring neurologischer Parameter

13.2.1 Glasgow Coma Scale (GCS)

Bedeutung und Anwendung

Die Glasgow Coma Scale (GCS) ist ein standardisiertes Instrument zur Beurteilung der Bewusstseinslage und neurologischen Funktion eines Patienten. Sie wird vor allem bei Patienten mit Schädel-Hirn-Trauma und anderen neurologischen Notfällen eingesetzt, um eine objektive und vergleichbare Einschätzung des Zustands zu ermöglichen (Hacke 2016, S. 34). Die GCS basiert auf der Bewertung von drei Kategorien: Augenöffnung, verbale Reaktion und motorische Reaktion. Die Punktwerte reichen von 3 bis 15, wobei ein niedriger Wert auf eine schwerere Bewusstseinsstörung hinweist (Busch und Trierweiler-Hauke 2021, S. 56).

Interpretation der Ergebnisse

Die Interpretation der GCS-Ergebnisse erfolgt in der Regel in drei Stufen: milde (13–15 Punkte), moderate (9–12 Punkte) und schwere (3–8 Punkte) Beeinträchtigungen. Diese Klassifikation ermöglicht es den behandelnden Teams, schnell die Schwere einer Verletzung zu bewerten und weitere diagnostische und therapeutische Schritte einzuleiten. Besonders in der Pflege ist die kontinuierliche Überwachung der GCS-Werte wichtig, um rasch Veränderungen festzustellen, die auf eine Verschlechterung des Zustands hinweisen könnten (Hacke 2016, S. 35).

13.2.2 Pupillenreaktion

Parameter und klinische Relevanz

Die Beurteilung der Pupillenreaktion ist ein wesentlicher Bestandteil des neurologischen Monitorings. Sie umfasst die Überprüfung von Pupillengröße, Symmetrie und Reaktion auf Licht. Abweichungen, wie Anisokorie oder fehlende Lichtreaktionen, können Hinweise auf eine Hirndruckerhöhung, Schädel-Hirn-Trauma oder Läsionen im Bereich des Hirnstamms sein (Sturm et al. 2019, S. 12).

Pathologische Veränderungen

Pathologische Veränderungen der Pupillenreaktion, wie beispielsweise eine dilatierte und nicht reagierende Pupille, weisen auf schwerwiegende neurologische Probleme hin, darunter eine transtentorielle Herniation. Die rechtzeitige Erkennung solcher Anzeichen ist entscheidend, da sie unmittelbare therapeutische Maßnahmen erfordert (Hacke 2016, S. 50).

13.2.3 Schmerzassessment

Numerische Ratingskala (NRS)

Die Numerische Ratingskala (NRS) ist eine einfache und effektive Methode zur Bewertung von Schmerzintensität. Patienten werden aufgefordert, ihre Schmerzen auf einer Skala von 0 (kein Schmerz) bis 10 (stärkster vorstellbarer Schmerz) zu bewerten. Die NRS ist besonders bei wachen Patienten nützlich und ermöglicht eine schnelle Einschätzung, die dokumentiert und bei der Therapieplanung berücksichtigt werden kann (Busch und Trierweiler-Hauke 2021, S. 85).

Visuelle Analogskala (VAS)

Die Visuelle Analogskala (VAS) ist ein weiteres Werkzeug zur Schmerzbewertung, bei dem Patient:innen ihre Schmerzintensität durch Markierung auf einer visuellen Linie angeben. Sie wird häufig bei Patient:innen mit eingeschränkter verbaler Kommunikationsfähigkeit eingesetzt. Sowohl die VAS als auch die NRS haben den Vorteil, dass sie eine objektive und vergleichbare Dokumentation der Schmerzintensität ermöglichen (Sturm et al. 2019, S. 14).

13.2.4 Delir-Scoring

Anwendung und Nutzen

Das Intensive Care Delirium Screening Checklist (ICDSC) ist ein standardisiertes Instrument zur frühzeitigen Erkennung von Delir auf Intensivstationen. Es bewertet Parameter wie Bewusstseinslage, Aufmerksamkeit und motorische Aktivität. Eine regelmäßige Anwendung kann helfen, das Delirium frühzeitig zu erkennen und geeignete Maßnahmen einzuleiten (Busch und Trierweiler-Hauke 2021, S. 100).

Pflegerische Maßnahmen

Die Rolle der Pflege bei der Anwendung des ICDSC umfasst die regelmäßige Überprüfung der Parameter, die Dokumentation und die Kommunikation mit dem Behandlungsteam. Eine gezielte Schulung der Pflegefachpersonen ist essenziell, um die Anwendung korrekt und zuverlässig durchzuführen (Hacke 2016, S. 120).

13.2.5 Gugging Swallowing Screen

Screening auf Dysphagie

Der Gugging Swallowing Screen (GUSS) ist ein standardisiertes Instrument zur Erkennung von Schluckstörungen bei neurologischen Patient:innen. Schluckstörungen treten häufig nach Schlaganfällen oder bei neurodegenerativen Erkrankungen auf und erhöhen das Risiko für Aspiration und Pneumonie (Sturm et al. 2019, S. 15).

Bedeutung für die neurologische Pflege

Das GUSS ermöglicht eine schnelle und präzise Einschätzung der Schluckfähigkeit. Die Ergebnisse helfen dem Team, geeignete Maßnahmen wie Anpassung der Ernährung oder therapeutisches Schlucktraining zu planen. In der Pflege ist es wichtig, die Ergebnisse des GUSS engmaschig zu überwachen und mit dem interdisziplinären Team zu kommunizieren (Busch und Trierweiler-Hauke 2021, S. 279).

13.2.6 NIHSS-Plus (National Institutes of Health Stroke Scale)

Übersicht und Struktur

Die National Institutes of Health Stroke Scale (NIHSS) ist ein standardisiertes Instrument zur Beurteilung der neurologischen Defizite bei Patienten mit Schlaganfall. Er dient sowohl der klinischen Einschätzung als auch der Dokumentation des Schweregrads eines Schlaganfalls und wird regelmäßig in Akut- und Rehabilitationsphasen angewendet. Die Skala umfasst elf Kategorien, die verschiedene neurologische Funktionen bewerten, darunter Bewusstsein, Sprachfähigkeit, Gesichtsfeld, Motorik, Ataxie und Neglect. Die Punktwerte reichen von 0 (keine Defizite) bis 42 (schwerste neurologische Beeinträchtigung) (Hacke 2016, S. 210).

Das erweiterte Modell, der NIHSS-Plus, integriert zusätzliche Parameter wie Schluckstörungen, Schmerz und andere nicht in der Standardversion erfasste Symptome. Dadurch wird eine umfassendere Bewertung des Patienten/der Patientin ermöglicht, die insbesondere in der Pflegepraxis von Bedeutung ist (Sturm et al. 2019, S. 12).

Erweiterte Anwendung in der neurologischen Pflege

Die NIHSS-Plus-Skala ist besonders hilfreich in der Pflegepraxis, da sie nicht nur neurologische Symptome bewertet, sondern auch pflegerelevante Aspekte berücksichtigt. Dies ermöglicht den Pflegefachpersonen, spezifische Probleme wie Dysphagie, Dekubitusrisiko und Mobilitätseinschränkungen frühzeitig zu erkennen. Die Anwendung der Skala hilft außerdem bei der interdisziplinären Kommunikation, da sie standardisierte Ergebnisse liefert, die von allen Teammitgliedern verstanden werden (Busch und Trierweiler-Hauke 2021, S. 120).

Ein weiterer Vorteil der NIHSS-Plus-Skala liegt in ihrer Eignung für die Verlaufsdokumentation. Veränderungen im neurologischen Status können systematisch erfasst und dokumentiert werden, was insbesondere in der Akutphase und bei der Rehabilitation von Bedeutung ist (Hacke 2016, S. 212).

Dokumentation und Bewertung

Die Dokumentation der NIHSS-Plus-Skala sollte standardisiert und lückenlos erfolgen. Pflegefachpersonen spielen hierbei eine zentrale Rolle, da sie den Status der zu pflegenden Person in regelmäßigen Abständen bewerten und die Ergebnisse dokumentieren. Eine akkurate Dokumentation ist nicht nur für die Planung weiterer therapeutischer Maßnahmen entscheidend, sondern auch für die rechtliche Absicherung und Qualitätssicherung (Busch und Trierweiler-Hauke 2021, S. 203).

Ein wichtiger Bestandteil der Bewertung ist die Schulung des pflegerischen Personals. Eine korrekte Anwendung der Skala erfordert ein fundiertes Wissen über neurologische Symptome und die standardisierte Bewertung von Defiziten. Regelmäßige Schulungen und praktische Übungen sind essenziell, um die Qualität der Datenerhebung sicherzustellen (Sturm et al. 2019, S. 14).

13.3 Pflegerische Dokumentation neurologischer Parameter in der Neurologie

Die pflegerische Dokumentation neurologischer Parameter ist ein unverzichtbarer Bestandteil der Versorgung von Patient:innen mit neurologischen Erkrankungen. Sie dient nicht nur der Verlaufskontrolle, sondern ist essenziell für die interdisziplinäre Zusammenarbeit und die rechtliche Absicherung in der neurologischen Pflege. Insbesondere bei neurologischen

Krankheitsbildern, wie Schlaganfällen, Schädel-Hirn-Trauma oder neurodegenerativen Erkrankungen, ist eine präzise Dokumentation der Parameter wie Bewusstseinslage, Pupillenreaktionen und motorische Funktionen entscheidend.

13.3.1 Dokumentation von Bewusstseinslage und neurologischen Scores

Die kontinuierliche Beobachtung und Dokumentation der Bewusstseinslage ist eine der wichtigsten Aufgaben in der neurologischen Pflege. Hierzu werden standardisierte Instrumente wie die Glasgow Coma Scale (GCS) und der NIHSS-Plus verwendet. Diese Scores ermöglichen eine objektive und vergleichbare Bewertung der neurologischen Funktionen.

Anwendung neurologischer Scores

Die GCS dient der Überwachung des Bewusstseins und wird insbesondere bei Patient:innen mit Schädel-Hirn-Trauma oder intrazerebralen Blutungen eingesetzt. Sie erfasst Augenöffnung, verbale und motorische Reaktionen und bietet somit eine schnelle Einschätzung des neurologischen Status (Hacke 2016, S. 34). Der NIHSS-Plus-Score ist besonders bei Schlaganfallpatienten relevant, da er spezifische Defizite wie Hemiparesen, Aphasie oder Neglect dokumentiert (Sturm et al. 2019, S. 12).

Herausforderungen in der neurologischen Dokumentation

In der neurologischen Pflege ist die Dokumentation oft komplex, da viele Parameter dynamisch sind und sich schnell ändern können. Pflegende müssen in der Lage sein, subtile Veränderungen zu erkennen und präzise zu dokumentieren, da diese für die Therapieentscheidungen entscheidend sein können (Busch und Trierweiler-Hauke 2021, S. 32).

13.3.2 Elektronische Dokumentation und spezifische Anforderungen in der Neurologie

Vorteile der elektronischen Dokumentation in der Neurologie

Elektronische Dokumentationssysteme bieten in der neurologischen Pflege entscheidende Vorteile. Sie unterstützen eine strukturierte, effiziente und interdisziplinär nutzbare Verlaufsdokumentation.

- Integration neurologischer Scores: Elektronische Systeme erlauben die direkte Eingabe und Berechnung von GCS- und NIHSS-Werten, was Zeit spart und Fehler minimiert. Die automatische Berechnung reduziert zudem die kognitive Belastung des Pflegepersonals im Schichtdienst und ermöglicht eine präzise Trendanalyse auch bei häufig wechselnden Teams.
- Alarmfunktionen: Systeme mit integriertem Monitoring können bei kritischen Veränderungen, wie einer Verschlechterung der GCS-Werte oder einer auffälligen Pupillenreaktion, automatisierte Alarme auslösen (Busch und Trierweiler-Hauke 2021, S. 279). Diese Frühwarnmechanismen verbessern die Reaktionszeit und erhöhen die Patientensicherheit, insbesondere bei instabilen neurologischen Verläufen.
- Langfristige Datenspeicherung: Elektronische Systeme erleichtern die Verlaufsbeobachtung, da frühere Werte jederzeit abrufbar sind. Durch die Übersichtlichkeit digitaler Kurven können auch kleine Veränderungen in Bewusstsein oder Motorik schneller erkannt und mit früheren Werten abgeglichen werden. Dies fördert nicht nur die Qualität der Pflege, sondern auch die Kommunikation im interprofessionellen Team.

  Datenschutzrechtlich müssen diese Systeme der DSGVO entsprechen; Zugriffe sollten durch Rollen- und Rechtemanagement abgesichert sein. Die strukturierte Erfassung relevanter Parameter unterstützt zudem die rechtliche Absicherung der Pflegedokumentation.

13.4 Dokumentation spezifischer neurologischer Parameter

13.4.1 Pupillenreaktion und motorische Funktion

Die Pupillenreaktion ist ein zentraler Parameter in der neurologischen Überwachung, da sie Hinweise auf intrakranielle Druckveränderungen oder Läsionen im Hirnstamm liefert. Die Dokumentation umfasst die Pupillengröße, Symmetrie und Lichtreaktion. Abweichungen wie Anisokorie oder fehlende Reaktionen müssen umgehend dokumentiert und gemeldet werden (Hacke 2016, S. 41).

Die motorische Funktion wird anhand von Beobachtungen wie Spontanbewegungen, gezielten Bewegungen und Muskelkraft dokumentiert. Hierbei können standardisierte Skalen wie die Medical Research Council (MRC)-Skala für Muskelkraft verwendet werden.

13.4.2 Schluckfunktion und der Gugging Swallowing Screen

Der GUSS wird verwendet, um Schluckstörungen bei Patient:innen mit neurologischen Erkrankungen wie Schlaganfällen zu erkennen. Die Dokumentation der Ergebnisse ist entscheidend, um geeignete Maßnahmen zur Aspiration- und Pneumonieprophylaxe einzuleiten. Regelmäßige Wiederholungen des GUSS und die genaue Dokumentation der Veränderungen sind für die Therapieplanung unerlässlich (Sturm et al. 2019, S. 14).

13.5 Qualitätssicherung und rechtliche Aspekte in der neurologischen Pflege

Die Qualität der Dokumentation hat in der neurologischen Pflege nicht nur Auswirkungen auf die Versorgung der Patienten, sondern auch auf die rechtliche Absicherung der Pflegekräfte. Unvollständige oder fehlerhafte Dokumentationen können im Ernstfall haftungsrechtliche Konsequenzen haben. Zu den Maßnahmen der Qualitätssicherung gehören:

- Regelmäßige Audits: Überprüfung der Dokumentationen auf Vollständigkeit und Richtigkeit (Busch und Trierweiler-Hauke 2021, S. 32).
- Schulungen des Pflegepersonals: Fortbildungen zu neurologischen Scores und Dokumentationsstandards sind essenziell, um Fehler zu minimieren (Hacke 2016, S. 180).
- Einsatz standardisierter Dokumentationsvorlagen: Vorlagen erleichtern die Erfassung spezifischer neurologischer Parameter und reduzieren Interpretationsspielräume.

In Kürze

Bedeutung der neurologischen Beobachtung:

- Essenziell für die Überwachung des klinischen Zustands neurologischer und neurochirurgischer Patient:innen.
- Grundlage für fundierte therapeutische Entscheidungen.

Einsatz standardisierter Instrumente:

- Anwendung der Glasgow Coma Scale (GCS) zur Beurteilung der Bewusstseinslage.

- Einsatz des NIHSS Plus zur Bewertung von Schlaganfall-defiziten und anderen neurologischen Symptomen.
- Schmerzassessment mittels numerischer Ratingskala (NRS) und visueller Analogskala (VAS).
- Erfassung von Pupillenreaktionen zur Überwachung möglicher intrakranieller Druckveränderungen.
- Nutzung des Gugging Swallowing Screen (GUSS) zur Identifikation von Schluckstörungen.
- Anwendung des Intensive Care Delirium Screening Checklist (ICDSC) zur Früherkennung von Delir.

Dokumentation:
- Sorgfältige, lückenlose und standardisierte Aufzeichnung aller neurologischen Parameter.
- Einsatz elektronischer Dokumentationssysteme zur Integration der Scores und Verlaufsbeobachtung.

Interprofessionelle Zusammenarbeit:
- Bedeutung der klaren Kommunikation zwischen Pflege-kräften, Ärzten und anderen Teammitgliedern.
- Regelmäßige Schulungen und Fortbildungen für das Pflegepersonal, um die korrekte Anwendung der Assessments zu gewährleisten.

Literatur

Busch J, Trierweiler-Hauke B (2021) Neurologische Beobachtung und Dokumentation in der Pflege. Springer, Heidelberg

Hacke W (2016) Neurologie (14. überarbeitete Auflage). Heidelberg: Springer

Sturm P, Biesalski M, Höffken U (2019) Neurologische Pathophysiologie: Ursachen und Mechanismen neurologischer Erkrankungen. Springer Berlin / Heidelberg. https://doi.org/10.1007/978-3-662-56784-5. Springer, Berlin

Neuropsychologische Aspekte

Klaus Heß

Inhaltsverzeichnis

14.1 Was ist Neuropsychologie?

Neuropsychologie als Wissenschaft beschäftigt sich mit den Zusammenhängen zwischen Gehirn und Verhalten. Als ein anwendungsorientierter Zweig der Neuropsychologie ist die klinische Neuropsychologie auf die Diagnostik und Therapie von Hirnfunktionsstörungen infolge von Hirnschäden spezialisiert.

14.1.1 Neuropsychologische Diagnostik

Neuropsychologische Diagnostik hat das Ziel, die Folge von Hirnschäden auf der Ebene der Kognitionen, der Emotionen und des Verhaltens zu erfassen (s. a. Sturm 2009). Sie setzt sich aus der Eigen- und Fremdanamnese, der Verhaltensbeobachtung und der Anwendung von Testverfahren zusammen. Die Erfassung der Art und Schwere kognitiver Funktionsbeeinträchtigungen dient in der Praxis meist der Einleitung und Planung einer Therapie- bzw. Rehabilitationsmaßnahme oder der Differenzialdiagnostik (z. B. bei demenziellen Erkrankungen). Auch Verlaufsuntersuchungen spielen eine große Rolle, um das Ansprechen auf Therapiemaßnahmen oder das Voranschreiten einer Erkrankung zu beurteilen. Seltenere Fragestellungen an die neuropsychologische Diagnostik sind das Beurteilen der Fahrtauglichkeit, der Einwilligungsfähigkeit in medizinische Maßnahmen oder der allgemeinen Geschäftsfähigkeit.

Den Kern der neuropsychologischen Diagnostik bilden standardisierte Testverfahren, die spezifische kognitive Teilleistungen, wie z. B. das Lang- und Kurzzeitgedächtnis, möglichst objektiv und wiederholbar erfassen. Mithilfe von Alters- und Bildungsnormen können die Testergebnisse mit den Leistungen von Hirngesunden verglichen und in Form eines Skalenwerts eingeordnet werden. Die am häufigsten benutzte Skala ist die Prozentrangskala, die von 0 bis 100 reicht und mit der man angeben kann, wie viel Prozent der Normstichprobe eines Tests bessere oder schlechtere Ergebnisse aufwiesen als die untersuchte Person. Erzielt eine Person in einem Test z. B. einen Prozentrang von 16, so bedeutet dies, dass 83 % der Personen der Normstichprobe besser und 15 % schlechter in dem Test abschnitten als sie. Allerdings ist im Gegensatz zur Intelligenzdiagnostik die neuropsychologische Diagnostik weniger am absoluten Leistungsniveau einer Person interessiert, sondern an Veränderungen aufgrund der Hirnschädigung. Im Idealfall gibt die neuropsychologische Untersuchung Auskunft darüber, wie viel an Leistungsfähigkeit eine Person gegenüber dem Vorzustand, dem sogenannten prämorbiden Niveau, eingebüßt hat. In den meisten Fällen ist das exakte

Leistungsvermögen einer Person vor der Hirnschädigung jedoch nicht bekannt und muss anhand des Schulabschlusses, der Berufsausbildung und den Angaben der Person zu ihren kognitiven Schwächen und Stärken geschätzt werden. Ob ein Testergebnis als auffällig eingestuft wird, hängt davon ab, in welchem Maß dieser Wert vom geschätzten prämorbiden Leistungsniveau abweicht.

Da Testergebnisse durch eine Vielzahl von Faktoren beeinflusst sein können, die nichts mit der Hirnschädigung zu tun haben (z. B. Schmerzen, Medikamente, Schlafmangel, psychische Erkrankungen) müssen zur letztendlichen Interpretation der Testbefunde zusätzliche Informationen aus der Eigenanamnese der betroffenen Person, aus Fremdanamnesen, aus der Bildgebung und aus neurologischen oder psychiatrischen Untersuchungsbefunden herangezogen werden.

14.1.2 Neuropsychologische Therapie

In der neuropsychologischen Therapie kann man grundlegend Methoden, die eine Wiederherstellung oder zumindest Verbesserung geschädigter Funktionen zum Ziel haben, von Ansätzen, die Betroffene in die Lage versetzen sollen, sich an Defizite anzupassen und Ausfälle zu kompensieren, unterscheiden. Die Wiederherstellung bzw. Verbesserung geschädigter Hirnfunktionen wird klassischerweise in Form von Hirnleistungstrainings umgesetzt, die meist in spieleähnlicher Form am PC durchgeführt werden. Dazu steht mittlerweile eine Vielzahl an Programmen zur Verfügung, die häufig auch alleine oder mit Online-Supervision zu Hause durchgeführt werden können. Neuropsychologische Therapie lässt sich jedoch nicht allein auf das Training einzelner Hirnleistungen reduzieren, da dies zum einen psychische und soziale Veränderungen nach einer Hirnschädigung außer Acht lässt, und zum anderen der Wirksamkeit von rein funktionellen Trainings Grenzen gesetzt sind. Einige Hirnfunktionen, wie z. B. das Langzeitgedächtnis, sind entgegen landläufiger Meinung nur schwer trainierbar. Auch sind der Transfer in den Alltag und die Zeitstabilität bei Trainings nicht immer gegeben. Eine Person mag in einer Trainingsaufgabe mit fortschreitender Übung immer besser werden, dies garantiert jedoch nicht, dass sich diese Verbesserung auch auf ähnliche Anforderungen im Alltag überträgt. Zudem kann der Trainingserfolg nach Abschluss des Trainings wieder verloren gehen. Aus diesen Gründen haben sogenannte metakognitive Trainings in der neuropsychologischen Therapie einen größeren Stellenwert als reine Hirnleistungstrainings. Metakognitive Trainings soll Personen dazu befähigen, mit ihrer Hirnschädigung zu leben und Defizite im

Alltag im Sinne eines Selbstmanagements aktiv auszugleichen. Ein wichtiger erster Schritt in der Therapie ist dabei, die Veränderung durch die Hirnschädigung zu verstehen und akzeptieren zu lernen, wobei für Letzteres auch psychotherapeutische Interventionen wichtig sind, da viele Hirngeschädigte Depressionen entwickeln oder auch durch die Erkrankung traumatisiert sein können. Darauf aufbauend kann die Person kompensatorische Strategien erlernen, um die Folgen der Hirnschädigung auszugleichen. Für eine Person mit einer Gedächtnisstörung können kompensatorische Strategien etwa darin bestehen, auf Tagebücher oder elektronische Erinnerungshilfen zurückzugreifen. Bei einer Person mit einer Aufmerksamkeitsstörung und leichter Erschöpfbarkeit kann ein Pausenmanagement helfen, die Arbeitsfähigkeit zu erhalten.

Zur neuropsychologischen Therapie gehört auch die Einbeziehung von Angehörigen oder die Vorbereitung und Begleitung von Wiedereingliederungsmaßnahmen. Die Arbeit mit Angehörigen ist vor allem bei schwer Hirngeschädigten und bei Demenzen relevant, da viele Angehörige mit den Veränderungen, die eine Hirnschädigung mit sich bringen, zunächst überfordert sind und ebenfalls Unterstützung benötigen.

> Neuropsychologische Therapie vermittelt über reines Hirnleistungstraining hinaus spezifische Strategien im Umgang mit kognitiven Defiziten, Unterstützung bei der Krankheitsbewältigung und bezieht auch das soziale Umfeld mit ein (s.a. Goldenberg 2017).

14.2 Wichtige neuropsychologische Störungsbilder

Kognitive, emotionale oder Verhaltensstörungen nach einer Hirnschädigung haben Konsequenzen nicht nur für die betroffene Person, sondern auch für ihre Umwelt. Personen mit einer Hirnschädigung verhalten sich auf vielfältige Weise anders als hirngesunde Personen. Für den Umgang mit Hirngeschädigten ist es daher hilfreich, die grundlegenden neuropsychologischen Schädigungsmuster zu kennen.

14.2.1 Aufmerksamkeitsstörungen

Störungen der Aufmerksamkeit sind neben Gedächtnisstörungen die häufigsten kognitiven Defizite nach Hirnschäden. Typische Klagen, die auf eine Aufmerksamkeitsstörung hindeuten können, sind eine Verlangsamung im Handeln und Denken, Schwierigkeiten beim Folgen von

Gesprächen vor allem mit mehreren Personen, die Unfähigkeit, sich länger auf eine Tätigkeit zu konzentrieren oder eine rasche Erschöpfbarkeit bei mentaler Anstrengung. Allerdings werden Aufmerksamkeitsstörungen von den Betroffenen nicht immer bemerkt oder als Gedächtnisdefizite fehlgedeutet. Zudem ist nicht jede äußerlich sichtbare Verlangsamung Folge einer Aufmerksamkeitsstörung, sondern kann auch rein motorisch bedingt sein. So zeigen z. B. Personen mit einem Morbus Parkinson in der frühen Phase der Erkrankung unauffällige Reaktionsgeschwindigkeiten in Reaktionszeittests, obwohl sie in ihren Bewegungsabläufen verlangsamt wirken.

Aufmerksamkeit ist kein einheitliches Konstrukt und wird in der klinischen Praxis mit sehr unterschiedlichen Testverfahren gemessen, die verschiedene Komponenten der Aufmerksamkeit erfassen sollen. Als wichtige Komponenten der Aufmerksamkeit werden die Alertness (Wachheit), die räumliche Aufmerksamkeitszuwendung, die selektive Aufmerksamkeit, die geteilte Aufmerksamkeit und die Daueraufmerksamkeit bzw. Vigilanz angesehen (Fimm et al. 2023; ◘ Tab. 14.1).

Konkrete Alltagsleistungen setzen sich aus vielen dieser Aufmerksamkeitskomponenten zusammen. So verlangt z. B. das Autofahren neben anderen kognitiven Leistungen eine

◘ **Tab. 14.1** Grundlegende Aufmerksamkeitskomponenten

Bezeichnungen	Definition	Alltagsbeispiele
Alertness/ungerichtete Aufmerksamkeit	Grundlegende Reaktionsbereitschaft; Reagieren auf Veränderungen in der Umgebung	Schnelles Reagieren im Straßenverkehr
Räumliche Aufmerksamkeit	Ausrichtung der Aufmerksamkeit im Raum	Zuwenden in die Richtung eines plötzlichen Geräuschs
Selektive, fokussierte oder gerichtete Aufmerksamkeit	Fokussieren auf einen Inhalt unter Ausblendung ablenkender Reize	Arbeiten in einem Großraumbüro
geteilte Aufmerksamkeit/Aufmerksamkeitsflexibilität	Fähigkeit, zwei oder mehrere Dinge parallel zu verfolgen (Dual- oder Multitasking)	Gespräche mit mehreren Personen
Daueraufmerksamkeit/Vigilanz	Selektive Aufmerksamkeit über einen längeren Zeitraum	Schulunterricht; lange Autofahrten; Radarbeobachtung

grundlegende Reaktionsbereitschaft über einen längeren Zeitraum (Daueraufmerksamkeit/Vigilanz), das schnelle Bemerken und Reagieren auf Veränderungen (Alertness), die Zuwendung zu Reizen im Umfeld (räumliche Aufmerksamkeit), das Lesen von Schildern (selektive Aufmerksamkeit) oder auch das parallele Verfolgen des Verkehrs, von Nachrichten im Radio oder einer Navigationshilfe (geteilte Aufmerksamkeit).

> Aufmerksamkeitsleistungen sind Basisfunktionen und für alle kognitiven Prozesse relevant. Entsprechend können Störungen der Aufmerksamkeit weitere kognitive Defizite in anderen Bereichen wie etwa dem Gedächtnis nach sich ziehen.

Fatigue und Fatigability

Verstärkte Müdigkeit und rasche Erschöpfbarkeit bei körperlicher und mentaler Anstrengung sind eine häufige Folge von Hirnschäden und meist auch mit Störungen der Aufmerksamkeit, insbesondere der Alertness, assoziiert (Flachenecker 2015). Dabei unterschiedet man die Begriffe Fatigue und Fatigability. Fatigability bezeichnet die messbare Erschöpfbarkeit einer Person, während der häufig gebrauchte Begriff der Fatigue als die subjektiv erlebte Erschöpfung einer Person definiert ist. Personen mit einer Fatigue klagen über eine vorzeitige Ermüdung im Tagesverlauf trotz ausreichendem und häufig auch verlängertem Nachtschlaf. Je nach Schweregrad der Fatigue berichten sie über Probleme bei der Arbeit und – da die Fatigue am Abend am stärksten ausgeprägt ist – über Einschränkungen im sozialen Leben. Nicht selten ist eine ausgeprägte Fatigue auch mit vegetativen Symptomen, vor allem Kopfschmerzen, assoziiert. Messen lässt sich die konkrete Erschöpfbarkeit (Fatigability) über einfache Reaktionszeittests. Studien bei Personen mit Multiplen Sklerose, von denen mehr als die Hälfte über Fatigue berichten, zeigen eine deutliche Verlängerung der Reaktionszeiten im Tagesverlauf oder nach Belastung im Vergleich zu Gesunden. Abzugrenzen von einer Fatigue ist eine erhöhte Tagesmüdigkeit als Folge von Schlafstörungen, bei der Schlafapnoe und bei Depressionen mit Antriebsarmut.

Neglect

Als ausgeprägteste Störung der räumlichen Aufmerksamkeitszuwendung gilt der Neglect. Dieser Begriff bezeichnet ein Symptombild, bei der die Raumhälfte kontralateral zur Hirnschädigung nicht mehr in das bewusste Wahrnehmen und Handeln einbezogen wird. Im klinischen Alltag wird der Neglect meist nur nach größeren rechtshemisphärischen Läsionen gesehen, was die Wichtigkeit der rechten Hemisphäre für die räumliche Aufmerksamkeit unterstreicht. Somit ist in der Regel nur die linke Raumhälfte betroffen. Grundsätzlich ist der Neglect eine multimodale Störung, d. h. er kann alle Sinneskanäle betreffen, wobei seine Ausprägungsform jeweils etwas anders erscheint. Am bekanntesten, weil am einfachsten zu beobachten, ist der **visuelle Neglect**, bei dem die betroffenen Personen Reize im vernachlässigten Gesichtsfeld komplett oder partiell ignorieren. Entsprechend finden sie Objekte im linken Gesichtsfeld nicht. Sie wenden sich Personen, die sich ihnen von links nähern, nicht zu oder kollidieren mit Hindernissen auf der linken Seite (z. B. dem Türrahmen). Beim **akustischen Neglect** werden Stimmen oder Geräusche zwar meist auch auf der betroffenen Seite wahrgenommen, die Betroffenen verorten diese jedoch auf der falschen Seite. Werden sie z. B. von links angesprochen, so wenden sie sich Personen zu, die auf ihrer rechten Seite stehen und antworten diesen.

Der Neglect betrifft nicht nur die Außenwahrnehmung, sondern ist auch in Bezug zum eigenen Körper zu beobachten. Beim sogenannten **motorischen Neglect** werden die Extremitäten der betroffenen Seite nicht oder in einem verminderten Maße eingesetzt, was vor allem bei etwas komplexeren Tätigkeiten, wie z. B. beim Essen, Waschen oder Anziehen zu beobachten ist. Beim **sensiblen Neglect** kommt es zu einem Phänomen, das als **Extinktion** (Auslöschung) bezeichnet wird. Werden die rechte und linke Körperseite nacheinander stimuliert (z. B. durch Streichen über die Haut), so werden beide Reize wahrgenommen, jedoch nicht bei gleichzeitiger Stimulation, bei der der Stimulus auf der betroffenen Seite nicht mehr registriert wird. Extinktion findet man auch bei allen anderen Neglectformen, beim sensiblen Neglect ist es jedoch das definierende Merkmal.

Der Umgang mit Personen mit einem Neglect ist dadurch erschwert, dass diese kein Bewusstsein über ihre Störung besitzen. Sie weisen eine sogenannte **Anosognosie** auf, was Nicht-Erkennen der Erkrankung bedeutet und auch bei anderen Hirnschädigungen auftreten kann (▶ Abschn. 14.2.4). Während eine Person mit einem visuellen Gesichtsfeldausfall (Hemianopsie) rasch lernt, das Gesichtsfelddefizit mit vermehrten Blickwendungen in die betroffene Richtung zu kompensieren, ist dies von mit Neglect Betroffenen nicht möglich, da ihnen nicht gegenwärtig ist, dass sie Reize auf der betroffenen Seite nicht wahrnehmen. Entsprechend ist die Rehabilitation dieser Störung schwierig.

Exkurs: Fahrtauglichkeit und Neuropsychologie

Die Fahrtauglichkeit ist ein wichtiges und häufig auch emotional aufgeladenes Thema nach Hirnschädigungen. Paragraf 2 der Fahrerlaubnisverordnung (FVe) legt fest, dass Personen, die sich infolge körperlicher oder geistiger Beeinträchtigungen nicht sicher im Verkehr bewegen können, am Verkehr nur teilnehmen dürfen, wenn Vorsorge getroffen ist, dass sie andere nicht gefährden. Die Pflicht zur Vorsorge obliegt dabei den am Verkehr teilnehmenden Personen selbst oder einer für sie verantwortlichen Person. Ärzt:innen und Neuropsycholog:innen müssen über relevante Einschränkungen der Fahrtauglichkeit aufklären und diese dokumentieren. Welche Konsequenzen unterschiedliche neurologische Erkrankungen auf die Fahrtauglichkeit haben, ist in den Begutachtungsleitlinien zur Kraftfahreignung der Bundesanstalt für Straßenwesen näher ausgeführt. In dieser sind auch Grenzwerte angegeben, die Hirngeschädigte in einer neuropsychologischen Testuntersuchung erreichen müssen, um als fahrtauglich eingestuft zu werden. Für das Fahren von LKW und die Personenbeförderung gelten dabei strengere Regeln als für PKW oder Motorräder. Der Goldstandard einer Fahrtauglichkeitsüberprüfung stellt allerdings eine praktische Fahrprobe mit einem Fahrlehrer dar, da Testverfahren nicht alle Aspekte des Fahrverhaltens einer Person erfassen können.

14.2.2 Gedächtnisstörungen (Amnesien)

In der Neuropsychologie wird zwischen dem **Kurzzeitgedächtnis** und dem **Langzeitgedächtnis** unterschieden, die funktionell unabhängig voneinander sind, d. h. eine Langzeitgedächtnisstörung muss nicht mit einer Kurzzeitgedächtnisstörung einhergehen und umgekehrt. Das Kurzzeitgedächtnis ist mit dem Arbeitsspeicher eines Computers vergleichbar und wird daher häufig auch als **Arbeitsgedächtnis** bezeichnet, während das Langzeitgedächtnis der Festplatte entspricht. Da die Kapazität des Kurzzeitgedächtnisses begrenzt ist, werden Informationen nur kurz präsent gehalten und von neuen Informationen sofort wieder verdrängt. Im Langzeitgedächtnis werden Informationen dagegen dauerhaft gespeichert. Man unterscheidet zwischen dem episodischen, dem semantischen und dem prozeduralen Langzeitgedächtnis. Im episodischen Langzeitgedächtnis werden Erlebnisse behalten, im semantischen Langzeitgedächtnis abstraktes Wissen und im prozeduralen Langzeitgedächtnis Handlungs- und Bewegungsabläufe.

Wenn Personen von Schwierigkeiten mit dem Kurzzeitgedächtnis berichten, so meinen sie in der Regel, dass sie sich neue Erlebnisse oder Informationen nicht mehr dauerhaft merken können, was in der neuropsychologischen Terminologie jedoch einer Störung des Langzeitgedächtnisses entspricht. Der Fachbegriff dafür ist **anterograde Amnesie** oder auch Neugedächtnisstörung, was die Unfähigkeit bezeichnet, sich neue Informationen oder Episoden **nach** der Hirnschädigung einzuprägen oder abzurufen. Haben Personen dagegen Schwierigkeiten, Erlebnisse oder Wissen aus der Zeit **vor** einer Hirnschädigung zu erinnern, so spricht man von einer **retrograden Amnesie** oder Altgedächtnisstörung. Dabei kommt es zu einem Phänomen, das häufig berichtet wird, nämlich dass Erlebnisse umso besser erinnert werden können, je länger sie zurückliegen. Dies ist damit zu erklären, dass ältere Gedächtnisinhalte im Gehirn tiefer verankert sind als jüngst erworbene Gedächtnisinhalte, da sie bei jedem Erinnern noch einmal neu eingespeichert und verfestigt werden. Die schwerste Form der Gedächtnisstörung ist die **globale Amnesie**, bei der sowohl eine anterograde als auch eine retrograde Amnesie bestehen. Schließlich gibt es noch den Begriff der **traumatischen Amnesie**, d. h. eine mehr oder weniger lange Gedächtnislücke um ein traumatisches Ereignis (z. B. ein Schädelhirntrauma) herum, das sich in Minuten, Stunden oder auch Tagen bemessen kann. Der im Film häufig dargestellte komplette biografische Gedächtnisverlust als Folge eines Traumas, bei der eine Person ihre ganze Vergangenheit verliert und z. B. auch ihren Namen nicht mehr weiß, aber sich neue Erlebnisse und Informationen einprägen kann (eine sogenannte **dissoziative Amnesie**), wird dagegen nicht als organisch, sondern in den meisten Fällen als psychisch verursacht angesehen.

Arbeitsgedächtnisdefizite werden häufig in die Kategorie der **exekutiven Dysfunktionen** eingeordnet (s. Abschn. 14.2.5), da im Arbeitsgedächtnis in jedem Moment neue Informationen verarbeitet werden, die für die Kontrolle des Verhaltens wichtig sind. Reine Arbeitsgedächtnistests messen in erster Linie die Kapazität und Stabilität des Kurzzeitspeichers. Ein typischer Test dazu ist das Nachsprechen von Zahlen vorwärts und rückwärts. Während das reine Behalten einer Zahlenreihe selbst dementen Personen noch gut gelingen kann, ist das umgekehrte Wiedergeben meist schon in der Frühphase einer demenziellen Entwicklung eingeschränkt. Ähnlich wie Aufmerksamkeitsleistungen ist das Arbeitsgedächtnis bei vielen und vor allem auch komplexeren kognitiven Prozessen relevant, z. B. beim Kopfrechnen, Formulieren, Planen oder Erlernen neuer Inhalte.

> Ausgeprägte Störungen des Langzeitgedächtnisses können zu Kommunikations- und Abspracheproblemen führen, da wichtige Informationen verloren gehen. Die Betroffenen vergessen z. B. Termine, die Medikamenteneinnahme oder sind der Überzeugung, nicht über ihre Erkrankung und medizinische Maßnahmen aufgeklärt worden zu sein. Daher ist es notwendig, wichtige Informationen schriftlich festzuhalten. Z. B. kann man die betroffenen Personen auffordern, Gesagtes direkt zu notieren oder Termine in die Kalenderfunktion eines Smartphones einzutragen.

14.2.3 Apraxien

Schwierigkeiten bei der Ausführung zielgerichteter Bewegungen, die nicht Folgen einer Wahrnehmungsstörung oder einer motorischen Störung (z. B. einer Lähmung oder Ataxie) sind, werden als Apraxienbezeichnet (Bohlhalter 2008). Sie sind besonders deutlich beim Umgang mit Objekten (z. B. Werkzeug), können aber auch bei Gesten und anderen Bewegungen ohne Gegenstände auftreten. Um eine Apraxie diagnostizieren zu können, muss eine Person Fehler bei der Ausführung der Bewegungen machen in Form von Auslassungen, Suchverhalten, Unsicherheit oder falscher Anordnung von Bewegungselementen. Das komplette Unterlassen einer Handlung auf Aufforderung ist nicht Ausdruck einer Apraxie, sondern kann Folge einer Sprachverständnisstörung oder einer Antriebsstörung sein.

Klassischerweise unterscheidet man die Störung von Einzelbewegungen (**ideomotorische Apraxie**) von der Störung komplexerer Handlungsabläufe (**ideatorische Apraxie**). Einzelbewegungen sind einfache Gesten, wie z. B. jemandem zuzuwinken oder simple Bewegungen mit einem Gegenstand (Kämmen, Hämmern etc.). Ein komplexer Handlungsablauf wäre z. B. das Zubereiten einer Tasse Kaffee. Daneben gibt es auch eine lokalisationsbezogene Unterscheidung zwischen der sogenannten **Gliedmaßenapraxie** (d. h. Arme und Beine betreffend) und der **bukkofazialen Apraxie** (Störung der Mund- und Gesichtsbewegungen). Zudem findet man in der neueren Literatur noch eine ganze Reihe anderer Apraxieformen, die z. T. nur sehr spezifische Handlungen betreffen (z. B. die taktile Apraxie, die Tastbewegungen der Finger betrifft oder die Gangapraxie). Im stationären klinischen Alltag sind vor allem die Apraxien beim Umgang mit Objekten relevant, sowohl was das Ausführen von Einzelbewegungen angeht als auch das Gelingen komplexerer Handlungsabläufe.

Obwohl Apraxien immer beide Gliedmaßen oder Gesichtshälften gleichermaßen betreffen, sind sie in erster Linie Folge linkshemisphärischer Störungen. So zeigen z. B. 50–80 % aller linkshemisphärischen Schlaganfälle Symptome einer Apraxie. Als Ursachen von Apraxien werden Defizite bei der Handlungsplanung sowie ein Verlust von objektbezogenem Handlungswissen angesehen. Für den Gebrauch von Objekten (z. B. Werkzeug) scheint dabei insbesondere der linksseitige parieto-temporo-okzipitale Übergang relevant zu sein, da er eine wichtige Rolle beim Handlungs- und Objektwissen spielt.

14.2.4 Störungen der Raum- und Objektverarbeitung

Die Raum- und Objektverarbeitung nimmt im Gehirn einen großen Platz ein (s. a. Groh-Bordin & Kerkhoff 2009). Ausgehend vom Okzipitallappen hat man zwei große Netzwerke identifiziert, die von dort nach vorne in den Temporal- und

Frontallappen ziehen und als „Was"- und „Wo"-Pfade bekannt sind. Der dorsal gelegene „Wo"-Pfad ist für die Raumwahrnehmung zuständig und bei den meisten Menschen in der rechten Hemisphäre stärker ausgeprägt, während der ventral nach vorne ziehende „Was"-Pfad primär dem Erkennen von Objekten dient, wofür die linke Hemisphäre dominanter zu sein scheint.

Störungen der Raum- und Objektverarbeitung sind komplex, da sich beide Netzwerke aus vielen verschiedenen Subkomponenten zusammensetzen, die separat gestört sein können. Zudem hängt eine intakte Wahrnehmung von beiden Netzwerken ab, da wir im Alltag Objekte immer auch in einem räumlichen Kontext sehen, und Räume wiederum durch Objekte mitdefiniert sind (z. B. der Raum eines Zimmers durch die Wände). Daher findet man im klinischen Alltag meist gemischte Störungsbilder, bei denen sowohl die Objekt- als auch die Raumverarbeitung in unterschiedlichen Anteilen betroffen sind.

Räumlich-perzeptive Störungen

Einfache räumlich-perzeptive Störungen betreffen elementare Verarbeitungsprozesse bei der Raum- und Objektwahrnehmung wie das Schätzen von Entfernungen, Längen, Abständen, Größen, Winkeln oder die Positionierung von Objekten. Diese Defizite können wahrnehmbare Schwierigkeiten beim zielgerichteten Handeln im körpernahen und körperfernen Raum nach sich ziehen, z. B. beim Greifen nach Objekten, beim Hineinstecken eines Schlüssels in ein Schloss oder beim Anziehen.

Agnosien

Die Agnosie (das „Nichterkennen") ist eine schwere Form einer Objektverarbeitungsstörung. Sie ist im klinischen Alltag eher selten, da sie in der Regel nur bei größeren beidseitigen Schädigungen okzipitaler und parietaler Regionen auftritt. Relativ häufig findet man sie bei demenziellen Abbauprozessen in der Spätphase, zum Beispiel bei einer Alzheimerdemenz. Agnosien können verschiedene Sinneskanäle betreffen. Bei den visuellen Objektagnosien unterscheidet man die **apperzeptive Agnosie** von der **assoziativen Agnosie**. Bei der apperzeptiven Agnosie, auch Formagnosie genannt, die nach Schädigungen beider Parietallappen auftreten kann, gelingt die Synthese verschiedener visueller Merkmale (Kanten, Rundungen, Flächen oder Farben) zu einer Gesamtgestalt nicht mehr, sodass Betroffene Schwierigkeiten haben, Objekte zu erkennen oder Schrift zu lesen. Sie weisen auch häufig einen „Tunnelblick" auf und können mehrere Objekte (z. B. Münzen auf einem Tisch) nicht gleichzeitig erfassen, was als **Simultanagnosie** bezeichnet wird und ein zusätzliches Symptom schwerer Agnosien darstellt. Bei der assoziativen Agnosie ist die Einheit zwischen Erkennen und Wissen gestört. Betroffene können ein Objekt rein visuell erkennen, was man durch Abzeichnen überprüfen kann, ihr Wissen über das Objekt aus dem semantischen Gedächtnis können sie aber nicht mehr abrufen, was oberflächlich wie eine Wortfindungsstörung erscheint. Diese Form der Agnosie kann durch eine Schädigung entlang der Verbindung zwischen der okzipitalen Sehrinde und dem Temporallappen verursacht sein. Letzterer gilt als wichtige Region für das semantische Gedächtnis.

Prosopagnosie

Die Prosopagnosie ist eine Unterform der visuellen Agnosie, die nach parietalen Hirnverletzungen, vor allem bei Einbeziehung des rechten Gyrus fusiformis auftreten kann, dem eine Schlüsselrolle bei der Gesichtserkennung zukommt. Die Betroffenen haben Schwierigkeiten, Gesichter bestimmten Personen zuzuordnen oder Gesichtsausdrücke zu lesen, was die Wahrnehmung von Emotionen anderer Personen und damit den sozialen Umgang erschweren kann. Interessanterweise kann die Prosopagnosie, ähnlich wie eine Rot-Grün-Blindheit, auch anlagebedingt bei 2–3 % der Bevölkerung auftreten, ohne dass sich die Betroffenen dessen bewusst sein müssen.

Räumlich-konstruktive Störungen

Als räumlich-konstruktive Defizite werden Störungen bezeichnet, die beim Zusammensetzen von Elementen zu einem Ganzen zutage treten. Dies betrifft in erster Linie das Zeichnen und die Manipulation von Gegenständen. Inwieweit diese Störung tatsächlich eine eigenständige Entität darstellt und nicht einfach nur die Folge räumlich-perzeptiver oder exekutiver Defizite ist, gilt jedoch als umstritten. Im klinischen Alltag ist zudem die Abgrenzung zu einer Apraxie nicht immer einfach.

Räumlich-topografische Orientierungsstörungen

Jeder von uns hat tausende räumliche Karten gespeichert, die z. B. den Grundriss der eigenen Wohnung, den Weg zur Arbeit oder die geografische Lage von wichtigen Orten abbilden. Selbst die Anordnung der Lebensmittel im Kühlschrank kann als eine Art Karte angelegt sein, die einem hilft, schnell das Gewünschte zu finden. Diese kognitiven Karten sind essenziell für unsere Navigation in der Umwelt. Bei Tieren und auch beim Menschen ist die räumliche Orientierung eng mit dem Funktionieren des linken und vor allem rechten Hippocampus verbunden, also wichtigen Strukturen des Langzeitgedächtnisses. Manche Autoren sprechen von einem topografischen Gedächtnis als Teil des semantischen Gedächtnisses. Für das Erstellen, Abrufen und Lesen dieser Karten spielen jedoch auch parietale und frontale Hirnstrukturen eine wichtige Rolle. Entsprechend sind räumlich-topografische Orientierungsstörungen nicht selten und viele Hirngeschädigte berichten über Schwierigkeiten, sich in alten und vor allem neuen Umgebungen zurechtzufinden. Sie verlaufen oder verfahren sich und finden Orte, aber auch Gegenstände nicht mehr. Im stationären Alltag kann eine schwere räumliche Orientierungsstörung dazu führen, dass die Betroffenen die Station, ihr Zimmer, den Weg zur Toilette oder selbst ihr Bett nicht mehr wiederfinden.

14.2.5 Exekutive Dysfunktionen

Kognitive Prozesse, die andere kognitive Prozesse, aber auch das Verhalten überwachen, strukturieren und steuern, werden als exekutive Funktionen bezeichnet. Der Begriff beinhaltet eine sehr heterogene Gruppe von Leistungen, die in der Literatur nicht einheitlich gefasst sind. Zu diesen gehören u. a. die Fähigkeit, die Aufmerksamkeit zu lenken, unerwünschte Reaktionen zu hemmen, komplexe Zusammenhänge zu verstehen, flexibel zu denken, Fehler zu entdecken, Ziele zu generieren, Handlungen zu planen und Handlungsplänen zu folgen. Exekutive Funktionen werden gerne auch als Frontalhirnfunktionen bezeichnet, und deren Störung als Frontalhirnstörung oder Frontalhirnsyndrom. Auch der Begriff der frontalen Wesensveränderung ist geläufig. Da exekutive Funktionen aber nicht allein von frontalen Arealen abhängen, sondern auch die Basalganglien, der Thalamus, Bereiche des parietalen und temporalen Kortex sowie Strukturen des Kleinhirns in exekutive Netzwerke eingebunden sind, gelten die Bezeichnungen „exekutive Dysfunktion" bzw. „dysexekutives Syndrom" als präziser (Müller et al. 2020). Exekutive Dysfunktionen werden auch häufig in sogenannte „kalte" und „heiße" Störungen unterschieden. Erstere beziehen sich auf rein kognitive Einschränkungen, wie z. B. beim Planen und Ausführen von Handlungen, Letztere mehr auf Störungen im Bereich der Emotionskontrolle und des Sozialverhaltenes. ◻ Tab. 14.2 listet eine Reihe von Symptomen und Verhaltensweisen auf, die auf exekutive Dysfunktionen hinweisen können, aber nicht ausschließlich bei diesen vorkommen.

Tab. 14.2 Mögliche Verhaltensauffälligkeiten bei exekutiven Dysfunktionen

Mangelnde Einsichtsfähigkeit	Emotionale Labilität
Mangelndes Krankheitsbewusstsein	Antriebsarmut/fehlende Spontanität/Apathie
Ausgeprägte Inflexibilität	Unangemessene Hochgestimmtheit
Nichteinhaltung von Regeln	Fehlendes Mitgefühl/soziales Desinteresse
Stereotypes Verhalten/Perseverationen/Tics	Erhöhte Ablenkbarkeit
Zwangsverhalten	Fehlende Tagesstrukturierung
Situativ unangemessenes Verhalten	Unfähigkeit, Begonnenes zu beenden
Übergriffigkeit	Mangel an Kreativität
Ausgeprägte Reizbarkeit	Lügen/Konfabulationen
Ausgeprägtes Risikoverhalten	Suchtverhalten

Desinhibition/Impulskontrollstörung

Störungen exekutiver Funktionen können das kognitive Leistungsvermögen, aber auch das Verhalten betreffen. Die wahrscheinlich bekannteste Verhaltensstörung, die unter den exekutiven Dysfunktionen eingeordnet wird, ist die Desinhibition (Enthemmung) oder Impulskontrollstörung. Sie kann sich in vielerlei Form manifestieren: als Distanzlosigkeit, aufbrausend-aggressives Verhalten, übertriebene Sentimentalität, sexuelle Enthemmung oder Suchtverhalten (z. B. Esssucht, Glücksspielsucht). In schweren Fällen kommt es auch zu einem spontanen Greifen nach Objekten oder oralem Verhalten (Ablecken oder In-den-Mund-Stecken von Gegenständen). Das sogenannte **pathologische Lachen und Weinen** kann ebenfalls unter dem Begriff der Desinhibition gefasst werden. Dabei fangen die Betroffenen plötzlich ohne einen emotionalen Auslöser zu lachen oder zu weinen an, was ihnen selbst häufig peinlich ist.

> Der Umgang mit enthemmten Personen ist häufig nicht einfach und führt schnell zu Konflikten, sodass es wichtig ist, sich immer wieder zu vergegenwärtigen, dass das Verhalten nicht gewollt, sondern Ausdruck einer Erkrankung ist.

Frontale Antriebsschwäche

Personen mit einer ausgeprägten frontalen Antriebsschwäche zeigen wenig bis kein spontanes Verhalten und müssen zu allem aufgefordert werden, sprechen nur auf Ansprache oder gar nicht und vernachlässigen die Körperpflege oder sogar die Nahrungsaufnahme. Insbesondere, wenn sie keine merklichen anderen kognitiven oder körperlichen Einschränkungen aufweisen, wird ihr Verhalten leicht als Symptom einer psychisch bedingten Depression fehlgedeutet. Im Unterschied zu Depressiven zeigen sie jedoch keine emotionalen oder kognitiven Symptome einer Depression, wie z. B. Traurigkeit, Hoffnungslosigkeit oder negativistisches Denken. Dieses Syndrom ist häufig eine Folge basaler bifrontaler Läsionen.

Anosognosie und Anosodiaphorie

Der Begriff Anosognosie bezeichnet die durch eine Hirnschädigung bedingte Unfähigkeit, die eigene Erkrankung zu erkennen. Sie kann daher auch als Störung im Bereich der exekutiven Funktionen definiert werden. Dass Personen in der Frühphase einer Hirnschädigung zunächst Schwierigkeiten haben, ihre Situation und die Folgen der Schädigung zu erfassen, ist normal und sollte nicht mit einer Anosognosie verwechselt werden. Von dieser spricht man erst dann, wenn eine Person trotz eindeutig wahrnehmbarer körperlicher (z. B. eine Lähmung) oder kognitiver Einschränkungen (z. B. eine schwere Gedächtnisstörung) nicht in der Lage ist, diese Defizite zu erfassen. Am häufigsten sind Anosognosien nach Schlaganfällen, bei schweren Schädel-Hirn-Traumen und bei demenziellen Entwicklungen zu beobachten, bei letzteren häufig auch schon in der Frühphase, z. B. bei einer Alzheimerdemenz oder den selteneren frontotemporalen Demenzen. Gut beschrieben ist das Nichterkennen eines Krankheitssymptoms bei zerebralen Lähmungen infolge von Schlaganfällen, bei zerebraler Blindheit, beim Neglect und bei der Wernicke-Aphasie.

Bei der Anosodiaphorie verhält sich die Person indifferent gegenüber den eigenen Symptomen, d. h. die Defizite werden zwar wahrgenommen, aber es fehlt jegliche emotionale Betroffenheit. Sowohl das Fehlen einer Krankheitseinsicht als auch eine mangelnde Betroffenheit sind schwerwiegende Einschränkungen und gelten als ungünstige Faktoren für den Erfolg einer Rehabilitation, zumal sie beide schwierig zu therapieren sind.

> Exekutive Dysfunktionen sind vielfältig und beeinträchtigen nicht nur höhere kognitive Leistungen, sondern auch das Sozialverhalten.

In Kürze:

Die wichtigsten neuropsychologischen Störungsbilder auf einen Blick

Störungsbild	Kurzbeschreibung
Agnosie (Nichterkennen)	Nichterkennen von Objekten entweder aufgrund einer Störung der elementaren sensorischen Informationsverarbeitung (**apperzeptive Agnosie**) oder einer fehlenden Verknüpfung zwischen Wahrnehmung und Wissen (**assoziative Agnosie**).
Akalkulie (**Dyskalkulie**)	Störung beim Umgang mit Zahlen.
Amnesie	Defizite des Langzeitgedächtnisses, die neue Inhalte (**anterograde Amnesie**), Altgedächtnisinhalte (**retrograde Amnesie**) oder beides (**globale Amnesie**) umfassen können.
Anosognosie (Nichterkennen der Erkrankung)	Das vor allem bei rechtshemisphärischen Schädigungen beobachtbare Nichterkennen der eigenen Erkrankung; kann sich auch nur auf einzelne Symptome beziehen.
Anosodiaphorie	Emotionale Indifferenz gegenüber der eigenen Erkrankung.
Antriebsstörungen	Häufig psychisch bedingt; organische Antriebschwächen können nach bihemisphärischen frontalen Läsionen auftreten.
Aphasien	Sammelbegriff für verschiedene Formen einer Sprachstörung, welche die Spontansprache, das Lesen, Schreiben, Verstehen und die Wortfindung betreffen (▸ Kap. 15).
Apraxie	Meist linkshemisphärische Störungen bei der Ausführung von Bewegungen auf rein kognitiver Ebene. Am häufigsten als Störung von Einzelbewegungen (**ideomotorische Apraxie**) vorkommend, seltener als Störung von Handlungsfolgen (**ideatorische Apraxie**).
Arbeitsgedächtnisstörung	Unfähigkeit, Informationen kurzfristig zu behalten und zu manipulieren (z. B. beim Kopfrechnen).
Aufmerksamkeitsstörungen	Sammelbegriff für vielfältige Störungen der Aufrechterhaltung und Lenkung von Aufmerksamkeitsprozessen.

Störungsbild	Kurzbeschreibung
Desinhibition/ Impulskontroll- störung	Mangelnde Hemmung unerwünschten Verhaltens als Unterform exekutiver Dysfunktionen.
Extinktion	Auslöschung eines Reizes auf einer Seite (meist links) durch einen ähnlichen Reiz auf der Gegenseite; definierendes Merkmal des **sensiblen Neglects.**
Exekutive Dysfunktionen/ dysexekutives Syndrom	Oberbegriffe für eine heterogene Gruppe von Störungen, welche die Planung und Kontrolle des Verhaltens betreffen.
Fatigue/ Fatigability	Rasche vorzeitige Ermüdung bei mentaler oder körperlicher Anstrengung. Das subjektive Beschwerdebild wird als **Fatigue**, die objektiv messbare Erschöpfbarkeit als **Fatigability** bezeichnet.
Neglect	Nichtwahrnehmen einer Seite (meist der linken) des Raums oder eines Objekts. Kann verschiedene Sinnesmodalitäten betreffen (**visueller**, **akustischer** oder **sensibler Neglect**). Bei Mindergebrauch der Gliedmaßen der betroffenen Seite spricht man auch von einem **motorischen Neglect**.
Prosopagnosie	Besondere Form der **Agnosie**, die das Erkennen von Gesichtern und Gesichtsausdrücken betrifft.

Literatur

Bohlhalter S (2008) Apraxie: Klassifikation und Neuroanatomische Grundlagen. Schweiz Z Psychiatr Neurol 3:36–40

Fimm B et al (2023) S2e-Leitlinine „Diagnostik und Therapie von Aufmerksamkeitsstörungen bei neurologischen Erkrankungen" (AWMF-030/135). In: Deutsche Gesellschaft für Neurologie (Hrsg) Leitlinien für Diagnostik und Therapie in der Neurologie. https://www.dgn.org/leitlininen. Zugegriffen am 2025

Flachenecker P (2015) Fatigue bei Multipler Sklerose. Nervenheilkunde 34(09):685–689. https://doi.org/10.1055/s-0038-1627622

Goldenberg G (2017) Neuropsychologie – Grundlagen, Klinik, Rehabilitation. Elsevier, München

Groh-Bordin C, Kerkhoff G (2009) Störungen der visuellen Raumwahrnehmung und Raumkognition. In: Sturm W, Herrmann M, Münte TF (Hrsg) Lehrbuch der Klinischen Neuropsychologie. Grundlagen, Methoden, Diagnostik, Therapie. Spektrum Akademischer Verlag, S 500–512

Müller SV, Klein T, Benke T, Bohlhalter S, Hildebrandt H, Meiling C, Hucke B, Münte T, Penner I-K, Schwerdtfeger K, Thöne-Otto A, Wallesch C-W (2020) Kurzfassung der S2e-Leitlinie „Diagnostik und Therapie von Exekutiven Dysfunktionen bei neurologischen Erkrankungen" (AWMF-030/125). Z Neuropsychol 31(3):135–147. https://doi.org/10.1024/1016-264x/a000300

Sturm W (2009) Aufgaben und Strategien neuropsychologischer Diagnostik. In: Sturm W, Herrmann M, Münte TF (Hrsg) Lehrbuch der Klinischen Neuropsychologie. Grundlagen, Methoden, Diagnostik, Therapie. Spektrum Akademischer Verlag, S 317–328

14

Sprache, Sprachvermögen und Schlucken

Franciska Grauer

Inhaltsverzeichnis

© Der/die Autor(en), exklusiv lizenziert an Springer-Verlag GmbH, DE, ein Teil von Springer Nature 2026
D. Beilharz-Gabold et al. (Hrsg.), *Pflegewissen Neurologie und Neurochirurgie*, Fachwissen Pflege,
https://doi.org/10.1007/978-3-662-71739-4_15

Dieses Kapitel widmet sich den übergeordneten Pflegeproblemen, -phänomenen und -maßnahmen, die mit Sprach-, Sprech- und Schluckstörungen zusammenhängen. Diese stellen wesentliche Herausforderungen des pflegefachlichen Alltags neurologisch-neurochirurgischer Disziplinen dar. Sei es in der Schlaganfallversorgung, in der Neuroonkologie, in der allgemeinen Neurologie, in der neurologisch-neurochirurgischen Intensivversorgung oder in angrenzenden Disziplinen.

Aufgrund des weiten Feldes der Sprach- und Sprechstörungen werden hier nicht alle Phänomene und Syndrome beschrieben. Alle (pflege-)therapeutischen Maßnahmen und Hinweise, die für die Aphasie genannt werden, zählen mehrheitlich auch für die Dysarthrie und die Sprechapraxie.

15.1 Aphasie

■ **Definition**

Das aus dem Griechischen stammende Wort Aphasie lässt sich wie viele Wörter in der medizinischen Fachsprache in die einzelnen Wortbestandteile aufteilen: „A" steht für „fehlend", „phasie" steht für „Sprache". Dementsprechend heißt Aphasie „fehlende Sprache". Den meisten Betroffenen fehlt in der Regel nicht die komplette Sprache, vielmehr kann sich eine Beeinträchtigung über alle der folgenden vier Modalitäten der Sprache ausdehnen (Schneider et al. 2021a; Fiedler et al. 2017):

- Sprachproduktion,
- Sprachverständnis,
- Lesen und/oder
- Schreiben.

▶ **Fallbeispiel 1**

Amnestische Aphasie (Herr Johansson, 55 Jahre): Nach einem kleinen Infarkt im temporalen Bereich zeigt Herr Johansson primär Wortfindungsstörungen. Seine Spontansprache ist flüssig, aber durch häufige Satzabbrüche und Umschreibungen gekennzeichnet. Typische Äußerungen beim Beschreiben eines Bildes sind: „Ich sehe da dieses … ähm … also man benutzt es zum … (zeigt Schneidebewegung) … ja genau, dieses Ding zum Schneiden." Das Sprachverständnis ist gut erhalten, ebenso wie das Nachsprechen. Er versteht komplexe Zusammenhänge und kann Gesprächen gut folgen. ◀

> ▶ **Fallbeispiel 2**
>
> Globale Aphasie (Frau Novak, 72 Jahre): Nach einem ausgedehnten Mediainfarkt links zeigt Frau Novak schwerste Beeinträchtigungen in allen sprachlichen Modalitäten. Sie produziert nur einzelne, sich wiederholende Silben („ta-ta") oder bedeutungslose Floskeln. Sprachverständnis ist kaum vorhanden – selbst einfache Aufforderungen wie „Geben Sie mir die Hand" werden nicht verstanden. Nachsprechen ist nicht möglich. Die Kommunikation erfolgt hauptsächlich über Gestik und Mimik. Lesen und Schreiben sind nicht möglich. ◀

> ▶ **Fallbeispiel 3**
>
> Wernicke-Aphasie (Herr Jacob, 63 Jahre): Nach einer Läsion im Wernicke-Areal spricht Herr Jacob viel und schnell, jedoch weitgehend unverständlich. Seine Äußerungen sind geprägt von Wortneuschöpfungen und Paragrammatismen (siehe Abschn. „Ursache und Entstehung"). Beispieläußerung: „Die Blume geht ja in den Himmel rein und dann kommt der Stift zum Fliegen und alles wird grün geblitzt." Er bemerkt seine Fehler nicht und zeigt kein Störungsbewusstsein. Das Sprachverständnis ist schwer gestört – er reagiert oft nicht adäquat auf Fragen und Aufforderungen. Das Nachsprechen ist ebenfalls beeinträchtigt. ◀

> ▶ **Fallbeispiel 4**
>
> Broca-Aphasie (Frau Walsh, 58 Jahre): Nach einem Infarkt im Broca-Areal ist Frau Walshs Spontansprache stark reduziert und unflüssig. Sie spricht im typischen „Telegrammstil" mit ausgelassenen Funktionswörtern. Eine Beispieläußerung beim Beschreiben ihres Tagesablaufs klingt wie folgt: „Morgen … aufstehen … dann Kaffee … Zeitung … schwer." Die Artikulation ist mühsam, aber das Sprachverständnis ist relativ gut erhalten. Sie versteht die meisten Alltagsgespräche, hat aber Schwierigkeiten bei komplexeren grammatikalischen Strukturen. Beim Nachsprechen zeigen sich deutliche Probleme. ◀

▪ Ursache und Entstehung

Eine Aphasie wird in der Regel erworben, nachdem der Spracherwerb bereits abgeschlossen ist. Typischerweise setzt eine Aphasie plötzlich ein. Die Ursachen hierfür sind in absteigender Folge: Schlaganfälle, Schädel-Hirn-Traumen, Hirntumoren, Hirnatrophien, entzündliche Erkrankungen des Zentralnervensystems (ZNS) und Hypoxien (vgl. Wehmeyer et al. 2021). Mehrheitlich ist die linke Großhirnhemisphäre betroffen, weil bei den meisten Rechtshänder:innen, als auch einem großen Teil der Linkshänder:innen die Sprache in der linken Hemisphäre beheimatet ist (Schneider et al. 2021a). Unterscheiden kann man Aphasien weiterhin nach:

- **Ursache** (vaskulär, traumatisch, tumorbedingt, demenziell),
- **Läsionsort**,
- **Zeitraum**,
- **Flüssigkeit** (flüssige Aphasie versus nichtflüssige Aphasie) oder nach
- den sich **klinisch zeigenden Syndromen** (z. B. amnestische Aphasie, Wernicke-Aphasie, Broca-Aphasie, globale Aphasie) bzw. **Sonderformen**.

Wenn Aphasien nach dem **Zeitraum** ihres Bestehens eingeteilt werden, so kann man sagen, dass eine akute Aphasie zwischen vier und sechs Wochen besteht. Eine postakute Aphasie besteht bis zwölf Monate und eine chronische Aphasie ab zwölf Monaten nach dem ersten Auftreten. Sind im Rahmen einer Behandlung oder Rehabilitation Symptome einer Aphasie so weit zurückgebildet, dass sie gering ausfallen und einem Laien nicht zwingend auffallen, so spricht man von einer Restaphasie. In einer Aphasie-Untersuchung wie dem Aachener Aphasie-Test (AAT) würde „keine Aphasie" diagnostiziert werden, wobei weiterhin geringe Probleme, z. B. bei der Textverarbeitung oder dem Wortabruf, bestehen können.

Die „Flüssigkeit" einer Aphasie bezieht sich auf die Sprachproduktion. Nicht flüssig bedeutet hierbei eine verlangsamte Sprechgeschwindigkeit mit vielen Unterbrechungen, verminderter Anzahl der Worte bzw. Phrasenlänge sowie erhöhter Sprachanstrengung. Kombination von Symptomen sind beobachtbar.

Wie vorangehend genannt, gibt es beschriebene Standardsyndrome für Aphasien mit vaskulärer Ursache (globale Aphasie, Wernicke-Aphasie/sensorische Aphasie, Broca-Aphasie/motorische Aphasie, amnestische Aphasie). Allen vier Aphasien ist jeweils ein Leitsymptom zugeordnet. Dieses beschreibt das jeweils vorherrschende Syndrom. In der nachfolgenden ☐ Tab. 15.1 werden die Standardsyndrome in ihren Unterschieden genauer dargestellt.

■ Diagnostik

Für Schlaganfallpatient:innen werden z. B. Einschränkungen der Sprach- und Sprechfähigkeiten mittels National Institutes of Health Stroke Scale (NIHSS) erfasst. Um Veränderungen in Sprache- und Sprechfähigkeit vor allem während der ersten 72 h der Schlaganfall-Komplexbehandlung objektivierbar einschätzen zu können, ist es empfehlenswert, dass Pflegefachpersonen den NIHSS als Standardmaßnahme zu Beginn jeder Schicht sowie bei Bedarf (z. B. bei akuter Verschlechterung) durchführen. Hierfür eignet sich das Zusatzmaterial der NIHSS, das dem Original beiliegt. Das Zusatzmaterial besteht

◘ Tab. 15.1 Klassifikation der aphasischen Syndrome mit Leitsymptomen im Vergleich; in Anlehnung an Hacke (Stolzenburg und Hacke 2016).

	Amnestische Aphasie	Wernicke-Aphasie	Broca-Aphasie	Globale Aphasie
Leitsymptom	Wortfindungs-störungen	Paragrammatismus[1], Paraphrasien, Jargon	Agrammatismus[2]	Sprachauto-matismen
Sprach-produktion	meist flüssig	meist nicht gestört	erheblich ver-langsamt	spärlich, auch Sprachauto-matismen
Artikulation	meist nicht gestört	meist gut erhalten	oft dysarthropho-nisch[3]	meist dysar-throphonisch[3]
Sprach-melodie/-rhythmus	meist gut erhalten	meist gut erhalten	oft nivelliert, auch skandierend[4]	oft nivelliert, bei Automatis-men gut er-halten
Satzbau	kaum gestört	Verdoppelungen und Verschränkungen von Sätzen und Satzteilen (Paragrammatismus[1])	nur einfache Satz-strukturen, Fehlen von Funktionswörtern (Agrammatismus[2])	nur Einzel-wörter, Flos-keln, Sprachauto-matismen
Wortwahl	Ersatzstrategien bei Wortfindungs-störungen, einige semanti-sche Paraphasien[5]	viele semantische Para-phasien[5], oft grob vom Zielwort abweichend, se-mantische Neologismen; in der stärksten Form semantischer Jargon[6]	relativ eng be-grenztes Vokabu-lar, kaum semanti-sche Paraphasie[5]	Äußerst be-grenztes Voka-bular, grob ab-weichende se-mantische Paraphasien[5]
Lautstruktur	einige phonemati-sche Paraphasien[7]	Viele phonematische Paraphasien[7] bis zu Neologismen[8], auch phonematischer Jargon[9]	viele phonemati-sche Paraphasien[7]	sehr viele pho-nematische Paraphasien[7] und Neologis-men[8]
Verstehen	leicht gestört	stark gestört	leicht gestört	stark gestört

[1]Paragrammatismus = Satzteilverschränkungen und Satzteilverdopplungen in flüssiger Art

[2]Agrammatismus = stark reduzierte Ein- bis Zweiwortsätze, nur Inhaltswörter ohne Verknüpfungen (Auslassen von Pronomen oder Präpositionen)

[3]dysarthrophonisch = "verwaschene"/undeutliche Sprache, entsteht durch sprechmotorische Störungen kombiniert mit Artikulation und Atmung

[4]skandierend = monotone, abgehakte, nicht flüssige Sprache

[5]semantische Paraphrasie = das Zielwort wird durch ein tatsächlich existierendes Wort ersetzt, dessen Bedeutung Ähnlichkeit hat z. B. Auto à Bus

[6]semantischer Jargon = überschießende Sprachproduktion mit sinnloser Aneinanderreihung von Wörtern, Redefloskeln

[7]phonematische Paraphrasie = das verwendete Wort unterscheidet sich nur in einem Laut (Auslassung, Umstellung, Hinzufügung) vom Zielwort z. B. Blume wird zuà Blule

[8]Neologismus = Wortneubildung

[9]phonematischer Jargon = Veränderung eines Wortes durch Auslassung, Umstellung, Hinzufügung einer oder mehrerer Laute (Wortneubildungen, Neologismen)

zum einen aus einem Bild, das eine Frau zeigt, die in der Küche Geschirr spült, während das Waschbecken überläuft und im Hintergrund zwei Kinder auf einen wackeligen Hocker steigen und Kekse aus einer Dose im Schrank nehmen wollen. Zum anderen sind Gegenstände wie ein Handschuh, eine Hängematte, ein Kaktus, eine Feder, ein Sessel und ein Schlüssel abgebildet. Der NIHSS gibt unter anderem mit diesen Aufgaben zur Benennung und Beschreibung erste Anhaltspunkte für das gesamte therapeutische Team bezüglich Aphasien. Im Anschluss an die Ersteinschätzung mittels NIHSS wird vom logopädischen Fachpersonal ein genaueres Assessment, z. B. mittels AAT oder Regensburger Wortflüssigkeits-Test (RWT) durchgeführt, um nur zwei Beispiele aus einer langen Liste zu nennen.

Zu beachten ist, dass die Aphasiediagnostik in der Akutphase eine besondere Herausforderung darstellt, da die Konzentration der Patient:innen eingeschränkt sein kann, die Betroffenen ggf. mit einer geblockten Trachealkanüle versorgt sind oder der Gesundheitszustand ggf. noch instabil ist und fluktuiert. Ein klares aphasisches Syndrom ist erst postakut (nach 4–6 Wochen) klar zu benennen.

■ Therapie, Versorgung und pflegetherapeutisches Handeln

Warum ergibt Logopädie bei Aphasie Sinn? Wie bereits zuvor beschrieben, lassen sich (vaskuläre) Aphasien einteilen in akut, postakut und chronisch. Die zeitlichen Einteilungen lassen sich hierbei auf die Reorganisations- und Erholungsprozesse im Hirn zurückführen.

- Die **Restitution** beschreibt dabei die spontanen Rückbildungen von Aphasien, die z. B. aufgrund der vorübergehenden Gewebsschädigungen im Bereich der Penumbra und Hirnödeme entstanden sind. Bilden sich Penumbra und Ödeme innerhalb der ersten sechs Wochen zurück, kann sich das betroffene Gewebe erholen.
- Rückbildungen aphasischer Symptome in der Postakutphase fallen in die Kategorien der neuronalen und funktionellen **Reorganisation** und werden in den nächsten beiden Schritten beschrieben.
- Die **Substitution** wird den meisten wohl eher unter „Neuroplastizität des Gehirns" bekannt sein: Benachbarte, gleichwertige Zellen können die Funktion der dauerhaft geschädigten Areale übernehmen. Durch mehrfache neuronale Umleitung und Nutzung anderer „Wege" werden kleine „Trampelpfade" zu größeren „Informationsstraßen" ausgebaut. Dies gelingt z. B. durch die regelhafte Sprachtherapie.
- Zu guter Letzt bleibt dem Gehirn die Möglichkeit, mittel- und langfristig weniger verwandte Teile oder Strukturen der kontralateralen Gehirnhälfte anzusteuern (= **Kompensation**).

In der Logopädie lernen die Betroffenen, „eine verloren gegangene Sprachfunktion, wie etwa das Benennen, durch eine ähnliche Verhaltensweise, wie z. B. das Umschreiben, zu kompensieren" (Schneider 2021). Sind nach dieser funktionellen Reorganisation die eigentlichen linkshemisphärischen Areale später wieder nutzbar, findet ein Re-Shift (Rückwechsel) zur sprachdominanten Hirnhälfte statt.

Die logopädische Therapie richtet sich nach der zeitlichen Phase und den angestrebten psychosozialen kommunikativen Teilhabezielen der Betroffenen. Sie nutzt dabei Strategien, welche die vier oben genannten Mechanismen entsprechend triggern. Ziele des Pflegefachpersonals sollte bei Betroffenen mit Aphasie die Unterstützung der Sprachtherapie sein. Wie kann das gelingen? Zum einen werden den Betroffenen Übungen vermittelt, die sie regelmäßig durchführen sollen. In den Kliniken liegen diese oftmals auf den Nachttischen. In der Akutphase können Pflegefachpersonen diese beiläufig ansprechen und mit den Patient:innen üben. Für die Zeit nach den Klinikaufenthalten gilt: kontinuierliche Logopädie und Unterstützung der Übungen durch pflegende Angehörige.

Prinzipien der basalen Stimulation können im Alltag durchgehend pflegerische Anwendung finden, darunter die Verwendung von Hilfsmitteln wie Sehhilfen und Hörgeräten. Ganz besonders wichtig ist das Einsetzen von Voll- oder Teilprothesen, da diese das Sprachbild deutlich verändern und verbessern.

Pflegediagnostisches und -therapeutisches Handeln sollte ganz besonders bei Aphasie ressourcenorientiert verstanden werden, denn die Frustration der Betroffenen steigt schnell. Erschwert werden kann die Kommunikation durch Aufmerksamkeitsstörungen, Konzentrationsmangel, schnelle Ermüdbarkeit, Hemianopsie, Neglect, Verlangsamung, Gedächtnisstörungen und eingeschränkte Orientierung. Daher ist das Lenken der Betrachtungsweise auf Positives sowie auf vorhandene Ressourcen der zu pflegenden Personen sehr hilfreich.

Praxistipp: Kommunikation und Interaktion mit aphasischen Menschen

- Störungsfreie Gesprächsatmosphäre herstellen, ausreichend Zeit einplanen, schnelle Themenwechsel vermeiden.
- Blickkontakt ermöglichen, 90°-Sitzposition unter Berücksichtigung von Gesichtsfeldeinschränkungen.
- Kurze, klare Sätze mit betonten Schlüsselwörtern, geschlossene Fragen bevorzugen.
- Themenkonstanz wahren, personzentrierte Haltung.

- Kommunikationshilfen verwenden (Schreibmaterial, unterstützende Kommunikation wie Bilder, Zeigewörterbücher, Piktogrammtafeln).
- Stimulation durch Umweltreize und Gesprächsanlässe.
- Bezugspersonen/Dolmetscher:innen bei Bedarf einbeziehen.

Ressourcen können auch in einem adäquaten Einsatz von Mimik und Gestik bestehen bzw. in der Verwendung von nonverbalen Kommunikationsformen, unter anderem mithilfe von Fähigkeiten wie Lesen und/oder Schreiben oder mit Hilfsmitteln, wie z. B. Kommunikationstafeln. Die Offenheit der Betroffenen, alternative Kommunikationsmethoden auszuprobieren, ist hier hilfreich. Weiterhin essenziell sind einfühlsame Kommunikationspartner (Pflegefachpersonen, Angehörige etc.) und die gefühlte Sicherheit, vom sozialen Umfeld weiterhin als Kommunikationspartner:in wahrgenommen zu werden.

Tipp: Unterstützende Kommunikation (UK) für den (klinischen) Alltag
- Umfangreiche Tipps zu Aphasie und UK sowie Buchempfehlungen, Bildtafeln und Apps gibt es hier:
- ▶ https://schlaganfall-wissen.de/aphasie/bildkarten/
- UK-Pflege-App (von Quantumfrog) für iOS und Android (kostenlos)
- „OhneWörterBuch: 650 Zeigebilder für Weltenbummler"
- Beratung und Information zu Buchstabentafeln, Kommunikationstafeln, (elektronischen) Hilfsmitteln bei verschiedensten sprachlichen Unterstützungsbedarfen über das Hilfsmittelnetzwerk: ▶ https://www.hmnw.de/buchstabentafel.htm

15.2 Dysarthrie

▶ Fallbeispiele

Frau Schuster (40 Jahre) hat Multiple Sklerose (MS) und eine deutlich skandierende Sprechweise: Ihre Sprache wirkt abgehackt und silbisch betont, ähnlich einem Stakkato in der Musik. Bei längeren Sätzen wie „Ich möchte heute Nachmittag einkaufen gehen" trennt sie die einzelnen Silben überdeutlich: „Ich-möchte-heu-te-Nach-mit-tag-ein-kau-fen-ge-hen". Die Sprechgeschwindigkeit ist verlangsamt, und es kommt zu überschießenden Betonungen einzelner Silben. Zusätzlich bemerkt man eine leichte Sprechanstrengung, besonders gegen Ende längerer Äußerungen. Das Sprechtempo ist deutlich verlangsamt, bleibt aber über die gesamte Äußerung weitgehend konstant.

Herr Fernández (61 Jahre) hat Parkinson vom akinetisch-rigiden Typ. Besonders zu Gesprächsbeginn ist seine Stimme kaum hörbar, verstärkt sich aber leicht, wenn er darauf aufmerksam gemacht wird. Bei Unterhaltungen fällt auf, dass die Lautstärke im Verlauf abnimmt, sodass die letzten Worte oft nur noch geflüstert werden. Seine Artikulation wirkt verwaschen. Beim Vorlesen des Satzes „Der kleine Hund spielt im Garten" werden die Endsilben zunehmend undeutlicher und leiser. Die Sprechgeschwindigkeit ist weitgehend normal, kann aber besonders bei Aufregung zu einem überhasteten Sprechen führen. ◄

■ Definition und Symptomatik

Die Dysarthrie (auch Dysarthrophonie, Dysarthropneumophonie) beschreibt, wie neuromuskuläre Bewegungsstörungen von Atem-, Stimm- oder Artikulationsorganen sensomotorisch ungenaue Umsetzungen beim Sprechen zur Folge haben. Die Dysarthrie fällt unter die zentralen sprechmotorischen Störungen. Dabei sind wesentliche motorische Vorgänge zur Ausführung von Sprechbewegungen betroffen. Beeinträchtigte muskuläre Systeme können hierbei auf respiratorischer, laryngealer (Kehlkopf) oder supralaryngealer (oberhalb des Kehlkopfes gelegener) Ebene liegen (vgl. Schneider et al. 2021b). Das Sprachverständnis bleibt erhalten. Je nach zugrunde liegender Krankheit bzw. Bewegungsstörung kommt es zu typischen Auswirkungen auf die Sprechweise. So können Dysarthrien nach ihrer motorischen Störung (a), der klinischen Bezeichnung (b) sowie dem Ort der Läsion unterschieden werden (vgl. Hacke 2016). Die folgenden fünf Syndrome lassen sich klassifizieren (vgl. Schölderle und Staiger 2018).

Die **hypertone** (spastische) **Dysarthrie** (a) ist eine kortikale Dysarthrie (b). Der Ort der Läsion ist der motorische Kortex und/oder absteigende motorische Bahnen. Hierbei ist die Muskelspannung der Sprechmuskeln erhöht, die Stimme klingt gepresst, angestrengt und rau. Das Tempo ist langsam. Beispielhaft für diese Dysarthrie ist die Zerebralparese zu nennen.

Die **hypotone** (schlaffe) **Dysarthrie** (a) ist eine bulbäre Dysarthrie (b). Der Ort der Läsion ist im Hirnstamm. Durch eine verringerte Muskelspannung klingt die Stimme leise, behaucht und tiefer, die Sprechenden sind schnell erschöpft. Beispielhaft für diese Dysarthrie ist die Myasthenia gravis zu nennen.

Die **rigid-hypokinetische Dysarthrie** (a) ist eine extrapyramidale Dysarthrie (b). Der Ort der Läsion sind die Basalganglien. Betroffene sind in Atmung, Kehlkopf- und Gesichtsmuskulatur eingeschränkt beweglich. Dadurch entsteht eine leise Stimme mit undeutlicher Artikulation. Beispielhaft für diese Dysarthrie ist Parkinson zu nennen.

Die **ataktische Dysarthrie** (a) ist eine zerebelläre Dysarthrie (b), der Ort der Läsion ist das Kleinhirn. Typisch ist ein skandierendes Sprechen: die Variationen in Lautstärke, Tonhöhe und genauer Artikulation kommen z. B. bei der Friedrich-Ataxie vor.

Eine **gemischte Dysarthrie** (hypo- und hyperton) (a) wird auch (pseudo)bulbäre Dysarthrie genannt (b). Ursächlich können multiple Läsionen in unterschiedlichen Hirnarealen vorliegen. Beispielsweise können bei MS ataktische, spastische und schlaffe Komponenten vorliegen. Bei amyotropher Lateralsklerose (ALS) entwickelt sich typischerweise eine spastische Komponente durch die Schädigung des ersten Motoneurons sowie eine schlaffe Komponente durch die Schädigung des zweiten Motoneurons.

Bei Schlaganfällen kann die Dysarthrie, ähnlich wie bei der MS, je nach Ort der Läsion unterschiedlich ausgeprägt sein. Außerdem kann die Dysarthrie nach einem Schlaganfall allein oder auch in Kombination mit einer nichtflüssigen Aphasie auftreten. Die Dysarthrie unterscheidet sich von der Aphasie durch Artikulationsfehler und Begleitsymptome wie Schluck- und Atemstörungen. Oftmals ist die Stimmgebung verändert, die Sprache kann hypernasal klingen. Durch erhöhte Sprechanstrengungen können sich die Sprachmelodie und das Sprechtempo ändern. In den seltensten Fällen treten Dysarthrien in „Reinformen" auf, d. h. es können Symptome vorliegen, die zu mehreren Läsionen passen.

■ Diagnostik

Für initiale diagnostische Anhaltspunkte kann bei vaskulären Dysarthrien der NIHSS (PLUS Pflege) herangezogen werden. Dabei sind folgende Untersuchungsaspekte zu bewerten:

- Testung einer Fazialisparese (z. B. Grinsen, Stirn runzeln und Zunge rausstrecken),
- Testung auf Sensibilitätsstörungen oder sensorischen Neglect des Gesichts und auf
- dysarthrische Symptome (Benennen und Vorlesen des Zusatzmaterials).

Für die logopädische Diagnostik werden hauptsächlich auditive Verfahren angewendet, bei denen es darum geht, dass Sprechproben (z. B. Nachsprechaufgaben, Lesetext: Zungenbrecher oder Wortwiederholungen) erhoben werden. Die auditive Einschätzung kann durch standardisierte Untersuchungsverfahren und apparative Analysemethoden ergänzt werden (z. B. KommPaS: ► https://kommpas-neurophonetik.de/).

Zu beachten ist bei der Auswahl der Diagnoseverfahren die Grunderkrankung und Art der Dysarthrie. So kann es sein, dass ein Patient/eine Patientin mit Parkinson, tiefem Hirnstimulator und kurz nach der Levodopa-Einnahme (im „ON") kaum dysarthrische Symptome zeigt, aber zwei Stunden später bereits im „OFF" ist und deutlich dysarthrisch spricht.

Zusätzlich zum Assessment der Betroffenen ist das Heranziehen von Informationen durch die Angehörigen hilfreich. Gerade bei Betroffenen, die einen starken Dialekt sprechen, ist für die Pflegefachpersonen oder das therapeutische Fachpersonal nicht ersichtlich, ob eine Dysarthrie vorliegt. Ebenfalls hilfreich zu erfragen ist, wie häufig am Tag oder pro Woche eine fremde Person den/die Sprechende darum bitten muss, das Gesagte zu wiederholen.

■ **Therapie und pflegetherapeutisches Handeln**

Je nach den Bedürfnissen und Bedarfen der Betroffenen zur Teilhabe am kommunikativen Leben werden die Therapieziele festgelegt.

Die Therapie kann generell aus vier Säulen zusammengesetzt werden: Übungsbehandlungen, Einsatz von Kommunikationshilfen, medikamentöse Maßnahmen und chirurgische Eingriffe. Die letzten beiden Säulen stellen dabei eine nachgeordnete Rolle dar, da sie nur auf spezielle Störungsbilder und Ursachen anzuwenden sind und die Datenlage teils uneindeutig ist.

Erste Bausteine des pflegetherapeutischen Handelns sind fachliche Information, Aufklärung sowie die Entwicklung eines Krankheitsverständnisses. Meistens sind für die Betroffenen jedoch die zwischenmenschlichen Aspekte der Beratung und Unterstützung in der Entwicklung selbstwirksamer Strategien vordergründig: z. B. die Angst, fälschlicherweise in der Öffentlichkeit als „lallende, betrunkene Person" bezeichnet zu werden oder am Telefon nicht verstanden zu werden, weil die Dysarthrie bei Aufregung stärker wird.

Hier gilt es nach Krankheitsursache und Ziel gemeinsam mit den Betroffenen geeignete Übungen uns Strategien zu entwickeln. Logopädisch steht die Auswahl geeigneter Übungen und Therapieformen im Vordergrund: ob ein Atemtraining oder ein Training für eine laute Stimme, z. B. nach Lee Silverman Voice Treatment (LSVT®) zu bevorzugen ist. Unterstützend werden Kommunikationshilfen angewendet.

Beispielsweise können für Menschen mit Parkinson, die eine Starthemmung beim Sprechen sowie eine im Verlauf zunehmende Hypophonie plagt, ein Sprechbrett oder die eigenen Fingerknöchel Verwendung finden, um in einen Gesprächsfluss zu kommen. Gleichzeitig werden Sitzposition und Atmung trainiert, um in einer Konversation möglichst lange eine laute Stimme aufrechtzuerhalten. Liegt eine andere Grunderkrankung vor, sind die Therapie und die Methoden an dieser auszurichten.

15.3 Sprechapraxie

■ Definition

Die Sprechapraxie ist eine erworbene Sprechstörung und fällt, wie die Dysarthrie, unter die zentralen sprechmotorischen Störungen. Sie betrifft, wie auch die Apraxie im Allgemeinen, die Planung und Koordination der Sprechmotorik. Sie geht häufig mit einer bukkofazialen Apraxie einher.

■ Fallbeispiel

Herr Rossi (78 Jahre) hat eine Sprechapraxie. Er versteht geschriebene und gesprochene Sprache vollständig und kann inhaltlich auch komplexe Sätze korrekt bilden. Sein Hauptproblem liegt in der korrekten motorischen Umsetzung des Sprechens – er sucht sichtbar nach der korrekten Mundstellung. Er weiß genau, was er sagen will, hat jedoch bei einzelnen Worten Artikulationsschwierigkeiten. Er braucht für manche Worte mehrere Anläufe zur korrekten Aussprache. Besonders bei Konsonantenhäufungen wie in „Strumpf" oder „Pflaume" hat er Mühe, die Laute in der richtigen Reihenfolge zu artikulieren. Seine Sprechgeschwindigkeit ist deutlich verlangsamt, die Aussprache klingt mühevoll und roboterhaft.

■ Ätiologie und klinisches Bild

Vaskulär bedingte Sprechapraxien resultieren in der Regel aus einer linksseitigen Läsion im Versorgungsgebiet der Arteria cerebri media. Betroffen sind hierbei insbesondere die dem Broca-Areal benachbarten Strukturen wie der prämotorische Kortex, das frontale Operculum, die Inselrinde und das darunterliegende Marklager. Aufgrund der Nähe der Läsionen zum Broca-Areal tritt eine Sprechapraxie häufig in Kombination mit einer Aphasie auf, was die Differenzialdiagnose erschwert. Diese Störung der sprechmotorischen Planung ist unabhängig von der Händigkeit.

Anders als bei einer Dysarthrie, bei der konstante Artikulationsfehler aufgrund einer gestörten Sprechbewegungsausführung auftreten, zeigt sich die Sprechapraxie durch ein inkonstantes Fehlermuster mit Such- und Korrekturverhalten bei der Artikulation, wobei sogenannte „Inseln intakter Sprachproduktion" möglich sind. Im Gegensatz zur Aphasie, die eine zentrale Sprachstörung auf linguistischer Ebene darstellt, manifestiert sich die Sprechapraxie primär durch eine gestörte Sprechbewegungsplanung, die sich in hörbarer Sprechanstrengung, gestörter Prosodie und einem reduzierten Sprechtempo mit Unterbrechungen im Redefluss äußert. Charakteristisch für die Sprechapraxie sind zudem das silbische Sprechen sowie die deutliche Unzufriedenheit der Betroffenen mit ihrer eigenen Sprechleistung, während bei Aphasie und Dysarthrie diese spezifische Kombination von Symptomen nicht auftritt.

Exkurs: Was ist Prosodie?
Prosodie beschreibt die melodischen und rhythmischen Eigenschaften der gesprochenen Sprache. Darunter fallen Intonation, Betonung, Sprechtempo, Sprechrhythmus und Pausen. In der Phonetik gilt sie als suprasegmentales Merkmal, also eine akustische Eigenschaft, die sich über mehrere Einzellaute hinweg erstreckt.

Beispielsweise bekommt das Wort „umfahren" durch die Betonung auf die erste bzw. zweite Silbe zwei unterschiedliche Bedeutungen: Wird die erste Silbe betont, bedeutet es, „[etwas] durch Dagegenfahren zu Fall bringen". Die Betonung der zweiten Silbe bedeutet „um [etwas] herumfahren".

Prosodie hat darüber hinaus mehrere Funktionen: Sie vermittelt emotionale Bedeutung, sie ermöglicht, dass Satzarten (Fragen oder Aussagen) aus dem Gesprochenen hervorgehen und Sprecherwechsel deutlich werden.

■ Diagnostik, Differenzialdiagnostik und Logopädie

Erste Anhaltspunkte zur Diagnostik der Sprechapraxie können im NIHSS gefunden werden. Zwar testet der NIHSS die Sprechapraxie nicht explizit ab, jedoch können durch Zuhilfenahme des Zusatzmaterials (Bildbeschreibungen und Aufgaben zum Vorlesen) Aphasie und Dysarthrie ausgeschlossen werden. Aufgrund der häufigen Assoziation der Sprechapraxie mit der nichtflüssigen Aphasie kann die Abgrenzung schwerfallen.
Bei der logopädischen Differenzialdiagnostik geht deshalb es darum, die Sprechapraxie von einer Aphasie, Dysarthrie oder anderen Kommunikationsstörungen wie bei der Demenz zu unterscheiden, damit die Therapie entsprechend ausgerichtet werden kann. Logopädisches Fachpersonal wendet bei der Diagnostik perzeptive Verfahren an, d. h. die Artikulation, Prosodie und das Sprechverhalten werden auditiv und visuell beurteilt. Dafür wird die Spontansprache mittels spezifischer offener und geschlossener Fragen geprüft, in denen Beschreibungen, Floskeln und Zahlen abgefragt werden. Dabei werden auch die Verständlichkeit und der Kommunikationserfolg beurteilt. Nützlich bei der diagnostischen Einschätzung kann die 10-Punkte-Checkliste sein, welche häufigen Kriterien bei Sprechapraxie benennt. Die Wahrscheinlichkeit einer Sprechapraxie steigt mit der Anzahl der bejahten Kriterien.

Die therapeutischen Übungen orientieren sich an den Auswirkungen auf die kommunikative Teilhabe. Die Therapieplanung erfolgt daher auf Basis individueller Zielsetzungen. Ob das Üben kurzer, alltagsrelevanter Äußerungen oder das Halten eines Vortrags bzw. das Führen einer stressfreien Diskussion im Vordergrund steht – methodisch können verschiedene Techniken angewendet werden. So finden sensorische Vermittlungstechniken (auditiv, taktil oder visuell, z. B. ▶ http://speechtrainer.eu/spetra/index.htm) Anwendung, mit deren Hilfe die korrekten artikulatorischen Bewegungsmuster angebahnt werden. Stimulusmaterial wird in Aufgabenstellungen, wie lautem Lesen, dem Führen von Dialogen oder Nachsprechen genutzt.

■ **Pflegetherapeutisches Handeln**

Die Hauptaufgabe von Pflegefachpersonen besteht darin, logopädische Übungen gemäß der individuellen Therapie zu unterstützen. Weiterhin sind die Beantwortung und Beratung zu alltagspraktischen Fragen der Kommunikation wesentlich. Grundlegende Prinzipien für Angehörige und Pflegende in der Kommunikation mit den Betroffenen sind geduldiges Verhalten und das Einräumen von ausreichend Zeit sowie das Schaffen einer ruhigen und stressfreien Atmosphäre, wie es auch bei Aphasie und Dysarthrie empfehlenswert ist.

Da nicht das Denkvermögen oder die Sprachplanung beeinträchtigt sind, ist das Redetempo der Gesprächspartner:innen nicht absichtlich zu reduzieren. Gesprächspartner können jedoch darauf achten, den Betroffenen nicht ins Wort zu fallen, sodass der Redefluss nicht zusätzlich unterbrochen wird. Auch Verbesserungen einzelner Worte sind nicht empfehlenswert, sofern der Inhalt verständlich ist. Falls Inhalte dennoch unverständlich sein sollten, ist es empfehlenswert, das zuvor Verstandene zusammenzufassen und eine anschließende Rückfrage zu stellen, die ggf. mit ja oder nein beantwortbar ist. Auf unterstützende Kommunikation, wie bei Aphasien, kann ebenfalls zurückgegriffen werden.

Für Betroffene ist es hilfreich, an eine entspannte Körperhaltung und ruhige Atmung zu denken. Fehler im Gesprochenen sind oft schwer zu akzeptieren, wichtiger ist jedoch, dass das Gegenüber den Inhalt versteht. Das Aufschreiben schwieriger Wörter kann helfen, sie leichter abzurufen. Gestik und Mimik sollten verstärkt eingesetzt werden, um das Gesprochene nonverbal zu unterstützen.

Pflegefachpersonen, die Betroffene in der Akut- und Rehabilitationsphase betreuen, können besonders bei der Bewältigung der psychosozialen Aspekte unterstützen. Sie erleben, welche Herausforderungen sich für Betroffene und deren Angehörige in der Alltagskommunikation ergeben und können Beratungsinhalte ableiten. Oftmals ergeben sich Inhalte zur Unterstützung beim Krankheitsverständnis. Beispielhaft lässt sich nennen, dass für Angehörige oder Außenstehende Kommunikationssituationen fälschlicherweise wie mangelndes Interesse, Langeweile oder „Betrunkenheit" der Betroffenen wirken können. Außerdem kann ein Dialekt aufgrund von reduzierter Sprechgeschwindigkeit verändert sein oder die Kommunikation ist für die Betroffenen besonders anstrengend und führt daher zu tagesform- oder themenabhängigen Leistungsschwankungen.

15.4 Dysphagie

In diesem Abschnitt werden neurogene Dysphagien beschrieben, weswegen andere Dysphagien, z. B. aufgrund von HNO-Tumoren, nicht thematisiert werden. Während die ersten Abschnitte die Grundlagen behandeln, widmen sich die folgenden Abschnitte den praktischen Aspekten des Dysphagiemanagements in der Pflege. Da das Dysphagiemanagement bei neurogenen Dysphagien ein umfassendes Thema ist, wird empfohlen, besonders die S1-"Leitlinie „neurogene Dysphagie" heranzuziehen.

■ **Definition**

Der Begriff Dysphagie kommt aus dem Griechischen. „Dys" steht für „gestört", „phagie" heißt übersetzt „essen". Rein wörtlich bedeutet der Begriff „Essstörung". Dysphagie bezeichnet die Störung des Schluckvorgangs, die in einer oder mehreren Phasen des Schluckens (oral, pharyngeal, ösophageal) auftreten kann. Sie äußert sich durch erschwerte oder unmögliche Nahrungsaufnahme, die zu Aspirationen führen kann.

> ▶ **Fallbeispiel**
>
> Der 78-jährige Herr Müller hat seit 20 Jahren Parkinson vom akinetisch-rigiden Typ und hat Pflegegrad 3. Er lebt mit seiner Ehefrau als Hauptpflegeperson zu Hause. Die Pflegefachfrau vom ambulanten Pflegedienst, Anne Abraham, ist zum Erstgespräch bei der Familie.
>
> Frau Müller berichtet, dass vor einem Jahr im Krankenhaus bei ihrem Mann eine leichte Dysphagie diagnostiziert wurde. Trotz empfohlener Maßnahmen (Schlucktechniken und Hilfsmittel) beobachtet Anne Abraham, dass das Schlucken nur langsam in Gang kommt. Die Ehefrau muss ihn vermehrt dazu auffordern, zu schlucken. Um einen Löffel mit Joghurt vollständig zu schlucken, benötigt er mehrere Teilschlucke. In schlechten Phasen (sog. „OFFs") verblieben mehr Bolusreste im Mund und es käme zum Drooling. Diese Symptome treten zunehmend und fast täglich auf. Herr Müller ergänzt, dass das Essen ihn zunehmend anstrenge und keinen Spaß mehr mache. Auswärts essen würden die Eheleute nicht mehr, da es ihnen unangenehm sei. Anne Abraham führt den Münchner Dysphagie-Test für Parkinson durch, welcher auffällig ist.

Beim Assessment fällt auf, dass Herr Müller im letzten Jahr ca. sieben Kilogramm abgenommen hat, subfebrile Temperaturen hatte, nur knapp auf 1,3–1,5 L Flüssigkeit täglich kommt und dezent stehende Hautfalten aufweist. Seit über sechs Monaten war er nicht bei der Logopädie, da seine Beweglichkeit eingeschränkt ist und sie keine Praxis finden konnten, die Hausbesuche durchführt. Für den nächsten Tag vereinbart Anne Abraham einen Termin zur logopädischen Diagnostik im nahgelegenen medizinischen Versorgungszentrum und plant im Nachgang eine Fallbesprechung mit allen Beteiligten, inklusive der behandelnden Neurologin. ◄

■ Anatomie und Physiologie

Die Definition des Schluckens beschreibt eine Reihe von Bewegungsvorgängen, die rasch und sicher den Transport von unterschiedlichem Material vom Mund in den Mangen bezwecken. „Rasch" heißt in diesem Zusammenhang, dass sich der gesamte Prozess innerhalb weniger Sekunden abspielt. „Sicher" bedeutet, dass das transportierte Gut sich auf dem Weg durch den Pharynx- und Larynxbereich nicht in die Trachea verirrt. Das „unterschiedliche Material", besteht neben Flüssigkeit und Nahrung auch aus Speichel, Sekreten und Reflux. Zusätzlich ist der Akt des Schluckens eine sensomotorische Gesamtleistung: Die motorischen Muskelbewegungen zum Transport des Bolus müssen eng mit den sensorischen Rückmeldungen an den Körper abgestimmt werden. Es erfolgt eine reizabhängige Feinabstimmung während des Schluckaktes. So werden manche Prozesse während des Schluckens nicht komplett willentlich (bewusst) ausgeführt. Einige laufen dank der Medulla oblongata automatisch (spontan, auch im schlafenden Zustand) oder reflektorisch ab.
So kann z. B. das Kauen bewusst in die Länge gezogen werden. Meist schlucken wir jedoch spontan (ohne Aufmerksamkeit darauf zu verwenden). Ist der Schluckreflex jedoch ausgelöst, läuft er automatisiert bis reflektorisch zu Ende ab.

Exkurs: Warum sich Menschen leicht Verschlucken (vgl. Prosiegel und Weber 2018)
Die besondere Anatomie des menschlichen Pharynx und Larynx, die eine vielfältige Lautbildung ermöglicht, begünstigt das Risiko einer Penetration oder Aspiration durch Nahrung oder Flüssigkeit. Die gemeinsame Passage für Atemluft und Speise (vergleichsweise langer Aerodigestivtrakt) führt dazu, dass Schluckstörungen relativ häufig auftreten können. Glücklicherweise kompensieren gesunde Menschen diese anatomische Prädisposition in der Regel durch sensorisch feinfühlige Schutzreflexe, die ein Eindringen von Fremdkörpern in die unteren Atemwege verhindern. Daher ist die Ablenkung durch gleichzeitiges Reden während des Essens risikoreich.

Die am Schlucken beteiligten Hirnareale sind der Schluckkortex und die Medulla oblongata. Der primär motorische Schluckkortex mit dem supplementär-motorischen Areal (SMA) und dem sensorischen Kortex sind dabei wesentliche Akteure. Das SMA arbeitet bilateral und ist an der Planung des komplexen Vorgangs „Schlucken" beteiligt.

Die Medulla oblongata ist währenddessen für die unwillkürliche Atmung, den Puls, das Auslösen des Schluckreflexes sowie den Husten- und Nieß-Reflex oder Erbrechen zuständig. Hierbei reagiert die Medulla oblongata auf Triggerareale in der Schleimhaut von Mundhöhle, Gaumen, Zungenbasis, Rachen, Epiglottis und Larynx. Sie können bei sensiblen Menschen z. B. bereits beim Anreichen von Essen getriggert werden und reflexartig zum Würgen, Husten, Nießen oder Erbrechen führen.

Der Schluckvorgang lässt sich, je nach Literatur, in drei bis fünf Phasen gliedern:
- die präorale Phase,
- orale Vorbereitungsphase und orale Transportphase,
- die pharyngale Phase und
- die ösophageale Phase.

Je nachdem, welche dieser Phasen gestört ist, richtet sich später das Schlucktraining danach. Das Training der sorgfältigen Vorbereitung des Boluses während der oralen Phasen kann den Schluckvorgang maßgeblich beeinflussen. Schluckstörungen während der pharyngalen Phase können durch gezielte Schlucktechniken ausgeglichen werden.

Von besonderer Bedeutung für den pflegerischen Kontext ist neben den klassischen Schluckphasen die präorale Phase. Sie ist besonders beim Anreichen von Essen wichtig: Sehen die Betroffenen den Bolus aufgrund einer Hemianopsie oder eines Neglects nicht, so fehlt die willkürliche Einleitung des Schluckaktes. Gleiches gilt bei Apraxien oder Lähmungen des Gesichts: Ist die willkürliche Einleitung des Schluckaktes oder der Mundschluss beeinträchtigt, wird der Prozess fehleranfällig und es kommt eher zum Verschlucken.

Symptomkomplex und Leitsymptome

Die ICD-10 benennt drei hauptsächlich zu unterscheidende Dysphagien (ICD-10-GM Version 2024):
- R13.0 = Dysphagie mit Beaufsichtigungspflicht während der Nahrungsaufnahme,
- R13.1 = Dysphagie bei absaugpflichtigem Tracheostoma mit (teilweise) geblockter Trachealkanüle und
- R13.9 = Sonstige und nicht näher bezeichnete Dysphagie.

Dies sind die Klassifikationen von Dysphagie, die ebenfalls im Barthel-Index für die neurologische Frührehabilitation abgefragt werden. Sie stellen nur ansatzweise die Vielschichtigkeit dieses Krankheitsbildes dar. Um ein individuell vollumfängliches Bild von Betroffenen mit Dysphagie in ihren Funktionen, Einschränkungen zur Teilhabe und potenziellen Ressourcen zu bekommen, kann die internationale Klassifikation der Funktionsfähigkeit, Behinderung und Gesundheit (ICF) herangezogen werden. Dieses biosoziale Klassifikationsmodell findet vor allem in der Rehabilitation Beachtung und kann spezifische Bedürfnisse und Ressourcen der Betroffenen abbilden, sodass von den Leitsymptomen klare alltagspraktische Reha-Maßnahmen im Sinne der Personzentrierung ableitbar sind.

Anhand der folgenden Leitsymptome lassen sich Dysphagien unterscheiden.

- **Leaking, Pooling**: Aus dem Englischen kommend, bedeutet Leaking („leckschlagen") das unkontrollierte vorzeitige (prädigultive) Entgleiten oraler Boli nach vorn aus dem Mund (anteriores Leaking) heraus. Das Entgleiten in den Rachenraum wird posteriores Leaking oder Pooling genannt, da sich dort eine Art Pool bildet.
- **Residuen**: bezeichnet Bolusreste, die z. B. aufgrund von verminderter Schubkraft nach dem Schluckakt in den Wangentaschen oder der Pharynxwand verbleiben.
- **Penetration** (laryngeal, nasal), beschreibt den Eintritt von Speichel, Sekret, Speiseresten oder Flüssigkeiten in den Kehlkopfeingang. Tritt dieses Material in die Nase ein, handelt es sich um eine nasale Penetration.
- Gefährlichstes Symptom der Dysphagie ist die **Aspiration.** Aspirationen können diverse Ursachen haben und sich genauso vielfältig äußern. Am deutlichsten sind Aspirationssymptome ca. eine Minute vor oder nach dem Schlucken: Husten, feuchtes gurgelndes Atemgeräusch, veränderte Stimme, Zyanose und Tachykardie. Indirekt können auch verstärkte Verschleimung, Kurzatmigkeit oder Temperaturerhöhungen unklarer Genese sein. Bei einer stillen Aspiration treten diese Symptome nicht ein. Eine stille Aspiration kommt bei ca. 60 % (Dennis et al. 2005) vor.

Diese Leitsymptome machen sich meist durch Verschlucken/Husten während der Nahrungsaufnahme, Speichelfluss oder Speichelretention, eine verlängerte Schluckdauer, Nahrungsreste im Mund, eine gurgelnde oder feuchte Stimmqualität und ggf. Sauerstoffabfälle bemerkbar.

◾ Risikogruppen und Aspirationsprophylaxe

Die Aspirationsprophylaxe bei Dysphagie aller Arten steht an vorderster Stelle – unabhängig von dem Ursprung der Dysphagie. Bei Schlaganfallpatient:innen ist z. B. zusätzlich die Infektionsprophylaxe im Generellen und die Pneumonieprophylaxe im Speziellen besonders wichtig. Warum? Innerhalb der ersten Woche nach einem Schlaganfall konnte in Studien ein durch die Läsionen hervorgerufenes Immundepressionssyndrom beobachtet werden (Dirnagl et al. 2007). Das heißt, Schlaganfallpatient:innen sind in der Akutphase generell anfällig für Infektionen. Je nach Schwere des Infarktes, der Ausprägung von Aphasie und Dysphagie oder benötigter Beatmung, wird das Risiko für eine Pneumonie so zusätzlich gesteigert. Tritt eine Pneumonie ein, steigt die Krankenhausverweildauer ebenso wie die Mortalität und Morbidität (Schaller-Paule et al. 2022).

Risikogruppen sind weiterhin neurologisch Erkrankte, die einen chronisch-progredienten Krankheitsverlauf haben (z. B. Parkinson) oder bei denen sich das Krankheitsbild schubweise verändert (z. B. MS). Dysphagien und Aspirationen können sich schleichend entwickeln, ohne dass die Betroffenen es selbst bewusst wahrnehmen. Hier ist pflegerische Expertise im akuten Setting sowie im ambulanten, langzeitstationären sowie rehabilitativen Setting für das Screening essenziell.

Die Ursachen für neurogene Dysphagien sind sehr vielfältig. Daher werden im Folgenden nur die Ursachen und Risikogruppen aufgezählt, die auch im pflegerisch-neurologischen Alltag häufig wiederkehren (Dirnagl et al. 2007; Schaller-Paule et al. 2022):

- Alter (Körperprozesse verlangsamen sich im Alter generell, so auch der Schluckakt. Diese Dysphagie nennt sich Presbyphagie),
- ischämische und hämorrhagische Infarkte,
- Schädel-Hirn-Traumen,
- Critical-Illness-Polyneuropathie (CIP, nach Beatmung z. B. im Zustand nach Schädel-Hirn-Trauma oder Sepsis),
- Parkinson,
- Demenz,
- Myasthenie,
- Hirntumoren (je nach Lokalisation),
- Multiple Sklerose
- und Chorea Huntington.

Buchempfehlung für Betroffene, Angehörige und Fachpersonen

Ein schön illustriertes Buch mit vielen praktischen Tipps für Personen mit Dysphagie und alle an der Versorgung beteiligten Menschen: „Verschluckt und ratlos" (Corrinth et al. 2024)

- **Screening, Assessment und Diagnostik im Rahmen der Ernährung**

Um Patient:innen mit Risiko für eine Dysphagie zu erkennen und eine angemessene Ernährung sicherzustellen, werden im Folgenden Screening- und Assessmentverfahren erläutert.

Exkurs: Screening versus Assessment – ja, das sind zwei unterschiedliche Dinge!

Screening und Assessment sind seit einiger Zeit gängige Begriffe, die aus dem englischsprachigen Raum zunehmend ihren Weg in die deutsche Versorgungslandschaft gefunden haben. Das Screening beschreibt ein schnelles Überblicksverfahren, welches anhand von prägnanten Untersuchungsfragen oder standardisierten Checklisten Risikopatient:innen erkennen (z. B. Aspirationsrisiko oder Risiko auf Mangelernährung) und über das weitere Verfahren entscheiden soll.

Im Gegensatz zum Screening ist das Assessment ein umfassendes diagnostisches Testverfahren. Das Assessment dauert in der Regel länger und ist ausführlicher. Es dient dazu, sich ein allumfassendes Bild von den untersuchten Personen zu machen und ist die Basis für eine Therapieempfehlung.

In Bezug auf Dysphagie und Aspiration erfolgt initial ein Screening, z. B. durch eine Pflegefachperson. Ist das Screening unauffällig, kann – je nach hausinterner Verfahrensanweisung – ggf. bereits Wasser oral verabreicht werden. Das Screening erfolgt anhand spezifischer vorgegebener Schritte und Merkmale. Sind ein oder mehrere Merkmale auffällig, wird diese Information an das logopädische Personal weitergegeben und ein ausführliches Assessment erfolgt im Anschluss durch dieselben innerhalb von 72 h nach Aufnahme in die Klinik.

Für das autonome Dysphagiescreening durch Pflegefachpersonen in der Schlaganfallversorgung haben Middleton und Pfeilschifter (2020) unter anderem im Protokoll „**Fever Sugar Swallowing (FeSS)**" einen Standard erarbeitet, der auch in Europa deutlich positive Effekte im Dysphagie- und Infektionsmanagement aufzeigen konnte (Middleton und Pfeilschifter 2020). Solch ein autonomes Screening durch Pflegefachpersonen ist jedoch unternehmensintern durch eine Verfahrensanweisung gemeinsam mit dem ärztlichen und logopädischen Dienst abzusprechen, zu schulen und zu implementieren. Die nachfolgende ◘ Tab. 15.2 zeigt exemplarisch ein mögliches Vorgehen.

Je nach zu behandelnder Klientel (z. B. zu Pflegende mit Parkinson, nach Infarkt oder im Weaning) sind das einrichtungsinterne Prozedere und die anzuwendenden Screening- und Assessment-Tools festzulegen. Für die Geriatrie kann z. B. das frei verfügbare Dysphagie-Screening-Tool Geriatrie (DSTG) (Jäger et al. 2020) verwendet werden. Für ein ausführlicheres Screening bei Parkinson, das ggf. auch durch Pflegefachpersonen durchgeführt werden kann, ist der Münchner Dysphagie-Test (MDT-PD, ▶ http://www.mdt-parkinson.de/) (Simons 2012) anwendbar.

▪ Tab. 15.2 Tools zum Dysphagie-Screening und -Assessments im Vergleich

	Screening	Assessment, Anamnese und Befund
Wer?	Geschultes pflegerisches, medizinisches oder logopädisches Personal	Logopädisches Personal
Wann?	Bei Aufnahme, sofort	Innerhalb von 72 h nach Aufnahme, im Verlauf
Tool (Bsp.)	• Gugging Swallowing Screen (GSS) • Wasser-Schluck-Test (WST) • Aspirationsprädiktoren „2 aus 6"	• klinische Schluckuntersuchung (KSU) je nach Vorerkrankungen, z. B. auch Münchner Dysphagie-Test – Parkinson's Disease (MDT-PD) Instrumentelle Diagnostik: • fiberendoskopische Schluckuntersuchung (FEES) • Bei Bedarf auch Videofluoroskopische Schluckuntersuchung (VFSS)
Zweck	Erste Risikoeinschätzung: Ist eine weitere Abklärung nötig?	Logopädische Diagnostik: Grundlage für eine individuelle Therapie

Darüber hinaus ist ein Screening auf Malnutrition durchzuführen, da Malnutrition ein Symptom einer Dysphagie darstellen kann und Grundlage für den initial berechneten täglichen Kilokalorienbedarf darstellt, falls zu Pflegende Nahrungssupplemente oder eine enterale Ernährung erhalten sollen. Viele Kliniken in Deutschland verwenden das Nutritional Risk Screening (NRS), das im Expertenstandard empfohlen wird (Schriftenreihe des Deutschen Netzwerks für Qualitätsentwicklung in der Pflege 2017). Für den ambulanten Sektor und die stationäre Langzeitpflege ist das Malnutrition Universal Screening Tool (MUST) empfohlen, das auch die Europäische Gesellschaft für klinische Ernährung und Stoffwechsel empfiehlt. Zu erwähnen ist, dass neben dem täglichen Kilokalorienbedarf auch der Proteinbedarf von 1–1,5 g pro kg Körpergewicht gedeckt werden muss, damit Regenerationsprozesse und Zellaufbau stattfinden können. Mehr als 2 g Proteine pro kg Körpergewicht sollten jedoch nicht überschritten werden.

▪ **Sichere (orale) Ernährung und Therapie**

Sind Screening, Anamnese und instrumentelle Diagnostik abgehakt, so steht das Ziel „aspirationsfreie (orale) Ernährung" im Vordergrund. Die frühe Oralisierung ist vergleichbar mit der Frühmobilisation. Sie ist ein wesentlicher Bestandteil (pflege-)therapeutischen Handelns, das die Betroffenen nach der Akutphase zu größtmöglicher selbstständiger Ernährung ohne Einschränkungen befähigen soll. Gleichzeitig stellt die frühe Oralisierung eine Prophylaxe dar, sofern sie dem Schweregrad der Dysphagie angepasst ist. Ein früher und hochfrequenter Beginn der Schlucktherapie hat viele positive Effekte, die sich gegenseitig bedingen:

- Förderung des Wohlbefindens,
- Reduktion des Delir-Risikos (durch sensomotorische Förderung und Tagesstruktur),
- Unterstützung einer physiologischen Mundflora zur Reduktion des Pneumonierisikos (Schriftenreihe des Deutschen Netzwerks für Qualitätsentwicklung in der Pflege 2023; Deutsche Gesellschaft für Neurologie 2020),
- Reduktion eines Risikos von Malnutrition und Sarkopenie (Leischker 2019; Wirth et al. 2013) sowie
- Training zur Sicherstellung und zum Erhalt der oralen Ernährung nach Expertenstandard (Schriftenreihe des Deutschen Netzwerks für Qualitätsentwicklung in der Pflege 2017).

Lesetipps

- Großartige praktische Ideen zur Umsetzung von Mundpflege, z. B. auch bei Kindern und dementen Personen, finden sich hier: ▶ www.mund-pflege.net (Mundgesundheit in der Pflege: Lernplattform 2024)
- Alle ernährungsrelevanten Themen über verschiedene Disziplinen hinweg mit klinisch-praktischen Anhaltspunkten finden sich im folgenden Buch: „Ernährungsmedizin, Ernährungsmanagement, Ernährungstherapie: interdisziplinärer Praxisleitfaden für die klinische Ernährung" (Weimann et al. 2019)
- Buch: „Neurogeriatrie: ICF-basierte Diagnose und Behandlung" (Maetzler et al. 2019)
- Für diejenigen, die konkrete Fragen zu dem Thema „Dekanülierung und Dysphagie" haben, bietet die DGN-Leitlinie „Neurogene Dysphagie" hilfreiche Hinweise (Deutsche Gesellschaft für Neurologie 2020).

Die Modulation von **Kontextfaktoren**, wie z. B. die gerade Positionierung im Bett, die Mobilisation in den (Roll-)Stuhl zu den Mahlzeiten oder die Therapie unter Beachtung der personenbezogenen Faktoren, ist ausschlaggebend für den Erfolg der Aspirationsfreiheit. Ebenso sind Maßnahmen zum Speichelmanagement zu treffen, bei denen die Behandlung einer Hypersalivation im interprofessionellen Team z. B. medikamentös mit Scopolamin-Pflastern vorübergehend festgelegt wird. Bei offensichtlicher Sialorrhö oder Drooling ist eine Absaugbereitschaft herzustellen. Bei allen Pflegeempfänger:innen mit einer Dysphagie ist während der Nahrungsaufnahme auf die Wachheit zu achten und die regelmäßige (spezifische) Mundpflege zu sicherzustellen. Wenn die Bildung von Residuen und Bolusresten beobachtet werden kann, muss nach der Mahlzeit eine spezielle Mundpflege erfolgen. Ist die Nahrungs- oder Flüssigkeitsaufnahme dennoch eingeschränkt, jedoch keine Residuen oder Bolusreste zu erkennen, aber der Gang der zu pflegenden Person zum Waschbecken eingeschränkt, dann ist eine reguläre Mundpflege mittels Zahnbürste mehrfach am Tag zu gewährleisten, um das Infektionsrisiko aufgrund von Soor oder Parotitis zu verringern.

Die **Kostadaptation** oder **diätische Veränderung der Speisen** und ihre Akzeptanz bei den Betroffenen sind gute Indikatoren dafür, wie wirksam das Schlucktraining ist: Häufig lassen sich nach wenigen Tagen Verbesserungen beobachten und die Kostformen peu à peu Richtung Normalkost hin anpassen. Die meisten Häuser bieten Dysphagie-Koststufen an, die sich auf einer Abstufung von 1 bis 3 oder 4 bewegen. Dysphagie-Koststufe 1/2 stellt dabei eine weiche, homogene Konsistenz dar, die feinpüriert ist. Zu vermeiden ist z. B. klassischer Wackelpudding, da sich dieser meist in Kontakt mit Speichel zu wässrig auflöst. Besser ist hier z. B. Nutilis Aqua® (oder Vergleichbares). Dysphagie-Koststufe 3 ist grobpüriert und Dysphagie-Koststufe 4 ist weiche Kost (z. B. ungetoastetes Toastbrot).

Zu weiteren unterstützenden diätischen Veränderungen gehört u. a. die Andickung von Flüssigkeiten. Jedoch ist diese Lösung nur bei verspäteter Auslösung des Schluckreflexes oder z. B. bei unvollständigem Larynxschluss indiziert. Sowohl die Kostform als auch Grad der Andickung legt das logopädische Personal fest. Jedoch ist es die besondere pflegerische Aufgabe darauf zu achten, welche Bolusgrößen für die Betroffenen geeignet oder ungeeignet sind. Weiterhin ist bei Sensibilitätsstörungen des Mund- und Rachenraumes auf die richtige Temperatur der Kost zu achten. Die geeignete Platzierung der Nahrung im Mund kann dabei unterstützen, dass das Essen leichter geschluckt wird: ggf. sollte das Essen dort im Mund platziert werden, wo mehr Sensibilität ist. Bei zu Pflegenden mit Parkinson ist die Einnahme von Levodopa mit eiweißreichen Nahrungsmitteln abzustimmen und 30–60 min Abstand zur Nahrungsaufnahme einzuhalten, da sonst die Resorption von Levodopa im Dünndarm mit der Resorption von Aminosäuren aus der Nahrung konkurriert.

Je nach der Größe der Einrichtung, den Konzepten der Küche bezüglich der Zubereitung von Dysphagie-Kost oder dem Engagement der Angehörigen ist auf eine visuell und olfaktorisch ansprechende Aufbereitung der Kost zu achten. Einige Kliniken und Langzeitpflegeeinrichtungen haben ihre Ernährungskonzepte so ausgerichtet, dass der Spaß am Essen erhalten bleibt, dass auf persönliche Vorlieben eingegangen werden kann und dass die Deckung der nötigen Nährstoffe garantiert wird. So ist bei Komorbiditäten wie Demenz darauf zu achten, dass das Essen auch ohne Besteck, als eine Art „Fingerfood", eingenommen werden kann. Ebenfalls tun sich z. B. demente Personen schwer, auf einem weißen Tablett einen weißen Teller zu identifizieren. Hier kann mit einer einfarbigen roten oder wahlweise grünen Unterlage oder Tischdecke unter dem Teller nachgeholfen werden, das Essen zu erkennen.

> **❗ Beachte (Auszug aus der DGN-Leitlinie zu neurogenen Dysphagien):**
> „Trotz des Einsatzes von texturmodifzierter Kost und angedickter Flüssigkeit weisen Patienten mit neurogener Dysphagie ein erhöhtes Risiko für Malnutrition, Dehydratation und Aspirationspneumonien auf und sollten daher im Hinblick auf diese Komplikationen überwacht werden." (Deutsche Gesellschaft für Neurologie 2020)

▪ Hilfsmittel und Sitzposition

Bei neurogenen Dysphagien sind Ess- und Trinkhilfen nicht zu vernachlässigen. Häufig haben Betroffene mit Dysphagie zusätzlich Probleme mit der Motorik eines Arms oder beider Arme. So sollte zuerst eine rutschfeste Unterlage oder ein rutschfester Teller sowie ein erhöhter Rand des Tellers und angemessene Greifhilfen für das Besteck verwendet werden. Ein Becher Joghurt kann darüber hinaus z. B. auch am Tisch festgeklebt oder in eine Tasse gestellt werden. Das erleichtert die möglichst selbstständige Essensaufnahme. Denn die Übung dieser Abläufe fördert verbliebene Ressourcen und ist dann meist sicherer als die Essenseingabe durch Personal. Dies verbindet Ess- und Schlucktraining (Ergo- und Logopädie) optimal miteinander.

Am besten werden die Mahlzeiten, sofern der körperliche Zustand es zulässt, im Sitzen außerhalb des Bettes eingenommen. Dies hat positive Effekte auf Orientierung, Delirprophylaxe, Deprivationsprophylaxe und Rumpfstabilität. Ist dies nicht möglich, empfiehlt sich die Essenseinnahme im stabilen Sitz im Bett (nach Bobath® bzw. LiN®) und mit einem hölzernen Tisch, der im Bett positioniert wird. Dieser Tisch ist oftmals stabiler als der klassische Nachttisch und gibt den Betroffenen Sicherheit. Sie können sich somit auf die Essensaufnahme konzentrieren, ohne sich um einen wackelnden Nachttisch zu sorgen. Dies schont die Ressourcen der Patient:innen für die restliche Bewegungstherapie, sofern noch nicht ausreichend (lange) Rumpfstabilität gewährleistet werden kann, wie es nach Schlaganfällen der Fall sein kann.

Für Personen mit Parkinson ist z. B. der aufrechte Sitz während der Nahrungsaufnahme besonders wichtig. Bei ihnen kann die Kombination krankheitsbedingter Faktoren den Bolustransport besonders erschweren: eine nach vorne gebeugte Haltung (Antecollis), gepaart mit einer bradykinetischen Darmmotilität und Obstipationsneigung sowie die fehlende Längsspannung der Speiseröhre können zu einem sogenannten Korkenzieher-Öspohagus führen. Dieser kann die Nahrungsaufnahme zusätzlich erschweren, zu Fremdkörpergefühl und Völlegefühl führen.

Zuletzt sind für die Flüssigkeitsaufnahme Strohhalme sowie ein Nasenbecher bzw. Nasenausschnittbecher zu empfehlen. Strohhalme ermöglichen eine portionierte Aufnahme von Flüssigkeiten und trainieren gleichzeitig die Sogkraft. Nasenbecher ermöglichen ein aspirationsfreies Trinken, da der Nasenbereich des Bechers ausgeschnitten (frei) ist und so – ohne den Kopf zu überstrecken – der Becher in einem steilen Winkel am Mund entleert werden kann (◘ Abb. 15.1). Pflegefachpersonen leiten Betroffene und deren Angehörige zur korrekten Nutzung der Nasenbecher an, da dieser häufig falsch herum angewendet wird. Hilfreich kann es sogar sein, den Kopf – entgegen der allgemeinen Intuition – während des Trinkens zur Brust zu senken. Die Trachea bleibt so zuverlässiger geschlossen und wird nicht durch ein Überstrecken des Kopfes unbeabsichtigt für Flüssigkeiten geöffnet.

Körperlich einzuübende Schlucktechniken, welche die Nahrungsaufnahme unterstützen, werden nach logopädischer Diagnostik und ggf. unter Sichtkontrolle (nach FEES) individuell festgelegt und eingeübt. Einige dieser Techniken umfassen z. B. Haltungsänderungen, wie das Drehen zur be-

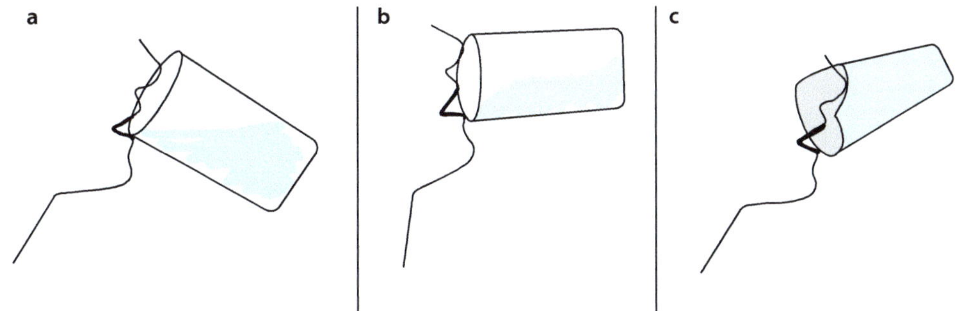

◘ **Abb. 15.1**   (**a**) zeigt das Trinken in neutraler Kopfhaltung, (**b**) zeigt das Trinken mit Glas und Überstreckung des Kopfes, (**c**) zeigt das Trinken mit Nasenbecher: er ermöglicht Trinken ohne Überstrecken des Kopfes (eigene Darstellung)

troffenen Seite der Lähmung, damit der betroffene Recessus piriformis verschließt und der Bolus über die andere Seite weitertransportiert wird.

■ Schlucktechniken im Rahmen der Therapie

Schlucktechniken wie der Chin-Tuck, das Masako-Manöver, das Shaker-Manöver, das supraglottische Schlucken (Luft anhalten und Nachschlucken vor dem Weiteratmen) oder das Stärken der Ausatemkraft sind dabei nur einige wenige Möglichkeiten des Trainings, die nach Festlegung durch das logopädische Personal auch mit Pflegefachpersonen und den Betroffenen geübt werden.

Inhalte einer Beratung der Betroffenen und Angehörigen sollten die individuellen Therapieziele sein sowie der Pathomechanismus der entsprechenden Schluckstörung. Außerdem sollte eine Beratung vor Entlassung die Symptome von Penetration und Aspiration beinhalten sowie Maßnahmen, die zu ergreifen sind, falls im heimischen Alltag Aspirationssymptome beobachtet werden. Das Schlucktraining und die logopädische Rehabilitation erfolgen nach therapeutischen Konzepten wie der Funktionellen Dysphagie-Therapie (FDT), F.O.T.T. (Bobath®) oder der propiozeptiven neuromuskulären Fazilitation (PNF).

> **Pflege-Praxisfakten**
> - Angedickte Flüssigkeiten haben aspiriert einen höheren Schaden als im Originalzustand, der Körper kann sie schlechter resorbieren.
> - Angedickte Flüssigkeiten werden häufiger aspiriert.
> - In Rücksprache mit der Logopädie abwägen: Welche Konsistenzen sind im individuellen Fall sinnvoll?
> - „Nicht jede Person, die hustet, aspiriert auch. Und nur weil eine Person nicht hustet, heißt es nicht, dass sie nicht aspiriert." (Zitat Dr. S. Lapa, Logopädin)
>
> Das heißt also, dass eine frühe FEES mit individueller Therapie und Schluckübungen zur möglichst frühen Oralisierung sinnvoll ist. Denn nicht alle Dysphagien sind gleich.

■ Enterale und parenterale Ernährung

Eine Sonderform der Therapie stellt NPO („nil per os") dar, also die orale Nahrungskarenz. Immer dann, wenn die akute Dysphagie zu schwer ist und der Zustand für voraussichtlich länger als eine Woche anhält, wird für den Zeitraum der akuten Dysphagie eine nasogastrale Magensonde (NGS) empfohlen. Diese NGS bleibt so lange einliegen, bis die orale Nahrungsaufnahme durch die logopädischen Fachpersonen freigegeben wird. Die Betroffenen werden jeden zweiten oder dritten Tag erneut evaluiert, je nachdem in welcher Phase der Genesung sie sich befinden. Das Schlucktraining kann mit einliegender nasogastraler Sonde beginnen, sodass bei unzureichender Energiedeckung durch Dysphagiekost (weniger als 50 % des täglichen Kalorienbedarfs) orale Supplemente (z. B. Trinknahrung) oder die enterale Ernährung ergänzend bis zum errechneten Kilokalorienbedarf sichergestellt werden kann.

Ist die enterale Ernährung nach einem Schlaganfall von mehr als 28 Tagen nötig und absehbar, empfiehlt es sich, in einer klinisch stabilen Phase von einer NGS auf eine perkutane endoskopische Gastrostomie (PEG) zu wechseln. In der FOOD-Studie zeigte sich dabei, dass die Ernährung mittels NGS im Frühstadium gegenüber einer PEG signifikante Vorteile auf die Krankenhausverweildauer und das funktionelle Outcome der zu Pflegenden hat (Dennis et al. 2005). Zusätzlich ist der Schritt zur PEG-Anlage nur zu gehen, sofern dies dem (mutmaßlichen) Willen der zu pflegenden Person entspricht.

Auch wenn die Anlage einer NGS im Fall der akuten Schlaganfallversorgung die beste Versorgung darstellt, so sind die Risiken von Druckulzera zu beachten, weswegen das Lumen der Sonden 8 Ch nicht überschreiten sollte. Vorkehrungen zur Aspirationsprophylaxe (Oberkörperhochlagerung) und Refluxkontrollen sind in der Standardversorgung einzuhalten. Ein enteraler Kostaufbau erfolgt daher stufenweise über mehrere Tage unter Beobachtung der Verträglichkeit und des individuellen Kcal-Bedarfs z. B. von 500 ml (500 kcal, 25 ml/h) am ersten Tag auf bis zu 2000 ml (2000 kcal, 85 ml/h).

Wenn zu Pflegende mit Dysphagie nicht trinken dürfen, die Trinkmenge zu therapeutischen Zwecken reduziert oder noch nicht möglich ist, ist die nötige Flüssigkeit intravenös zu verabreichen. Wenn eine NGS oder PEG liegt und bereits die volle Menge Sondennahrung verabreicht wird, erhalten zu Pflegende bereits meist 80 % der täglich benötigten Flüssigkeit. Die Substitution von Flüssigkeit (Wasser oder Tee) auf eine Zielmenge von 30–40 ml/kg Körpergewicht ist notwendig.

■ Dysphagie und Tabletteneinnahme

Die Fähigkeit, Medikamente (insbesondere Tabletten und Kapseln) bei Dysphagie sicher einzunehmen, kann ebenfalls beeinträchtigt sein. So sollte in der logopädischen Einschätzung auch diese „Konsistenz" getestet werden. Haben Pflegefachpersonen begründete Annahmen, dass Tabletten nicht sicher einzunehmen sind, kann oftmals auf ein alternatives Präparat oder eine alternative Applikationsform zurückgegriffen werden. Zu beachten ist dabei, dass viele Medikamente in Tablettenform nicht zu mörsern sind, sondern lediglich zu suspendieren, also in kaltem Wasser aufzulösen. Die meisten Retardtabletten oder Kapseln gibt es als Säfte, transdermale Pflaster oder Sublingualtabletten.

Größere Kliniken haben meist eine Arztmeimitteldatenbank, in der z. B. die Suspendierbarkeit der Medikamente hinterlegt ist. Ansonsten sind diese Fachinformationen entweder über den Beipackzettel oder Portale, wie z. B. die „Gelbe Liste", zu beziehen.

■ Generelles pflegetherapeutisches Handeln im Rahmen der Ernährung

Generell ist die frühe und sichere Oralisierung anzustreben. Bei kognitiven Störungen wie Demenz kann mit Kontrasten (rot, grün) und ohne Besteck gearbeitet werden. Bei Gesichtsfeldeinschränkungen ist die Positionierung des Tellers und der Speisen auf dem Tisch zu beachten. Die Einbindung olfaktorischer und gustatorischer Reize ist wesentlich, da guter Geruch und Aussehen den Speichel anregen und Lust am Essen wecken. Essen kann z. B. mit Kräutergarnierung schmackhafter gestaltet werden, bei Bedarf können Angehörige Lieblingsspeisen zubereiten, würzen, getrennt pürieren und den Betroffenen mitbringen.

Zu beachten ist, dass bei manchen neurologischen Erkrankungen der Geruchssinn eingeschränkt ist (Hyposmie/Anosmie bei Parkinson, olfaktorischer Neglect nach Schlaganfall). In manchen Fällen hilft hier bereits, nachwürzen, um einen kräftigeren Geschmack zu erzielen bzw. die Speise auf der weniger betroffenen Seite im Mund zu erschmecken.

Bei Einschränkungen der Handmotorik können Hilfsmittel zur Griffverdickung oder mit abgewinkeltem Griff verwendet werden, damit autonomes Essen möglich wird.

Bei Apraxie kann der (vorübergehende) Gebrauch von Hauptspeisen in Form von „Fingerfood" ein selbstständiges Essen ermöglichen. Beispielhaft sind gefüllte Cannelloni zu nennen.

Oberstes Ziel ist die Wiederherstellung oder weitestgehende autonome Ernährung, da diese sicherer (z. B. werden keine Würgereflexe durch Anreichen ausgelöst), angenehmer und zielführender für die poststationäre Selbsternährung der Betroffenen ist. In allen Fällen gilt das Prinzip, Hilfsmittel und Techniken gemeinsam mit den zu Pflegenden, den Ergotherapeut:innen und den Angehörigen auszuprobieren.

Pflegerische Maßnahmen sollten sich an den Wünschen und Vorlieben der Betroffenen orientieren. Falls diese selbst keine Aussagen dazu machen können, ist es hilfreich, die An- und Zugehörigen bei der Auswahl von Speisen und Getränken fest einzubinden. Dies kann den Appetit und die Compliance der zu Pflegenden mit Dysphagie beim Essen steigern und so den Umgang mit der Dysphagie positiv beeinflussen.

Literatur

Corrinth T, Dziewas R, Warnecke T (Hrsg) (2024) Verschluckt und ratlos: Schluckstörungen erkennen, verstehen und behandeln. Kohlhammer

Dennis MS, Lewis SC, Warlow C (2005) Effect of timing and method of enteral tube feeding for dysphagic stroke patients (FOOD): a multicentre randomised controlled trial. Lancet 365(9461):764–772. https://doi.org/10.1016/s0140-6736(05)17983-5

Deutsche Gesellschaft für Neurologie (Hrsg) (2020) Neurogene Dysphagie, S1-Leitlinie. (Leitlinien für Diagnostik und Therapie in der Neurologie). www.dgn.org/leitlinien. Zugegriffen am 01.05.2024

Dirnagl U, Klehmet J, Braun JS, Harms H, Meisel C, Ziemssen T et al (2007) Stroke-induced immunodepression: experimental evidence and clinical relevance. Stroke 38(2 Suppl):770–773. https://doi.org/10.1161/01.STR.0000251441.89665.bc

Fiedler C, Köhrmann M, Kollmar R (Hrsg) (2017) Pflegewissen Stroke Unit, 2. Aufl. Springer, Berlin/Heidelberg

Hacke W (Hrsg) (2016) Neurologie, 14. Aufl. Springer, Berlin/Heidelberg

Hilfsmittelverzeichnis: (Online Webportal) (2024). https://hilfsmittel.gkv-spitzenverband.de/

ICD-10-GM Version (2024). https://klassifikationen.bfarm.de/icd-10-gm/kode-suche/htmlgm2024/index.htm. Zugegriffen am 31.07.2024

Jäger M, Thiem U, Stege H (2020) Entwicklung eines neuen Screeninginstruments zum Screening auf Dysphagie bei geriatrischen Patienten: das Dysphagie Screening-Tool Geriatrie. Z Gerontol Geriatr 53(3):239–244. https://doi.org/10.1007/s00391-020-01712-7

Leischker AH (2019) Neurologische Erkrankungen. In Ernährungsmedizin, Ernährungsmanagement, Ernährungstherapie. In: Weimann A, Schütz T, Ohlrich S, Fedders M, Grünewald G (Hrsg) Ernährungsmedizin, Ernährungsmanagement, Ernährungstherapie: Interdisziplinärer Praxisleitfaden für die klinische Ernährung, 2. Aufl. Verlagsgruppe Hüthig Jehle Rehm, Heidelberg

Maetzler W, Dodel R, Jacobs AH (Hrsg) (2019) Neurogeriatrie: ICF-basierte Diagnose und Behandlung. Springer, Berlin/Heidelberg

Middleton S, Pfeilschifter W (2020) International translation of Fever, Sugar, Swallow Protocols: the Quality in Acute Stroke Care Europe Project. Int J Stroke 15(6):591–594. https://doi.org/10.1177/1747493020915130

Mundgesundheit in der Pflege: Lernplattform (2024). https://mund-pflege.net/

Prosiegel M, Weber S (Hrsg) (2018) Dysphagie: Diagnostik und Therapie. Ein Wegweiser für kompetentes Handeln, 3. Aufl. Springer, Berlin/Heidelberg

Schaller-Paule MA, Foerch C, Bohmann FO, Lapa S, Misselwitz B, Kohlhase K et al (2022) Predicting poststroke pneumonia in patients with anterior large vessel occlusion: a prospective, population-based stroke registry analysis. Front Neurol 13:824450. https://doi.org/10.3389/fneur.2022.824450

Schneider B (2021) Reorganisationsprozesse. In: Schneider B, Wehmeyer M, Grötzbach H (Hrsg) Aphasie: ICF-orientierte Diagnostik und Therapie, 7. Aufl. Springer, Berlin/Heidelberg

Schneider B, Wehmeyer M, Grötzbach H (Hrsg) (2021a) Aphasie: ICF-orientierte Diagnostik und Therapie, 7. Aufl. Springer, Berlin/Heidelberg

Schneider B, Wehmeyer M, Grötzbach H (2021b) Dysarthrophonie. In: Schneider B, Wehmeyer M, Grötzbach H (Hrsg) Aphasie: ICF-orientierte Diagnostik und Therapie, 7. Aufl. Springer, Berlin/Heidelberg

Schölderle T, Staiger A (2018) Grundlagen zu Dysarthrien. In: Kürvers A, Prosiegel M, Beushausen U, Boenisch J, Büttner J, Corsten S et al (Hrsg) Kompendium der akademischen Sprachtherapie und Logopädie. W. Kohlhammer GmbH, Stuttgart, S 127–145

Schriftenreihe des Deutschen Netzwerks für Qualitätsentwicklung in der Pflege (Hrsg) (2017) Expertenstandard „Ernährungsmanagement zur Sicherung und Förderung der oralen Ernährung in der Pflege". Osnabrück

Schriftenreihe des Deutschen Netzwerks für Qualitätsentwicklung in der Pflege (Hrsg) (2023) Expertenstandard „Förderung der Mundgesundheit in der Pflege": Entwicklung – Konsentierung – Implementierung. Osnabrück

Simons J (2012) Münchner Dysphagie Test Parkinson's Disease (MDT-PD). http://www.mdt-parkinson.de/. Zugegriffen am 31.06.2024

Stolzenburg J, Hacke W (2016) Aphasien. In: Hacke W (Hrsg) Neurologie, 14. Aufl. Springer, Berlin/Heidelberg

Wehmeyer M, Grötzbach H, Schneider B (2021) Grundlagen und Definitionen. In: Schneider B, Wehmeyer M, Grötzbach H (Hrsg) Aphasie: ICF-orientierte Diagnostik und Therapie, 7. Aufl. Springer, Berlin/Heidelberg

Weimann A, Schütz T, Ohlrich S, Fedders M, Grünewald G (Hrsg) (2019) Ernährungsmedizin, Ernährungsmanagement, Ernährungstherapie: Interdisziplinärer Praxisleitfaden für die klinische Ernährung, 2. Aufl. Verlagsgruppe Hüthig Jehle Rehm, Heidelberg

Wirth R, Dziewas R, Jäger M, Warnecke T, Smoliner C, Stingel K et al (2013) Leitlinie der Deutschen Gesellschaft für Ernährungsmedizin (DGEM) in Zusammenarbeit mit der GESKES, der AKE, der DGN und der DGG. Aktuel Ernahrungsmed 38(04):e49–e89. https://doi.org/10.1055/s-0033-1343317

Ziegler W, Aichert I, Staiger A (Hrsg) (2020) Sprechapraxie. Springer, Berlin/Heidelberg

Leseempfehlung

Ein Klassiker ist „Der Mann, der seine Frau mit einem Hut verwechselte" von 1987 (O. Sacks)

Literaturhinweis

Für Interessierte, die Sprach-, Sprech- und Schluckbeschwerden besser verstehen wollen, sind die Bücher „Aphasie" (Schneider et al., 2021), „Sprechapraxie" (Ziegler et al., 2020) und „Dysphagie" (Weber et al., 2024) aus der Reihe „Praxiswissen Logopädie" empfehlenswert

15

Therapieansätze bei neurologischen und neurochirurgischen Erkrankungen

Sachin Konkani und Anand Padmanabhan

Inhaltsverzeichnis

© Der/die Autor(en), exklusiv lizenziert an Springer-Verlag GmbH, DE, ein Teil von Springer Nature 2026
D. Beilharz-Gabold et al. (Hrsg.), *Pflegewissen Neurologie und Neurochirurgie*, Fachwissen Pflege,
https://doi.org/10.1007/978-3-662-71739-4_16

16.1 Strahlentherapie

Die Strahlentherapie ist ein zentraler Bestandteil der Behandlung neuroonkologischer Erkrankungen und wird sowohl **kurativ** als auch **palliativ** eingesetzt. Sie zielt darauf ab, Tumorzellen gezielt zu zerstören oder deren Wachstum zu kontrollieren, während das umliegende gesunde Gewebe weitgehend geschont wird. Der Einsatz dieser Therapieform ist besonders wichtig bei Patient:innen mit Tumoren, die operativ nicht vollständig entfernt werden können oder bei denen eine Operation nicht möglich ist.

Die Strahlentherapie findet Anwendung bei einer Vielzahl von Tumoren des zentralen Nervensystems (ZNS), darunter **Glioblastome**, **Meningeome**, **Medulloblastome** und **Hirnmetastasen**. Bei hochgradigen Gliomen, insbesondere Glioblastomen, wird die Strahlentherapie oft in Kombination mit **Chemotherapie** eingesetzt, um die Überlebenszeit der Patient:innen zu verlängern und das Fortschreiten der Krankheit zu verzögern. Bei niedriggradigen Gliomen dient die Strahlentherapie häufig als Ergänzung zur chirurgischen Entfernung, um die Rezidivrate zu senken (Mallick et al. 2021).

Moderne Techniken wie die **intensitätsmodulierte Strahlentherapie (IMRT)** und die **stereotaktische Radiochirurgie (SRS)** ermöglichen eine hochpräzise Bestrahlung, die die Strahlenbelastung des umgebenden Gewebes minimiert. Die IMRT passt die Strahlendosis genau an die Form des Tumors an, während die SRS eine einmalige hoch dosierte Behandlung ermöglicht, die besonders bei kleinen, gut abgegrenzten Tumoren und Metastasen effektiv ist (Hoz et al. 2024). Eine weitere fortschrittliche Methode ist die **Protonentherapie**, die Protonenstrahlen verwendet, um die Strahlendosis direkt im Tumor zu konzentrieren. Diese Technik bietet Vorteile bei der Behandlung von Tumoren in der Nähe empfindlicher Strukturen wie des Sehnervs und ist besonders für pädiatrische Patient:innen geeignet, um Langzeitfolgen zu minimieren (Zachary 2023).

Neben ihrer Effektivität ist die Strahlentherapie jedoch mit verschiedenen **Nebenwirkungen** verbunden, die sowohl akut als auch langfristig auftreten können. Akute Nebenwirkungen wie Fatigue, Hautirritationen, Übelkeit und Kopfschmerzen treten häufig während oder unmittelbar nach der Therapie auf. Langfristige Komplikationen können kognitive Beeinträchtigungen, Strahlennekrosen und ein erhöhtes Risiko für **sekundäre Malignome** umfassen. Pflegefachpersonen spielen eine entscheidende Rolle beim Management dieser Nebenwirkungen. Sie bieten Unterstützung durch **Aufklärung**, gezielte **Hautpflege** und symptomatische Behandlung, um die **Lebensqualität** der Patient:innen zu verbessern (John und Kauffmann 2022).

Die **interdisziplinäre Zusammenarbeit** zwischen Strahlentherapeuten, Onkologen, Neurochirurgen und Pflegekräften ist essenziell, um eine optimale **Therapieplanung** und -durchführung sicherzustellen. Die regelmäßige Überwachung des Behandlungserfolgs und die Anpassung der Therapie an die individuellen Bedürfnisse der Patient:innen sind entscheidend für den Erfolg der Behandlung. Zudem wird die Bedeutung der **psychosozialen Unterstützung** immer mehr erkannt, da die Diagnose und Behandlung einer neuroonkologischen Erkrankung eine erhebliche Belastung für die Patient:innen und ihre Familien darstellt (Mallick et al. 2021).

Zukünftige Entwicklungen in der Strahlentherapie konzentrieren sich auf die Verbesserung der Präzision und die Reduktion von Nebenwirkungen. Der Einsatz von künstlicher Intelligenz zur Optimierung der Therapieplanung sowie die Entwicklung von Biomarkern zur Überwachung der Tumorreaktion versprechen eine noch individuellere und effektivere Behandlung. Auch die Erforschung neuer Techniken wie der **adaptiven Strahlentherapie**, bei der der Bestrahlungsplan während der Behandlung angepasst werden kann, um Veränderungen im Tumor oder im umliegenden Gewebe zu berücksichtigen, zeigt vielversprechende Ergebnisse (Das Blaue Buch 2023; Mallick et al. 2021).

Die Strahlentherapie bleibt somit ein unverzichtbarer Bestandteil der neuroonkologischen Behandlung, der durch Fortschritte und eine engmaschige interdisziplinäre Betreuung stetig weiterentwickelt wird. Die Rolle der Pflegefachpersonen in diesem Prozess ist von zentraler Bedeutung, da sie nicht nur bei der Behandlung selbst, sondern auch bei der Unterstützung der Patient:innen im Umgang mit der Erkrankung und ihren Folgen eine Schlüsselposition einnehmen.

Pflege bei Strahlentherapie
- Hautpflege: Anleitung zur schonenden Pflege der bestrahlten Hautareale, um Reizungen und Verbrennungen zu vermeiden.
- Symptommanagement: Unterstützung bei der Linderung von Nebenwirkungen wie Fatigue, Hautreaktionen und Schleimhautentzündungen.
- Psychosoziale Betreuung: Anbieten von Gesprächen und Unterstützung, um Ängste und Sorgen des Patienten/der Patientin zu adressieren.
- Dokumentation: Sorgfältige Aufzeichnung aller Beobachtungen, Maßnahmen und Reaktionen des Patienten/der Patientin auf die Therapie

16.2 Chemotherapie

Die Chemotherapie ist eine essenzielle Komponente der Behandlung neuroonkologischer Erkrankungen, insbesondere bei hochgradigen Gliomen wie dem Glioblastom. Sie wird häufig in Kombination mit Strahlentherapie eingesetzt, um die Effektivität der Behandlung zu maximieren. Ihr Hauptziel ist es, Tumorzellen im gesamten Körper anzugreifen, auch solche, die möglicherweise durch chirurgische Eingriffe oder Strahlentherapie nicht erreicht werden können.

Temozolomid ist das Standardmedikament in der Behandlung des Glioblastoms und wird sowohl in der initialen Therapie als auch in der Rezidivbehandlung eingesetzt. Es handelt sich um ein alkylierendes Chemotherapeutikum, das die DNA der Tumorzellen schädigt und so deren Teilung verhindert. Die Wirksamkeit von Temozolomid wird durch den **MGMT-Promotormethylierungsstatus** des Tumors beeinflusst. Tumoren mit einer MGMT-Methylierung sprechen besser auf die Chemotherapie an, da das Tumorgewebe weniger effektiv in der Lage ist, die durch die Chemotherapie verursachten DNA-Schäden zu reparieren (Das Blaue Buch 2023).

Neben Temozolomid gibt es weitere Chemotherapeutika, die in spezifischen klinischen Szenarien eingesetzt werden. Nitroso-harnstoff-Derivate wie **Lomustin** oder **Carmustin** sind wirksam bei der Behandlung von hochgradigen Gliomen und werden oft in Kombination mit Temozolomid oder als alternative Therapie bei Resistenz gegenüber ersteren verwendet. Zudem bieten zielgerichtete Therapien wie **Bevacizumab**, ein monoklonaler Antikörper, neue Möglichkeiten. Bevacizumab hemmt den „vascular endothelial growth factor" (VEGF) und reduziert somit die Tumorangiogenese, was das Tumorwachstum verlangsamt und Symptome wie Hirnödeme lindert (Mallick et al. 2021).

- **Nebenwirkungen der Chemotherapie und deren Management**

Die Chemotherapie geht mit einer Vielzahl von Nebenwirkungen einher, die sowohl **akut** als auch **chronisch** auftreten können. Zu den häufigsten Nebenwirkungen gehören **Übelkeit**, **Erbrechen**, **Müdigkeit** und **Myelosuppression**. Letztere führt zu einer Reduktion der Blutzellen, was das Risiko für Infektionen, Anämie und Blutungen erhöht.

Ein effektives Nebenwirkungsmanagement ist entscheidend, um die **Therapieadhärenz** und die **Lebensqualität** der Patient:innen zu gewährleisten. Pflegefachpersonen spielen hierbei eine zentrale Rolle, indem sie Patient:innen frühzeitig über mögliche Nebenwirkungen aufklären und präventive Maßnahmen einleiten. So werden beispielsweise **Antiemetika** zur Kontrolle von Übelkeit und Erbrechen routinemäßig eingesetzt. Die Überwachung des **Blutbilds** ermöglicht eine rechtzeitige Intervention bei Myelosuppression, etwa durch die Gabe von **wachstumsfördernden Faktoren** wie Granulozyten-Kolonie-stimulierender Faktor (G-CSF) (Hoz et al. 2024).

Langfristige Nebenwirkungen wie **Neurotoxizität** oder **kognitive Beeinträchtigungen** können ebenfalls auftreten, insbesondere bei längerfristiger Chemotherapie. Patient:innen benötigen daher regelmäßige neurokognitive Tests, damit Veränderungen frühzeitig erkannt werden. Hierbei bieten Pflegefachpersonen und neuropsychologische Fachpersonen wichtige Unterstützung bei der Entwicklung von **Bewältigungsstrategien** und der Förderung der kognitiven **Resilienz**.

16.2.1 Rolle der Pflege und interdisziplinäre Zusammenarbeit

Pflegefachpersonen nehmen eine Schlüsselrolle in der Betreuung von Patient:innen während der Chemotherapie ein. Sie stellen sicher, dass Patient:innen die Therapie verstehen und unterstützen sie bei der **Einhaltung des Therapieplans**. Eine kontinuierliche Aufklärung über die Notwendigkeit der Medikation und die Wichtigkeit der korrekten Einnahmezeitpunkte tragen dazu bei, die Effektivität der Behandlung zu maximieren (John und Kauffmann 2022).

Die interdisziplinäre Zusammenarbeit zwischen Onkologen, Strahlentherapeuten, Pflegefachpersonen und Pharmazeuten ist essenziell, um eine optimale Betreuung zu gewährleisten. Gemeinsame Fallbesprechungen ermöglichen eine **individuelle Anpassung** des Therapieplans, je nach Tumorcharakteristika und individuellem Gesundheitszustand der betroffenen Person (Mallick et al. 2021).

Pflege bei Chemotherapie
- Patientenaufklärung: Pflegefachpersonen informieren den Patienten/die Patientin über den Ablauf der Chemotherapie, mögliche Nebenwirkungen und Verhaltensweisen zur Minimierung dieser Effekte.
- Überwachung von Vitalzeichen: Regelmäßige Kontrolle von Blutdruck, Puls, Temperatur und Atmung, um frühzeitig auf Komplikationen reagieren zu können.
- Management von Nebenwirkungen: Unterstützung bei der Bewältigung von Übelkeit, Erbrechen, Fatigue und anderen häufigen Nebenwirkungen durch geeignete Maßnahmen und Beratung.

- Hygienemaßnahmen: Aufgrund der erhöhten Infektionsgefahr durch Immunsuppression ist eine strikte Einhaltung von Hygienestandards essenziell.
- Ernährungsberatung: Anpassung der Ernährung an die Bedürfnisse des Patienten/der Patientin, um Mangelernährung vorzubeugen und das Immunsystem zu stärken.

16.2.2 Zukünftige Entwicklungen in der Chemotherapie

Die Forschung in der Chemotherapie für neuroonkologische Erkrankungen entwickelt sich stetig weiter. Derzeit wird intensiv an **immunmodulierenden Therapien** geforscht, die das körpereigene Immunsystem aktivieren, um Tumorzellen effektiver zu bekämpfen. Zudem wird die Kombination von Chemotherapie mit Immuncheckpoint-Inhibitoren wie **PD-1**- oder **CTLA-4-Antikörpern** untersucht, um die immunologische Tumorabwehr zu stärken.

Ein weiteres vielversprechendes Forschungsfeld ist die Entwicklung von **Nanopartikeln**, die Chemotherapeutika gezielt in Tumorzellen transportieren können, wodurch die Nebenwirkungen für das gesunde Gewebe reduziert werden. Auch die Einführung von **personalisierter Medizin**, basierend auf der molekularen Tumordiagnostik, ermöglicht zukünftig eine noch präzisere Anpassung der Therapie an den individuellen Tumortyp (Zachary 2023).

Die Chemotherapie bleibt eine unverzichtbare Behandlungsoption bei neuroonkologischen Erkrankungen, insbesondere in Kombination mit Strahlentherapie. Durch den Einsatz moderner Medikamente, ein effektives Nebenwirkungsmanagement und die Unterstützung eines interdisziplinären Teams kann die Therapie zunehmend individualisiert und effektiver gestaltet werden. Pflegefachpersonen sind hierbei ein zentraler Bestandteil, da sie nicht nur bei der Durchführung der Therapie, sondern auch bei der emotionalen und physischen Unterstützung der Patient:innen eine entscheidende Rolle spielen.

16.3 Immunglobuline

Immunglobuline spielen eine wichtige Rolle in der Behandlung **paraneoplastischer Syndrome**, die als Folge von Autoimmunreaktionen gegen neuronale Antigene auftreten. Diese Syndrome sind häufig mit neuroonkologischen Erkrankungen assoziiert und können schwerwiegende neurologische Symptome verursachen, wie beispielsweise **paraneoplastische Enzephalitis**, **Myasthenia gravis** oder das **Guillain-Barré-Syndrom**. Immunglobuline wirken, indem sie pathogene Autoantikörper neutralisieren und die überschießende Aktivität des Immunsystems modulieren (Tabatabai 2023).

16.3.1 Indikationen und Wirkmechanismus

Die Verabreichung von **Immunglobulinen** erfolgt in der Regel intravenös **(IVIG)** und wird oft als Teil eines **multimodalen Therapieansatzes** angewendet. Typische Indikationen sind paraneoplastische Syndrome, die mit **Hirn-** und **Rückenmarksschädigungen** oder mit **peripheren Neuropathien** einhergehen. Immunglobuline binden an **pathogene Autoantikörper** und blockieren deren schädliche Wirkung auf das **Nervensystem**. Sie unterstützen außerdem die **Phagozytose**, indem sie das Immunsystem dazu anregen, schädliche Immunkomplexe effizienter zu beseitigen (Mallick et al. 2021).

16.3.2 Therapieprotokolle und Kombinationstherapien

In der klinischen Praxis werden Immunglobuline häufig in Kombination mit **Kortikosteroiden** oder **Plasmapherese** eingesetzt. Während die Kortikosteroide entzündungshemmend wirken, trägt die Plasmapherese dazu bei, zirkulierende Autoantikörper direkt aus dem Blut zu entfernen. Diese Kombinationstherapie hat sich als besonders wirksam erwiesen, um die Symptome paraneoplastischer Syndrome schnell zu lindern und das Fortschreiten der Krankheit zu verlangsamen (John und Kauffmann 2022).

Die Behandlungsdauer und das Dosierungsschema werden individuell angepasst, basierend auf dem klinischen Bild und dem Ansprechen des Patienten/der Patientin. In akuten Situationen wird oft eine hohe Dosis über mehrere Tage verabreicht, gefolgt von Erhaltungstherapien in längeren Intervallen (Zachary 2023).

16.3.3 Nebenwirkungen und Pflegeinterventionen

Obwohl Immunglobuline allgemein gut verträglich sind, können sie eine Reihe von Nebenwirkungen verursachen. Zu den häufigsten zählen **Kopfschmerzen**, **Fieber**, **Übelkeit** und **aller-**

gische Reaktionen. In seltenen Fällen kann es zu schwerwiegenderen Komplikationen wie **thromboembolische Ereignisse** oder eine **akute Niereninsuffizienz** kommen.

Die Rolle der Pflegefachpersonen ist essenziell im **Nebenwirkungsmanagement**. Sie überwachen die Patient:innen während der Infusionen, um potenzielle Nebenwirkungen frühzeitig zu erkennen und entsprechende Maßnahmen einzuleiten. Eine gezielte **Aufklärung** der Patient:innen über mögliche Symptome und deren Management trägt zur Sicherheit und zum Wohlbefinden während der Therapie bei (Hoz et al. 2024). Zudem können einfache Maßnahmen wie die Verabreichung von **Flüssigkeiten** oder **Analgetika** helfen, unangenehme Nebenwirkungen wie Kopfschmerzen zu lindern.

16.3.4 Langfristige Auswirkungen und Nachsorge

Die Therapie mit Immunglobulinen zeigt oft eine schnelle Linderung akuter Symptome, jedoch ist die Langzeitwirkung abhängig von der Erkrankung und dem individuellen Verlauf. Patient:innen mit chronischen paraneoplastischen Syndromen benötigen häufig wiederholte Behandlungszyklen, was eine langfristige Betreuung erfordert.

Eine regelmäßige **neurologische Nachsorge** ist entscheidend, um das Therapieansprechen zu überwachen und den Behandlungsplan bei Bedarf anzupassen. Pflegefachpersonen übernehmen hier eine wichtige Rolle, indem sie den Patienten/die Patientin kontinuierlich begleiten und als Bindeglied zwischen Ärzt:innen und Patient:innen fungieren. Sie unterstützen zudem bei der psychosozialen Betreuung, da die Diagnose und Behandlung von paraneoplastischen Syndromen häufig mit **emotionaler Belastung** einhergeht (Mallick et al. 2021).

16.3.5 Zukünftige Perspektiven

Die Weiterentwicklung der Immunglobulintherapie konzentriert sich auf die Verbesserung der Effektivität und die Reduktion von Nebenwirkungen. Aktuelle Forschung untersucht den Einsatz von **subkutanen Immunglobulinen (SCIG)** als Alternative zur intravenösen Verabreichung, was eine höhere **Patientenautonomie** ermöglicht. Darüber hinaus wird die Kombination mit neuen immunmodulierenden Therapien, wie **Checkpoint-Inhibitoren**, erforscht, um die Behandlungsergebnisse weiter zu optimieren (Das Blaue Buch 2023).

16.3.6 Fazit

Die Behandlung mit **Immunglobulinen** ist ein unverzichtbarer Bestandteil des Therapiemanagements bei **paraneoplastischen Syndromen** und anderen autoimmunbedingten Komplikationen neuroonkologischer Erkrankungen. Durch die Kombination aus medikamentöser Therapie und gezieltem **Pflegemanagement** kann die Lebensqualität der Patient:innen signifikant verbessert werden. Die kontinuierliche Weiterentwicklung dieser Therapieform und die interdisziplinäre Zusammenarbeit zwischen **Ärzt:innen**, **Pflegefachpersonen** und **Forschenden** werden dazu beitragen, die Behandlungsergebnisse in Zukunft weiter zu verbessern.

Pflege bei Verabreichung von Immunglobulinen

- Vorbereitung der Infusion: Sicherstellen, dass das Immunglobulinpräparat korrekt gelagert und vor der Verabreichung auf Raumtemperatur gebracht wird.
- Überwachung während der Infusion: kontinuierliche Beobachtung des Patienten/der Patientin auf Anzeichen von Nebenwirkungen wie Kopfschmerzen, Fieber oder allergischen Reaktionen.
- Management von Nebenwirkungen: Bei Auftreten von Reaktionen sofortige Maßnahmen ergreifen, wie z. B. Reduktion der Infusionsgeschwindigkeit oder Gabe von Antihistaminika.
- Nachsorge: Beobachtung des Patienten/der Patientin nach der Infusion auf verzögerte Reaktionen und Bereitstellung von Informationen zur häuslichen Pflege.
- Dokumentation: Erfassung aller relevanten Daten zur Infusion, einschließlich Chargennummer des Präparats, Infusionsdauer und eventuelle Zwischenfälle.

In Kürze

Strahlentherapie

- Anwendung bei neuroonkologischen Tumoren (Glioblastome, Meningeome etc.)
- Einsatz moderner Techniken (IMRT, SRS, Protonentherapie) für präzise Bestrahlung
- Kombination mit Chemotherapie zur Verlängerung der Überlebenszeit
- Management akuter und langfristiger Nebenwirkungen durch interdisziplinäre Betreuung

Chemotherapie

- Zentrale Behandlung bei hochgradigen Gliomen (Standard: Temozolomid)
- Kombination mit anderen Chemotherapeutika und zielgerichteten Therapien (z. B. Bevacizumab)
- Nebenwirkungsmanagement (Übelkeit, Myelosuppression) durch Pflege und Monitoring
- Weiterentwicklung durch immunmodulierende Ansätze und personalisierte Medizin

Immunglobuline

- Einsatz bei paraneoplastischen Syndrome und autoimmunen Komplikationen
- Behandlung meist intravenös, oft kombiniert mit Kortikosteroiden oder Plasmapherese
- Überwachung und Nebenwirkungsmanagement durch Pflegefachpersonen
- Forschung an subkutanen Verabreichungsformen und neuen Immuntherapien

Interdisziplinäre Zusammenarbeit

- Enge Kooperation zwischen Ärzten, Pflegefachpersonen und Fachspezialisten
- Individuelle Therapieanpassung und kontinuierliche Erfolgskontrolle zur Verbesserung der Lebensqualität

Literatur

Das Blaue Buch (2023) Chemotherapie-Manual Hämatologie und Onkologie. Springer

Hoz SS, Atallah O, Ma L, Aljuboori Z, Sharma M, Ismail M, Delawan M (Hrsg) (2024) Surgical neuro-oncology: in multiple choice questions. Springer. https://doi.org/10.1007/978-3-031-53642-7

John H, Kauffmann L (2022) Best Practice – Pflegeberatung in der Radioonkologie und Neuroonkologie. PADUA 17(5):297–302. https://doi.org/10.1024/1861-6186/a000707

Mallick S, Giridhar P, Rath GK (2021) Evidence-based practice in neuro-oncology. Springer

Quelle: Heidelmann S, Herbers T, Klimek L, Komander-Wöhrner G, Lauber A, Ludwig J (Hrsg) (2022) I care Pflege*, 2. Aufl. Georg Thieme*

Tabatabai G (2023) Neuroonkologie: Patientenzentrierte Pfade für Diagnostik und Therapie. Kohlhammer

Zachary D (2023) Neurocritical care: a comprehensive approach. Elsevier

Prophylaxen

Svenja Scheiber

Inhaltsverzeichnis

© Der/die Autor(en), exklusiv lizenziert an Springer-Verlag GmbH, DE, ein Teil von Springer Nature 2026
D. Beilharz-Gabold et al. (Hrsg.), *Pflegewissen Neurologie und Neurochirurgie*, Fachwissen Pflege,
https://doi.org/10.1007/978-3-662-71739-4_17

17.1 Einleitung

Das Wort Prophylaxe (Altgriech. „prophylaxis", Vorsicht, sich vor etwas hüten)[1] bezeichnet eine vorbeugende Maßnahme, welche in der Gesundheits- und Krankenpflege die Gesundheit erhalten und Krankheiten oder Komplikationen verhüten soll. Dies ist rechtlich verbindlich im Pflegeberufegesetz (PflBG)[2] verankert und wird durch Institutionen wie das Deutsche Netzwerk für Qualitätsentwicklung in der Pflege (DNQP) unterstützt. Die professionelle Anwendung von Prophylaxen zum Wohle des Patienten/der Patientin ist eine große Aufgabe und geht daher auch mit einer besonderen Verantwortung einher. Für eine gelungene Durchführung braucht es einerseits ein hohes Maß an beruflicher Handlungskompetenz der Pflegefachperson und zugleich die Compliance und Motivation der pflegeempfangenden Person. Zudem sollten alle ausgewählten Interventionen für diese Person geeignet und individuell auf ihren Gesundheitszustand angepasst sein sowie mit dem therapeutischen Konzept im interdisziplinären Team übereinstimmen. Um sicherzustellen, dass die ausgewählte Maßnahme die beabsichtigte Wirkung erzielt, ist es wichtig, alle Prophylaxen in die Pflegeplanung aufzunehmen, sie konsequent, sorgfältig und koordiniert durchzuführen und fortlaufend zu überprüfen.

17.2 Pneumonieprophylaxe

Atmen heißt Leben. Gut atmen zu können beeinflusst unser Leben und auch unsere Lebensqualität immens. Infolgedessen kommt der Pneumonieprophylaxe eine exponierte Stellung zu.

- **Definition „Pneumonie" und epidemiologischer Hintergrund**

Die Pneumonie (altgriech. „pneumon" = Lunge) ist eine akut oder chronisch verlaufende Entzündung des Alveolarraums und/oder des interstitiellen Lungenparenchyms, welche durch allergische, infektiöse oder physikalisch-chemische Ursachen ausgelöst werden kann.

Erkrankungen der unteren Atemwege stehen auf Platz vier der häufigsten Todesursachen in Deutschland. Laut Statistischem Bundesamt starben 2022 16.757 Menschen an einer Pneumonie[3]. Nach Berechnungen des Deutschen Bundestags

---

1   https://de.wiktionary.org/wiki/Prophylaxe.
2   https://de.wiktionary.org/wiki/Prophylaxe.
3   https://www.destatis.de/DE/Presse/Pressemitteilungen/2023/11/PD23_441_23211.html; https://www-genesis.destatis.de/datenbank/online/statistic/23211/table/23211-0001

von 2011 belasten nosokomiale Infektionen das deutsche Gesundheitssystem pro Jahr mit ca. 1,5 Mrd. Euro. Für die Zusatzkosten sind eine längere Verweildauer von im Schnitt ca. zehn Tagen und ein Mehraufwand an Diagnostik und Therapie verantwortlich.

■ Ätiologie und Risikofaktoren

In der pflegerischen Patientenversorgung ist es wichtig zu wissen, welche entstehungsfördernden Umstände eine Pneumonie begünstigen können. Zu den wichtigsten Risikofaktoren gehören allgemeine Abwehrschwäche, Sekretansammlungen im Bronchialsystem, eingeschränkte Lungenbelüftung und absteigende Infektionen aus dem Mund- und Rachenraum.

Die genannten prädisponierenden Faktoren treffen u. a. auf folgende Risikogruppen zu:

- Alte oder auch sehr junge Menschen.
- Menschen mit einem verminderten Allgemeinzustand und/oder Multimorbidität.
- Menschen nach einem operativen Eingriff mit anhaltender maschineller Beatmung über Endotrachealtubus oder Trachealkanüle.
- Menschen mit Bewusstseins- und/oder Schluckstörungen.
- Immobile Patienten.

■ Assesmentinstrumente

Um die Entwicklung einer nosokomialen Pneumonie zu verhindern und frühzeitig prophylaktisch tätig werden zu können, bedarf es objektiver Assessmentinstrumente. Hierzu entwickelte die deutsche Pflegewissenschaftlerin Prof. Christel Bienstein im Jahr 2000 eine Atemskala zur Einschätzung, Beurteilung und Dokumentation der aktuellen Atemsituation eines Patienten (Atemskala nach Bienstein; siehe Anhang).[4] Ab einer erreichten Punktzahl von sieben gilt eine Person als pneumoniegefährdet und prophylaktische Maßnahmen sollten begonnen werden.

■ Zielsetzungen und Maßnahmenkatalog

Nach erfolgter Risikoeinschätzung werden die LISA-Ziele6 formuliert und in der Pflegeplanung festgehalten:.

- Lungenbelüftung verbessern
- Infektion der Atemwege verhindern
- Sekretmobilisation fördern
- Aspiration vermeiden

4　https://www.pflegeschulen-hl.de/wp-content/uploads/2014/08/atem-erfassungs-skala_nach_bienstein.pdf

Gemeinsam mit dem pflegebedürftigen Menschen können aus einem Maßnahmenkatalog geeignete Maßnahmen ausgewählt und unter Anleitung oder selbstständig durchgeführt bzw. erprobt werden. Hier ist es wichtig, darauf zu achten, dass alle pneumonieprophylaktischen Maßnahmen mit dem behandelnden Arzt interprofessionell besprochen werden und auch verordnet werden. Insbesondere ist auch auf eine frühzeitige und ausreichende Analgesie vor belastenden Übungen zu achten.

Die wohl wichtigste Maßnahme zur Pneumonieprophylaxe ist eine ausreichende Sensibilität für das Thema sowohl bei der pflegebedürftigen Person als auch beim interdisziplinären Team zu schaffen. Hierfür bedarf es regelmäßiger informativer Aufklärungsgespräche bzw. Fortbildungen zur Thematik.

Um eine Atemwegsinfektion bzw. eine Keimverschleppung zu vermeiden, ist es überaus wichtig, die allgemeinen Richtlinien der Hygiene und des hygienischen Arbeitens (insbesondere am Atemweg) unbedingt einzuhalten. Neben der hygienischen Händedesinfektion fällt darunter auch das Tragen einer persönlichen Schutzausrüstung (Handschuhe, Mund-Nasen-Schutz, Schutzkittel oder Schürze sowie ggf. eine Haube) und die Reinigung und/oder Desinfektion sämtlicher Materialien oder Geräte, welche in direktem Kontakt mit dem Pflegebedürftigen standen (z. B. das Stethoskop nach der Auskultation).

■ **Verbesserung der Lungenbelüftung**

Jede Art der körperlichen Aktivität fördert die Atmung. Gerade bei Menschen, die viel oder ausschließlich liegen, spielt daher die Mobilisation eine wichtige Rolle. Dabei sollte die Aktivität schrittweise gesteigert werden. Zunächst reicht die Umlagerung im Bett, danach können Bewegungsübungen mit den Armen und Beinen erfolgen. Der nächste Schritt sieht die Mobilisierung an die Bettkante vor. Im Anschluss kann das Aufstehen und Übersetzen in einen Mobilisationsstuhl erfolgen. Gelingen diese Aktivitäten gut, können auch kleinere Spaziergänge unternommen werden. Alle eben genannten Mobilisierungen sollten natürlich zum körperlichen Zustand des Patienten/der Patientin passen.

Durch viele Studien als effektiv erwiesen, ist die Oberkörperhochlagerung um 30–45°. Diese kann durch die sogenannten „V-A-T-I-Lagerungen" und „Dehnpositionierungen" noch ergänzt werden (siehe Bilder).[5] Diese Lagerungsarten erleichtern die Atmung und bewirken eine Dehnung verschiedener Lungenareale und führen so zu einer besseren Belüftung. Liegen einseitige Lungenschäden vor, kann auch eine Seitenlage in

---

5   https://link.springer.com/chapter/10.1007/978-3-662-65994-6_19#Fig3

Betracht gezogen werden. Dabei gilt, dass die „gesunde Lunge" nach unten gelagert wird, um Komplikationen zu vermeiden.

Atemtherapeutische Maßnahmen sind ein weiterer wichtiger Baustein zur Verbesserung der Lungenbelüftung. Hierzu zählen u. a. die Kontaktatmung oder die dosierte Lippenbremse. Lungenprotektiv können auch spielerische Atemübungen wie z. B. singen, lachen, ein Windrad anpusten oder die altbewährte „Blubberflasche" sein. Zu den technischen Hilfsmitteln gehört der Flow-orientierte Atemtrainer. Hier muss der Anwender durch langsames, tiefes Einatmen im Gerät verbaute Kunststoffbälle anheben bzw. in der Schwebe halten.

Nosokomiale Pneumonien treten besonders häufig bei Patient:innen auf, die länger als 48 h (invasiv) beatmet werden müssen („ventilator associated pneumonia", VAP). Nach einer aktuellen Studie werden für diese Personen die Bauchlagerung sowie die laterale Trendelenburglagerung als Alternative zur klassischen Oberkörperhochlagerung empfohlen.[6] Des Weiteren sind bei dieser Klientel eine lungenprotektive Beatmung sowie ein angepasstes Sedierungs- und Weaningkonzept für das Outcome von zentraler Bedeutung.

■ **Vermeidung von Infektionen**

Ein Zusammenhang zwischen der Mundhygiene und der Pneumonierate ist wissenschaftlich längst belegt. Daher ist eine adäquate und regelmäßige Mund-, Zahn- und Prothesenpflege unumgänglich. Aus dem Nasenraum können ebenfalls Keime in die Atemwege gelangen und eine Pneumonie auslösen. Daher sollte die korrekte Nasenpflege auch in das Maßnahmenbündel aufgenommen werden. Ein Tubus oder eine Trachealkanüle mit zusätzlichem Lumen oberhalb des Cuffs macht eine subglottische Absaugung von Sekretansammlungen möglich und reduziert die Pneumonierate bei beatmeten Patient:innen trotz der Materialkostensteigerung signifikant. Erst kürzlich wurde von dem Deutschen Netzwerk für Qualitätsentwicklung in der Pflege (DNQP) zu diesem Thema ein Expertenstandard entwickelt und herausgegeben.

■ **Förderung der Sekretolyse**

Das Atemsystem des Menschen besitzt einen effektiven Selbstreinigungsmechanismus, die mukoziliäre Clearance. Um dieses System zu unterstützten, sollte auf eine ausreichende Flüssigkeitsbilanz geachtet werden. Warme Getränke fördern dabei die Durchblutung und damit auch die Sekretolyse.

Eine ausreichend hohe Luftfeuchtigkeit trägt ebenfalls dazu bei, die Bronchialschleimhaut feucht zu halten. Mehr-

---

6   https://de.wiktionary.org/wiki/Prophylaxe.

maliges Stoßlüften, insbesondere am Abend, gilt dabei als besonders effektiv. Bei intubierten und tracheotomierten Patient:innen bleiben die physiologische Befeuchtung und Erwärmung der Atemluft über die Nase aus. In diesem Fall kann eine Atemgasklimatisierung bzw. eine sogenannte „künstliche Nase" eingesetzt werden.

Eine Inhalationstherapie kann die Bronchien zusätzlich befeuchten. Je nach Art der Inhalation können dabei unterschiedliche Bronchialabschnitte erreicht werden. Inhalate mit einer Kochsalzlösung führen zu einer Verflüssigung der Sekrete. Spezielle Medikamente zum Inhalieren können zu einer Erweiterung (bei Obstruktion) oder Abschwellung (bei Entzündung) der Bronchien führen. Auch hier ist es wichtig, hygienisch und nach den Herstellerangaben zu handeln.

Weitere sekretfördernde Maßnahmen sind spezielle Hustentechniken oder eine Vibrationsmassage, um festsitzende Sekrete zu lösen. Die Applikation von warmen Wickeln (sogenannte „heiße Rolle") oder auch eine atemstimulierende Einreibung (ggf. mit ätherischen Ölen) können ebenfalls zu einer besseren Sekretolyse verhelfen.

Bei bewusstseinsgetrübten oder geschwächten Patienten ist es unter Umständen notwendig, das Sekret abzusaugen, um eine mögliche Aspiration desselben zu vermeiden.

■ Vermeidung einer Aspiration

Ursachen einer erhöhten Aspirationsneigung sind vor allem neurologische Defizite. Daher gehört es auf neurologischen bzw. neurochirurgischen Stationen zu den pflegerischen Aufgaben, sich ein genaues Bild von der Schluckfähigkeit der Patient:innen zu machen, um einer Aspirationspneumonie vorzubeugen.

Bei der Aufnahme von Nahrung oder Getränken sollte der Oberkörper stets aufrecht sein. Die Nahrung sollte in mundgerechten Teilen zu sich genommen bzw. verabreicht werden. Gleiches gilt für die Aufnahme von Getränken. Die Essensaufnahme sollte in einer ruhigen Atmosphäre gestaltet werden. Auch die Temperatur spielt eine große Rolle in Zusammenhang mit einer Aspiration. Es hat sich bewährt, dass auch nach dem Essen der Oberkörper für ca. 30 min aufrecht bleiben sollte, um einen Reflux zu vermeiden. Im Übrigen gelten diese Vorgaben auch während der Verabreichung von Sondenkost über einen nasogastralen Zugang oder eine perkutane endoskopische Gastrostomie (PEG). Patienten mit Schluckstörungen (z. B. aufgrund eines Apoplex) wird seit Langem empfohlen, Diäten mit spezieller Textur einzuhalten.

Bei intubierten bzw. tracheotomierten Patient:innen wird im Speziellen die regelmäßige Cuffdruckkontrolle empfohlen. Um Mikroaspirationen zu vermeiden, wird ein Cuffdruck von 25 mmHg befürwortet.

17.3 Dekubitusprophylaxe

Die Haut ist eines der vielseitigsten Organe des Menschen. Sie kann biologisch betrachtet werden als unser größtes Sinnesorgan mit multiplen Aufgaben. Vielmehr ist sie ein wichtiger Teil unserer persönlichen, sozialen, historischen und ethnischen Identität. Gerade bei Patienten:innen mit ausgeprägten Funktionseinschränkungen oder gar -verlusten, beispielsweise der Bewegungsmöglichkeit, spielt die pflegerische Hautversorgung eine besonders große Rolle und sollte nicht unterschätzt werden.

■ **Definition „Dekubitus" und epidemiologischer Hintergr und**

Ein Dekubitus (lat. „decumbere" = sich niederlegen) ist zu Deutsch ein Druckgeschwür. Durch länger anhaltenden Druck oder ausgeübte Scherkräfte wird die Haut und/oder das darunter liegende Gewebe geschädigt. Entstandene Dekubiti werden je nach Ausprägung in vier Kategorien eingeteilt, angelehnt an die Klassifikationen des Nationalen Dekubitus-Ausschusses der USA (NPUAP) bzw. des Europäischen Ausschusses (EPUAP).

Das Institut für Qualitätssicherung und Transparenz im Gesundheitswesen (IQTIG) veröffentlicht jährlich DeQS-Berichte zur Dekubitusprophylaxe. 2023 wurden bundesweit 60.568 Fälle eines im Krankenhaus neu entstandenen Dekubitus (Stadium II-IV oder nicht näher bezeichnet) dokumentiert. Seit 2021 nimmt die Inzidenz kontinuierlich zu - im Mittel um rund 3% pro Jahr.[7] Betrachtet man die anfallenden Kosten für einen Krankenhausaufenthalt, verbunden mit eventuell nötigen Operationen und den daraus resultierenden Folgen wie Arbeitsunfähigkeit, ambulante pflegerische (Wund)Versorgung und/oder chronische Schmerzen lässt sich erahnen wie weitreichend, langwierig und existenziell ein Dekubitus sowohl aus individueller als auch aus gesellschaftlicher Sicht werden kann.

■ **Ätiologie**

Ausschlaggebend für die Bildung eines Dekubitus ist der Auflagedruck, der auf eine Hautpartie einwirkt sowie die Zeitdauer, die dieser Druck anhält. Wird das betroffene Gebiet nicht entlastet, kommt es zu einer arteriellen Ischämie sowie zu einem venösen Abflussstau. Es entwickelt sich eine Gewebeazidose mit nachfolgender Ödembildung. Schlussendlich treten Nekrosen auf.

---

7 https://iqtig.org/downloads/auswertung/aj2024/dek/DeQS-RL_DEK_AJ2024_BUAW_V02_2024-08-15.pdf

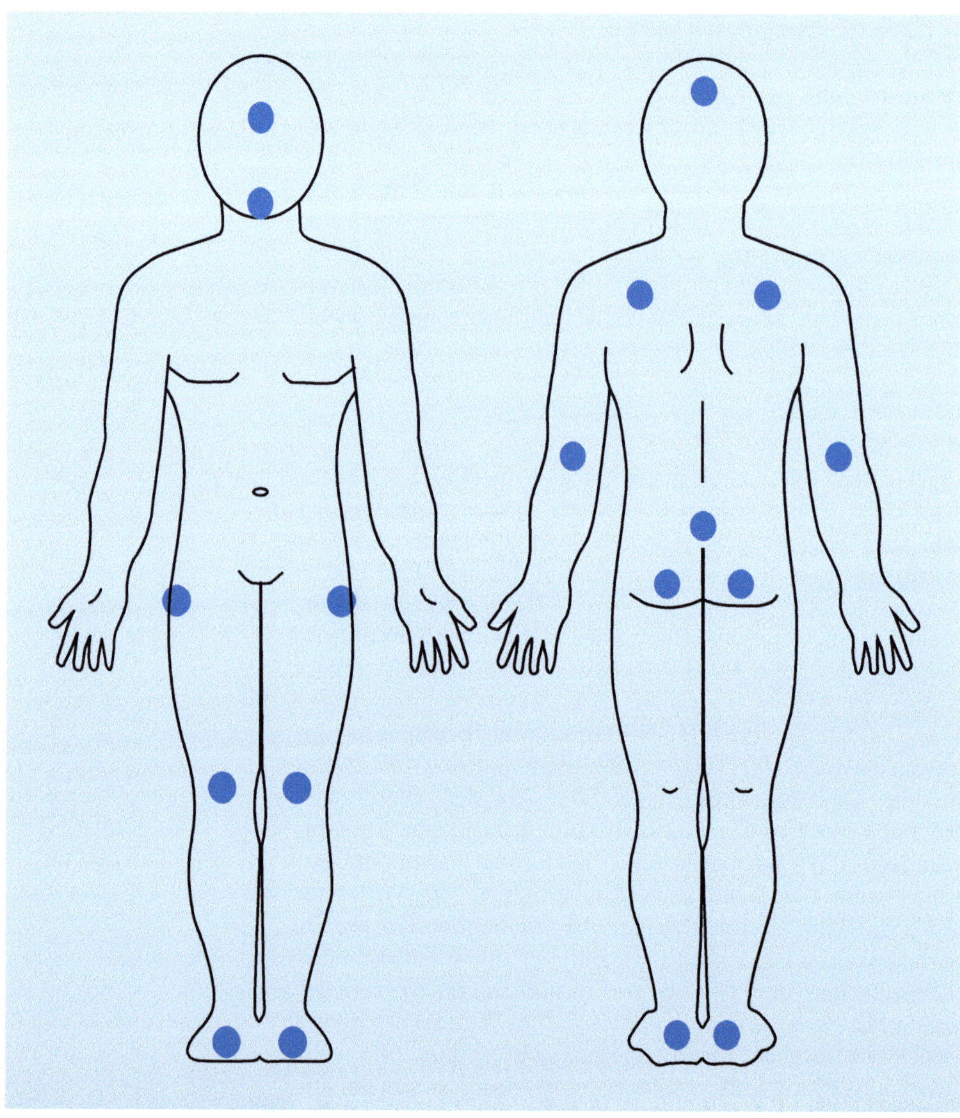

◧ Abb. 17.1   Dekubitusprädeliktionsstellen (Aus: Lenzen 2022, Springer).

■ **Risikofaktoren und Risikoregionen (◧ Abb. 17.1)**

Es gibt eine Vielzahl von Risikofaktoren, dazu zählen u. a.:
- Höheres Alter
- Stoffwechsel- oder neurologische Erkrankungen (Diabetes mellitus, Apoplex)
- Medikamente (Vasopressoren, Sedativa)
- Notwendigkeit der Beatmung (invasiv und nichtinvasiv)
- Unter- oder Übergewicht
- Mangelernährung
- Eingeschränkte Mobilität

- Mangelnde Hygiene
- Harn- oder Stuhlinkontinenz
- Falsche oder fehlende Lagerung
- Umgebungsrelevante Faktoren z. B. Zu- und Ableitungen oder Gegenstände am oder unter dem Patienten.

Prinzipiell kann ein Dekubitus auf der gesamten Körperoberfläche sowohl im Sitzen als auch im Stehen entstehen. Prädilektionsstellen sind insbesondere Regionen über knöchernen Vorsprüngen.

Assessmentinstrumente

Ein Dekubitusrisiko sollte immer zu Beginn der stationären Behandlung eingeschätzt werden. Bei Veränderungen der Patientensituation sowie in festgelegten Zeitintervallen erfolgt in der Regel eine Reevaluation. Als Hilfsmittel können die Skalen nach Braden[8] oder Norton[9] herangezogen werden.

Zielsetzungen und Maßnahmenkatalog

Übergeordnetes Ziel der Dekubitusprophylaxe ist selbstredend die Verhinderung eines Dekubitus. Mittels regelmäßig evaluierter Risikoeinschätzung wird eine Dekubitusgefahr frühzeitig erkannt und das Behandlungsteam sowie der Patient/die Patientin und die Angehörigen sind über die Entstehungsmechanismen und Dekubitusrisiken aufgeklärt. Alle Möglichkeiten, dekubitusgefährdete Körperregionen von anhaltenden Druckbelastungen zu befreien, werden ausgeschöpft.

Sensibilisierung

Um das große Ziel, die Bewahrung der intakten Haut zu erreichen, ist es unabdingbar, die Kenntnisse bei allen Beteiligten des Behandlungsteams ständig zu aktualisieren. Auch der Patient/die Patientin sollte Informationen zum Thema erhalten und ggf. eine Beratung bekommen.

Mobilität erhalten und fördern

Jede Art der Aktivität ist förderlich für die Gesundheit. Das Augenmerk sollte in der Pflege daher auf dem Training von Muskulatur, Kreislauf und Geist liegen, damit der Patient/die Patientin das Krankenhausbett verlassen kann. Dabei gilt es, vorhandene Ressourcen (Eigenbewegung) zu fördern und Hilfsmittel sparsam zu verwenden. Da die körperliche Bewe-

---

8   https://link.springer.com/chapter/10.1007/978-3-662-53545-5_3/figures/4

9   https://www.thieme-connect.de/products/ejournals/pdf/10.1055/s-0031-1298233.pdf

gung im Kopf beginnt, sind Gespräche sowie die Möglichkeit, eine Zeitung zu lesen oder ein Hörspiel zu hören, förderlich für die geistige Fitness und eine gute Anregung.

■ Druckentlastende und druckverteilende Maßnahmen

Da Druck und Zeit die größten Einflussfaktoren für die Begünstigung eines Dekubitus sind, stellt die Veränderung der Körperposition die wichtigste Maßnahme dar. Die am häufigsten in der Pflegepraxis angewendete Lagerungsform ist die 30°-Lagerung im Wechsel mit der Rückenlage etwa alle zwei Stunden. Auflagepunkte, wie die Fersen, und bereits gerötete Stellen sollten dabei immer frei gelagert werden. Neueste pflegewissenschaftliche Erkenntnisse rücken die Mikrolagerung in den Fokus. Orientiert an der basalen Stimulation und physiologischen Bewegungsmustern wird empfohlen, kleinste Schwerpunktveränderungen in einem festen Zeitintervall durchzuführen (8- bis 40-mal pro Stunde)[10]. Das Positionswechselintervall ist dabei individuell und in Zusammenhang mit dem Hautzustand, der Eigenbewegung und den Risikofaktoren zu sehen. Ziel ist es, den Druck nicht komplett zu nehmen, sondern ihn zeitweilig zu verteilen, um die Durchblutung und die Beweglichkeit zu verbessern. Sie ersetzt jedoch nicht die regelmäßige („komplette") Lagerung des Patienten/ der Patientin. Weichlagerungs- oder Wechseldrucksysteme können eingesetzt werden, sofern sie für die Restmobilität und die Wahrnehmungsförderung nicht hinderlich sind, z. B. bei tief analgosedierten Patient:innen.

Um eine Fußfehlstellung bei längerer Liegedauer zu verhindern (sogenannter Spitzfuß) ist es ratsam, die Füße nicht zu unterpolstern, da dies zu einem gesteigerten Hirndruck führen kann. Vielmehr wird empfohlen, die Füße in eine physiologische Stellung zu bringen, z. B. mithilfe eines am Bett angebrachten Fußbrettes oder durch Anziehen geeigneter Schuhe. Aktiv oder passiv durchgeführte Dehnbewegungen helfen, einem Spitzfuß vorzubeugen.

Nach jeder Lagerung sollten alle Zu- und Ableitungen, Unterpolsterungen sowie weiteren Hilfsmittel auf ihre korrekte Lage überprüft werden, sodass es zu keinen zusätzlichen Auflagepunkten bzw. Druckstellen kommt.

■ Analgesie

Insbesondere Patient:innen mit verminderter Sensorik (z. B. Hemiparese/-plegie, Neuropathie) sollten regelmäßige Positionswechsel erfahren, da ihre Schmerzwahrnehmung oft-

---

10 https://gesund.bund.de/stuerze-aeltere-menschen#ursachen

mals gestört ist. Ein angepasstes Schmerzmanagement verhindert eine Schonhaltung und die damit verbundenen Komplikationen.

■ Ernährung

Eine ausgewogene Ernährung kann Dekubitalgeschwüre nicht verhindern, wohl aber die Risikofaktoren zu deren Entstehung beeinflussen. Eine spezielle vorbeugende Diät gibt es nicht. Jedoch sollten Über- und Untergewicht vermieden werden. Fakt ist, dass erkrankte Menschen einen höheren Energiebedarf haben und daher unbedingt bedarfsgerecht Nährstoffe erhalten müssen. So sollte bei der Übernahme des Patienten/der Patientin auch der Ernährungszustand, eventuelle Kau- und Schluckstörungen sowie der Ernährungsstatus im Blut erhoben und angesprochen werden.

Wird ein Ernährungsdefizit erkannt, kann mit entsprechender Spezialnahrung eine Mangelversorgung verhindert werden. Neben der passenden Ernährung ist auch eine ausreichende Flüssigkeitszufuhr wichtig, um die Durchblutung der Haut zu verbessern. Zu diesem Thema wurde vom DNQP ein eigener Expertenstandard erstellt.

■ Hautpflege

Die Hautpflege hat das Ziel, den Säure- und Fettschutzmantel der Haut zu erhalten und diesen gleichzeitig vor schädigenden Einflüssen zu schützen. Es empfiehlt sich daher, regelmäßig eine Hautinspektion durchzuführen und je nach Hautzustand passende Hautpflegemittel anzuwenden. Bei sehr trockener Haut können feuchtigkeitsspendende Pflegeprodukte (Wasser-in-Öl-Emulsionen) verwendet werden. Bei sehr feuchter Haut gilt es, die Haut öfter zu reinigen (mit pH-neutraler Seife) und auch zu trocknen sowie Öl-in-Wasser-Emulsionen als Pflegeprodukte zu verwenden. Insbesondere bei Inkontinenz ist es wichtig, solche Hautschutzprodukte aufzutragen, welche die natürliche Schutzbarriere der Haut unterstützen. Stets trockene, saubere Bettwäsche sowie gut gelüftete Räume unterstützen ebenfalls das Hautbild.

17.4 Sturzprophylaxe

Ist man einen kurzen Moment unaufmerksam, ist ein Sturz schnell geschehen. Für die regelrechte Entwicklung von Motorik und Wahrnehmung sind Stürze im Kleinkindalter unglaublich wichtig. Im höheren Alter jedoch sind sie nicht erwünscht und mit Angst behaftet. Ein Sturz kann sehr schmerzhaft und folgenreich sein und sollte daher im Krankenhausalltag unbedingt verhindert werden.

■ Definition „Sturz" und epidemiologischer Hintergrund

Ein Sturz ist „ein Ereignis, bei dem eine Person unbeabsichtigt auf dem Boden oder auf einer tieferen Ebene aufkommt" (DNQP).[11]

Aufgrund des demografischen Wandels ist es nicht verwunderlich, dass der Anteil der älteren Erkrankten in der stationären Akutbehandlung, wegen ihrer teils gravierenden Komorbiditäten, stetig größer wird. Nach Angaben des Bundesministeriums für Gesundheit stürzen etwa 30 % der Über-65-Jährigen, die zu Hause leben, einmal im Jahr.[12] Mit dem Alter wächst nicht nur das Sturzrisiko, sondern auch die Angst vor einem Sturz. Dadurch entsteht ein Teufelskreis mit weitreichenden Folgen für die Lebensqualität, Selbstständigkeit und Mobilität des zu pflegenden Menschen (Post-Fall-Syndrom) und für die Angehörigen. Auch für die Institution Krankenhaus ist der Sturz eines Patienten mit ernsten Konsequenzen behaftet. Neben möglichen Schadenersatzansprüchen kann es bei der Behandlung der Sturzfolgen zu einem Mehrbedarf an Personal-, Hilfsmittel- und Belegungskosten sowie letztendlich zu einem Imageschaden kommen.

■ Ätiologie und Risikofaktoren

Die Ursachen für einen Sturz sind vielfältig bzw. multifaktoriell. Im Expertenstandard „Sturzprophylaxe in der Pflege" (DNQP) werden die verschiedenen Risikofaktoren in drei Gruppen unterteilt und nachstehend in gekürzter Form aufgelistet:

Personenbezogene Risikofaktoren
- Fortgeschrittenes Alter
- Chronische Grunderkrankungen:
    - Erkrankungen mit kurzzeitigem Bewusstseinsverlust
    - Erkrankungen mit Schwindelsymptomatik
    - Erkrankungen mit Sensibilitätseinschränkungen
- Kognitive Einschränkungen:
    - Demenz
    - Depression
    - Delir
- Unsicherheit im Umgang mit (Mobilitäts-)Hilfsmitteln
- Sturzereignis in der Vorgeschichte

17

---

11 https://www.dnqp.de/fileadmin/HSOS/Homepages/DNQP/Dateien/
    Expertenstandards/Sturzprophylaxe/Sturz_2Akt_Auszug.pdf
https://www.dnqp.de/expertenstandards-und-auditinstrumente/#c14301141
12 https://gesund.bund.de/stuerze-aeltere-menschen#haeufigkeit

Umgebungsbezogene Risikofaktoren
- Längerer Klinikaufenthalt
- Stolperfallen (z. B. Zu- und Ableitungen)
- Schlechte Beleuchtung
- Ungeeignetes Schuhwerk
- Veränderte Umgebung/Ortswechsel
- Freiheitsentziehende Maßnahmen

Medikamentenbezogene Risikofaktoren
- Polypharmazie
- Psychotrope Medikamente

Assessmentinstrumente

Da die Sturzursachen sehr komplex sind, gibt es kein prakti-
kables und aussagekräftiges diagnostisches Verfahren zur
Identifizierung sturzgefährdeter Personen. An dieser Stelle ist
es ratsam, einen hausinternen Standard zu entwickeln und
auch zu implementieren.

Zielsetzungen und Maßnahmenkatalog

Das Primärziel ist neben der Verhinderung eines Sturzereig-
nisses die frühzeitige Identifizierung einer Sturzgefährdung.
Mobilität und Selbstständigkeit sollten weitestgehend erhalten
bleiben und gefördert werden. Die Gedanken und Gefühlswelt
der Patient:innen und ihrer Angehörigen wird nicht außer
Acht gelassen und in den Maßnahmenkatalog aufgenommen.
Alle umgebungsbedingten Sturzursachen werden rechtzeitig
erkannt und ausgeschaltet bzw. minimiert.

Patientenbezogene Maßnahmen

Trotz des eingeschränkten Bewegungsradius und der fehlenden Möglichkeit, im Setting Krankenhaus Freizeitangebote zu
gestalten, lassen sich mit etwas Fantasie kleinere Übungen zur
Erhaltung der Mobilität in den Pflegealltag integrieren. Unter
Anleitung von Physiotherapeuten und Pflegefachkräften kann
ein individuell angepasstes Muskelaufbautraining erfolgen.
Dabei sollten angeordnete Vitalparametergrenzen (z. B. Blut-
druckgrenzen) beachtet und eingehalten werden.

Unterstützende Hilfsmittel, die der Orientierung dienen
(Brille, Hörgeräte), sollten dem Patienten/der Patientin angeboten und angelegt werden. Das Gleiche gilt für die Kleidung und das Schuhwerk. Sollten keine geeigneten Schuhe zur
Verfügung stehen, kann man auf Antirutschsocken zurückgrei-
fen. Sind die Mobilisierungshilfen für die Patient:innen fremd,
sollten diese erklärt oder auf die Bedürfnisse angepasst werden.

Das Angebot der Anwesenheit während einer Mobilisierung kann Ängste und Verunsicherung bei Patient:innen nehmen. Dabei ist eine empathische Kommunikation wichtig.

■ Umgebungsbezogene Maßnahmen

Zur Orientierungsunterstützung ist ein guter Überblick notwendig. Demnach sollte das Patientenzimmer tagsüber und auch nachts durch entsprechendes Licht gut ausgeleuchtet sein. Eine kurze Erklärung zum Aufbau des Patientenzimmers sowie beispielsweise der Nasszelle hilft dem Patienten/der Patientin ebenfalls, sich zurechtzufinden. Die Klingelanlage sollte dabei nicht vergessen werden.

Bettgitter und freiheitsentziehende Vorrichtungen eignen sich nicht zur Sturzprophylaxe, im Gegenteil. Viele verwirrte Personen reagieren darauf mit Unruhe, Abwehr und Aggression. Sie bergen sogar zusätzliche Verletzungsgefahren und sollten daher mit Bedacht eingesetzt werden. Der Einrichtungsträger stellt verpflichtend eine Sitzwache zur Verfügung, wenn eine Sturzgefährdung auf anderem Wege nicht vermeidbar ist.

Um Stürze aus großer Höhe zu vermeiden, sollte nach pflegerischen Handlungen die Betthöhe auf ein Minimum reduziert werden. Ebenfalls ist darauf zu achten, dass etwaige Stolperfallen, wie z. B. Zu- und Ableitungen, sachgemäß verwahrt werden.

■ Medikamentenbezogene Maßnahmen

Blutdrucksenkende Medikamente oder auch Beruhigungsmittel können die Sturzanfälligkeit erhöhen. Bei Verdacht auf ungünstige Nebenwirkungen müssen diese Beobachtungen dem behandelnden Arzt/der behandelnden Ärztin mitgeteilt werden. Gegebenenfalls kann oder muss die Medikation verändert bzw. angepasst werden.

■ Sturzereignisprotokoll

Kam es trotz aller Maßnahmen dennoch zu einem Sturz, helfen standardisierte Protokollbögen, um die Sturzumstände systematisch zu erfassen. Dies hilft, die Sturzprävention allgemein zu verbessern sowie für den Betroffenen noch individueller zu gestalten. Beim Auffinden einer gestürzten Person sollte die Pflegefachperson einen Arzt oder eine Ärztin und mindestens eine weitere Kollegin oder einen Kollegen dazu holen. Gegenüber der gestürzten Person sollten alle beruhigend und empathisch auftreten. Je nach Verletzungsausmaß wird sie in eine sichere Umgebung, z. B. auf einen Stuhl oder in das Bett, zurückverbracht. Anschließend wird sie auf erkennbare äußere Verletzungen untersucht (Prellmarken oder Platzwunden) und ggf. erstversorgt. Ebenso sollten Vitalparameter erhoben und vorhandene venöse Zugänge auf ihre Funktionsfähigkeit überprüft werden. Nicht zuletzt werden nach möglichen Sturzursachen gesucht und das Sturzereignisprotokoll ausgefüllt.

17.5 Delirprophylaxe

Ein alltägliches Ärgernis: „Wo habe ich meine Brille hingelegt?". Ist man einen kurzen Moment unaufmerksam oder abgelenkt, vergessen wir, wo wir ganz alltägliche Gegenstände ablegen (Autoschlüssel, Geldbörse). Muss es schnell gehen, gerät man schnell in Panik, Stress, Verwirrtheit und/oder es kommen Zweifel auf. In den meisten Fällen tauchen die verlegten Dinge schnell wieder auf. Doch was wäre, wenn dieser akute Verwirrtheitszustand Stunden, Tage oder sogar Wochen andauern würde?

■ Definition „Delir" und epidemiologischer Hintergrund

Das Delir (lat. „delirium" = aus der Furche/Spur geraten) ist ein komplexes Krankheitsbild, das durch fluktuierende Störungen von Bewusstsein, Aufmerksamkeit, Kognition, Sprache, Psychomotorik, Schlaf und Affekten gekennzeichnet ist.[13] Anhand der psychomotorischen Ausprägung wird das Delir in drei Formen unterteilt: hyperaktives Delir, hypoaktives Delir, Mischform. Es ist ein sehr junges Krankheitsbild, das oft unterschätzt wird und wegen seiner Komplexität sicherlich noch nicht endgültig erforscht ist.

In deutschen Krankenhäusern entwickeln ca. 30–40 % der über 65-jährigen Patient:innen ein Delir. Das Risiko steigt nach großen Operationen und intensivmedizinischen Behandlungen, wie z. B. eine maschinelle Beatmung, auf bis zu 80 %18. Trotz der hohen Prävalenz bleibt das Delir bei zwei Drittel aller Fälle unerkannt und unbehandelt. Wird ein Delir nicht erkannt bzw. wird es nicht behandelt, steigen, neben dem Versorgungsaufwand, auch die Krankenhausverweildauer und die Mortalitätsrate signifikant an.

■ Ätiologie und Risikofaktoren

Die Pathogenese des Krankheitsbildes ist vielschichtig, weitgehend unbekannt und vermutlich multifaktoriell bedingt. Oft fällt es schwer, die Manifestation des Delirs von Folgen einer Grunderkrankung oder einer begonnenen Therapie abzugrenzen. Die Ursachen sind so vielfältig wie das Delir-Syndrom selbst. Neben hirnorganischen Prozessen werden auch systemische Ursachen diskutiert. Meist kommt es zu einer plötzlichen Lebensveränderung gepaart mit psychosozialem Stress und einer anschließenden körperlichen Belastung.

---

13 Delir – Psychiatrie, Psychosomatik, Psychotherapie – eMedpedia | springermedizin.de

Zu den für die Entwicklung eines Delirs prädisponierenden Risikofaktoren zählen u. a. das Alter, das Vorliegen einer kognitiven Störung oder von schweren chronischen Erkrankungen, Seh- und Hörstörungen, eine reduzierte zerebrale Durchblutung, spezifische operative Eingriffe, Polypharmazie und der Umstand, schon einmal ein Delir durchlaufen zu haben.

Assessmentinstrumente

Um ein Delir rasch und zuverlässig erkennen und versorgen zu können, wurden diverse Leitlinien und Arbeitsbündel entworfen. Folgende Screeninginstrumente kommen im klinischen Alltag bevorzugt zum Einsatz:

- Confusion Assessment Method (CAM) bzw. CAM-ICUo
- Intensive Care Delirium Screening Checklist (CDSC)
- Nursing Delirium Screening Scale (Nu-DESC)

Zielsetzungen und Maßnahmenkatalog

Oberstes Ziel ist die Früherkennung einer Delirgefahr, verbunden mit der Konsequenz orientierender Maßnahmen zur Unterstützung des Patienten/der Patientin. Um dieses Ziel zu erreichen, wurden nichtpharmakologische und pharmakologische Maßnahmen erarbeitet.

Nichtpharmakologischer Ansatz

Im Rahmen eines individualisierten Maßnahmenpakets sollten neben dem Behandlungsteam auch der Patient/die Patientin und die Angehörigen auf die Risikofaktoren und Gefahren eines Delirs hingewiesen werden. Eine ruhige und möglichst stressfreie Atmosphäre (auch in Notsituationen) gilt als ebenso prophylaktisch wie eine andauernde Behandlungskontinuität (möglichst das gleiche Personal, keine häufigen Zimmerwechsel). Auch eine realistische Terminplanung für anstehende Operationen oder Untersuchungen verkürzt die Aufenthaltsdauer in ungewohnten Räumlichkeiten und verleiht Transparenz. Orientierungshilfen (Brille, Hörgerät, Kalender, Uhren), die Anwesenheit von für den Patienten vertrauten Personen sowie die Aufrechterhaltung eines Tag-Nacht-Rhythmus erfüllen die Bedürfnisse nach Vertrautheit und Sicherheit und sind elementare Bestandteile der Delirprophylaxe. Des Weiteren gehören auch eine frühzeitige enterale Ernährung und die Frühmobilisation zum prophylaktischen Maßnahmenkatalog.

Pharmakologischer Ansatz

Die nichtmedikamentöse Therapie sollte der medikamentösen Behandlung immer vorgezogen werden. Das eine Medikament zur Behandlung eines Delirs gibt es nicht. Viele Medikamente, die v. a. von älteren multimorbiden Patient:innen, eingenommen werden (müssen), haben aber delirogenes Potenzial und sollten daraufhin überprüft und ggf. abgesetzt bzw. ersetzt werden. In jedem Fall ist die medikamentöse Behandlung eines Delirs symptomorientiert und muss daher differenziert und individuell erfolgen. Entsprechend den Leitlinien wird der Einsatz von Pharmaka nur bei starker Symptomatik oder im Fall von akuter Eigen- oder Fremdgefährdung empfohlen. Dann gilt der Grundsatz „start low, go slow".

■ **Erfahrungsbericht[14]**

In mehreren Gesprächen mit Betroffenen stellte sich heraus, dass sich viele an das Geschehene erinnern können und sich dafür schämen. Gleichzeitig möchten viele begreifen und verstehen, was mit ihnen passiert ist, und darüber sprechen. Sie berichten von der Sehnsucht nach Unterstützung, Wahrnehmung, Verständnis und Körperkontakt während der Delirphase. Vertraute Personen und solche, die Ruhe ausstrahlen, sind für sie in dieser Zeit sehr wichtig.

17.6 Thromboseprophylaxe

■ **Definition „Thrombose" und epidemiologischer Hintergrund**

Unter einer Thrombose (altgriech. „thrombos" = Klumpen) versteht man den kompletten oder teilweisen Verschluss eines Gefäßes (arteriell oder venös) durch ein Blutgerinnsel. Die Folgen können auch bei asymptomatischem Verlauf gravierend bis lebensbedrohlich sein.

Jährlich erleiden ca. 1–2 Personen von 1.000 eine tiefe Venenthrombose[15]. Es betrifft vor allem die älteren Generationen, wobei Frauen häufiger betroffen sind als Männer. Bei dieser Inzidenzlage sprechen die Fachleute längst von einer Volkskrankheit.

■ **Ätiologie und Risikofaktoren**

Der Berliner Pathologe Rudolf Virchow (1821–1902) postulierte, dass die Verlangsamung der Blutströmung, Schäden des Gefäßendothels und eine erhöhte Gerinnungsneigung ursächliche Faktoren für die Entstehung einer Thrombose darstellen (Virchow-Trias) (☐ Abb. 17.2).

---

14 Patients' and nurses' experiences of delirium: a review of qualitative studies - PubMed von Bélanger & Ducharme (2011)
15 https://register.awmf.org/de/leitlinien/detail/003-001

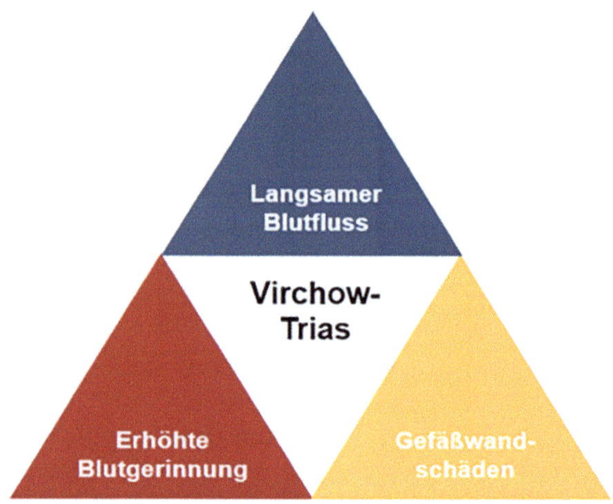

Abb. 17.2   Virchow-Trias. (Eigene Abb.)

- **Demnach gibt es eine Vielzahl an Risikofaktoren**
- Erhöhtes Alter
- Positive Eigen- oder Familienanamnese
- Operation/Verletzungen
- Immobilisation (peri- und postoperativ, langes Sitzen oder Liegen)
- Lähmungen
- Herzinsuffizienz
- Adipositas (Body-Mass-Index >30)
- Schwangerschaft und Wochenbett
- U.v.m.

- **Assessmentinstrumente**

Bislang gibt es keine evidenzbasierten Instrumente zur Einschätzung eines Thromboserisikos. Jedoch werden im ambulanten Bereich verbreitet die „Autar-Skala"21 und die „Frowein-Skala" verwendet. Sie sind allerdings weniger für eine kontinuierliche Beurteilung geeignet.

- **Zielsetzungen und Maßnahmenkatalog**

Oberstes Ziel der Thromboseprophylaxe ist es, den drei Hauptursachen (Virchow-Trias) der Thrombosebildung entgegenzuwirken. Dabei ist es wichtig, den zu pflegenden Menschen über die Entstehungsmechanismen einer Thrombose zu informieren und ihn zur aktiven Mitarbeit zu motivieren.

- **Förderung des venösen Rückstroms zum Herzen**

Um die Hämodynamik des Blutes pflegerisch zu unterstützten, müssen den Pflegefachpersonen Kenntnisse zu den physiologischen Mechanismen des venösen Rückstroms vorliegen.

Aktive Bewegungsübungen können in liegender Position aktiv, assistiv oder passiv ausgeführt werden. Sie sollten mindestens 3-mal am Tag, bei hohem Risiko 4- bis 6-mal am Tag durchgeführt werden.

Folgende Übungen eignen sich:

- Füße kreisen, beugen und strecken
- Zehen auseinanderspreizen und einkrallen
- Beine beugen und strecken, aufstellen und ablegen
- Oberschenkelmuskulatur intermittierend anspannen

Das Ausstreichen der Venen herzwärts gilt als umstritten, da ggf. Thromben gelöst werden könnten. Die Anwendung sollte nur nach ärztlicher Rücksprache erfolgen. Auch die Effektivität von Antithrombosestrümpfen wird in den Fachgesellschaften diskutiert. Die deutsche S3-Leitlinie „Prophylaxe der venösen Thromboembolie (VTE)" empfiehlt den Einsatz der apparativen intermittierenden pneumatischen Kompression22. Bei diesem Verfahren werden Manschetten um beide Waden angelegt. In einem festen Intervall wird Druck auf die Extremitäten bzw. die Venen ausgeübt und auf diese Weise die Wadenmuskelpumpe imitiert.

Lässt es der Zustand des Patienten/der Patientin zu, sollte eine Frühmobilisation innerhalb der ersten 72 h nach Ereignis bzw. Operation durchgeführt werden. Eine Frühmobilisation regt das Herz-Kreislauf-System an und unterstützt die Sekretmobilisation der Atemwege.

Atemübungen, normales und tiefes Einatmen, fördern durch die Druck- und Sogwirkung ebenfalls den venösen Rückstrom und können ergänzend durchgeführt werden.

Es ist zu beachten, dass der venöse Rückstrom nur während der Maßnahmendurchführung gefördert wird. Die Übungen haben keine nachhaltige Wirkung und sollten daher so oft wie möglich durchgeführt werden.

Medikamentöse Thromboseprophylaxe

Thrombozytenaggregationshemmer werden eingesetzt, um arterielle Thrombosen zu verhindern. Wie der Name schon sagt, verhindern diese Medikamente die Aggregation von Thrombozyten im Gefäßsystem. Zur Vorbeugung venöser Thromben werden Antikoagulanzien eingesetzt. Sie greifen gezielt in bestimmte Schritte der Blutgerinnung ein und verhindern auf diese Weise. Nach der S3-Leitlinie sollen die Nieren- und Leberfunktion sowie die Thrombozytenzahl regelmäßig überprüft werden. Zudem besteht bei der Verabreichung der genannten Medikamente eine erhöhte Blutungsgefahr. Daher sollte auch auf Blutungszeichen geachtet werden.

In Kürze

- **Grundlagen der Prophylaxe**
  - Vorbeugende Maßnahmen zur Erhaltung der Gesundheit und Verhinderung von Komplikationen
  - Rechtliche Verankerung im Pflegeberufegesetz, unterstützt durch DNQP
  - Erfordert hohe pflegerische Handlungskompetenz und patientenindividuelle Anpassung
- **Pneumonieprophylaxe**
  - Definition und Bedeutung zur Vermeidung von Atemwegsinfektionen
  - Wichtige Risikofaktoren: Abwehrschwäche, eingeschränkte Lungenbelüftung, operative Eingriffe
  - Einsatz von Assessmentinstrumenten (z. B. Atemskala nach Bienstein) und LISA-Zielen
  - Maßnahmen: Mobilisation, Lagerung, Atemtherapie, Hygiene und Mundpflege
- **Dekubitusprophylaxe**
  - Definition: Verhinderung von Druckgeschwüren durch anhaltenden Druck
  - Risikofaktoren: Immobilität, Alter, Mangelernährung und Inkontinenz
  - Regelmäßige Risikoassessment (z. B. Braden- oder Norton-Skala)
  - Maßnahmen: Druckentlastung, regelmäßiger Positionswechsel, Hautpflege, Ernährungsmanagement
- **Sturzprophylaxe**
  - Definition und epidemiologische Bedeutung insbesondere bei älteren Patient:innen
  - Risikofaktoren: Personenbezogene, umgebungsbezogene und medikamentöse Faktoren
  - Ziel: Erhalt von Mobilität und Selbstständigkeit sowie sichere Umgebung
  - Maßnahmen: individuelle Mobilisation, Orientierungsunterstützung, Anpassung von Hilfsmitteln, Vermeidung von Stolperfallen
- **Delirprophylaxe**
  - Definition des Delirs und hohe Prävalenz bei älteren sowie postoperativen Patient:innen
  - Risiken: multifaktorielle Ursachen, u. a. kognitive Einschränkungen und psychosozialer Stress
  - Anwendung von Screening-Instrumenten (CAM, ICDSC, Nu-DESC)
  - Maßnahmen: Schaffung einer ruhigen, orientierenden Umgebung, Frühmobilisation und angepasste Ernährung; pharmakologische Ansätze nur bei starker Symptomausprägung

17

- **Thromboseprophylaxe**
  - Definition und epidemiologischer Hintergrund (Häufigkeit, Risikofaktoren nach Virchow)
  - Risikofaktoren: Alter, Immobilisation, Herzinsuffizienz, Operationen
  - Maßnahmen: Förderung des venösen Rückstroms durch Bewegungsübungen, intermittierende pneumatische Kompression und Frühmobilisation
  - Ergänzende medikamentöse Prophylaxe unter regelmäßiger Überwachung (Blutungsrisiko beachten)

Literatur

Bélanger L, Ducharme F (2011) Patients' and nurses' experiences of delirium: a review of qualitative studies. J Adv Nursing. https://www.ncbi.nlm.nih.gov/pubmed/11730446

Bundesministerium für Gesundheit (o.J.) Pflegeberufegesetz (PflBG). Bundesgesundheitsministerium. https://www.bundesgesundheitsministerium.de/pflegeberufegesetz

Pozuelo-Carrascosa O et al (2022) Prophylactic strategies in critical care patients. Springer Medizin. https://www.springermedizin.de

Rello J, Rouzé A, Nseir S (1996) Prevention of ventilator-associated pneumonia: a narrative review. Crit Care Med

S3-Leitlinie (2023) Diagnostik und Therapie der Venenthrombose und Lungenembolie. AWMF Online. https://www.awmf.org

Springer Pflege (o.J.) Pneumonien verhindern. Springer Pflege. https://link.springer.com

Thieme (o.J.) Norton-Skala. Thieme Pflege. https://www.thieme.de/statics/dokumente/thieme

Wiktionary (o.J.) Prophylaxe. Wiktionary. https://de.wiktionary.org/wiki/Prophylaxe

Spezielle Pflegehandlungen und Pflegetechniken in der Neurologie und Neurochirurgie

Jessica Golenia

Inhaltsverzeichnis

© Der/die Autor(en), exklusiv lizenziert an Springer-Verlag GmbH, DE, ein Teil von Springer Nature 2026
D. Beilharz-Gabold et al. (Hrsg.), *Pflegewissen Neurologie und Neurochirurgie*, Fachwissen Pflege,
https://doi.org/10.1007/978-3-662-71739-4_18

18.1 Einleitung und Grundlagen neurologischer Pflege

Dieses Kapitel behandelt ausschließlich pflegerische Maßnahmen, die in der neurologischen und neurochirurgischen Versorgung relevant sind. Grundlagen der allgemeinen Pflege werden dabei nicht thematisiert. Der Fokus liegt auf spezifischen, klinisch bedeutsamen Interventionen im Umgang mit akuten und chronischen Erkrankungen des zentralen und peripheren Nervensystems sowie neurochirurgischen Eingriffen.

Die Pflege neurologischer Patient:innen umfasst ein breites Spektrum an spezialisierten Maßnahmen. Dazu gehören unter anderem die Überwachung und Dokumentation neurologischer Veränderungen, die Betreuung bei erhöhtem Hirndruck, das Management von Trachealkanülen und externen Liquordrainagen, die Positionierung bei Hemiparese, die Dekubitus- und Kontrakturprophylaxe, das Atemwegemanagement, der Umgang mit Spastik und epileptischen Anfällen, die Schluck- und Ernährungspflege bei Dysphagie sowie die gezielte Förderung von Mobilität, Orientierung und Kommunikation. Auch die Einbindung von Angehörigen, die Reizabschirmung bei erhöhter Sensibilität sowie die Umsetzung von Delirprävention und basaler Stimulation sind zentrale Aufgaben.

Die pflegerischen Interventionen basieren auf aktuellen Leitlinien und Standards sowie auf klinischer Erfahrung. Sie verfolgen das Ziel, neurologisch erkrankte Menschen sicher, individuell und ganzheitlich zu begleiten. Dabei geht es nicht nur um die Behandlung von Symptomen, sondern auch um Prävention, Aktivierung, Anleitung und die Förderung von Selbstständigkeit und Lebensqualität im Rahmen eines multiprofessionellen Teams.

18.2 Geeignete Modelle des Pflegeprozesses für die Neurologie und Neurochirurgie

Neurologische Patient:innen stellen durch die hohe Komplexität und Multimorbidität ihrer Erkrankungen besondere Anforderungen an die Pflege. Nicht zuletzt aufgrund des demografischen Wandels gewinnt die neurologische Pflege immer mehr an Bedeutung (Fründt und Südmeyer 2022). Häufig liegen Beeinträchtigungen der Kommunikation vor, z. B. Aphasie und Bewusstseinsstörungen, was die Pflegenden vor die Herausforderung stellt, Bedürfnisse auch nonverbal zu erkennen (Madu und Ajibade 2025). Eine kontinuierliche Beobachtung und das Reagieren auf subtile Veränderungen, etwa in Vigilanz oder Neurologie-Status, sind essenziell für die Patientensicherheit. Gleichzeitig erfordert die Neurologie eine enge interdisziplinäre Zusammenarbeit und ausführliche Dokumentation aller Beobachtungen und Maßnahmen. Um unter diesen Bedingungen die Pflegequalität hochzuhalten, muss Pflege als strukturierter, durchdachter Prozess gestaltet werden. Der Pflegeprozess bietet hierfür den Rahmen, indem er ein systematisches Vorgehen von der Einschätzung bis zur Evaluation vorgibt und so ein konsistentes, nachvollziehbares Handeln ermöglicht.

18.2.1 Klassische Pflegeprozessmodelle

In der neurologischen Pflege haben sich insbesondere zwei Modelle des Pflegeprozesses etabliert. Im deutschsprachigen Raum ist das **Sechs-Phasen-Modell nach Fiechter & Meier** weit verbreitet. Es umfasst die Schritte Informationssammlung, Erkennen von Problemen/Ressourcen, Zielsetzung, Maßnahmenplanung, Durchführung und Evaluation (◘ Abb. 18.1). Dieses Modell differenziert den Pflegeprozess stärker als ältere Ansätze und ermöglicht es, noch genauer auf individuelle Bedürfnisse einzugehen (Borgiel 2024). Gerade in der Langzeitpflege neurologischer Patient:innen, z. B. mit Morbus Parkinson und Multiple Sklerose unterstützt der 6-Schritte-Ansatz eine systematische, langfristige Pflegeplanung.

International dominieren **fünfphasige Prozessmodelle**, wie sie etwa von der Weltgesundheitsorganisation (WHO) bzw. dem International Council of Nurses (ICN) propagiert werden. Das ADPIE-Schema umfasst Assessment (Informationssammlung), Diagnose (Pflegeproblemdefinition), Planning (Zielsetzung und Pflegeplanung), Implementation (Durchführung) und Evaluation. Insgesamt fördert die Verwendung standardisierter Begriffssysteme eine einheitliche Kommunikation im Team und sichert die Pflegequalität (Toney-Butler und Thayer 2023).

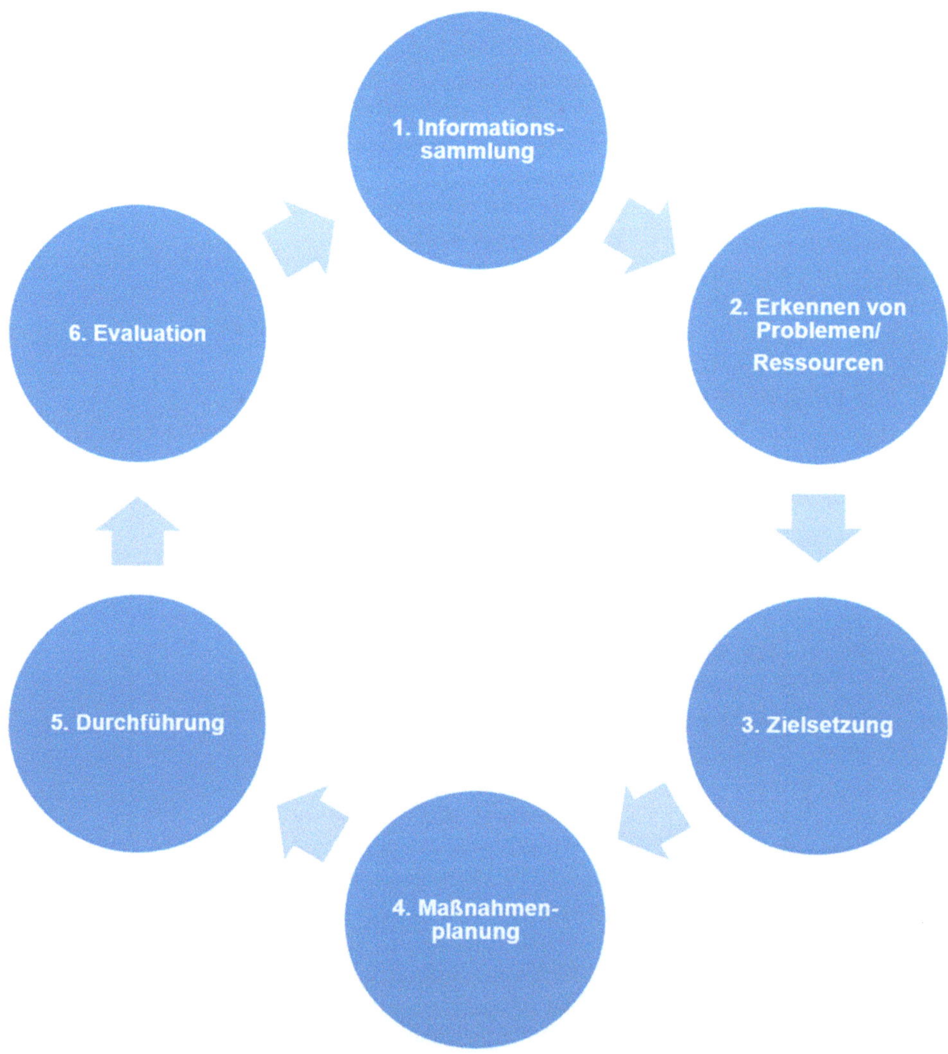

Abb. 18.1   Pflegeprozess nach Fiechter und Meier

18.2.2 Strukturierte Informationssammlung

Die strukturierte Informationssammlung (SIS) ist ein zentrales Instrument im Pflegeprozess, um alle pflegerelevanten Informationen systematisch zu erfassen. Sie bildet die Grundlage für eine individuell angepasste Pflegeplanung, indem sie den Zustand der pflegeempfangenden Person ganzheitlich abbildet, einschließlich körperlicher und psychischer Verfassung, sozialer Situation, Gewohnheiten und Selbstständigkeit. Anstatt Probleme isoliert zu betrachten, ermöglicht die SIS eine ganzheitliche Einschätzung und fokussiert auf Ressourcen der Patientin oder des Patienten.

In der neurologischen Pflege hilft die SIS, komplexe Bedarfslagen strukturiert zu erfassen. Dabei werden sowohl die Selbsteinschätzung des Patienten/der Patientin als auch die fachliche Einschätzung der Pflegekraft einbezogen. Typische Themenfelder der SIS, etwa kognitive und kommunikative Fähigkeiten, Mobilität und Bewegung, krankheitsbezogene Anforderungen, Selbstversorgung, Leben in sozialen Beziehungen sowie Haushaltsführung/Wohnumfeld, decken insbesondere bei neurologischen Patient:innen wichtige Bereiche ab, z. B. Orientierungsfähigkeit, Sprachvermögen, motorische Funktionen (Hecker et al. 2022).

Die Dokumentation im SIS-Bogen umfasst dementsprechend Angaben zum neurologischen Status, z. B. Bewusstsein, Orientierung, Kommunikation, zur Mobilität (Bewegungseinschränkungen, Sturzrisiko), zur Selbstversorgung (Fähigkeit bei Körperpflege, Essen/Trinken) und zu psychosozialen Aspekten. Auch Risikoeinschätzungen, etwa für Dekubitus, Aspiration oder Stürze, sind Bestandteil der SIS und werden transparent festgehalten. Dadurch stellt die SIS sicher, dass alle für die neurologische Pflege wichtigen Informationen frühzeitig erhoben und bei der Planung berücksichtigt werden.

18.2.3 Strukturierte Anwendung von Pflegediagnosen

Pflegediagnosen sind Aussagen über die Reaktionen eines Menschen auf aktuelle oder potenzielle Gesundheitsprobleme, welche von Pflegefachpersonen auf Basis der Informationssammlung gestellt werden. Die strukturierte Anwendung standardisierter Pflegediagnosen gewährleistet eine einheitliche Fachsprache in der Pflege und erhöht die Qualität der Pflegeplanung. Mit einer Pflegediagnose werden die erhobenen Pflegeprobleme, Fähigkeiten und Bedürfnisse in klassifizierter Form benannt, was die weiteren Schritte im Pflegeprozess systematisch steuert (Netzband et al. 2023).

North American Nursing Diagnosis Association International (NANDA-I): Bietet eine umfassende, international anerkannte Taxonomie von Pflegediagnosen mit Definitionen und Merkmalen. Der NANDA-Definition zufolge ist eine Pflegediagnose (NANDA International 2021)„die klinische Beurteilung menschlicher Reaktionen auf Gesundheitsprobleme/Lebensprozesse" und Grundlage für Pflegeinterventionen, für die Pflegende verantwortlich sind.

European Nursing Care Pathways (ENP): Europäisches, insbesondere im deutschsprachigen Raum entwickeltes Pflegeklassifikationssystem. ENP umfasst Pflegediagnosen, Pflegeziele und Pflegemaßnahmen in strukturierter Verknüpfung. Die ENP-Pflegediagnosen liegen bereits als präzise formulierte Aussagen vor (z. B. „Der Patient kann sich aufgrund einer Apraxie nicht selbstständig kleiden"). ENP verfolgt ähnliche Ziele wie NANDA: eine standardisierte Sprache für den Pflegeprozess bereitzustellen, die Kommunikation unter Pflegenden zu verbessern und durch elektronische Nutzung die Interoperabilität von Pflegedaten zu ermöglichen.

International Classification for Nursing Practice (ICNP): Von der International Council of Nurses entwickelte Pflegesprache mit dem Ziel, weltweit eine gemeinsame Terminologie für Diagnosen, Interventionen und pflegerische Outcomes zu schaffen. Die ICNP ermöglicht es, Pflegediagnosen modular aus standardisierten Begriffen zu kombinieren, und legt besonderen Wert auf Datenvergleichbarkeit und Forschung. Laut den Entwicklern der ICNP dient eine standardisierte Pflegefachsprache dazu, Pflegeleistungen vergleichbar zu machen, Trends zu identifizieren und Pflegequalität sichtbar zu machen. Strategische Ziele sind u. a. eine verbesserte Kommunikation zwischen Pflegekräften, Förderung der Pflegeforschung und Einflussnahme auf die Gesundheitspolitik.

18.3 Relevante Assessmentinstrumente

18.3.1 Vigilanz- und Bewusstseinslage

Die **Glasgow Coma Scale (GCS)** ist ein etabliertes Instrument zur Abschätzung von Bewusstseinsstörungen, z. B. bei Schädel-Hirn-Trauma oder anderen komatösen Zuständen (◻ Tab. 18.1). Sie bewertet drei Reaktionsbereiche: Augenöffnen, verbale Reaktion und motorische Reaktion. Je nach Reaktion werden Punkte vergeben (Augen 1–4, verbal 1–5, motorisch 1–6 Punkte), die zur Gesamtpunktzahl addiert werden (3 = tiefstes Koma, 15 = volles Bewusstsein). Eine GCS ≤ 8 Punkte bedeutet eine schwere Bewusstseinsstörung (Koma) und oft die Indikation zur Intubation zum Schutz der Atemwege. Pflegende erheben die GCS in regelmäßigen Intervallen, um Veränderungen frühzeitig zu erkennen (Pisano und Bilotta 2024).

18

◘ Tab. 18.1 Glasgow Coma Scale (GCS). (Pisano und Bilotta 2024)

Augenöffnen	
Spontan	4 Punkte
Bei Ansprache	3 Punkte
Bei Schmerzreiz	2 Punkte
Gar nicht	1 Punkt
Beste verbale Antwort	
Konversationsfähig, orientiert	5 Punkte
Konversationsfähig, nicht orientiert	4 Punkte
Einzelne Worte	3 Punkte
Sinnlose Laute	2 Punkte
Keine verbale Antwort	1 Punkt
Beste motorische Antwort	
Bewegung auf Aufforderung	6 Punkte
Gezielte Abwehr bei Schmerzreiz	5 Punkte
Ungezielte Abwehr bei Schmerzreiz	4 Punkte
Beugesynergismen	3 Punkte
Strecksynergismen	2 Punkte
Keine motorische Antwort	1 Punkt

❶ Cave

Bei sedierten oder intubierten Patient:innen ist die GCS nur eingeschränkt anwendbar. Die verbale Reaktion wird dann z. B. als „nicht beurteilbar" dokumentiert. In solchen Fällen und allgemein bei Auffälligkeiten im GCS-Befund ist eine ärztliche Rücksprache erforderlich.

18.3.2 Funktion und Selbstständigkeit

Die **NIH Stroke Scale (NIHSS)** ist ein spezielles Instrument zur quantitativen Bewertung neurologischer Ausfälle bei Schlaganfall-Patient:innen. Sie umfasst 11 Items, die Funktionen wie Bewusstsein, Blickbewegungen, Gesichtsmotorik, Arm- und Beinmotorik, Ataxie, Sensibilität, Sprache, Sprechvermögen und Neglect prüfen. Jedes Item wird mit einem Score (0 = normal, bis je nach Item 2, 3 oder 4 = schwere Störung) bewertet, maximal sind 42 Punkte (schwerster Ausfall) erreichbar. Ein Score von 0 entspricht einem unauffälligen neurologischen Status. Pflegende mit entsprechender Schulung können an der NIHSS-Erhebung mitwirken, meist erfolgt sie jedoch initial durch Ärzt:innen. Im Pflegealltag ist die NIHSS relevant, um Veränderungen (z. B. neurologische Verschlechterungen bei Komplikationen wie Hirnödem oder neuen ischämischen Ereignissen) schnell zu erkennen (Pisano und Bilotta 2024).

Die NIHSS sollte standardisiert in der vorgegebenen Reihenfolge und Technik durchgeführt werden, um Vergleichbarkeit zu gewährleisten; falsch erhobene Werte könnten zu Fehleinschätzungen führen.

Der **Barthel-Index** misst die Fähigkeiten in den Aktivitäten des täglichen Lebens (ATL), insbesondere Selbstversorgung und Mobilität. Er umfasst 10 Bereiche (u. a. Essen, Baden, Anziehen, Stuhlkontrolle, Urinkontrolle, Toilettenbenutzung, Transfers, Mobilität, Treppensteigen), die je nach Ausmaß der Unabhängigkeit mit bestimmten Punkten bewertet werden (0, 5, 10 oder 15 Punkte pro Item). Die Maximalsumme beträgt 100 Punkte, was volle Unabhängigkeit in den Grundfunktionen bedeutet. In der Neurologie und Neurochirurgie wird der Barthel-Index vor allem im Rehabilitations- und Entlassmanagement genutzt: Er gibt an, inwieweit Patient:innen grundlegende Aktivitäten selbst ausführen können, und dient der Pflegeplanung, z. B. zur Ermittlung des Bedarfs an Unterstützung bei der Körperpflege oder Mobilität. Oft wird der Barthel-Index bei der Aufnahme und der Entlassung erhoben, um Fortschritte zu dokumentieren (Zhang et al. 2024).

Der Barthel-Index zeigt v. a. grobe Funktionseinschränkungen; bei sehr schweren Beeinträchtigungen (z. B. bei komatösen Patient:innen) werden 0 Punkte erreicht. Hier sind differenziertere Skalen wie der **EFA** sinnvoll.

Das **Early Functional Ability Assessment (EFA)** erfasst frührehabilitative Fähigkeiten schwer neurologisch beeinträchtigter Patient:innen, beispielsweise nach schweren Schlaganfällen oder Schädelhirntraumen. Es besteht aus 20 Items in 4 Kategorien: vegetative Funktionen, orofaziale Funktionen, sensorisch-motorische Funktionen und kognitive Fähigkeiten. Jedes Item wird auf einer 5-Punkte-Skala bewertet (1 = keine Funktion/schwere Störung, bis 5 = normale Funktion). Beispiele: Wachheit, Toleranz von Lagewechsel, Kontinenz (vegetativ); Schlucken, Kauen, Mundhygiene (orofazial); Ansprechbarkeit, einfache Befehle ausführen (kognitiv) etc. Die Summe ergibt den EFA-Gesamtwert (20–100 Punkte). Ein hoher Wert signalisiert bessere Funktionen. Das EFA dient insbesondere in der Frührehabilitation auf der Intensivstation oder der Frühreha-Station zur Planung von Fördermaßnahmen und als prognostischer Anhaltspunkt für den Rehabilitationsverlauf.

Pflegefachpersonen nutzen EFA-Ergebnisse, um Schwerpunkte der aktivierenden Pflege, z. B. Lagerung, basale Stimulation, Atemtraining, festzulegen (Schulz 2024).

18.3.3 Delir und Kognition

Neurologische Patient:innen, insbesondere nach akuten Ereignissen wie Schlaganfall, haben ein hohes Risiko für die Entwicklung eines Post-Stroke-Delirs (PSD). Etwa 30–40 % der Patient:innen mit akutem ischämischem Schlaganfall (AIS) entwickeln ein solches Delir, meist innerhalb der ersten 72 h. PSD ist assoziiert mit verlängerter Verweildauer, erhöhter Morbidität und Mortalität sowie schlechteren funktionellen Ergebnissen

Deshalb empfehlen Leitlinien ein strukturiertes Delir-Screening mit validierten Instrumenten (Ringleb et al. 2022). In der Intensivmedizin wird häufig die **Confusion Assessment Method for the ICU (CAM-ICU)** eingesetzt. Auf Normalstationen werden die **Nursing Delirium Screening Scale (Nu-DESC)** oder die **DOS-Skala** angewendet.

Die **Intensive Care Delirium Screening Checklist (ICDSC)** kann auch bei aphasischen Patient:innen ein valides Instrument sein, allerdings nur mit angepasstem Cut-off-Wert. Während bei nicht-aphasischen Patient:innen ein Delir bei einem Wert ≥ 4 Punkten vorliegt, liegt der Schwellenwert bei aphasischen Patient:innen bei ≥ 5 Punkten (Mengel und Fleischmann 2022; Weiss et al. 2022).

Ein frühzeitiges Erkennen eines Delirs ermöglicht es, schnell nicht-medikamentöse Maßnahmen einzuleiten, z. B. Reorientierung, Umgebungsanpassung, sensorische Unterstützung. Medikamentöse Maßnahmen, z. B. Antipsychotika, sollten zurückhaltend und nur nach Ausschöpfen nicht-medikamentöser Strategien erfolgen. Zudem werden präventive Ansätze wie prophylaktische Melatoningaben diskutiert.

Neben dem Delir-Screening werden in der neurologischen Rehabilitation kognitive Basis-Assessments wie der **Montreal Cognitive Assessment (MoCA)** genutzt, um Defizite in Gedächtnis, Aufmerksamkeit oder Exekutivfunktionen frühzeitig zu identifizieren. Diese ermöglichen es, Unterstützungsbedarfe systematisch zu erfassen und Angehörige frühzeitig in die Versorgung einzubinden (Danquah et al. 2024).

18.3.4 Schmerz und Sedierung

Schmerz lässt sich je nach Kommunikationsfähigkeit bei Patient:innen mit verschiedenen Skalen erfassen. Bei ansprechbaren Personen wird zumeist eine **Visuelle Analogskala (VAS)**

oder **Numerische Rating-Skala (NRS)** eingesetzt, wobei 0 keinen Schmerz und 10 maximal vorstellbaren Schmerz bedeutet. Neurologische Patient:innen mit Sprachstörungen oder Bewusstseinseintrübung können ihren Schmerz jedoch oft nicht adäquat mitteilen. In solchen Fällen kommen Beobachtungsskalen zum Einsatz: Bei demenziell erkrankten oder nicht mitteilungsfähigen Menschen, z. B. die **Pain Assessment in Advanced Dementia (PAINAD),** die Schmerz über Gesichtsausdruck, Lautäußerungen, Körperhaltung usw. beurteilen. Bei sedierten oder beatmeten Intensivpatient:innen gibt die **Behavioral Pain Scale (BPS)** Hinweise auf Schmerzen, indem sie Gesichtsmimik, Bewegung und Compliance mit der Beatmung bewertet. Pflegende führen regelmäßige Schmerzerhebungen durch und dokumentieren die Schmerzintensität sowie -qualität als Grundlage für eine angepasste Analgesie.

Neben dem Schmerzassessment ist auch die Sedierungstiefe bei intensivpflichtigen neurologischen Patient:innen relevant. Hierfür wird in vielen Einrichtungen der **RASS-Score (Richmond Agitation-Sedation Scale)** verwendet. Pflegende überprüfen und dokumentieren den Sedierungsgrad, um eine Über- oder Untersedierung zu vermeiden und die neurologische Beurteilbarkeit zu erhalten (Lia et al. 2023).

18.3.5 Dysphagie und Ernährung

Zur Einschätzung neurogener Schluckstörungen, z. B. bei akutem Schlaganfall, wird der **Gugging Swallowing Screen (GUSS)** empfohlen. Pflegefachpersonen prüfen zunächst Mundraumreaktionen (Husten, Stimme) und schrittweise Flüssigkeiten und feste Nahrung. So lassen sich Aspirationsrisiken bereits im akuten Setting erkennen (Fröhlich 2012).

Bei einem frühen GUSS-Wert < 5 im indirekten Abschnitt wird keine orale Kost verabreicht, bis eine umfassende logopädische Abklärung erfolgt dies kann das Risiko für Aspirationspneumonien signifikant reduzieren (Troll und Emsden 2025).

Für die Erfassung von Mangelernährung bei älteren oder neurologischen Patient:innen wird das **Mini Nutritional Assessment (MNA)** empfohlen. Die Kurzversion (MNA-SF) nimmt nur wenige Minuten in Anspruch und berücksichtigt wichtige Dimensionen wie BMI, Gewichtsverlauf, Mobilität, neuropsychische Kontrolle und Ernährungssituation (Schlegel und Lubomierski 2025).

Der Gesamtwert wird wie folgt klassifiziert:
- 24–30 Punkte: gute Ernährung
- 17–23,5 Punkte: Risiko für Mangelernährung
- <17 Punkte: manifeste Mangelernährung

18.4 Relevante Pflegeleitlinien und Expertenstandards

Eine qualitativ hochwertige neurologische Pflege orientiert sich an evidenzbasierten Leitlinien und Expertenstandards. Pflegefachpersonen übernehmen eine zentrale Rolle bei der Umsetzung dieser Empfehlungen im klinischen Alltag:

Dekubitusprophylaxe: Der DNQP-Expertenstandard „Erhaltung und Förderung der Hautintegrität" bzw. „Dekubitusprophylaxe in der Pflege" fordert eine strukturierte Risikoerhebung und darauf basierende Maßnahmen. Bei bewusstseinsgestörten oder immobilen neurologischen Patient:innen, einer Hochrisikogruppe für Druckgeschwüre, sind regelmäßige Lagerungswechsel nach individuellem Bedarf, druckentlastende Lagerungstechniken sowie hautpflegerische und ernährungsbezogene Maßnahmen essenziell. Pflegende arbeiten hier interprofessionell z. B. mit Physiotherapie zusammen, um die Hautintegrität zu erhalten.

Schmerzmanagement: Die DNQP-Expertenstandards „Schmerzmanagement in der Pflege bei akuten Schmerzen" und „Schmerzmanagement bei chronischen Schmerzen" sowie medizinische Leitlinien betonen die systematische Schmerzerfassung und -behandlung. Pflegefachpersonen führen regelmäßige Schmerzassessments durch und unterstützen eine individuelle, multimodale Schmerztherapie. Dazu gehören neben der pünktlichen Gabe verordneter Analgetika auch nicht-medikamentöse Interventionen (Lagerung, Kälte/Wärme, Entspannung) und die Beobachtung von Nebenwirkungen, z. B. Obstipation bei Opioiden.

Neurologische Frührehabilitation: Für Phase B der neurologischen Rehabilitation existieren interdisziplinäre Empfehlungen, z. B. in der S3-Leitlinie „Rehabilitative Therapie bei Armparese nach Schlaganfall". Pflegende haben hier wichtige Aufgaben: Sie fördern die Mobilisation, schulen Transfers, unterstützen kognitive Aktivierung und die Kommunikationsförderung. Als Instrumente zur Verlaufskontrolle kommen z. B. NIHSS und EFA-Score zum Einsatz, um Therapieerfolge messbar zu machen.

Dysphagie-Management: Die AWMF-S1-Leitlinie „Neurogene Dysphagie – Diagnostik und Therapie" bildet die Grundlage für den pflegerischen Umgang mit Schluckstörungen. Pflegefachpersonen führen initiale Screenings, z. B. GUSS durch, richten bei Risikopatient:innen konsequent aspirationsvermeidende Lagerungen ein und arbeiten eng mit Logopäd:innen zusammen. Ziel ist vor allem die Vermeidung von Aspirationspneumonien durch frühzeitiges Erkennen der Dysphagie und adäquate Ernährungskonzepte.

Delir-Management: Aktuelle Leitlinien, wie die S2e-Leitlinie „Akuttherapie des ischämischen Schlaganfalls" weisen auf Delir als häufige Komplikation hin. Pflegefachpersonen sollen deshalb strukturiert screenen und nichtmedikamentöse Maßnahmen zur Delirprävention einsetzen. Dazu zählen Orientierungshilfen (Uhr, Kalender, Tageslicht), ein möglichst normaler Tag-Nacht-Rhythmus, das Einbeziehen vertrauter Personen und das Management von Über- oder Unterstimulation. Sollte ein Delir auftreten, wird gemeinsam mit dem ärztlichen Dienst überlegt, ob z. B. eine Low-dose-Haloperidol-Gabe indiziert ist, jedoch immer begleitet von intensivierten pflegerischen Maßnahmen (Schmidt 2024).

18.5 Übergabe und Entlassung in der neurologischen und neurochirurgischen Versorgung

18.5.1 Strukturierte Übergaben im Team

Eine strukturierte Übergabe zwischen Pflegekräften, etwa beim Schichtwechsel oder bei Verlegungen, ist essenziell, um die Kontinuität und Sicherheit in der Patientenversorgung zu gewährleisten. In der klinischen Praxis haben sich strukturierende Modelle wie **SBAR** bzw. **ISBAR** als effektive Kommunikationswerkzeuge etabliert. SBAR steht für Situation, Background, Assessment, Recommendation. Das I im erweiterten ISBAR-Modell ergänzt den Aspekt der Identifikation aller Beteiligten (Patient:in, übergebende/übernehmende Pflegeperson). Diese Modelle helfen dabei, relevante Informationen geordnet weiterzugeben und Missverständnisse zu minimieren (Gräff et al. 2023).

ISBAR-Schema in der pflegerischen Praxis:

- **Identification:** Die Übergabe beginnt mit der Vorstellung von Namen und Funktion beider Beteiligten sowie Name, Alter und ggf. Verdachtsdiagnose der Patientin bzw. des Patienten.
- **Situation:** Was ist aktuell los?
- **Background:** Was ist die Vorgeschichte?
- **Assessment:** Wie lautet die fachliche Einschätzung?
- **Recommendation:** Was soll als Nächstes geschehen?

Folgende Übergabestrukturen wurden anhand des ISBAR-Modells an der Universitätsklinik Heidelberg entwickelt und spezifisch für den Einsatz auf der Stroke Unit angepasst.

Übergabe am Bett

Begrüßung, Vorstellung

(~ 5 Minuten pro Patient / Mit der Kurve)

- Zimmer/Bett, **Name**, Alter, auf Station seit …
- **Hauptdiagnose**, <u>relevante</u> Nebendiagnosen, ggf. Aufnahmegrund wenn abweichend zur Aufnahmediagnose
- Vigilanz, **Neurologie**, Psyche, Delir (Sedierung, …)
- **Atmung**, Atemtherapie
- **Kreislauf**, Katecholamine seit? aus seit? Grenzen?
- **Infekt**ionsstatus, antibiotische Therapie, Temperatur, MRE?
- **Ernährung**, Kostaufbau, spezielle medikamentöse Therapie
- **Ausscheidung** (Urin, Stuhl), Dialyse, Übelkeit/Erbrechen? Drainagen?
- **Mobilisation** wie? durch wen? wie weit? wann das letzte Mal?
- **Grundpflege** (Übernahme/Hilfestellung bei Pflege)? Wann das letzte Mal?
- **Zugänge** (PVK, ZVK, Art., DK, MS/PEG, …)
- **Wunden** (Dekubitus, OP, …)
- **Therapieziel**: Kurzfristig, mittelfristig, ggf. langfristig
- **Pflege**: durchgeführte und geplante Maßnahmen (Mobilisation, Systemwechsel, …)
- **Medizin**: durchgeführte und geplante Untersuchungen, Interventionen (Untersuchungen, Verlegung, …)
- **Sozial**anamnese (Angehörige, Besuchsregelung, …)
- aktuelle **relevante** Punkte, soweit nicht schon erwähnt (Wertsachen, …)

(Am Patient)

- **Monitor**, Grenzen, _Alarmgruppe_
- **Infusions**therapie, Perfusoren
- **Ernährung**spumpe
- Flussrate **Sauerstoff**gabe, spezielle Atemtherapie
- **Bilanz**, Urin, Drainagen, Stuhldrainage
- **Lagerung**

Kontrolle beim Zimmercheck 7:00 — Gleichzeitig erste Runde bzw. Teil-Basischecks für 14:00, 22:00 Uhr

Kurzübergabe an der Tafel & im Mittagsmeeting

(~ 30 Sekunden pro Patient)

- Zimmer, Bettplatz, Name
- Aufnahmediagnose
- ggf. abweichend aktuelles Problem
- aktueller neurologischer Befund
- Kreislaufsituation
- Pflegeaufwand
- Rechtliches: Patientenverfügung, Angehörigenregelung etc.
- geplante Maßnahmen für folgende Schicht

Abb. 18.2 Übergabestruktur am Bett und für das Mittagsmeeting der Stroke Unit des Universitätsklinikums Heidelberg

Dabei wurde zwischen der patientenbezogenen Übergabe am Bett und der allgemeinen Kurzübergabe im Rahmen des Mittagsmeetings differenziert (◉ Abb. 18.2):

18.5.2 Entlassmanagement und Überleitungsdokumente

Die Entlassung von neurologischen Patient:innen erfordert eine besonders sorgfältige Planung, da viele Betroffene im Anschluss an den Krankenhausaufenthalt auf weiterführende Versorgung angewiesen sind. Ein strukturiertes **Entlassmanagement** stellt sicher, dass keine Versorgungslücken entstehen und Therapieerfolge gesichert werden können (Heinze et al. 2021).

Seit 2017 sind Krankenhäuser nach § 39 SGB V gesetzlich verpflichtet, ein standardisiertes Entlassmanagement anzubieten. Die Teilnahme ist freiwillig, doch eine schriftliche Einwilligung der Patient:innen ist notwendig, um personenbezogene Daten an weiterbehandelnde Stellen weiterzugeben (Wille et al. 2020).

■ Ziele und Ablauf des Entlassmanagements

Das Entlassmanagement beginnt idealerweise **frühzeitig**, oft schon bei Aufnahme. Das multiprofessionelle Team (Pflege,

Ärzte, Sozialdienst, ggf. Therapie) plant gemeinsam die poststationäre Versorgung. Dies umfasst:

- Einschätzung des weiteren Versorgungsbedarfs (z. B. neurologische Rehabilitation, häusliche Pflege).
- Organisation von Hilfsmitteln (z. B. Rollstuhl, Pflegebett).
- Beratung zu sozialrechtlichen Aspekten (Pflegegrad, Rehaantrag).

Der **Krankenhaussozialdienst** übernimmt dabei eine Schlüsselrolle: Er berät die Patient:innen, stellt Anträge und organisiert die Kommunikation mit Reha-Einrichtungen, Pflegediensten oder Angehörigen.

■ Pflegeüberleitungsbogen

Der Pflegeüberleitungsbogen ist ein zentrales Instrument im Entlassmanagement zur Sicherstellung einer sektorenübergreifenden, kontinuierlichen Versorgung. Er wird an die weiterbehandelnde Einrichtung (z. B. ambulante Pflege, Reha, Hausarztpraxis) übergeben. Laut Bundesministerium für Gesundheit (2020) umfasst der Pflegeüberleitungsbogen insbesondere folgende Inhalte:

- **Allgemeine Informationen zur Person**: Name, Geburtsdatum, Versicherungsdaten, Kontaktdaten von Angehörigen bzw. rechtlichen Vertretungen.
- **Pflegebezogene Informationen**: Pflegegrad, kognitive und körperliche Einschränkungen, Mobilität, Selbstversorgung, Kommunikationsfähigkeit.
- **Informationen zur medizinischen Behandlungspflege**: aktuelle Medikation, besondere Risiken (z. B. Sturz-, Dekubitusrisiko), Wund- und Katheterstatus.
- **Informationen zu bestehenden Hilfsmitteln und Unterstützungsbedarf**: vorhandene oder empfohlene Hilfsmittel, Unterstützungsbedarf im Alltag.
- **Empfohlene Maßnahmen und Hinweise für die Weiterbehandlung**: einschließlich pflegerischer Besonderheiten, Beobachtungshinweise, geplante Nachsorge.

Ein strukturierter Überleitungsbogen erhöht die Patientensicherheit und trägt wesentlich dazu bei, Versorgungsabbrüche und Informationsverluste im Übergang zu vermeiden (Bundesministerium für Gesundheit 2020).

Das Entlassmanagement ist immer **interprofessionell** organisiert. Pflegefachpersonen, Ärzt:innen, Sozialdienste und Therapeut:innen koordinieren sich intern und stimmen sich mit externen Stellen ab. Ziel ist ein reibungsloser Übergang, der die Versorgungsqualität steigert und unnötige Wiedereinweisungen vermeidet.

18.6 Überwachung und Monitoring neurologischer Patient:innen

Eine engmaschige Überwachung ist in der Neurologie und Neurochirurgie essenziell, um Veränderungen des Patientenzustands sofort zu bemerken. Pflegende übernehmen hier eine zentrale Rolle durch **klinische Beobachtung** und den Einsatz medizintechnischer Überwachungsgeräte:

- **Vitalzeichen-Monitoring:** Neben Standardparametern (Herzfrequenz, Blutdruck, Atemfrequenz, Temperatur, Sauerstoffsättigung) müssen **neurologisch gefährdete Patient:innen** häufig auf spezifische Ziele hin überwacht werden. Zum Beispiel wird nach Schlaganfall initial oft ein höherer Blutdruck toleriert oder angestrebt, um die Hirnperfusion zu sichern (ärztlich vorgegebenes Blutdruckziel einhalten!). Bei erhöhtem Hirndruck hingegen ist ein *moderater Blutdruck* anzustreben, um den Druck nicht weiter zu steigern (Cushing-Trias beachten: steigender Blutdruck, bradykarde Pulsqualität, irreguläre Atmung als mögliche Zeichen eines erhöhten Hirndrucks; in diesem Fall sofort ärztliche Information).
- **Neurologische Überwachung:** Dazu zählen die **Bewusstseinskontrolle** (z. B. stündliche GCS-Erhebung bei SHT-Patient:innen), die **Pupillenkontrolle** (Größe, Gleichheit, Lichtreaktion wichtige Hinweise auf Hirndruck oder Herniation), sowie **Motorik-Prüfungen** (Bewegung aller Extremitäten, Kraftgrade). Weiters werden Sensibilität, Orientierung und Sprache je nach Krankheitsbild regelmäßig geprüft. *Cave:* Jede Verschlechterung (z. B. neue Pupillendifferenz, Abfall der GCS um ≥ 2 Punkte, neu aufgetretene Lähmung oder Krampfanfall) ist als Notfall zu behandeln und unverzüglich an die Ärztin/den Arzt zu melden.
- **Intrakranieller Druck (ICP):** In Neurochirurgie/Intensivmedizin kann der Hirndruck über einen Sensor oder eine **externe Ventrikeldrainage (EVD)** gemessen werden. Üblich ist ein Ziel-ICP < 20 mmHg. Pflegende lesen den Wert am Monitor ab und beobachten Trendverläufe. Wichtig ist, dass die **Referenz null** (meist der äußere Gehörgang) korrekt eingestellt ist, damit der angezeigte Druck stimmt. Bei Alarmgrenzenüberschreitung (meist ICP > 20–25 mmHg über >5 Min.) müssen sofort Maßnahmen zur Senkung ergriffen werden (ärztliche Anordnung, z. B. Lagerungskorrektur, Osmodiuretika etc.). Gleichzeitig achten Pflegende auf indirekte Zeichen eines erhöhten Hirndrucks wie Kopfschmerzen, Unruhe, Erbrechen oder Blutdruck-Puls-Veränderungen.
- **Kardiales Monitoring und Rhythmusüberwachung:** Insbesondere bei Schlaganfall-Patient:innen ist das Erkennen

von Herzrhythmusstörungen (z. B. Vorhofflimmern als Emboliequelle) wichtig; oft werden Telemetrie oder Monitorüberwachung eingesetzt. Auch bei Guillain-Barré-Syndrom oder hohen Querschnittlähmungen ist eine Rhythmus- und Blutdrucküberwachung notwendig, da vegetative Fehlsteuerungen (Arrhythmien, Blutdrucklabilität) auftreten können.

- **Atmungsmonitoring:** Neurologische Schäden können die Atemfunktion beeinträchtigen (z. B. Hirnstamminfarkt mit Cheyne-Stokes-Atmung, hohen zervikalen Querschnitt mit Zwerchfelllähmung oder zentrale Atemlähmung bei Guillain-Barré). Eine enge Beobachtung der Atemfrequenz, Atemtiefe und des Atemmusters ist nötig. Bei beatmeten oder tracheotomierten Personen überwacht die Pflege u. a. Atemwegsdruck, Exspirationsvolumen und Sauerstoffbedarf. *Cave:* Bei Veränderungen des Bewusstseins immer Atemwegssicherung beachten; ggf. ist die Intubation einzuleiten, wenn Schutzreflexe fehlen.
- **Flüssigkeitsbilanz und Labor:** Viele neurologische Patient:innen (z. B. mit Hirndruckproblemen, Meningitis, SIADH nach Schädel-Hirn-Trauma) benötigen eine genaue Überwachung der Ein- und Ausfuhr. Pflegende führen Bilanzierungen durch und werten Laborparameter mit aus (z. B. Natriumwerte bei Gefahr des SIADH oder Diabetes insipidus, Blutzucker bei hoch dosierter Steroidtherapie in der Neuroonkologie oder MS-Schubtherapie).

Insgesamt gilt: **Frühzeitiges Erkennen von Komplikationen** ist zentrales Anliegen des Monitorings. Dazu bedarf es nicht nur der Technik, sondern insbesondere der klinischen Erfahrung der Pflegefachperson in der Krankenbeobachtung. Klare Standardarbeitsanweisungen und *Neuro-Check-Intervalle* (z. B. alle 15 min in der ersten Stunde nach thrombolytischer Schlaganfalltherapie, stündlich in der Akutphase eines SHT etc.) unterstützen die strukturierte Überwachung.

18.7 Pflege bei neurochirurgischen Interventionen

18.7.1 Umgang mit externen Ventrikeldrainagen und Liquorshunts

In der Neurochirurgie wird häufig eine externe Ventrikeldrainage (EVD) gelegt, ein druckreguliertes Ableitungssystem für Liquor cerebrospinalis (Hirnwasser), das z. B. bei akutem

Hydrozephalus oder zur Hirndruckmessung eingesetzt wird. Die Pflege von Patient:innen mit einer EVD erfordert besondere Sorgfalt, da Fehler schwerwiegende Folgen (Hirndruckkrisen, Infektionen) haben können.

Funktionsprinzip und Monitoring: Eine EVD besteht aus einem Katheter im Hirnventrikel, der über ein Schlauchsystem mit einer Tropfkammer und einem Auffangbeutel verbunden ist. Die Tropfkammer wird auf eine definierte Höhe eingestellt (in cm Wassersäule relativ zum Foramen Monroi/äußerem Gehörgang). Diese Höhe entspricht dem Öffnungsdruck: Ist der Hirndruck höher, fließt Liquor ab; ist er niedriger, bleibt Liquor im Ventrikel. Pflegende müssen kontrollieren, ob:

- das **Nullniveau** richtig angelegt ist (Markierung am Patienten, meist Mitte des Ohrs, auf der Höhe der Tropfkammer).
- die **aktuelle Höhe** (cmH_2O) gemäß ärztlicher Anordnung eingestellt ist (z. B. „EVD offen auf 15 cmH_2O über Ventilebene").
- das System frei von Knicken ist und der **Ablauf funktioniert** (sichtbarer Tropfen in der Kammer bei Druckanstieg).
- die **Drainagemenge** überwacht wird: wie viel Liquor pro Stunde/Schicht, Farbe (klar/strohgelb normal; blutig initial nach SAH normal, später Warnzeichen; trüb deutet auf Ventrikulitis hin). Jede Stunde wird meist die Menge notiert. Große Schwankungen sind zu melden (zu viel Ablauf könnte Überdrainage = Kollaps der Ventrikel bedeuten; zu wenig könnte Obstruktion bedeuten).

Lagerung von Patient:innen mit EVD: Die Kopfposition darf nur unter Beachtung der EVD-Höhe verändert werden. **Vor** jeder Umlagerung wird die EVD *zunächst abgeklemmt*, um unkontrolliertes Ablaufen oder Rückfließen von Liquor zu verhindern. Nach dem Lagern wird der Transducer erneut auf Gehörgangshöhe positioniert und die EVD wieder geöffnet. *Cave:* Ein versehentliches Vergessen des Öffnens oder Schließens kann fatal sein, daher immer mit rot markierten Klemmen und Checkliste arbeiten. Außerdem: Schlauch immer frei beweglich lagern, damit kein Zug entsteht und kein Teil unter dem Patienten eingeklemmt ist.

❶ Cave!

Pflegende entfernen eine EVD **nie eigenständig**, dies ist ärztliche Aufgabe, da eine Nachblutung oder Liquorflussstörung drohen kann. Beim Entfernen assistiert die Pflege (sterile Materialien reichen, Nachbeatmung, Verband anlegen). Nach EVD-Entfernung engmaschig auf Kopfschmerz, Übelkeit und Bewusstsein achten, da ein Okklusionshydrozephalus auftreten kann, wenn z. B. noch ein Resthydrozephalus besteht.

Infektionsprophylaxe (Ventrikulitis): Eine EVD ist eine direkte Verbindung ins Gehirn und damit eine potenzielle Eintrittspforte für Keime. Strenge **Hygienerichtlinien** sind unerlässlich: Verband am Austrittsort (Schädel) alle 48–72 h aseptisch wechseln (oder nach Klinikstandard), dabei Haargebiet mit antiseptischer Lösung desinfizieren. **Manipulationen** am System (z. B. Liquorentnahme, Höhenverstellung) nur mit Handschuhen und möglichst **sterilen Bedingungen** durchführen. Jede Diskonnektion erhöht Infektionsrisiko, deshalb möglichst geschlossene Systeme verwenden. Routine-Kulturen aus dem Drainagesystem werden in einigen Zentren alle paar Tage gewonnen, um beginnende Infektionen früh zu detektieren. Bei Fieber unklarer Genese immer auch an Ventrikulitis denken; Liquorprobe durch Ärzt:in abnehmen lassen.

Liquorentnahme aus EVD: Gelegentlich muss Liquor zu diagnostischen Zwecken entnommen werden. Dies geschieht streng steril: Dreiwegehahn desinfizieren (mind. 60 Sek. Einwirkzeit), erste 2 ml ablassen und verwerfen (stehen im Schlauch), dann mit steriler Spritze die Probe aspirieren und in sterilen Liquorröhrchen ins Labor bringen. Pflegende können diese Prozedur nach Standard durchführen oder assistieren. Wichtig: **aseptisches Arbeiten** (Haube, Mundschutz, sterile Handschuhe je nach Protokoll).

Beobachtung und Alarmzeichen: Ein plötzlicher **Liquorfluss-Stopp** (keine Tropfen, trotz bekanntermaßen erhöhtem Druck) kann bedeuten: der Katheter ist verstopft (z. B. durch Fibrin) oder abgeknickt. Dann sofort Ärzt:in informieren denn evtl. ist eine Spülung oder Revision notwendig. Umgekehrt ist ein sehr schneller, hoher Ablauf (große Menge in kurzer Zeit) ein Alarm: Gefahr des Ventileinsturzes und akuten Unterdrucks im Schädel. Hier ebenfalls Ärzt:in rufen, evtl. Niveaustand erhöhen, um Fluss zu bremsen. Starke Kopfschmerzen können auf Unterdruck hindeuten (Liquorverlust-Kopfschmerz), Verwirrtheit/Übelkeit eher auf Druckanstieg.

Shunt-Systeme: Bei chronischem Hydrozephalus erhalten Patient:innen oft interne Shunts (ventrikulo-peritonealer Shunt, VP-Shunt). In der Akutpflege ist das Handling geringer als bei EVD, aber Pflegende müssen wissen: Ein VP-Shunt enthält ein Ventil (häufig hinter Ohr getastet) mit festem oder einstellbarem Druck. Bei Verschluss oder Infektion kommt es zu Symptomen wie Erbrechen, Kopfschmerz, Vigilanzminderung also Zeichen wie bei erneutem Hydrozephalus. Es ist wichtig, solche Symptome nach einem Shunt-OP immer ernst zu nehmen und an die Neurochirurgie zu melden. Postoperativ ist auf den Verband und ein eventuelles Austreten von Liquor aus der Wunde zu achten (evtl. Shunt-Leckage). Shuntventile können mittels Magneten verstellt werden; Patient:innen mit einstellbarem Shunt sollten nach MRT-Kontrollen eine Ventilüberprüfung erhalten (ärztliche Aufgabe).

18.7.2 Neurochirurgische Wundversorgung

Nach neurochirurgischen Eingriffen (z. B. Kraniotomie, Wirbelsäulenoperationen) fallen spezielle Wundversorgungen an, bei denen Pflegende eine wichtige Rolle spielen. Aspekte der Wundpflege in der Neurochirurgie:

Kraniotomie-Wunde (Schädeldach): Nach Eröffnen des Schädels wird die Kopfhaut mit Nähten oder Klammern verschlossen. Ein Kopfverband oder ein Pflasterverband schützt die Wunde in den ersten postoperativen Tagen. Pflegende wechseln den Verband meist am **2. oder 3. post-OP-Tag** erstmals, sofern kein Durchsickern vorher auftritt (dann früher). Dabei gelten sterile Bedingungen: Haube, Maske, sterile Handschuhe, Desinfektion der Umgebung. Auf **Liquoraustritt** achten: Sollte klare Flüssigkeit aus der Wunde sickern, sofort Arzt/Ärztin informieren (Verdacht auf Liquorleck). Wundränder auf Rötung, Schwellung prüfen (Infektionszeichen). In der Regel bleiben Kopfwunden 7–14 Tage trocken, dann werden Klammern/Fäden entfernt. Haare an der Wundumgebung erst nach Freigabe vorsichtig waschen; oft reicht partielle Rasur, nach einer Woche dürfen die Haare wieder vorsichtig Haare gewaschen werden (Klammern abdecken). *Cave:* Bei **Schädeldefekten** (Kraniektomie ohne sofortige Deckung) nie Druck auf die offene Kalotte ausüben! Diese Patient:innen tragen oft einen speziellen Helm zum Schutz, sobald sie mobilisiert werden; die Pflege muss sicherstellen, dass der Helm in aufrechter Position stets getragen wird.

Wirbelsäulen-OP-Wunde: Nach Bandscheibenvorfällen oder Stabilisationen liegen meist Wunden am Rücken (cervikal, thorakal oder lumbal). Diese werden ähnlich versorgt: Verband in der Regel die ersten 48 h belassen, dann unter sterilem Vorgehen wechseln. Die Rückenlagerung kann je nach OP-Ort unangenehm sein, daher Verbandsmaterial anpassen (dünne, absorbierende Auflagen). Pflegende achten bei frischen Wirbelsäulenwunden auf **Liquorsign** (durch die Duranaht kann Liquor austreten; Pflasterrückseite mit klarem Fleck und hellem Hof = „Halo-Zeichen"). Starker Rückenschmerz, Schwäche oder Sensibilitätsstörung, die neu auftreten, müssen ärztlich abgeklärt werden (evtl. Nachblutung in Spinalkanal). Nach Fixateur-Operationen (z. B. Schrauben-Stab-Systeme) kann ein druckentlastendes Mieder verordnet sein diesen erst nach Freigabe anlegen, um Wundschmerz nicht zu erhöhen. Beim Lagern in den ersten Tagen Wirbelsäule gerade halten (Log-Rolling), bis Stabilität gewährleistet.

Spezialwunden (z. B. Trepanationsbohrlöcher, EVD-Austritt): Kleine Bohrlochinzisionen nach minimalinvasiven Eingriffen (Endoskopie, EVD) werden oft nur mit Steri-Strips versorgt. Hier genügt es, diese trocken zu halten und ggf. mit einem kleinen Pflaster zu schützen. Die Haut um den Austritt sollte sauber bleiben. Bei EVD-Entfernung entsteht ebenfalls ein Bohrlochwundkanal: Nach Zug des Katheters (immer durch den/die Ärzt:in) legt die Pflege einen sterilen Druckverband auf, um Nachblutung oder Liquorleck zu verhindern. Dieser Verband sollte 24–48 h verbleiben und dann erst vorsichtig gewechselt werden. Pflegende beobachten, ob darunter eine **Beule** tastbar ist (subkutanes Liquorpolster bei Undichtigkeit) falls ja, ärztlich weitermelden.

Drainagen: Oft sind Redondrainagen oder subgaleale Drainagen in Kopf- oder Rückenwunden eingelegt (für Blut/Serum-Ablauf). Die Pflege achtet auf die Fördermenge und -farbe, entleert die Behälter nach Klinikstandard und zieht (nach ärztlicher Anordnung) die Drainage in regelrechter Technik (meist am 2.–3. Tag) langsam heraus, dabei wird die Einstichstelle mit einer Kompresse komprimiert, dann folgt ein steriler Quicklot oder Pflaster.

Infektionsprophylaxe: Neurochirurgische Wunden liegen oft in Bereichen mit vielen Keimen (Kopfhaut, Rücken). Daher sind perioperative Antibiotika Standard (dokumentieren: evtl. Prophylaxe beendet?). Pflegende halten die Wunde trocken und rein, die Verbandwechsel erfolgen **nur steril**. Früh zu mobilisieren ist wichtig, aber bei stark schwitzenden Patient:innen ist ggf. der Verband häufiger zu wechseln, um Feuchtigkeit fernzuhalten. Bei Anzeichen von Wundinfekt (Rötung, Überwärmung, Schmerzen, Eiter) ist sofort Meldung zu machen: Es besteht die Gefahr der Ausbreitung ins Hirn (Meningitis) oder entlang der Wirbelsäule (Epiduralabszess).

> **❶ Cave**
>
> **Liquorleck**: Wenn eine Wunde Liquor verliert (klarer Flüssigkeitsaustritt, ggf. mit Nasenlaufen bei Schädelbasis-Leck), droht eine Meningitis. Pflegende müssen dann eine strikt *liegende Lagerung* veranlassen (kein Aufsitzen, um Liquorfluss zu mindern), sterile Kompresse als Auffang auflegen, und umgehend das Ärzteteam informieren. Meist wird eine Revision oder ein Wundpatch erforderlich. Eine Antibiotikaprophylaxe wird oft erwogen.

18.8 Lagerungstechniken und Mobilisation in der Neurologie und Neurochirurgie

Im neurologischen Fachbereich kommen zahlreiche spezielle Pflegemaßnahmen zum Tragen, die auf die Bedürfnisse der Patient:innen zugeschnitten sind. Im Folgenden werden wichtige Interventionen und Pflegetechniken beschrieben.

18.8.1 Anwendung kinästhetischer Konzepte in der Lagerung

Kinästhetik beschreibt das bewusste Erleben und Gestalten von Bewegung durch alle am Pflegeprozess beteiligten Personen. Dabei steht die Wahrnehmung des eigenen Körpers sowie die interaktive Bewegung im Mittelpunkt. Pflegefachpersonen lernen, die **eigene Körperwahrnehmung** und die des/der Patient:in zu nutzen, um Bewegungsabläufe ressourcenorientiert zu fördern.

Ziel ist es, die Selbstständigkeit der Patient:innen zu unterstützen und gleichzeitig die körperliche Belastung der Pflegenden zu minimieren.

Die Prinzipien der Kinästhetik umfassen den achtsamen Umgang mit der eigenen Körperhaltung, die Wahrnehmung von Körpermassen und Zwischenräumen sowie die koordinierte Zusammenarbeit während aller Transfer- und Mobilisationsprozesse

Die Integration kinästhetischer Prinzipien in die Lagerung ermöglicht es, Bewegungen fließender und angenehmer zu gestalten. Zu den praktischen Anwendungen zählen:

Interaktive Bewegungsbegleitung: Pflegefachpersonen laden die Patient:innen aktiv ein, an Transfers und Lagerungen mitzuwirken. Durch sanfte Führung und Anleitung wird dem/der Patient:in ermöglicht, eigene Bewegungsreserven zu mobilisieren.

Gewichtsverlagerung: Anstatt Patient:innen vollständig zu heben, unterstützen Pflegende das Umlagern, indem sie das Gewicht gleichmäßig verlagern, beispielsweise durch seitliches Rollen oder gesteuertes Schieben so wird die Eigenaktivität gefördert.

Sensorisch unterstützte Lagerung: Es werden taktile Reize genutzt, um den Patienten/die Patientin bei der Wechselposition zu unterstützen. Beispielsweise kann vorab durch sanftes Berühren der Zielposition die Wahrnehmung angeregt werden, sodass Patient:innen leichter in die korrekte Position gebracht werden können.

Schritt-für-Schritt-Anleitungen: Ausgebildete Kinästhetik-Trainer:innen schulen das pflegerische Personal in der Durchführung von Transfers und Umlagerungen, sodass jede Bewegung zu einer optimierten und rückenfreundlichen Kooperation führt.

Schrittweise Bewegungsanleitungen: Die Lagerung sollte immer in kleinen, gut kommunizierten Schritten erfolgen. Jede Bewegung wird erst angekündigt, dann gemeinsam durchgeführt, wobei der Patient/die Patientin aktiv einbezogen wird.

Sensibilität für Eigenwahrnehmung: Pflegende achten darauf, dass Patient:innen spüren, wie sie in die gewünschte Position geführt werden. Ein sanftes, kontinuierliches Führen der Hände und das Einladen zur Mitbewegung fördern diese Wahrnehmung.

Vermeidung von plötzlichen Bewegungen: Plötzliche Richtungswechsel oder schnelles Heben können den Körper überlasten. Daher gilt: immer in einem ruhigen, gleichmäßigen Tempo arbeiten (Steinbach 2019).

> **❶ Cave**
>
> Bei Patient:innen mit reduzierter sensorischer Wahrnehmung (z. B. nach Schlaganfall oder bei intensiver Sedierung) sollte besonders vorsichtig vorgegangen werden, da sie Verletzungen eventuell nicht rechtzeitig wahrnehmen können.

18.8.2　Bobath-Lagerung und Positionierung bei Hemiparese

Die sorgfältige Lagerung halbseitig gelähmter Patient:innen zielt darauf ab, Kontrakturen und Druckschäden zu verhindern und gleichzeitig Wahrnehmung und Funktion der betroffenen Seite zu fördern. Nach dem Bobath-Konzept wird die paretische Seite entlastet und aktiv einbezogen: Arm und Bein werden in neutraler Position gelagert, etwa Schulter, Ellenbogen und Hüfte durch weiche Polster gestützt. Dabei wird vermieden, den gelähmten Arm zu ziehen (Schulterluxationsgefahr), und stattdessen bei Transfers über Hilfsmittel oder die intakte Körperseite gearbeitet. Die gelähmte Extremität bleibt während der Lagerung sichtbar und zugänglich (z. B. nicht „unter der Decke versteckt"), um die Körperwahrnehmung anzuregen. Regelmäßiges Umlagern verhindert Druckstellen und fördert eine symmetrische Aktivierung beider Seiten (Steigele 2021).

18.8.3　Umgang mit Spastik, Kontrakturen und Bewegungsstörungen

Bei neurologischen Erkrankungen wie Schlaganfall, Rückenmarksschädigung oder Parkinson treten häufig Spastik und andere Bewegungsstörungen auf. Die Pflege sorgt durch gezielte Bewegungsübungen und Mobilisation für möglichst viel Gelenkspiel und beugt so Kontrakturen vor: Mindestens mehrmals täglich werden alle großen Gelenke passiv durchbewegt, langsam bis zur Dehngrenze (Steigele 2021). Bei Gangstörungen stellen Pflegende früh Geh- und Gleichgewichtshilfen (Stock, Rollator) bereit und achten auf rutschfestes Schuhwerk. Parkinson-Patient:innen profitieren von

„Cueing"-Techniken (Rhythmisieren), um Freezing-Phasen zu überwinden. Halbseitenlahme erhalten Schienen (z. B. Sprunggelenksorthese), um Fußheberlähmung auszugleichen und Stürze zu vermeiden. Zur Spastikprophylaxe werden Wärmebehandlungen (Bäder, Wärmetherapie) und regelmäßige Entspannungslagerungen eingesetzt. Arztverordnete Antispastika (z. B. Baclofen, Tizanidin) geben Pflegefachkräfte nach Plan und beobachten Wirkung und Nebenwirkungen. Besonders wichtig ist, bei plötzlich zunehmender Spastik mögliche Auslöser zu suchen (voller Blase, Sitzdruck) und diese zu beheben, statt sofort mehr Medikation zu geben. Soziale Aktivierung und Bewegung (Bettruhe vermeiden) unterstützen zusätzlich die Beweglichkeit und mindern Folgeschäden (Steigele 2021).

18.8.4 Lagerung bei erhöhtem Hirndruck oder nach Operation

Bei erhöhtem intrakraniellem Druck wird der Oberkörper stets leicht hochgelagert (idealerweise 15–30°), um den venösen Abfluss zu fördern. Der Kopf muss dabei in neutraler Mittelstellung bleiben (keine Überstreckung oder Seitwärtsrotation), damit die Halsvenen nicht komprimiert werden. Umlagerungen erfolgen nur langsam und koordiniert, ruckartige Bewegungen können gefährliche Hirndruckspitzen verursachen. Pflegekräfte kontrollieren nach Lagewechsel stets die Kopfposition und prüfen bei externen Druckmessungen den Nullpunkt, um Messfehler zu verhindern. Nach Wirbelsäulen-Operationen (OP) (Bandscheiben-OP, Wirbelstabilisierung) gilt Schonung: Anfangs flach in Rückenlage lagern und „Log-Rolling"-Technik anwenden (Patient:in als Einheit drehen, Rücken gerade halten) mit Stützkissen zwischen den Knien. Bei kranialen Eingriffen schützt man die Wunde, achtet auf frei liegende Drainagen und trägt ggf. beim Sitzen einen Protektionshelm. Die Mobilisation nach Schädel- oder Wirbelsäulen-OP erfolgt nur schrittweise und nach ärztlicher Freigabe. Wichtig ist, bei allen Lagerungen behutsam vorzugehen und bei jeder Aktivierung die Vitalwerte und Blickkontakt zu überwachen (Schramm und Huttner 2023).

18.8.5 Hilfsmittel zur Mobilisation und Transfertechnik

Die Auswahl passender Hilfsmittel und Transfertechniken ist bei neurologisch geschwächten Patient:innen entscheidend. Kann die Person ein Bein mitbelasten, ist der Ein-Personen-

Pivot-Transfer geeignet: Mit einem Gehgurt hebt die Pflegekraft minimal den Körper der Patient:innen an, der sich zum Stuhl dreht und mit Unterstützung absitzt. Bei beidseitig schwacher Muskulatur (z. B. Paraparese) verwendet man ein Rutschbrett: Eine Pflegeperson stabilisiert den Oberkörper, die andere die Beine, und beide schieben den Patienten/die Patientin über das Brett vom Bett in den Rollstuhl. Lifter (Hebebühnen) kommen bei vollständiger Immobilität oder Vigilanzminderung zum Einsatz: Der Patient wird in ein Hebetuch gelegt und sicher gehoben. Diese Hilfen schonen die Pflegefachperson und sichern den Transfer. Weitere Hilfsmittel sind Rutschmatten (Bett-Anschubhilfe), Bettgalgen oder Aufrichthilfen. Wichtig: Bei neurologischen Patient:innen besteht oft ein Sturzrisiko. Anfängliche Mobilisationen erfolgen daher mit mindestens zwei Helfenden und Sicherungsgurten, Rollstühle sind immer gebremst und eng ans Bett gestellt. Die Patient:innen werden über den Ablauf informiert „Jetzt setzen wir uns um", um Kooperation zu fördern (Steigele 2021).

18.9 Atemunterstützende Pflegehandlungen

18.9.1 Atemerleichternde Lagerungen

Atemlähmungen oder -störungen bei neurologischen Erkrankungen erfordern oft spezielle Lagerungshilfen. Grundlegend ist die Oberkörperhochlagerung (30–45°), da sie die Lungenausdehnung verbessert und den Organen Raum gibt, nach unten zu sinken. In der Intensivpflege werden oft VATI-Lagerungen eingesetzt: Kissen so anordnen, dass die Lungenfelder gezielt entlastet werden (z. B. V-Lagerung: Kissen längs neben die Schultern; A-Lagerung: Kissen quer unter Brust/Hüfte). Der Kutschersitz (vorgebeugt im Stuhl mit gestützten Unterarmen) erleichtert die Ausatmung, weil er die Atemhilfsmuskulatur entlastet. Regelmäßige Seitenlagen mit Kopf-Tieflagerungsanteil fördern die Sekretdrainage; nach dem „Good lung down"-Prinzip wird dabei die besser belüftete Lunge unten gelagert, um die Durchblutung zu optimieren. Pflegefachpersonen wählen die Lagerungsform individuell und kontrollieren kontinuierlich Atemfrequenz und Sauerstoffsättigung. Bei drohender Atemnot steht immer die Atemwegsicherung im Vordergrund (Intubationsvorbereitung) (Müller 2020; Großmann und Schulz-Stübner 2023).

18.9.2 Tracheostomaversorgung: Pflege, Verband, Sprechkanüle

Viele neurologische Patient:innen benötigen eine Trachealkanüle (vorübergehend oder dauerhaft). Die Pflege achtet auf penible Hygiene: Die Innenkanüle wird 1- bis 2-mal täglich aseptisch entnommen, in steriler Kochsalzlösung eingelegt und mit weicher Bürste vom Sekret befreit. Während der Reinigung wird kurzzeitig Sauerstoff über die äußere Kanüle zugeführt, damit kein Atemstillstand eintritt. Die Tracheostoma-Umgebung wird täglich gereinigt (steriles NaCl), verkrustetes Sekret wird gelöst (ggf. mit Wasserstoffperoxid oder Spray) und die Haut gründlich getrocknet. Unter der Kanülenplatte wird eine sterile Schlitzkompresse platziert, um Sekret aufzufangen und Druckstellen zu vermeiden. Hautrötungen werden dokumentiert; gegebenenfalls kommen hydrokolloide Schutzschichten zum Einsatz. Das Kanülenband sitzt straff, aber nicht einschnürend: Es wird gewechselt, wenn es verschmutzt ist oder einschneidet (neues Band anlegen, altes lösen). Bei geübter Pflege wird die Kanüle während des Bandwechsels von einer Hand fixiert, damit sie nicht verrutscht. Falls Cuff-betätigte Kanülen vorliegen, kontrollieren Pflegende mehrmals täglich den Cuffdruck (ideal ~20–25 cmH$_2$O) und dokumentieren Öffnungszeiten. Eine entblockte (fenestrierte) Sprechkanüle ist nur bei wachem Patient:innen und ohne Cuffblock zum Sprechen zugelassen (Erstickungsgefahr sonst!). Die Pflege motiviert Patient:innen zur Nutzung des Sprechventils und vermittelt ggf. Logopädie (Larsen und Mathes 2023).

18.9.3 Absaugtechnik bei Sekretstau

Wenn Patient:innen nicht effektiv husten können, saugen Pflegekräfte Sekret aus Mund, Nase oder Trachea ab. Hierbei gilt das Prinzip: „so selten wie möglich, so oft wie nötig". Aseptik ist zwingend: sterile Handschuhe, Katheter und Maske. Vor dem Absaugen werden tiefes Atmen oder 100 %-O$_2$-Gaben durchgeführt, um einen Sauerstoffabfall vorzubeugen. Der Katheter wird ohne Sog vorsichtig eingeführt (bei Trachealkanüle ~10–15 cm bis leichten Widerstand). Unter Drehbewegungen wird kurz (max. 5–10 s) abgesaugt, dabei werden permanent Puls und Sauerstoff überwacht. Nach Bedarf kann der Vorgang nach einigen Atemzügen wiederholt werden. Bei zähem Sekret empfiehlt sich die vorherige Inhalation (0,9 % NaCl oder Bronchodilatatoren) zur Verflüssigung. Sammelt sich Sekret an, beendet man die Maßnahme frühzeitig und verabreicht wieder 100 % O$_2$. Sekretmenge, Farbe und Konsistenz werden dokumentiert (Veränderungshinweis) (Larsen und Mathes 2023).

18.9.4 Inhalationstherapie und Atemanleitung

Inhalative Maßnahmen dienen der Sekretmobilisierung: Pflegefachkräfte verabreichen mehrmals täglich isotonische oder hypertone Kochsalzvernebler (Ultraschall- oder Düsenvernebler) und vernebeln bei Bedarf bronchienerweiternde (Salbutamol, Ipratropium) oder kortisonhaltige Lösungen. Dabei achten sie auf saubere Geräte und vollständige Vernebelung, während die Patient:innen beobachtet werden (bei starkem Husten ggf. Reizhustenstiller bereithalten). Parallel führen Pflegende Atemübungen durch: Inspiratorisches Training (z. B. TriFlo®) zur Lungenentfaltung, exspiratorische Verfahren (z. B. PEP-System) gegen Airwayschluss. Sanfte Physiotherapie (Klopf-Schwung, Vibration) und Lagerungsdrainagen (z. B. liegende Seitenlage mit Kopftieflage) lösen anhaftendes Sekret, das anschließend abgesaugt wird. Die Patient:innen lernen Atemtechniken und Lippenbremse: Pflegende sprechen beruhigend („Tief in den Bauch atmen …") und lassen Zählübungen durchführen. Wichtig ist auch die frühe Mobilisation; schon kurzes Aufrichten verbessert die Belüftung basaler Lungenanteile und senkt die Pneumonierate erheblich. Die Zusammenarbeit mit der Physiotherapie sichert, dass selbst kurze Transfers oder Sitzversuche zur Atemtherapie genutzt werden (Müller 2020).

18.10 Ernährung und Dysphagiemanagement

18.10.1 Schluckscreening

Nach einem akuten neurologischen Ereignis (z. B. Schlaganfall) muss eine Dysphagie ausgeschlossen werden, bevor oral gefüttert wird. Pflegefachpersonen führen standardisierte Screenings wie den GUSS durch: Zunächst wird auf Speichelimprägnation und Hustenreflex geachtet, dann erfolgen Lutsch- und Wasserversuche in steigender Menge (teelöffelweise, dann 50–90 ml). Bei Anzeichen von Aspiration (Husten, Stimmveränderung, Würgen) wird abgebrochen. Ein positives Screening (Verdacht auf Dysphagie) bedeutet strikte Nüchternhaltung und Arzt-/Logopädieinformation.

So lange gilt: Oberkörper streng erhöht lagern, ggf. Ernährung über alternative Zugänge (Gastronomiesonde). Nicht aufgenommene Flüssigkeiten oder Nahrung mit Refluxgefahr vermeiden. Besteht kein Hinweis auf Aspiration, kann man vorsichtig mit kleinen Bissen oder Schlucken unter Aufsicht beginnen. Das Ergebnis und eventuelle Auffälligkeiten (z. B. verzögertes Schlucken, nasale Regurgitation) werden dokumentiert. Bewährt ist ein Screening-begleitender Beobachtungsbogen (Stimme, Spontanhusten) und die Dokumentation durch Fachkräfte (Noppenberger und Bohe 2024).

18.10.2 Kostanpassung, Andickung, Esshilfen

Bei Dysphagie werden Kostformen modifiziert: Flüssigkeiten werden gemäß Hausstandard angedickt. Wenn in der Einrichtung mit dem IDDSI-System gearbeitet wird, erfolgt die Anpassung nach IDDSI-Level 2–4 (2 = leicht angedickt, 3 = mäßig angedickt, 4 = stark angedickt). Wenn kein IDDSI-System verwendet wird, orientiert sich die Konsistenzanpassung an den hausinternen Dysphagie-Koststufen (z. B. Dysphagie-1-Kost = breiige Kost ohne feste Stücke, ggf. mit sirupartig angedickten Flüssigkeiten), in enger Zusammenarbeit mit der Logopädie. Dies ist relevant und zwingend notwendig, um Aspiration zu vermeiden. Auch Medikamente werden ggf. gemörsert und mit Andickung verabreicht. Die Essensmenge pro Bissen bleibt klein, mit Schluckpausen dazwischen. Nach jeder Mahlzeit kontrollieren Pflegefachpersonen den Mund auf Reste (Taschenbildung). Zur Förderung der Selbstständigkeit setzen sie Hilfsmittel ein: ergonomisches Besteck mit breiten Griffen, Teller mit Randerhöhung oder Klettbefestigung, Anti-Rutsch-Unterlagen, besonders bei Hemiparese. Trinkhilfen wie Becher mit Nasenausschnitt ermöglichen ohne Kopfüberstreckung oder -drehung das Trinken. Vor dem Essen wird für Ruhe gesorgt (wenig Ablenkung), und nach dem Essen bleibt der Oberkörper erhöht (ca. 30 Min.), um Refluxaspiration zu vermeiden. Zum Schluss dokumentieren Pflegefachpersonen Flüssigkeits- und Nahrungsmenge sowie Schluckreaktion (International Dysphagia Diet Standardisation Initiative [IDDSI] 2019; Warnecke und Dziewas 2018; Noppenberger und Bohe 2024).

18.10.3 Versorgung bei Sondenernährung

Bei ausbleibender oraler Aufnahme (mehrere Tage) wird vorübergehend eine nasogastrale Sonde gelegt. Die Pflege kontrolliert regelmäßig die Lage (pH-Test des Aspirats) und fixiert die Sonde sicher. Sondennahrung (Brei- oder Flüssigkost) wird über Pumpe oder Schwerkraft in mehreren Portionen verabreicht, dabei stets Oberkörperhochlagerung (≥30°) einhalten. Sondenverlauf und Nasenhaut werden auf Druckstellen überwacht, Pflaster gegebenenfalls neu geklebt. Bei geplanter Langzeiternährung (>2–4 Wochen) erfolgt eine perkutane endoskopische Gastrostomie (PEG). Die frische PEG wird am 1. Tag nach der Anlage mit sterilem Verband versorgt. Nach dem Abheilen genügt meist eine offene Versorgung. Das Pflegepersonal hält hygienische Standards ein (Händehygiene, steriles Equipment). Vor jedem Anschluss wird die Sonde auf Durchgängigkeit geprüft, ggf. Mageninhalt (Rest) kontrolliert große Restmengen (>200 ml) melden Pflegende dem Arzt. Sondenkost wird immer zimmerwarm verabreicht, langsam oder kontinuierlich per Pumpe und mit 15–30 ml Wasser nachgespült. Toleranz (Bauchkrämpfe, Übelkeit) wird beobachtet. Orale sensorische Reize (Eis–Sticks, Aromastimulation, kleine Löffelspitzen Nahrung) erhalten viele Patient:innen trotz Sondenernährung, wenn kein Aspirationsrisiko besteht. Die Bilanz (Einfuhr via Sonde und oral, Ausfuhr) wird genau dokumentiert. Die Patient:innen und Angehörigen werden einbezogen: Mitarbeitende erklären die Pflege der PEG und die Technik, um Akzeptanz zu fördern (Döbele und Becker 2016; Mueller 2019).

18.10.4 Esspositionierung und Aspirationsprophylaxe

Bei der Nahrungsaufnahme sitzen Patient:innen, wenn möglich, aufrecht im Stuhl. Kann das nicht erreicht werden, wird das Bett mindestens auf 30–45° aufgerichtet, Kopf und Rumpf bleiben in Verlängerung der Wirbelsäule mit Unterstützung durch Kissen (kein Überstrecken). Diese Haltung unterstützt den Schluckreflex und nutzt die Schwerkraft, um das Verschlucken zu erschweren. Vor dem ersten Füttern klärt die Pflegefachperson unbedingt die Bewusstseinslage: kein Essen oder Trinken ohne durchgeführtes Dysphagiescreening („Nüchtern bleiben"). Nach dem Essen bleibt die Liegeposition erhöht, um Rückfluss zu verhindern. Während der Mahlzeit sitzt die Pflegefachperson vor dem Patienten/der Patientin, sodass sie Kinn- und Halsbewegung beobachten kann. Bei Bedarf gibt sie Schluckhilfen (z. B. sanften Druck am Kehlkopf) und erinnert ans Kinnsenken („Chin-Tuck") beim Schlucken, um den Atemweg zu schützen. Zwischen den Bissen werden Pausen eingelegt. Tritt Husten oder Stimmveränderung auf, wird sofort angehalten, Mund gespült oder abgesaugt. Um einer Aspiration vorzubeugen, führen Pflegende eine konsequente Mundpflege durch: Ein sauberer Mund vermindert die bakterielle Kontamination. Bei Bedarf verabreichen sie ärztlich verordnete orale Antiseptika. Mahlzeiten finden zu jenen Tageszeiten statt, wenn die Patient:innen wach und nicht erschöpft sind. Bei Zeichen einer Aspiration (z. B. akuter Husten, Zyanose) stoppen Pflegefachpersonen die Nahrungszufuhr, lagern den Patienten/die Patientin in Seitenlage mit Kopftieflage, rufen ärztliche Hilfe und saugen Sekret ab. Anschließend wird die Ernährung pausiert, bis das weitere Vorgehen geklärt ist. Sicherheit steht immer vor der Nahrungsmenge: „Wichtig ist, wie gegessen wird, nicht nur ob" (Warnecke und Dziewas 2018).

18.11 Ausscheidung und Kontinenzförderung

18.11.1 Neurogene Blasenstörung: Reflex- und Überlaufblase

Bei zentralen Läsionen oberhalb des sakralen Miktionszentrums (z. B. Rückenmarksverletzung, Schlaganfall) entsteht eine Reflexblase: Die Blase entleert sich unwillkürlich bei Füllung, jedoch oft unvollständig aufgrund einer Detrusor-Sphinkter-Dyskoordination (Dranginkontinenz und Restharn). Pflegeziele sind die regelmäßige Entleerung durch intermittierendes Katheterisieren, um einen Überlauf und Nierenschäden zu vermeiden, ggf. unterstützt durch Anticholinergika (Pannek et al. 2012). Bei sakraler/peripherer Läsion („Überlaufblase") fällt der Entleerungsreflex aus: Die Blase läuft tröpfchenweise über, ohne Warnsymptom, und der Großteil des Urins verbleibt (Harnretention). Hier wird ein striktes Entleerungsprogramm (Dauerkatheter oder Credé-Handgriff) etabliert. Pflegefachpersonen legen anfangs oft einen Dauerkatheter, während später intermittierendes Selbstkatheterisieren anzustreben ist (oder manuelles Ausdrücken mit Vorsicht). Harnwegsinfekten wird durch lückenlose Bilanzierung und Adequathydrierung (2–2,5 l/d) vorgebeugt. Bei Querschnittschädigung oberhalb Th6 muss die Pflege auf vegetative Dysreflexie achten: Bereits eine volle Blase kann starken Blutdruckanstieg verursachen. Im Notfall wird Oberkörper hochgelagert, beruhigt und die Blase sofort entleert (Gasser et al. 2023).

18.11.2 Intermittierender Katheterismus

Der saubere intermittierende Katheterismus (SIK) gilt als Standard bei neurogener Restharnbildung: Viele Patient:innen (z. B. Querschnittgelähmte) lernen, 4- bis 6-mal täglich selbstständig mit Einmalkatheter die Blase zu leeren. Voraussetzungen sind ausreichende Handmotorik und Verständnis. Bei inkompletter Selbstständigkeit übernehmen Pflegefachpersonen oder Angehörige (nach Anleitung). Die Pflege plant feste Katheterisierungsintervalle (z. B. alle 4 h), um Inkontinenz zu vermeiden und Überdehnung vorzubeugen. SI-Katheterisierung erfolgt unter keimarmen Bedingungen (Händedesinfektion, Handschuhe, Gleitgel). Danach lässt man den Urin komplett abfließen; oft wird die Blase abschließend mit etwas NaCl gespült, um Restharn zu reduzieren (Steigele 2021). Pflegefachpersonen beobachten auf Infektanzeichen (trüber, übelriechender Urin) und dokumentieren akribisch die Trinkmenge. Ist Selbstkatheterismus nicht möglich, schult das Team Angehörige oder Reha-Personal, diese Technik durchzuführen. Durch die frühzeitige Förderung erhalten viele Patient:innen langfristig Kontinenz und Unabhängigkeit zurück (Steigele 2021; Gasser et al. 2023 Kurze und Böthig 2015)

18.11.3 Darmmanagement und Toilettentraining

Neurologisch bedingte Darmstörungen zeigen sich meist als Obstipation oder Inkontinenz. Pflegefachpersonen erstellen ein individuelles Toilettentraining: Üblicherweise wird morgens nach dem Frühstück ein fester Toilettentermin angesetzt (Ausnutzung des gastrokolischen Reflexes). Bei Bedarf gibt es Stuhlregulierung durch Bauchmassage (im Uhrzeigersinn), rektale Stimulation (Fingerkreis am Anus) oder Miniklistiere, um den Defäkationsreflex auszulösen. Bei spinaler Reflexinkontinenz erfolgt dies nach einem Schema, z. B. jeden zweiten Tag minimales Klistieren zum geplanten Entleeren, so bleiben dazwischen feste Intervalle ohne unwillkürlichen Stuhlgang. Bei schlaffem Darm (z. B. sakrale Läsion, fortgeschrittene Parkinsonerkrankung) konzentriert sich die Pflege auf Verstopfungsprophylaxe: vermehrte Flüssigkeit, ballaststoffreiche Kost, regelmäßige Mobilisation, evtl. unterstützende Laxanzien. Hilfsmittel wie ein Toilettenstuhl am Bett helfen nichtmobilen Patient:innen, eine aufrechte Entleerung zu fördern. Bei jedem Toilettengang (alle 2 bis 3 h bei wiedereröffneter Miktion) begleiten Pflegefachpersonen den Patienten/die Patientin. Die Körperpflege nach Inkontinenz erfolgt mit pH-neutralen Produkten: gründlich trocknen, anschließend Hautschutz auftragen. Hautfalten (Leisten, Gesäß) werden mit Vlies ausgekleidet, um Feuchtigkeitsstau zu verhindern. Die Kontinenzförderung umfasst auch den Wiedereinstieg in spontane Miktion: Bei permanenten Kathetern wird frühzeitig entfernt und dann beim ersten selbstständigen Wasserlassen gelobt und dokumentiert, damit der Patient motiviert bleibt (Steigele 2021).

18.11.4 Umgang mit Inkontinenz

Komplettkontinenz ist nicht immer erreichbar. Bei bestehender Harn- oder Stuhlinkontinenz wählen Pflegefachpersonen geeignete Hilfsmittel: von Einlagen und Pants bei leichten Verlusten bis hin zu geschlossenen Systemen (Windelhosen, Drainagesets) bei vollständiger Inkontinenz. Das Material wird regelmäßig gewechselt („sofort nach Verschmutzung, mindestens alle 4 h"). Nach Stuhlinkontinenz reinigt man Haut und Schleimhaut sofort mit milden, seifenfreien Waschlösungen und tupft sie trocken. Zu den Zielen gehört, Hautmazeration zu verhindern und Hautschutz aufzubauen. Oft kommen Zinkcremes oder modernere Hautbarrieren (Schäume, Lösungen) zum Einsatz. Intertrigo in Leisten- und Gesäßfalten wird verhindert, indem in den Falten Saugmaterial (Mull oder Vlies) eingelegt wird und Betroffene häufiger nackt gelagert werden. Entdeckt das Pflegepersonal aufgeweichte Haut (weißer Glanz, dünne Epidermis), erhöht es die Frequenz des Wechselns und belässt die Haut für eine Weile frei an der Luft. Der Umgang mit Inkontinenz erfordert Empathie: Pflegefachpersonen gehen sensibel mit dem Thema um, fragen nach Gewohnheiten und ermöglichen Patient:innen Mitbestimmung (Wunsch nach Netzhose, Klettsystem etc.). Angehörige schulen sie unter Schweigepflicht in Techniken (Vorlagenwechsel, Fallenziehen bei Katheter). Die Intimsphäre wird gewahrt (Raum abtrennen, kaum Zuschauer). Zugleich betonen Pflegende, dass Inkontinenz eine pflegerische Herausforderung ist, kein „Makel" der Person. Ein routinierter, einfühlsamer Umgang verbessert die Lebensqualität erheblich (Steigele 2021).

18.12 Basale Stimulation und multisensorische Angebote

Die basale Stimulation ist ein Konzept, das Patient:innen mit Bewusstseins- oder Wahrnehmungsstörungen (z. B. Wachkoma, Schädel-Hirn-Trauma, Demenz) durch elementare Sinnesreize ansprechen soll. Pflegefachpersonen integrieren gezielt taktile, vestibuläre, auditive, olfaktorische und gustatorische Reize in die Alltagsversorgung: Beim Waschen wechseln sie etwa zwischen weichem Tuch und Massagehandschuh oder variieren den Druck (haptisch). Durch behutsames Umlagern, Wiegen oder Sitzaufrichten stimulieren sie den Gleichgewichtssinn (vestibulär). Sie sprechen ruhig, sprechen den Patienten/ die Patientin mit dem Namen an, spielen vertraute Musik oder lassen Angehörige sprechen (auditiv). Duftreize (ätherische Öle, Kaffee, Zitrone) und intensives Schmecken (Zuckerwasser, Zitronensaft) werden nur dosiert genutzt, um Geruchs- und Geschmackssinn anzuregen. Wichtig ist: Eine Reizbalance meist wird nur ein Sinneswahrnehmungsbereich auf einmal angesprochen, gefolgt von Ruhephasen. Zeigt die zu pflegende Person Stress (z. B. erhöhte Herzfrequenz, Abwehr), pausiert man sofort. Pflegende dokumentieren Reaktionen (z. B. Augenöffnen, Verweilen beim Berühren), um minimale Bewusstseinszeichen festzuhalten. Zur Pflege bei Demenz oder Hemiplegie gehört ebenfalls die basale Stimulation: Die vernachlässigte Körperseite wird bewusst in die Pflege einbezogen (z. B. zuerst die gelähmte Hand bewegen, dann die andere); es werden Spiegel oder Farbpunkte eingesetzt, um das Körperbild zu fördern. Insgesamt wird Pflege so zur Ressource für Kommunikation und Erinnern (Habermehl 2006).

18.12.1 Angehörigenintegration und Beziehungsgestaltung

Neurologische Erkrankungen betreffen stets das soziale Umfeld. Pflegeteams beziehen Angehörige systematisch mit ein: Angehörigen dürfen bei einfachen Tätigkeiten (Gesichtswäsche, Umlagern) helfen, was deren Hilflosigkeit mindert. Bei späterer Entlassung beispielsweise ins Pflegeheim führen Pflegende früh Schulungen durch: Transfertechniken (Hebehilfen, Rollstuhl), Medikamenten- und Übungspläne (z. B. Bewegungsübungen) werden praktisch vermittelt. Die Kommunikation sollte dabei transparent und partnerschaftlich sein: Pflegende informieren über Behandlungsfortschritte und respektieren die Fragen und Beobachtungen der Angehörigen („Gibt es daheim Auffälliges?"). Gleichzeitig setzen sie sachlich Grenzen (z. B. Hygieneregeln bei Wundversorgung) und erklären deren Sinn. Auch psychosoziale Unterstützung ist wesentlich: Pflegefachpersonen hören zu, z. B. bei Ängsten, Schuldgefühlen oder Trauer von Partner:innen und Kindern. Sie vermitteln Hilfsangebote (Kurzzeitpflege, Selbsthilfegruppen) und ermöglichen Angehörigen Erholungspausen (z. B. Begleitung während kurzer Spaziergänge, Kaffeezeiten außerhalb). Bei kognitiv eingeschränkten Patient:innen (Demenz) zeigen Pflegende Angehörigen validierende Kommunikationstechniken: Statt Korrektur stehen Gefühle und Erinnerungen im Vordergrund. So darf man zum Beispiel ein Festhalten an irreale Wünsche akzeptierend umdeuten („Mutter, du vermisst dein Zuhause? Erzähle mir davon!"). Pflegefachpersonen moderieren Angehörigenschulungen und -gruppen, wo Alltagsthemen (Umgang mit Verhaltensänderungen, Hilfsmittel zu Hause) besprochen werden. Insgesamt verstehen sie sich als „Brückenbauer" zwischen Medizin, Pflege und Familie: Eine vertrauensvolle Beziehung und klare Anleitungen helfen allen Beteiligten, gemeinsam die bestmögliche neurologische Rehabilitation zu erreichen (Steigele 2021).

18.13 Pflege bei neurokognitiven und neuropsychologischen Störungen

18.13.1 Delir, Unruhe, herausforderndes Verhalten

Akutes Delir und Unruhe sind auf neurologischen Stationen häufig. Pflegeprävention umfasst frühe Orientierungshilfen (Uhr, Namen, Kalender, vertraute Gegenstände) und Tagesstruktur (Tag-Nacht-Rhythmus beachten, Reizausgleich). Dehydrierung, Schmerzen und Schlafmangel werden vermieden. Tritt ein Delir ein, beruhigt die Pflege mit Vorstellungsritualen („Guten Tag, ich bin … Sie sind im Klinikum …"), verstärkt Tagespläne und hält eine Bezugspflegeperson bereit. Bei hyperaktiven Delirien (Unruhe, Wühlen) kann eine 1:1-Betreuung (Close-up-Betreuung) notwendig sein. Fixierungen vermeidet man nach Möglichkeit zugunsten tiefer Betten, Bewegungsmelder oder Sitzwachen. Aggressives Verhalten begegnet man deeskalierend: ruhig, mit klaren Einzelschritten („Setzen wir uns"), Schutz der Distanz (Arme offen, keine Drohgesten) und Entfernen gefährlicher Gegenstände. Letztlich kann bei Bedarf sedierende Medikation (Haloperidol, Melperon) nach ärztlicher Anordnung erfolgen, stets niedrig dosiert und unter Monitorüberwachung (Atemdepression bei Benzodiazepinen). Jede Delir-Reaktion, deren Auslöser (z. B. Harnverhalt, Infekt, Schmerz) und Bewältigung, wird genau dokumentiert. Dabei lernen Pflegende, Muster zu erkennen (z. B. nächtliche Unruhe, „Sundowning") und den Pflegeplan anzupassen (Spank et al. 2024).

18.13.2 Orientierungshilfen bei Neglect und Anosognosie

Patient:innen mit Neglect (häufig bei rechtshemisphärischen Schlaganfällen) nehmen eine Körper- oder Raumseite nicht wahr. Pflegende setzen gezielte Reize auf der betroffenen Seite:

Bett und Klingel werden so positioniert, dass der Patient/die Patientin beispielsweise die betroffene linke Seite bewusst nutzen muss. Pflegende nähern sich und sprechen auf der Neglect-Seite an, was die Aufmerksamkeit dorthin lenkt. Bei der Körperpflege beginnt man immer an der vernachlässigten Seite (z. B. erst linker Arm, dann rechter). Spiegel, farbige Aufkleber oder Markierungen helfen, das Bild der betroffenen Seite sichtbar zu machen. Bei Anosognosie (fehlende Einsicht in die Behinderung) verzichten Pflegende auf Diskussionen: Stattdessen führt man indirekt vor, was die/der Patient:in nicht kann (z. B. Aufstehversuch) und signalisiert Begleitung an. Pflegekräfte nehmen den subjektiven Eindruck ernst, zeigen aber gleichzeitig Hilfsbereitschaft. Visuelle Erinnerungen, z. B. eine Tafel im Zimmer mit Namen und Diagnose können in manchen Fällen das Verständnis unterstützen (Steigele 2021).

18.13.3 Milieugestaltung und strukturgebende Maßnahmen

Für Menschen mit neurokognitiven Störungen (Demenz, Delir) schafft ein geregeltes Milieu Sicherheit. Pflegekräfte sorgen für feste Tagesabläufe (gleichbleibende Ess-, Therapie- und Ruhezeiten), wodurch sich Patient:innen schneller zurechtfinden. Zimmerausstattung mit Kalender, gut lesbarer Uhr und persönlichen Gegenständen (Bilder, Bettwäsche) erleichtert die Orientierung (Abb. 18.3). Reduzierte Reizumgebung (gedämpftes Licht, leise Geräusche, Einzelzimmer bei Unruhe) verhindert Überforderung; bei Apathie können dagegen gezielt Musik oder Aktivitätsangebote (Fensterplatz, Radio) eingesetzt werden. Sicherheitsaspekte sind entscheidend: Bremsen an Bett und Stuhl, Tiefbetten und Sensormatten minimieren Sturz- und Fluchtrisiko. Therapeutische Umgebungen (Stationsrundgänge, Aktivitätsräume) fördern Alltagsfunktionen und soziale Teilhabe. Pflegende passen Räume und Abläufe ständig den Bedürfnissen an: Wird ein Reiz zu viel, nehmen sie ihn weg; braucht eine Person mehr Anregung, schaffen sie neue Angebote. Damit erhält das Milieu Struktur, vermittelt Geborgenheit und trägt nachhaltig zur Selbstständigkeit neurologisch geschwächter Menschen bei (Spank et al. 2024).

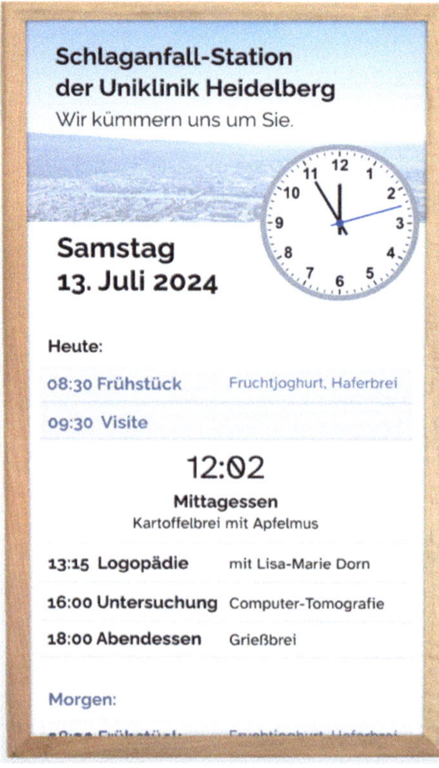

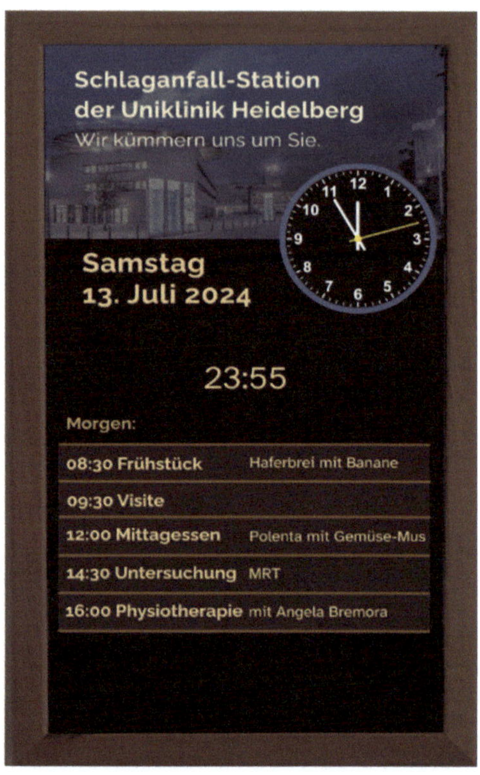

Abb. 18.3 Beispieltafeln für die Orientierung im Patient:innenzimmer. Links: Tageslichtversion; Rechts: Nachtversion (Entwurf: Julia Filzinger, Studentin der UAS Frankfurt)

18.14 Unterstützte Kommunikation und Interaktion

18.14.1 Aphasien und Dysarthrien: Kommunikation erleichtern

Bei Aphasie (z. B. nach Schlaganfall) und Dysarthrie (verwaschene Aussprache) passen Pflegende ihre Sprache an: Sie sprechen langsam und deutlich, mit kurzen Sätzen und einfachen Begriffen. Fachbegriffe und Schachtelsätze werden vermieden; stattdessen nutzen sie Schlagworte in Verbindung mit Gesten (z. B. „Trinken?" + Trinkbewegung). Warten ist wichtig: Betroffene erhalten ausreichend Zeit, sich auszudrücken. Pflegende ermuntern nonverbale Signale (Nicken, Zeigen) und validieren jede Verständigungsanstrengung („Also Sie möchten Ihre Tochter anrufen?"). Erfolgserlebnisse werden gelobt („Prima, danke!"). Bei Dysarthrie achten Pflegende auf Lautstärke und Atemrhythmus: Sie bitten den Patienten, langsamer und lauter zu sprechen oder mit der Ausatmung zu sprechen. Geduldiges Nachfragen („Ich habe verstanden … Sie meinen …?") hilft, die Kommunikation sicherzustellen (Spank et al. 2024).

18.14.2 Einsatz unterstützter Kommunikation

Zusätzliche Kommunikationshilfen werden früh eingeführt: Einfache Bildtafeln oder Buchstabentafeln (alphabetische Tafeln, Ja-Nein-Kärtchen) ermöglichen Aphasie-Patient:innen, Wünsche zu zeigen. Tablets oder Sprachcomputer können eingesetzt werden etwa Apps, in die Patient:innen mit eingeschränkter Schreibmotorik Buchstaben eingeben. Augensteuerungstechnik (Eye-Tracker) erlaubt es gelähmten Patient:innen, durch Blick auf Buchstaben zu „tippen". Pflegende stellen solche Hilfsmittel bereit, laden Akkus und üben mit den Betroffenen. Für alle Hilfen gilt, dass das Team und Angehörige über die angewendeten Codes (z. B. „einmal Blinzeln = Ja") informiert sind. Je früher diese Hilfsmittel angeboten werden (besonders bei progredienten Erkrankungen wie ALS), desto selbstsicherer wird ihre Nutzung; so bleibt Patienten auch in fortgeschrittenen Stadien ein Sprachmittel (Spank et al. 2024).

18.14.3 Nonverbale Kommunikation & Mimikdeutung

Zusätzliche Kommunikationshilfen werden früh eingeführt: Einfache Bildtafeln oder Buchstabentafeln (alphabetische Tafeln, Ja-Nein-Kärtchen) ermöglichen Aphasie-Patient:innen, Wünsche zu zeigen. Tablets oder Sprachcomputer können eingesetzt werden etwa Apps, in die Patient:innen mit eingeschränkter Schreibmotorik Buchstaben eingeben. Augensteuerungstechnik (Eye-Tracker) erlaubt es gelähmten Patient:innen, durch Blick auf Buchstaben zu „tippen". Pflegende stellen solche Hilfsmittel bereit, laden Akkus und üben mit den Betroffenen. Für alle Hilfen gilt, dass das Team und Angehörige über die angewendeten Codes (z. B. „einmal Blinzeln = Ja") informiert sind. Je früher diese Hilfsmittel angeboten werden (besonders bei progredienten Erkrankungen wie amyotropher Lateralsklerose, ALS), desto selbstsicherer wird ihre Nutzung. So bleibt Patient:innen auch in fortgeschrittenen Stadien ein Sprachmittel (Spank et al. 2024).

In Kürze

- **Pflegerisches Handeln** bei neurologischen und neurochirurgischen Erkrankungen erfordert ein hohes Maß an klinischer Wachsamkeit, spezifischem Fachwissen und multiprofessioneller Zusammenarbeit.
- **Das neurologische Monitoring** umfasst die systematische Beobachtung von Bewusstsein, Pupillenreaktion, Motorik, Vitalzeichen und Atmung. Frühzeitige Veränderungen können auf Komplikationen wie Blutung oder Hirndruckanstieg hinweisen.
- **Assessmentinstrumente** wie Glasgow Coma Scale, NIH Stroke Scale, Early Functional Abilities Index und Barthel-Index dienen der strukturierten Einschätzung von Bewusstseinslage, neurologischen Defiziten, funktionellen Fähigkeiten und Selbstständigkeit.
- **Die Mobilisation** beginnt so früh wie möglich unter Berücksichtigung der Kreislaufstabilität. Lagerungstechniken orientieren sich an individuellen Risiken wie erhöhter Tonus, Hemiparese oder Hirndruck.
- **Prophylaxen** gegen Dekubitus, Pneumonie, Thrombose und Kontrakturen sind zentral. Sie umfassen Bewegungsförderung, Lagewechsel, Hautbeobachtung und Maßnahmen zur Sekretmobilisation.
- **Das Atemwegsmanagement** schließt die Pflege von Trachealkanülen, die hygienische Sekretentfernung sowie atemerleichternde Maßnahmen ein. Die Überwachung von Atmung und Sättigung ist essenziell.
- **Bei Schluckstörungen** erfolgt eine strukturierte Dysphagieabklärung. Die Ernährung wird angepasst, um Aspiration zu vermeiden. Flüssigkeiten werden ggf. angedickt, bei Bedarf wird auf alternative Ernährung umgestellt.
- **Schmerzmanagement und Symptomkontrolle** richten sich nach individuellen Bedürfnissen. Besonderheiten bestehen bei neuropathischen Schmerzen, epileptischen Anfällen, Spastik und Unruhe.
- **Der Umgang mit Spastik** erfordert differenzierte Maßnahmen wie medikamentöse Therapie, physiotherapeutische Begleitung, gezielte Lagerung und Bewegungsübungen.
- Die **Versorgung neurochirurgischer Wunden** erfordert aseptisches Arbeiten, regelmäßige Kontrolle auf Infektionszeichen und Überwachung bei Austritt von Liquor.
- **Externe Ventrikeldrainagen** werden nach ärztlicher Vorgabe höhenjustiert. Die Lagerung erfolgt lagekonform zur Zielhöhe, das System wird regelmäßig kontrolliert.

- **Die Delirprävention** erfolgt durch Reizabschirmung, Tagesstruktur, Orientierungshilfen und die Einbindung vertrauter Personen. Pflegende beobachten frühzeitig Verhaltensveränderungen.
- **Basale Stimulation**, Musik und Aromapflege unterstützen die Wahrnehmung und fördern die Interaktion mit der Umgebung.
- **Angehörige** werden in die Pflege einbezogen und erhalten Anleitung sowie Informationen zu Pflegeverlauf und Hilfsmitteln. Die Kommunikation erfolgt empathisch und verständlich.
- Ziel ist eine **sichere, ganzheitliche und individuelle Pflege**, die Lebensqualität, Selbstbestimmung und Teilhabe fördert.

Literatur

Borgiel UM (2024) Maßnahmenplanung und Dokumentation in der Pflege: Richtig mit Strukturmodell und SIS® arbeiten. Elsevier Health Sciences

Bundesministerium für Gesundheit (2020) Praxisleitfaden Entlassmanagement: Empfehlungen für eine strukturierte Überleitung von Patientinnen und Patienten in die Versorgung nach dem Krankenhausaufenthalt. https://www.bundesgesundheitsministerium.de/fileadmin/Dateien/5_Publikationen/Pflege/Broschueren/BMG_Praxisleitfaden-Ueberleitung_barrierefrei.pdf. Zugegriffen am 14.06.2024

Danquah MO, Yan E, Lee JW, Philip K, Saripella A, Alhamdah Y et al (2024) The utility of the Montreal cognitive assessment (MoCA) in detecting cognitive impairment in surgical populations–A systematic review and meta-analysis. J Clin Anesth 97:111551

Döbele M, Becker U (2016) Hygiene. Ambulante Pflege von A bis Z:154–162

Fröhlich CBA (2012) Basale Stimulation in der Pflege. NOVA – Zeitschrift für innovative Pflege 8(1):12–15

Fründt O, Südmeyer M (2022) Herausforderungen für die Pflege in der Neurologie. NeuroTransmitter 33:19–20. https://doi.org/10.1007/s15016-022-9564-8

Gasser T, Eberli D, Thomas C (2023) Basiswissen Urologie, 8. Aufl. Springer, Berlin/Heidelberg

Gräff I, Pin M, Ehlers P, Schacher S, Hossfeld B, Strametz R et al (2023) Der Übergabeprozess in der zentralen Notaufnahme – Konsentierung von Inhalten im Rahmen eines Delphi-Verfahrens. Notfall+ Rettungsmedizin:1–10

Großmann J, Schulz-Stübner S (2023) Vermeidung nosokomialer Pneumonien und Atemwegsinfektionen. In: Repetitorium Krankenhaushygiene und Infektionsprävention: Für die Weiterbildung und Fortbildung. Springer, Berlin/Heidelberg, S 477–504

Habermehl A (2006) Basale Stimulation-der Theorie-Praxis-Konflikt. intensiv 14(04):164–171

Hardy S (2022, 14. September) I am a Neuro ICU Nurse. Kamana Nursing Blog. https://www.kamana.com/post/neuro-icu-nurse. Zugegriffen am 14.06.2024

Hecker T et al. (2022) Praxisratgeber: SIS®-die Strukturierte Informations-sammlung: Richtig fragen – kompetent dokumentieren. Schlütersche

Heinze D, Trierweiler-Hauke B, Korinth A (2021) Schnittstellen der IMC-Versorgung. In: Pflegewissen Intermediate Care: Für die Weiterbildung und die Praxis. Springer, Berlin/Heidelberg, S 187–201

International Dysphagia Diet Standardisation Initiative (IDDSI) (2019) IDDSI Framework (Version 2.0). https://iddsi.org/framework

Kurze I, Böthig R (2015) Intermittierender Einmal-Katheterismus und Prävention von Harnwegsinfekten bei Patienten mit neurogener Harnblasenfunktionsstörung – „Best practice ". Eine Übersicht. Aktuelle Neurologie 42(09):515–521

Larsen R, Mathes A (2023) Tracheotomie. In Beatmung: Indikationen-Techniken-Krankheitsbilder. Springer Berlin Heidelberg, Berlin/Heidelberg, S 163–181

Lia E, Pucci V, Raccagna C, Sebastiani S, Dekel BGS (2023) Analgosedation management in the intensive care unit: a narrative systematic review. Open Anesth J 17(1)

Madu CS, Ajibade VM (2025) Acute stroke management and nursing intervention. Cureus 17(6):e86820. https://doi.org/10.7759/cureus.86820

Mengel A, Fleischmann R (2022) Delir nach Schlaganfall. InFo Neurologie+ Psychiatrie 24(3):30–39

Mueller C (2019) ASPEN Adult Enteral Nutrition Manual, 3. Aufl. ASPEN

Müller S (2020) Pneumonien verhindern. Heilberufe 72(7):34–35

NANDA International, Inc. (Hrsg) (2021) NANDA-I Pflegediagnosen: Definitionen und Klassifikation 2021–2023. Reinhardt, München

Netzband S, Hammen V, Kramer F (2023) Data-driven nursing research: an overview of underlying concepts and enablers, 1. Aufl. Digital Med:171–184

Noppenberger I, Bohe S (2024) Leitlinie „Neurogene Dysphagie ". neuro-reha 16(01):27–33

Pannek J, Madersbacher H, Stöhrer M, Schönberger B (2012) Urodynamik bei neurogener Blasenfunktionsstörung. In Urodynamik. Springer Berlin Heidelberg/Berlin/Heidelberg, S 263–282

Pisano F, Bilotta F (2024) The predictive value of the Verbal Glasgow Coma Scale in traumatic brain injury: a systematic review. J Head Trauma Rehabil 39(4):273–283

Ringleb PA, Köhrmann M, die Leitlinien-Gruppe (2022) S2E-Leitlinie: akuttherapie des ischämischen schlaganfalls. DGNeurologie 5(1):17–39

Schlegel B, Lubomierski N (2025) Ernährungsscreening und-assessment. DMW-Deutsche Medizinische Wochenschrift 150(10):584–590

Schmidt S (2024) Expertenstandard Erhaltung und Förderung der Hautintegrität in der Pflege. In: Expertenstandards in der Pflege-eine Gebrauchsanleitung. Springer, Berlin/Heidelberg, S 209–222

Schramm P, Huttner HB (2023) Akut erhöhter intrakranieller Druck: Grundlagen und Therapie. Intensivmedizin up2date 19(04):469–482

Schulz M (2024) Selbstständiger nach Reha. Heilberufe 76(11):34–37

Spank J, Koch C, Sirsch E, Thomas C (2024) Delirprävention und-management durch Pflegekonsile – eine Implementierungsstrategie. Prävention und Gesundheitsförderung:1–7

Steigele W (2021) Körperbild. In Bewegung, Mobilisation und Positionswechsel in der Pflege: Anleitungen für die tägliche Praxis. Springer Berlin Heidelberg, Berlin/Heidelberg, S 19–24

Steinbach A (2019) Konzept Kinästhetik®. In: Langzeitbetreuung Wachkoma: Eine Herausforderung für Betreuende und Angehörige. Springer, Berlin/Heidelberg, S 269–273

Toney-Butler TJ, Thayer JM (2023) Nursing process. In: Statpearls [internet]. StatPearls Publishing

Troll C, Emsden C (2025) Schluckstörungen auf der Intensivstation. intensiv 33(04):198–204

Warnecke T, Dziewas R (2018) Neurogene Dysphagien: Diagnostik und Therapie. Kohlhammer Verlag

Weiss B, Paul N, Spies CD, Ullrich D, Ansorge I, Salih F et al (2022) Influence of patient-specific covariates on test validity of two delirium screening instruments in neurocritical care patients (DEMON-ICU). Neurocrit Care 36(2):452–462

Wille E, Sundmacher L, Albrecht M, Schlegel T, Zerth J, Rebscher H, …, Knieps F (2020) Intersektorale Versorgung im deutschen Gesundheitswesen: Gegenwart und Zukunft-Analysen und Perspektiven. Kohlhammer Verlag.

Zhang Q, Yan J, Long J et al (2024) Exploring the association between activities of daily living ability and injurious falls in older stroke patients with different activity ranges. Sci Rep 14:19731. https://doi.org/10.1038/s41598-024-70413-7

Intensivpflege

Lisa Ferreira Miranda, Nils Schneckenberger und Svenja Scheiber

Inhaltsverzeichnis

19.1 Einleitung

In diesem Kapitel werden die verschiedenen Themen beleuchtet, die für das Verständnis und die effektive Ausübung der neurologischen und neurochirurgischen Intensivpflege von entscheidender Bedeutung sind. Dazu gehören grundlegende neurologische Beurteilung, Überwachungsmaßnahmen, ethische Überlegungen und die psychologische Unterstützung von Patient:innen und ihren Familien.

Ziel ist es, einen umfassenden ersten Blick und Grundverständnis für die Praxis auf einer neurologischen und neurochirurgischen Intensivstation zu schaffen.

Die Intensivpflege umfasst ein breites und dynamisch entwickeltes Aufgabenspektrum, in dem sich ärztliche und pflegerische Tätigkeiten oft überschneiden. Während bestimmte Pflegeaufgaben wie Körperpflege und Patientenüberwachung klar definiert sind, gibt es Bereiche, in denen traditionell ärztliche Aufgaben an Pflegefachpersonen übertragen werden, obwohl es dafür keine explizite rechtliche Regelung gibt. Das Rollenverständnis in der Pflege hat sich weiterentwickelt, wobei eine effektive Teamarbeit, die das Patientenwohl in den Vordergrund stellt, durch enge Kommunikation und Kooperation aller Berufsgruppen innerhalb des therapeutischen Teams gekennzeichnet ist. Zu den zentralen Verantwortlichkeiten gehören das Management des Pflegeprozesses, die klinische Überwachung, das Erkennen und Reagieren auf Notfälle sowie die Betreuung der Angehörigen. Zudem gehört die Bedienung und Überwachung diverser medizintechnischer Geräte zum Aufgabenbereich der Intensivpflege.

19.2 Intensivpflegerische Überwachung und Versorgung

19.2.1 Basismonitoring

Das Monitoring auf einer Intensivstation ist ein kritischer Aspekt in der Versorgung von Patient:innen mit akuten und schwerwiegenden neurologischen Erkrankungen. Die Überwachung der neurologischen Funktion und anderer lebenswichtiger Parameter ermöglicht eine frühzeitige Erkennung von Komplikationen, eine gezielte Behandlung und eine optimierte Prognose. Die Kombination verschiedener Überwachungstechniken ermöglicht eine umfassende Beurteilung des neurologischen Zustands. Dazu gehören intrakranieller Druck (ICP), zerebrale Perfusion, Sauerstoffversorgung,

Blutdruck und Elektrokardiogramm (EKG). Multimodales Monitoring kann zur Optimierung der Therapiestrategien und zur individualisierten Patientenversorgung beitragen.

Elektrokardiogramm

Das EKG-Monitoring ermöglicht eine kontinuierliche Überwachung der elektrischen Aktivität des Herzens, um Herzrhythmusstörungen, Ischämien und andere kardiale Ereignisse frühzeitig zu erkennen und entsprechend darauf zu reagieren. Dargestellt ist es in ◘ Abb. 19.1 als grüne Kurve, wobei HF für Herzfrequenz steht und die „71" für die aktuelle Frequenz. Das EKG-Monitoring bietet folgende Vorteile:

- Frühzeitige Erkennung: kritische Veränderungen der Herzaktivität können sofort identifiziert werden, was eine schnelle Reaktion und Intervention ermöglicht (etwa bei Asystolie und ventrikulärer Tachykardie).
- Diagnoseunterstützung: EKG-Befunde können zur Diagnose kardialer Ereignisse beitragen.
- Therapiekontrolle: Die Wirksamkeit therapeutischer Maßnahmen wie Medikamentengabe kann überwacht und angepasst werden.

Trotz seiner zahlreichen Vorteile bringt das EKG-Monitoring auf der Intensivstation auch Herausforderungen mit sich. Dazu gehören Artefakte durch Patientenbewegung oder elek-

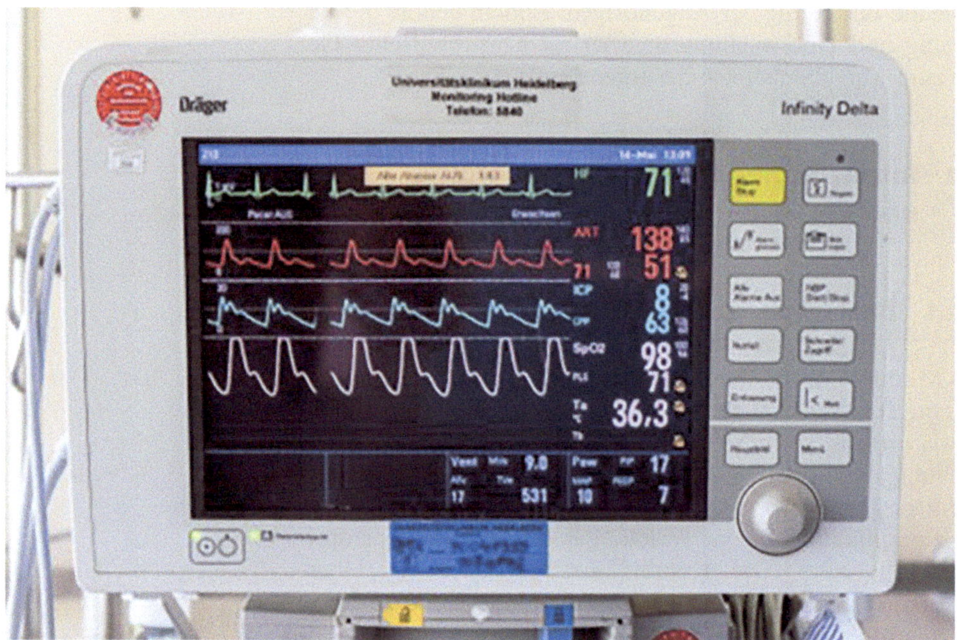

◘ **Abb. 19.1** EKG-Monitor (Dräger). (Nicht veröffentlichtes Material der UK-HD).

trische Störquellen, die die Interpretation der EKG-Daten erschweren können. Eine sorgfältige Anbringung der Elektroden und regelmäßige Überprüfung des Systems sind erforderlich, um genaue und zuverlässige Messergebnisse zu gewährleisten.

Blutdruckmessung

In der Intensivmedizin kommen sowohl invasive als auch nichtinvasive Techniken zur Blutdruckmessung zum Einsatz. Jede Methode hat ihre spezifischen Vorzüge, Limitationen und Anwendungsgebiete, die eine sorgfältige Abwägung erfordern. Sie ermöglicht die Einschätzung der Hämodynamik und beispielsweise die Steuerung der Dosis der kreislaufunterstützenden Medikamente bei kritisch kranken Patient:innen.

Nichtinvasive Blutdruckmessung

Die nichtinvasive Blutdruckmessung (NIBP) erfolgt in der Regel mittels einer Blutdruckmanschette. Diese Methode ist einfach durchzuführen, schmerzfrei und minimiert das Infektionsrisiko. Die NIBP ist besonders geeignet für Patient:innen mit stabiler Hämodynamik und für Situationen, in denen eine kontinuierliche Überwachung nicht erforderlich ist. Allerdings kann die Genauigkeit der NIBP durch verschiedene Faktoren wie Arrhythmien, periphere vaskuläre Erkrankungen und Patient:innenbewegungen beeinträchtigt werden.

Invasive Blutdruckmessung

Die invasive Blutdruckmessung (IBP) erfolgt mittels eines arteriellen Katheters, der in eine periphere oder zentrale Arterie eingebracht wird und kontinuierlich den Blutdruck misst. Die IBP ermöglicht eine genaue und kontinuierliche Überwachung der Hämodynamik, was besonders bei hämodynamisch instabilen Patient:innen von Vorteil ist. Die Methode erlaubt zudem die Entnahme von arteriellem Blut für Blutgasanalysen oder Laborproben. Die Risiken der IBP umfassen Komplikationen wie Blutungen, Infektionen und Thrombosen. In ◘ Abb. 19.1 ist die IBP als rote Kurve gekennzeichnet, wobei „ART" für arteriellen Druck steht. Weiter steht die „138" für den systolischen Wert, die „51" für die Diastole und die „71" für den mittleren arteriellen Druck (MAP).

Pulsoximetrie

Die kontinuierliche Überwachung der Sauerstoffsättigung bei Intensivpatient:innen mittels Pulsoximetrie ermöglicht eine frühzeitige Erkennung von Hypoxämien und ist entscheidend für die Prävention von Sauerstoffmangelzuständen und deren potenziell lebensbedrohliche Auswirkungen (in ◘ Abb. 19.1. weiß dargestellt unter SpO$_2$ mit 98 %).

Temperaturmanagement

Die Behandlung von Infektionen und die Reduktion von Fieber spielen eine wichtige Rolle bei der Minimierung von Hirnschäden, da höhere Temperaturen im Gehirn das Nervengewebe für ischämische Schäden anfälliger machen. Um diese Risiken vorzubeugen, ist Fieber durch den Einsatz von kühlenden Maßnahmen und fiebersenkenden Medikamenten gezielt zu senken. Patient:innen mit einer akuten zerebrovaskulären Krankheit haben oftmals zum Zeitpunkt der Aufnahme einen vorher bestehenden Infekt und durch Erbrechen oder Aspiration ein erhöhtes Infektrisiko (Ringleb et al. 2015b). Die Temperatur ist auf dem Monitor (◘ Abb. 19.1) unter Ta mit 36,3 °C zu erkennen.

19.2.2 Neuromonitoring

Das Neuromonitoring kommt ergänzend zum Basismonitoring hinzu. Das nichtinvasive Neuromonitoring umfasst beispielsweise die Elektroenzephalografie (EEG). Die invasiven Formen des Neuromonitorings dienen zum Beispiel einer direkten Messung des ICP und bestehen aus einer Hirnparenchymsonde oder einer externen Ventrikeldrainage (EVD). Auf dem Monitor in ◘ Abb. 19.1. ist es durch die blaue Kurve dargestellt mit einem ICP von 8 und einem zerebralen Perfusionsdruck (CPP) von 63. Genaueres dazu ist in ▶ Abschn. 2 Intensivkomplexbehandlung zu finden. Ein weiteres nennenswertes invasives Verfahren wäre die partiale Hirngewebe-Sauerstoffspannung (PbrO$_2$) welche jedoch deutlich seltener bettseitig eingesetzt wird (Bösel und Schellinger 2015).

19.2.3 Krankenbeobachtung

Die neurologische Krankenbeobachtung auf Intensivstationen ist ein zentraler Bestandteil der Versorgung von Patient:innen mit akuten neurologischen Erkrankungen. Sie umfasst die fortlaufende Überwachung und Bewertung des neurologischen Status, um Veränderungen im Zustand der Patient:innen frühzeitig zu erkennen und entsprechende therapeutische Maßnahmen einzuleiten. Lebensgefährliche neurologische Erkrankungen gehen nahezu immer mit Bewusstseinsveränderung einher. Die neurologische Untersuchung erfasst meist nicht das Ausmaß der vitalen Gefährdung (Wagner 2007).

Vigilanz und Motorik

Die Beurteilung der Vigilanz und Motorik sind mitunter die wichtigsten Maßnahmen der Krankenbeobachtung. Neurologische Notfälle, wie z. B. Schlaganfälle und schwere Hirnblutungen, sind symptomatisch häufig an der Wachheit und Bewegungskontrolle erkennbar. Zur genaueren Einschätzung werden spezielle Skalen eingesetzt. Beispielhaft sind die Glasgow Coma Scale (GCS), die National Institutes of Health Stroke Scale (NIHSS) und die Richmond Agitation Sedation Scale (RASS) (◘ Abb. 19.2). GCS, NIHSS und genauere Informationen zur Krankenbeobachtung sind in ► Kap. 13 – Neurologische Beobachtung und Dokumentation, nachzulesen.

Richmond Agitation Sedation Scale

Die Richmond Agitation-Sedation Scale (RASS) (Abb. 19.2) ist ein anerkanntes Instrument zur Bewertung der Sedierungs- und Agitationsebene bei Patient:innen auf Intensivstationen. Die Skala bietet eine systematische Methode zur Messung des Agitations- und Sedierungsniveaus, was für die Dosierung von Sedativa und die Beurteilung agitierten Verhaltens unerlässlich ist. Sie umfasst ein Spektrum von +4 („sehr agitiert") bis −5 („nicht erweckbar"), wobei 0 einem ruhigen und wachen Zustand entspricht. Darüber hinaus kann man mit der Skala auch eine Einschätzung der Vigilanz der neurologischen Patient:innen durchführen.

Patientenbefragung

Ist ein Patient/eine Patientin kontaktfähig, sollten im Gespräch weitere neurologische Veränderungen eruiert werden, welche nicht durch äußere Beobachtung beurteilt werden kön-

Richmond Agitation Sedation Scale (RASS)

Score	Bezeichnung	Beschreibung
+4	streitlustig	sehr streitlustig, gewalttätig, unmittelbare Gefahr für das Personal
+3	sehr agitiert	aggressiv, zieht an Tuben oder Kathetern
+2	agitiert	häufige ungezielte Bewegungen, kämpft gegen Beatmung an
+1	ruhelos	ängstlich, aber Bewegungen nicht offensiv oder kraftvoll
0	wach und ruhig	
-1	schläfrig	nicht völlig wach und aufmerksam, aber anhaltende Wachphasen (Augenöffnen und Augenkontakt auf Ansprache (≥ 10 sec)
-2	leichte Sedierung	erwacht auf Ansprache mit Augenkontakt (<10 sec)
-3	moderate Sedierung	Bewegung (Kopfwendung oder Extremitäten) oder Augenöffnung auf Ansprache, aber kein Augenkontakt
-4	tiefe Sedierung	keine Reaktion auf Ansprache, aber Bewegung (Kopfwendung oder Extremitäten) oder Augenöffnung durch körperlichen Reiz (Rütteln an den Schultern)
-5	nicht erweckbar	keine Reaktion auf Ansprache oder körperlichen Reiz

◘ **Abb. 19.2**   Nicht veröffentlichtes Material der UKHD

nen. Diese wären: Nausea, Vertigo, Diplopie. Zugleich kann im Kontakt zu den Patient:innen die Orientierung überprüft werden, indem man beispielsweise Fragen zum Ort, dem aktuellen Datum, der Situation und der Person stellt. Spontan auftretende Desorientiertheit könnte einen Hinweis auf eine krankheitsbedingte Verschlechterung oder ein Delirium sein. Auch bietet man bei einer Patientenbefragung den Raum für ein Gespräch zur emotionalen und psychologischen Unterstützung, in dem man die Möglichkeit bietet, über Sorgen und Ängste zu reden.

Pupillenbeobachtung

Die regelmäßige Überprüfung der Pupillen ist ein entscheidender Bestandteil der Patientenüberwachung, insbesondere bei Personen mit eingeschränktem Bewusstsein, wobei Kontrollen in Abständen von 30 bis 60 min empfohlen werden. Veränderungen in der Pupillengröße oder -reaktion können frühzeitige Anzeichen für eine Verschlechterung des Zustandes sein und erfordern umgehende therapeutische oder diagnostische Maßnahmen. Speziell das Auftreten einer Pupillenerweiterung kann auf eine ernsthafte Verlagerung der Gehirnstrukturen hinweisen. Zur Beurteilung der Pupillen gehören die Faktoren Größe, Form, Reaktionsfähigkeit auf Licht, Gleichmäßigkeit sowie das Vorhandensein einer Abweichung. Zudem sollte die medizinische Vorgeschichte der Patient:innen berücksichtigt werden, um mögliche Fehlinterpretationen, die durch Augenerkrankungen, Operationen oder Medikamente verursacht sein könnten, auszuschließen (Kleem und Bauer 2021). Bei spontan auftretenden Veränderungen der Pupillen ist es umgehend notwendig, eine Ärztin oder einen Arzt zu informieren, damit gegebenenfalls eine bildgebende Kontrolle mittels Notfall-Computertomografie (CT) oder Magnetresonanztomografie (MRT) erfolgen kann.

Weitere Informationen zur genaueren Beobachtung sind in ▶ Kap. 13 „Neurologische Beobachtung und Dokumentation" zu finden.

Beurteilung der Schutzreflexe

Neurologische Schutzreflexe spielen eine wesentliche Rolle in der Aufrechterhaltung der Integrität und Sicherheit des menschlichen Körpers. Sie sind unwillkürliche Reaktionen, die als Antwort auf bestimmte Reize auftreten, um potenzielle Schädigungen von Gewebe zu verhindern. Die Beurteilung dieser Reflexe ist ein grundlegender Bestandteil neurologischer Untersuchungen und bietet Einblicke in die Funktionsfähigkeit des zentralen und peripheren Nervensystems. Weiterhin können die Schutzreflexe neben einer Schädigung auch durch eine tiefe Sedierung beeinträchtigt werden.

- Kornealreflex: Dieser Reflex wird ausgelöst, indem die Hornhaut des Auges leicht berührt wird, z. B. durch einen Tropfen NaCl 0,9 %. Das Fehlen dieser Reaktion kann auf eine Schädigung des Trigeminusnervs oder des Fazialisnervs hinweisen.
- Würgereflex: Der Würgereflex oder Pharyngealreflex ist eine Schutzreaktion, die das Eindringen von Fremdkörpern in die Atemwege verhindert. Eine Abschwächung oder das Fehlen dieses Reflexes kann auf eine Dysfunktion des Glossopharyngealnervs oder des Vagusnervs hinweisen.
- Hustenreflex: Der Hustenreflex schützt die Atemwege und Lungen vor der Ansammlung von Sekreten und Fremdkörpern. Eine Beeinträchtigung dieses Reflexes kann auf Probleme im Bereich der Atemwege oder eine Schädigung der relevanten sensorischen und motorischen Nervenbahnen hindeuten.
- Blinzelreflex: Der Blinzelreflex wird durch plötzliche visuelle oder taktile Reize ausgelöst und dient dem Schutz der Augen. Eine gestörte Reaktion kann auf eine Dysfunktion des Trigeminusnervs oder eine Beeinträchtigung der zentralen Reflexbahnen hinweisen.

Hirndruckzeichen

Die Überwachung und Erkennung von Hirndruckzeichen ist ein kritischer Aspekt der Intensivpflege, der eine frühzeitige Intervention ermöglicht und das Risiko von Sekundärschäden am Gehirn minimiert. Anzeichen eines erhöhten ICP können vielfältig sein und reichen von subtilen klinischen Manifestationen bis hin zu akuten Notfällen. Bei auftretenden Hirndruckzeichen ist unmittelbar eine Ärztin oder ein Arzt zu informieren, da gegebenenfalls eine Notfall-Bildgebung zur weiteren Diagnostik durchgeführt wird.

Kopfschmerzen, Übelkeit und Erbrechen gelten als frühe Warnzeichen eines erhöhten Hirndrucks und sind häufig auf eine Störung der zerebralen Perfusion und damit verbundene zerebrale Ödeme zurückzuführen (Mokri 2001). Veränderungen im mentalen Status, wie Verwirrtheit oder eine abnehmende Bewusstseinslage, können ebenfalls auf eine zunehmende intrakranielle Druckerhöhung hinweisen (Greenberg 2010).

Ein weiteres Symptom, das auf einen steigenden Hirndruck oder eine Schädigung des Hirnstammes hindeutet, ist der Singultus (Wick et al. 2015).

Die Cushing-Trias, bestehend aus Hypertension, Bradypnoe und bradykarder Herzrhythmusstörung, ist ein spätes und oft präterminales Zeichen eines erhöhten ICP und deutet auf eine Hirnstammkompression hin (Cushing 1903). Diese

Symptomtrias reflektiert den Versuch des Körpers, die zerebrale Perfusion inmitten des erhöhten intrakraniellen Drucks aufrechtzuerhalten.

Die Überwachung des ICP, entweder durch nichtinvasive Methoden wie die transkranielle Dopplersonografie oder durch invasive Techniken wie die Platzierung eines intraventrikulären Katheters, ist daher von entscheidender Bedeutung in der Managementstrategie von Patient:innen mit Risiko für oder Anzeichen von erhöhtem ICP (Smith 2008).

19.3   Intensivkomplexbehandlung

In der Versorgung neurologisch/neurochirurgischer Patient:innen steht die spezifische neurologische Diagnostik, daraus folgende Behandlungen, die prä- und postoperative Pflege sowie fortlaufendes Neuromonitoring und Frührehabilitation im Vordergrund. Charakteristisch sind sensomotorische Beeinträchtigungen und Bewusstseinsstörungen nach kritischen Phasen. Häufige Immobilität und Kommunikationsschwierigkeiten, etwa durch Sprachzentrumschädigung oder langzeitige Beatmungsmaßnahmen, erfordern eine persönliche und kreative Betreuung (Kruse 2015).

19.3.1   Beatmung in der Neurologie

Die Aufnahme von Patient:innen mit schweren neurologischen Erkrankungen auf Intensivstationen ist oft aufgrund von Beatmungsbedürftigkeit erforderlich. Die Verwaltung von Atemwegen und Beatmung spielt eine entscheidende Rolle, nicht nur für die Atemfunktion, sondern auch für die zerebrale Durchblutung und Sauerstoffversorgung. Atemprobleme bei diesen Patient:innen können vielfältige Ursachen haben, von direkten Hirnschäden, die die Atemzentren beeinträchtigen, bis hin zu Erkrankungen, die die Muskulatur des Atemapparats schwächen. Frühe Erkennung von Atemversagen und zeitnahe Intubation sind oft lebensrettend. Nach der Stabilisierung ist das Ziel, die Beatmung zu beenden, wobei die Entscheidung zur Extubation bei neurologischen Intensivpatient:innen komplex ist und ein erhöhtes Risiko für eine notwendige Re-Intubation besteht. Häufig wird eine Tracheotomie notwendig, um den Patientenkomfort zu erhöhen und die Pflege zu verbessern. Der optimale Zeitpunkt für eine Tracheotomie und die beste Beatmungsstrategie sind abhängig von der individuellen Situation der Patient:innen.

- Die Beatmungsparameter werden anhand der Blutgasanalyse gesteuert mit den Zielen:
- für eine ausreichende Oxygenierung des Gehirns zu sorgen (O_2 > 100 mmHg),
- den CO_2 in einem unteren Normbereich zu halten (von 35–40 mmHg),
- eine lungenprotektive Beatmung zu gewährleisten und
- den pH-Wert ausgeglichen zu halten.

Die individuelle Situation der Patient:innen können die Ziele und Beatmungseinstellungen beeinflussen. So kann es sein, dass bei einem Patient/einer Patientin im Acute Respiratory Distress Syndrome (ARDS) zur Gewährleistung einer ausreichenden Oxygenierung eine invasive Beatmung durchgeführt werden muss. Hier gilt zusätzlich zu beachten, dass bei einem positiven endexspiratorischen Druck (PEEP) >10 der venöse Abfluss beeinträchtigt werden kann und somit zu einer Steigerung des ICP führen kann (Diedler et al. 2015).

19.3.2 Hirndruck

Der ICP ist der Druck innerhalb des Schädels, der bei erwachsenen, gesunden Personen abhängig von ihrer Körperposition zwischen 5 und 15 mmHg liegt. Man unterteilt den intrakraniellen Raum in drei Kompartimente, bestehend aus:
- 1400 ml Hirngewebe.
- 150 ml Liquor.
- 150 ml Blut.

Nach der Monro-Kellie-Hypothese ist die Summe aller drei Kompartimente konstant. Nimmt ein Kompartiment zu, muss zwangsläufig ein oder mehrere Kompartimente diese Zunahme ausgleichen. Kann dies nicht passieren, kommt es zu einem Anstieg des ICP.

Eine Zunahme dieses Drucks kann zu Schädigungen des Gehirns führen, entweder durch Ischämie oder durch physische Verlagerung und Kompression des Gewebes, besonders bei lokalen Volumenvergrößerungen wie Tumoren oder Blutungen. Der zerebrale Perfusionsdruck (CPP), entscheidend für die Blut- und damit Sauerstoffversorgung des Gehirns, wird durch die Differenz zwischen dem mittleren arteriellen Druck (MAP) und dem ICP bestimmt. Ein erhöhter ICP kann die Blutzirkulation im Gehirn gefährlich einschränken und somit zum Tode der Patient:innen führen. Daher ist die frühzeitige Erkennung und Behandlung von erhöhtem ICP von hoher Relevanz, um lebensbedrohliche Komplikationen zu vermeiden und den CPP auf einem ausreichenden Niveau zu halten.

$$CPP = MAP - ICP$$

Der CPP sollte im Allgemeinen zwischen 50 und 70 mmHg liegen und grundsätzlich sollte ein ICP-Anstieg über 20 mmHg vermieden werden (Diedler et al. 2015).

Weitere mögliche Ursachen für einen Anstieg des ICP sind:

- Hypertonie
- Hypoglykämie, Hyponatriämie.
- Hyperkapnie (pCO_2 > 45 mmHg).
- Sauerstoffmangel (Hypoxie).
- Unruhe und Schmerzen.

19.3.3 Pflegerische Maßnahmen zur Vermeidung von ICP-Erhöhungen

Patientenlagerung

Die Lagerung eines Hirndruckpatienten/einer Hirndruckpatientin kann man in vier Grundprinzipien unterteilen:

1. Oberkörperhochlagerung: Eine der effektivsten Maßnahmen zur Senkung des ICP ist die Oberkörperhochlagerung, typischerweise zwischen 15 und 30 Grad. Diese Position fördert den venösen Abfluss aus dem Gehirn durch die Nutzung der Schwerkraft und kann somit den Hirndruck effektiv reduzieren.
2. Kopfposition: Der Kopf sollte in einer neutralen Position gehalten werden, um die Halsvenen nicht abzuklemmen, da dies den venösen Rückfluss behindern und den ICP erhöhen könnte. Eine extreme Rotation oder Beugung des Kopfes sollte vermieden werden.
3. Vermeidung von Bauchlage: Während die Bauchlage in bestimmten Fällen, wie z. B. beim ARDS, von Vorteil sein kann, sollte sie bei Patient:innen mit erhöhtem ICP vermieden werden, da sie den venösen Abfluss behindern und den Hirndruck erhöhen kann.
4. Beinposition: Die Beine sollten leicht erhöht gelagert werden, um den venösen Rückfluss zum Herzen zu unterstützen, was indirekt dazu beitragen kann, den ICP zu senken.

Individuelle Anpassung:

Die optimale Lagerung muss an den individuellen Zustand der Patient:innen angepasst werden, einschließlich der Überwachung des ICP und des CPP. Regelmäßige neurologische Bewertungen sind durchzuführen, um die Auswirkungen der Lagerung auf den Patienten/die Patientin zu beurteilen.

Optimal Handling

Die Begriffe „Optimal Handling" oder auch „Minimal Handling" beschreiben grundsätzlich denselben pflegerischen Ansatz bei der Förderung der Patient:innenautonomie: Soviel wie nötig, so wenig wie möglich. Jedoch gibt es signifikante Unterschiede. Das Optimal Handling bei sedierten Hirndruckpatient:innen besagt, dass Manipulationen an den Patient:innen auf ein Minimum reduziert werden (Tume et al. 2011). Das impliziert alle pflegerischen Maßnahmen von Lagerung über Körperpflege bis hin zur Kontaktaufnahme. Bei schweren Hirndruckpatient:innen mit ICP-Krisen kann man beispielsweise eine im Bett sitzende Position anstreben und regelmäßige Mikrolagerungen zur Dekubitusprophylaxe durchführen. Alle Maßnahmen sollten gebündelt durchgeführt werden.

Analgosedierung

Psychomotorische Unruhe und Schmerzen führen zu einer Erhöhung des ICP. Patient:innen sollten deshalb mit einer Kombination aus Opioidanalgetika und Benzodiazepinen oder Propofol ausreichend sediert werden, sprich in einem RASS-Bereich von −4 oder −5.

Zur Einschätzung der Schmerzen hilft die Anwendung des Critical Pain Observation Tool (CPOT.

Der CPOT beurteilt den Gesichtsausdruck, die Körperbewegung, den Muskeltonus und die Sprache der Patient:innen. Hierbei können in jeder Kategorie zwischen 0–2 Punkten erzielt werden. Anschließend wird die Summe der Punkte zusammengerechnet. Je höher die Punkte ausfallen, desto stärker sind die Schmerzen der Patient:innen einzuschätzen. Gleichzeitig kann man sich während der Arbeit an den Patient:innen das Biofeedback über das Monitoring zu nutzen machen und auf Stresszeichen wie Hypertonie oder Tachykardie achten. Dies kann auch für eine nicht ausreichende Sedierung sprechen. Die folgende Tabelle sieht man eine beispielhafte Darstellung des CPOT.

Beispielhafte Darstellung des CPOT

Gesichtsausdruck	entspannt/nichtssagend	0
	angespannt	1
	grimassierend	2
Körperbewegung	keine Bewegung	0
	defensive Bewegungen	1
	agitiert/ziellos	2

Muskeltonus	entspannt	0
	angespannt	1
	sehr angespannt	2
Sprache	normale Tonlage	0
	stöhnen oder seufzen	1
	schreien oder schluchzen	2
Gesamtzahl:		

Flüssigkeitshaushalt

Durch eine Hypovolämie kann es zu einer Verminderung des CPP kommen, was einen hypoxischen Folgeschaden begünstigen kann. Man sollte die Patient:innen bilanzieren, um einen Volumenmangel zu vermeiden. Bei einer starken Flüssigkeitszufuhr sollte man beispielsweise in der Blutgasanalyse (BGA) oder im Labor darauf achten, dass die Natriumwerte der Patient:innen >125 mmol/l sind, um die Entstehung eines Hirnödems zu vermeiden. Es ist darauf zu achten, dass ausschließlich isotone Flüssigkeit benutzt wird.

▪ Zerebrales Salzverlustsyndrom (Salt-Wasting-Syndrom)

Das zerebrale Salzverlustsyndrom ist eine Krankheit, welche im Rahmen einer Schädigung des Gehirns auftreten kann. Es kommt hierbei zu einem übermäßigen Verlust von Natrium und Flüssigkeit durch die Nieren. Patient:innen zeigen eine erhöhte Diurese und dazu ein pathologisches Sinken des Natriumwertes. Durch eine Untersuchung von Sammelurin auf die Osmolalität kann man dies u. a. feststellen. Der Natrium- und Flüssigkeitsverlust wird durch Volumen beispielsweise isotonischer Kochsalzlösung und zusätzlicher Verabreichung von Natrium kompensiert (Yee et al. 2010).

Temperaturmanagement bei Hirndruck

Hier gilt das allgemeine Temperaturmanagement (s. Abschn. „Temperaturmanagement" weiter oben). Zusätzlich ist zu beachten, dass 1 °C Körpertemperatur zu einem ICP-Anstieg von einigen mmHg führen kann. Eine Körpertemperatur von unter 37,5 °C (Diedler et al. 2015) durch z. B. aktive Kühlung mittels Wadenwickel oder Stammkühlung oder verschriebener medikamentöser Therapie ist anzustreben. Eine weitere Maßnahme ist nach ärztlicher Anordnung die kalte Infusion über eine periphere Venenverweilkanüle. Ein Monitoring über einen Blasendauerkatheter mit Temperatursonde ist vor der Gabe von kalten Infusionen empfehlenswert. Kommt der Patient/die Patientin in einen hypothermen Bereich, kann dies zu Einschränkungen der Herzfunktion führen (Kliegel et al. 2005).

19.3.4 Umgang mit Sonden und Drainagen

Im neurologischen und neurochirurgischen Intensivbereich gibt es verschiedene Formen von Sonden und Drainagen, welche für die Überwachung des Hirndrucks, zur Liquorableitung und für die Therapie verschiedener Erkrankungen notwendig sind. Krankheitsbilder wären beispielsweise der Hydrozephalus, eine intrakranielle Blutung oder ein Mediainfarkt.

Externe Ventrikeldrainage

Die externe Ventrikeldrainage (EVD) dient der Hirndruckmessung und der gleichzeitigen Drainage von Liquor (◘ Abb. 19.3). Sie wird unter sterilen Bedingungen chirurgisch im OP oder notfallmäßig bettseitig in einer der vier Ventrikel im Gehirn gelegt. Eine EVD darf bis zu drei Wochen einliegen.

Es gibt folgende Punkte im Umgang mit EVD zu beachten:

- Die Messeinheit wird auf der Höhe des Foramen Monroi positioniert, was dem Niveau des äußeren Gehörgangs oder der Augenhöhe entspricht.

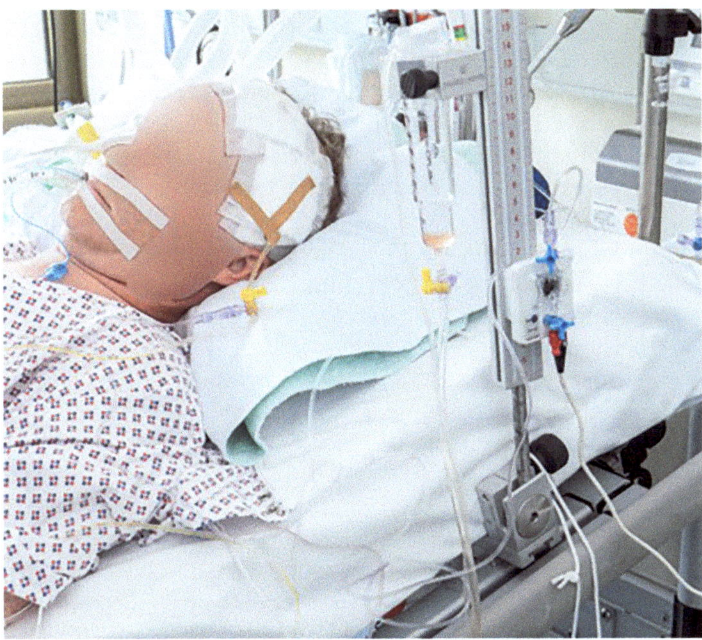

◘ **Abb. 19.3** Externe Ventrikeldrainage (EVD) am Patientenbett (nicht veröffentlichtes Material der UK-HD).

- Nachdem der Druckdom positioniert wurde, sollte man zu Beginn der Schicht einen Nullabgleich durchführen.
- Die Tropfenkammer sollte am beweglichen Teil des Bettes befestigt werden, wobei besondere Vorsicht geboten ist, wenn Infusionsständer zur Befestigung verwendet werden.
- Die eingestellte Höhe der Tropfenkammer sowie des Druckmessers muss regelmäßig, insbesondere nach jeder Patientenbewegung oder nach dem Betten, überprüft und angepasst werden, gemäß den Anweisungen des behandelnden Arztes.
- Das Drainagesystem sollte stets durchlässig, abgedichtet und luftfrei gehalten werden.
- Die Beobachtung und Dokumentation des abgeleiteten Liquors bezüglich Menge (in ml), Farbe, Verunreinigungen und Flussrate sind essenziell. Normalerweise ist der Liquor klar, farblos, eiweißarm und nahezu zellfrei.
- Die Einstichstelle muss auf Anzeichen einer Infektion untersucht werden. Ein Austritt von Liquor neben dem Katheter kann das Infektionsrisiko erheblich erhöhen.
- Beim Entleeren des Liquors aus dem System ist darauf zu achten, dass die Verbindung zum Patienten/zur Patientin unterbrochen wird.
- Die Funktionalität der Filter sollte regelmäßig kontrolliert und die Klemme während des Transports geschlossen werden.
- Bei Veränderungen der Patientenposition muss das System geschlossen werden.
- Bei Manipulation (z. B. Absaugen von beatmeten Patient:innen) ist es zu empfehlen, die EVD zu schließen, um eine übermäßige Liquordrainage, die durch Husten oder Pressen verursacht werden kann, zu vermeiden.
- Die Entnahme von Liquor und das Durchspülen der Drainage bei Blockaden sind ärztliche Tätigkeiten.

Komplikationen, auf die Pflegefachpersonen sowie das ärztliche Personal achten müssen, sind:
- Verschluss/Verstopfung durch z. B. koaguliertes Blut.
- Überdrainage.
- Infektionsgefahr.

(Kleem und Bauer 2021)

Lumbaldrainage

Die Lumbaldrainage (LD) unterscheidet sich im Umgang und den Komplikationen nicht wesentlich von der EVD. In der Regel hat man hier keine Hirndruckmessung, weshalb der Druckdom und der Nullabgleich wegfallen. Es ist üblich, dass die LD bettseitig unter sterilen Bedingungen gelegt wird. Hierfür wird der Patient/die Patientin, ähnlich wie bei der Lumbal-

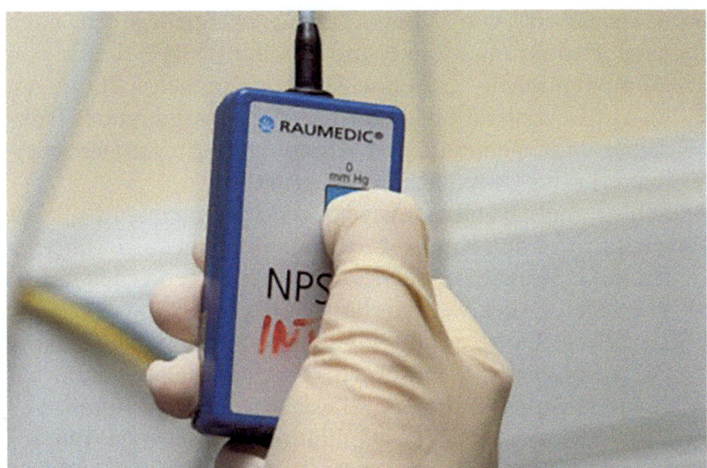

Ein Nullabgleich der Parenchymsonde wird mithilfe der zusehenden Messeinheit durchgeführt. Dieser muss regelmäßig geprüft werden, um die Messgenauigkeit und Zuverlässigkeit sicherzustellen.

◘ **Abb. 19.4** Nullabgleich bei einer Parenchymsonde (nicht veröffentlichtes Material der UK-HD).

punktion, zwischen dem 3. und 4. oder dem 4. und 5. Lendenwirbel punktiert.

Parenchymsonde

Die Parenchymsonde wird bettseitig oder intraoperativ unter sterilen Bedingungen durch eine Bohrlochtrepanation in das Hirnparenchym gelegt. Sie dient der ICP-Messung und der Kontrolle, ob ein Patient/eine Patientin, beispielsweise nach einem Infarkt, ein Hirnödem entwickelt. Man sollte zu Beginn der Schicht einen Nullabgleich der Sonde durchführen (◘ Abb. 19.4) und bei der Einstichstelle auf Infektionszeichen oder austretende Flüssigkeiten achten.

19.3.5 Dekompressive Hemikraniektomie

Eine Hemikraniektomie wird beispielsweise bei Patient:innen mit schweren Hirnschwellungen infolge eines ischämischen Schlaganfalls im Bereich der mittleren Hirnarterie durchgeführt, um den intrakraniellen Druck zu reduzieren und das Risiko einer Herniation zu verringern. Die postoperative Pflege dieser Patient:innen beinhaltet mehrere Aspekte:

— Überwachung des neurologischen Status: Eine kontinuierliche Überwachung der neurologischen Funktionen ist entscheidend, um Veränderungen im Zustand der Patient:innen frühzeitig zu erkennen. Dazu gehören regelmäßige neurologische Untersuchungen und die Überwachung des ICP.

- Management von Komplikationen: Patient:innen nach einer Hemikraniektomie sind anfällig für eine Reihe von Komplikationen, einschließlich Infektionen, Blutungen und hydrozephale Zustände. Die Prävention und das frühzeitige Management dieser Komplikationen sind entscheidend für das Outcome der Patient:innen.
- Schmerzmanagement: Angemessene Schmerzkontrolle ist wichtig, um den Komfort der Patient:innen zu gewährleisten und Stressreaktionen zu minimieren, die den intrakraniellen Druck weiter erhöhen können.
- Lagerung: Es ist darauf zu achten, die trepanierte Stelle frei zu lagern, um Druck zu vermeiden. Dieser kann zu einem Hirndruckanstieg und weiteren Schäden führen.
- Physiotherapie und Rehabilitation: Frühzeitige physiotherapeutische Interventionen und Rehabilitation sind wichtig, um die funktionelle Erholung zu fördern und Sekundärkomplikationen wie Muskelatrophie und Kontrakturen zu verhindern.
- Unterstützung der Angehörigen: Die Einbeziehung und Unterstützung der Angehörigen ist ein wesentlicher Bestandteil der umfassenden Pflege, da sie nicht nur emotionalen Rückhalt bieten, sondern auch in den Rehabilitationsprozess einbezogen werden können.
- Die Durchführung einer osteoklastischen Trepanation, bei Patient*innen unter 60 Jahren, die einen Hirninfarkt erlitten haben, innerhalb der ersten 48 h nach Einsetzen der Symptome, kann die Sterblichkeitsrate signifikant senken und den Prozentsatz der Patient*innen erhöhen, die ohne schwere Behinderungen überleben (Ringleb et al. 2015a, b).

19.4 Rehabilitation- und Frühmobilisation auf Intensivstation

Neurologische Frühmobilisation und Rehabilitation auf Intensivstationen sind Bestandteile der Behandlung von Patient:innen mit schweren neurologischen Erkrankungen oder Verletzungen. Diese Ansätze zielen darauf ab, die Genesung zu beschleunigen, die Funktionen zu maximieren und die Dauer des Krankenhausaufenthalts zu verkürzen. Man kann das Thema in verschiedene Schlüsselaspekte aufteilen:

- Neurologische Frühmobilisation: Dies bezieht sich auf den frühzeitigen Beginn physischer Aktivitäten und Übungen, oft schon innerhalb der ersten 24 bis 48 h nach einer neurologischen Verletzung oder Erkrankung, solange es der Zustand der Patient:innen erlaubt. Die Frühmobilisation umfasst einfache Bewegungen im Bett, das Aufsetzen, Stehen und Gehen, je nach Fähigkeiten der Patient:innen.

- Ziele: Die Hauptziele der neurologischen Frühmobilisation und Rehabilitation sind die Vermeidung von Komplikationen durch Immobilität (wie Muskelatrophie, Druckgeschwüre und Thrombosen), die Verbesserung der neurologischen und körperlichen Funktionen, die Förderung der Selbstständigkeit und die Verbesserung der Lebensqualität.
- Interdisziplinäres Team: Die Frühmobilisation und Rehabilitation werden von einem multidisziplinären Team durchgeführt, zu dem Ärzte, Physiotherapeuten, Ergotherapeuten, Logopäden, Pflegefachpersonen und gegebenenfalls weitere Spezialisten gehören. Dieses Team entwickelt individuell angepasste Rehabilitationspläne, basierend auf dem Zustand und den Bedürfnissen der Patient:innen.
- Individuelle Bewertung und Planung: Vor Beginn der Mobilisation oder Rehabilitationsmaßnahmen wird der Patient/die Patientin sorgfältig bewertet, um den besten Ansatz und die sichersten Übungen zu bestimmen. Der Plan wird regelmäßig überprüft und angepasst, um den Fortschritten oder Veränderungen im Zustand der Patient:innen Rechnung zu tragen.
- Technologien und Hilfsmittel: Moderne Technologien und Hilfsmittel wie Stehbetten, Schlingentische, motorbetriebene Bewegungstrainer und Virtual-Reality-Systeme können in die Frühmobilisation und Rehabilitation integriert werden, um die Therapieeffekte zu verstärken und die Patient:innen zu motivieren.
- Förderung der Autonomie: Um die Autonomie der Patient:innen zu fördern, muss die Versorgung maximal eingebunden sein. Durch Übertragung von Aktivitäten des alltäglichen Lebens (ATL) wird der Patient/die Patientin in die Selbstständigkeit zurückgeführt. Dies kann die Selbstwirksamkeit erhöhen und die Therapiemotivation steigern.
- Evidenzbasierte Praxis: Die Maßnahmen sollten auf aktuellen wissenschaftlichen Erkenntnissen und Leitlinien basieren, um die Effektivität der Behandlung sicherzustellen.

19.4.1 Die frühen Phasen der Rehabilitation und der Barthel-Index

Der Barthel-Index ist ein maßgebliches Instrument in der Rehabilitation, das darauf abzielt, die Selbstständigkeit von Patient:innen in ihren ATL zu bewerten. Durch eine Skala, die Alltagsfähigkeiten wie Essen, Körperpflege und Mobilität umfasst, ermöglicht der Barthel-Index eine präzise Einschätzung der Fähigkeiten einer Person und ihrer Fortschritte in der Rehabilitation. Die Anwendungsbereiche sind vielfältig und reichen von der Schlaganfallrehabilitation bis hin zur Beurteilung von Personen mit körperlichen Einschränkungen aufgrund anderer Erkrankungen.

Erzielen können die Patient:innen bis zu 100 Punkte. Für die Interpretation bedeutet es allerdings: Je niedriger die Punktzahl, desto mehr ist die Person in den ATL beeinträchtigt. Anhand des Ergebnisses werden die Patient:innen in die Frührehabilitationsphasen eingestuft.

- **Phasenmodell der neurologischen Rehabilitation**
- Phase A: Akutbehandlung im Akutkrankenhaus.
- Phase B: Rehabilitationsphase, bei der die Krankenhäuser intensivmedizinische Behandlungsmöglichkeiten vorweisen müssen. Patient:innen in der Phase B sind schwer betroffen und können sich jederzeit verschlechtern und im intensivmedizinischen Setting behandlungspflichtig werden.
- Phase C: Patient:innen können bereits an der Therapie mitwirken, müssen allerdings kurativ und mit hohem Pflegebedarf behandelt werden.
- Phase D: Entfall der Krankenhausbehandlungsbedürftigkeit nach erfolgreicher Frührehabilitation. Mit dem Ziel, eine Reintegration in das soziale Umfeld zu starten.
- Phase E: Nachgehende Rehabilitationsleistungen und berufliche Rehabilitation.
- Phase F: Unterstützungsphase, bei der Leistungen, wie beispielsweise ambulante Physiotherapie, zur Zustandserhaltung erforderlich sind.
- Für die Durchführung einer Frührehabilitation müssen verschiedene Kriterien erfüllt sein. Das Rehabilitationspotenzial bildet das erste Kriterium. Es bedeutet, dass der Patient/die Patientin sich perspektivisch von den neurologischen Defiziten erholen kann. Hierbei sollten keine schweren Vorerkrankungen, welche den Rehabilitationserfolg verhindern, vorhanden sein.
- Eine weitere Voraussetzung ist der Abschluss der Versorgung im Akutkrankenhaus.
- Als letzte Voraussetzung sollten der Patient/die Patientin nicht mehr intensivpflichtig sein. Die Herz- und Kreislauffunktionen sind folglich stabil und es ist keine kontrollierte Beatmung notwendig.

- **Die Therapieziele der Frührehabilitation lassen sich in vier Punkten auflisten:**
1. Vermeidung von Sekundärschäden
2. Wiedererlangen der Kooperations- und Kommunikationsfähigkeit

3. Wiederherstellung der Funktionen
4. Kompensationsstrategien erlernen

(Schönle 1996; Koenig 2015)

19.4.2 Neuroplastizität

Neuroplastizität bezeichnet die Fähigkeit des Gehirns, sich als Reaktion auf Lernprozesse und Erfahrungen zu verändern. Diese adaptive Fähigkeit ist von zentraler Bedeutung in der neurologischen Frührehabilitation, einem Prozess, der unmittelbar nach einem akuten neurologischen Ereignis, wie einem Schlaganfall oder einer traumatischen Hirnverletzung, beginnt. Die Frühphase der Rehabilitation nutzt die Neuroplastizität, um verloren gegangene oder beeinträchtigte Funktionen durch das Training von Gehirnarealen, die nicht geschädigt wurden, wiederherzustellen oder zu verbessern. In der neurologischen Frührehabilitation werden gezielte Therapien und Übungen eingesetzt, um die Neuroplastizität zu fördern. Dazu gehören physiotherapeutische, ergotherapeutische und logopädische Maßnahmen, die darauf abzielen, motorische Fähigkeiten, Sprache und kognitive Funktionen zu verbessern. Durch wiederholte, spezifische Aktivitäten können neue neuronale Verbindungen im Gehirn entstehen, die dazu beitragen, Funktionen zu kompensieren, die durch die Verletzung oder Erkrankung beeinträchtigt wurden. Ein Schlüsselelement der Nutzung der Neuroplastizität in der Frührehabilitation ist das Zeitfenster direkt nach dem Ereignis, in dem das Gehirn am aufnahmefähigsten für Reorganisationsprozesse ist. Daher ist ein schneller Beginn der Rehabilitation entscheidend, um das Potenzial der Neuroplastizität voll auszuschöpfen und den größtmöglichen Funktionsgewinn für den Patient:innen zu erzielen.

In der Frühphase der Rehabilitation werden individuell angepasste Therapieprogramme entwickelt, die darauf abzielen, die neuroplastischen Prozesse zu stimulieren. Therapien wie die Spiegeltherapie, bei der Patient:innen die Bewegungen ihrer gesunden Gliedmaßen in einem Spiegel beobachten, während sie versuchen, die entsprechenden Bewegungen mit ihren beeinträchtigten Gliedmaßen nachzuahmen, haben sich als effektiv erwiesen, um die motorische Funktion nach einem Schlaganfall zu verbessern (Altschuler et al. 1999).

19.4.3 Aktivierende Pflege

Aktivierende Pflege in der neurologischen Frührehabilitation auf Intensivstationen ist ein Ansatz, der darauf abzielt, Patient:innen mit akuten neurologischen Beeinträchtigungen bestmöglich in ihrem Genesungsprozess zu unterstützen. Dieser Ansatz integriert Elemente der Physiotherapie, Ergotherapie und Logopädie in den Pflegealltag und fördert somit die Mobilität, Selbstständigkeit und kognitive Funktionen der Patient:innen von Beginn an. In der neurologischen Frührehabilitation auf Intensivstationen spielt die aktivierende Pflege eine zentrale Rolle, da sie die Weichen für den weiteren Rehabilitationsverlauf stellt. Durch frühzeitige, gezielte Aktivierungsmaßnahmen kann das Rehabilitationspotenzial maximiert und Langzeitfolgen der Erkrankung minimiert werden.

Eine frühe Mobilisierung von Schlaganfallpatient:innen auf Intensivstationen führt zu besseren funktionellen Outcomes (Cumming et al. 2011). Die aktivierende Pflege umfasst verschiedene Aspekte, wie die Frühmobilisierung im Bett, Sitzübungen am Bettrand oder erste Steh- und Gehversuche unter therapeutischer Anleitung. Ebenso wichtig sind kognitive und sprachliche Fördermaßnahmen sowie die Einbindung von Alltagsaktivitäten in die Pflege, um die Selbstständigkeit der Patient:innen zu unterstützen. Für das Pflegepersonal erfordert die Umsetzung der aktivierenden Pflege ein hohes Maß an Fachkompetenz, interdisziplinärer Zusammenarbeit und individueller Anpassung der Maßnahmen an die Bedürfnisse und Fähigkeiten der einzelnen Personen. Die aktive Einbeziehung der Patient:innen und, wenn möglich, ihrer Angehörigen in den Pflege- und Rehabilitationsprozess ist ebenfalls förderlich für den Erfolg der aktivierenden Pflege.

19.5 Betreuung und Beratung von An- und Zugehörigen

Ist ein Aufenthalt auf einer Intensivstation notwendig, dann sind nicht nur die Patient:innen selbst, sondern deren gesamtes Umfeld von dieser Ausnahmesituation betroffen. Gemäß dem Konzept der ganzheitlichen Behandlung und Betreuung von Patient:innen bedarf es auch einer besonderen Aufmerksamkeit gegenüber den An- und Zugehörigen (BMFSFJ 2018).

19.5.1 Der neurologische/neurochirurgische Patient

Erkrankungen am zentralen Nervensystem in Kombination mit einer intensivmedizinischen Therapie sind meist komplex und kritisch in ihrer Art und Weise und teilweise noch nicht vollständig erforscht. Eine Funktionsstörung innerhalb des

Nervensystems kann von vollständiger Bewusstlosigkeit über Desorientierung bis hin zur Beeinträchtigung einer oder mehrerer spezifischer Fähigkeiten reichen. Die Art und Schwere der Beschwerden ist dabei abhängig von Umfang und Lage des „Schadens" sowie von der Progressivität der Erkrankung. Die Veränderung oder der Verlust der Wahrnehmung (Sinneseindrücke, Motorik, Sensorik), Realität, Vigilanz oder von Denkweisen kann mitunter sehr beängstigend sein und stellt die Betroffenen und ihre Umgebung vor ungeahnte Probleme und Herausforderungen. Haben sich die Patient:innen weitestgehend stabilisiert, werden sie zur weiteren Versorgung und Behandlung auf eine Allgemeinstation verlegt oder aber an eine Spezial- oder Rehabilitationseinrichtung überwiesen. Mit viel Training und Geduld können körperliche und geistige Funktionen weitestgehend wiederhergestellt werden. Oftmals bleiben aber Ausfälle körperlicher, intellektueller oder seelischer Art zurück. Dazu zählen unter anderem:

- Paresen oder Plegien,
- Schluckstörungen,
- funktionelle Gedächtnis- und Konzentrationsstörungen,
- psychologische Probleme (z. B. PTBS, Depressionen, Albträume).

19.5.2 Belastungsfaktoren

Je nach Schwere der Erkrankung sind nahe Angehörige oder zugehörige Personen über Tage, Wochen oder sogar Monate einem enormen emotionalen Stress ausgesetzt. Sie waren Zeugen einer lebensbedrohlichen Situation oder werden mit einer potenziell lebensbedrohlichen Erkrankung eines engen Familienmitglieds oder Freundes konfrontiert. Sie erleben alle Erfolge, aber auch Rückschläge hautnah mit. Zusätzlich finden sie sich in einer für sie hoch technisierten, unpersönlichen Umgebung mit eigener Terminologie und eigenen Regeln wieder. Die vielen verschiedenen Zu- und Ableitungen, Apparate und Geräusche, können einschüchternd und besorgniserregend auf die Besucher wirken. Die Hilflosigkeit, „nur" die Hand halten, warten und hoffen zu können, ist für viele sehr belastend. Hinzu kommen die Ungewissheit, wie es weitergeht, die Unsicherheit beim Treffen wichtiger Entscheidungen und die Angst, einen geliebten Menschen auch verlieren zu können. All diese Gefühle rufen Verzweiflung, Überforderung und Machtlosigkeit hervor und führen nicht selten in eine existenzielle Krise oder zu einer posttraumatischen Belastungsstörung.

19.5.3 Rollenkonflikt

An- und Zugehörige von kritisch Kranken nehmen automatisch eine Vielzahl von Rollen während ihrer Behandlung ein. Gerade bei bewusstseinseingeschränkten Personen sind sie in der Rolle der Vermittler:innen das Bindeglied zwischen den Patient:innen, der Außenwelt und dem Behandlungsteam. Müssen schwierige Entscheidungen getroffen werden, vertreten sie die Interessen der Patient:innen oder stehen als Ansprechpersonen seelisch stützend und moralisch beratend zur Seite. In dieser Position müssen An- und Zugehörige auch viele bürokratische Hürden nehmen, sich über juristische Gegebenheiten informieren (lassen) und Unterschriften auf Anträgen, Aufklärungen oder Einwilligungen leisten. Während der Phase der Regeneration unterstützen sie als Co-Therapeut:innen die Behandlung der Betroffenen, indem sie Reorientierung bieten, bei pflegerischen Tätigkeiten wie z. B. Zähne putzen oder Essen anreichen assistieren oder die Organisation von Hilfsmitteln oder häusliche Umbaumaßnahmen in die Wege leiten. Schlussendlich sind An- und Zugehörige aber auch selbst Betroffene. Sie sind verletzlich und bedürfen einer Fürsorge und Beratung (Hoffmann et al. 2022).

19.5.4 Hilfsangebote

Der angesprochene Rollenkonflikt, dem die An- und Zugehörigen ausgesetzt sind und gerecht werden wollen, sowie die aufgeführten Belastungsfaktoren sind kräftezehrend. Die längerfristigen psychischen Folgen wurden unter dem Begriff Post-Intensive Care Syndrome Family (PICS-F) zusammengefasst. Je nach Kultur, physischer und psychischer Verfassung haben An- und Zugehörige unterschiedliche Bedürfnisse zu unterschiedlichen Zeiten (Burholt 2010). Ebenso benötigen sie ein unterschiedliches Maß an Unterstützung und Informationen. In einem ersten Schritt sollten daher die Bedarfe der Angehörigen während der intensivmedizinischen Behandlung fortlaufend erfasst und möglichst frühzeitig adressiert werden. Zeit, Empathie und eine gute Beobachtungsgabe sind hier die Voraussetzungen für eine gelungene Angehörigenbetreuung und -beratung. Folgende Angebote für An- und Zugehörige haben sich für die Zeit des Intensivaufenthalts bislang bewährt:

- Führen eines Intensivtagebuchs.
- Intensivgespräch 48 h nach Ankunft der Patient:innen.
- Informationsbroschüren für Besucher:innen.
- Ausweitung der Besuchszeiten.

Neben Gesprächsangeboten mit Ärzt:innen und Pflegekräften kann es auch hilfreich sein, die Seelsorge oder den Sozialdienst hinzuzuziehen. Für viele Erkrankungen gibt verschiedene Vereine und Gruppen, die von Betroffenen gegründet wurden und zum regelmäßigen Austausch einladen.

» „Pflege deine Kraftquellen gut. Denn es ist wichtig, dass es dir gut geht. Nur wenn es dir gut geht, kannst du dich gut um andere kümmern." (Verfasser unbekannt)

▶ **Fallbeispiel**

Sie sind als Pflegefachperson auf einer Intensivstation tätig und betreuen einen 58-jährigen männlichen Patienten, Herr Schmidt. Dieser wurde nach einem plötzlichen, extrem starken Kopfschmerzereignis, das auf eine Subarachnoidalblutung (SAB) Grad V nach Hunt und Hess zurückzuführen ist, in die Klinik eingeliefert. Eine notfallmäßige neurochirurgische und neuroradiologische Intervention wurde durchgeführt, bei der mehrere Aneurysmen versorgt und eine EVD zur Überwachung und Regulierung des intrakraniellen Drucks eingelegt wurde. Der Patient ist intubiert und maschinell beatmet. ◀

Das oben genannte Fallbeispiel wird im folgenden Abschnitt anhand von ▶ Kap. 18 aufgearbeitet. Die Autorin und der Autor bedienen sich hierbei zusätzlich an der eigenen praktischen Erfahrung.

Überwachung und Monitoring

Nach der Operation und Stabilisierung wurde ein umfassendes Monitoring eingeleitet. Dies umfasst die kontinuierliche Überwachung der Herzfunktion mittels EKG, die IBP, die Überwachung der Sauerstoffsättigung mittels Pulsoximetrie und das Temperaturmanagement. Die EVD ermöglicht eine direkte Messung des ICP, welcher regelmäßig kontrolliert wird, um Anzeichen eines erhöhten Hirndrucks frühzeitig zu erkennen und entsprechend reagieren zu können. Es ist darauf zu achten, dass sich der Umgang mit der EVD-Sonde je nach Hersteller ändern kann. Bei dem abgebildeten System in ▫ Abb. 19.3 ist es zum Beispiel notwendig, den Ablauf zum Stundenglas am Drei-Wege-Hahn zu verschließen, damit eine möglichst unbeeinflusste Messung zwischen Messdom und Hirnsonde stattfinden kann. Der Wert benötigt hierbei ca. 2 min, um sich einzustellen. Wenn die EVD auf Ablauf gestellt ist, beeinflusst dies zwar den gemessenen ICP, da der Druck durch die Drainage entlastet wird. Dennoch können Tendenzen im Hirndruck erkannt werden, da die relative Veränderung des ICP weiterhin überwacht und analysiert werden kann.

Lagerung und Handling

Zur Reduktion des ICP wird Herr Schmidt in Oberkörperhochlagerung (30 Grad) positioniert. Diese Maßnahme fördert den venösen Abfluss aus dem Gehirn und hilft, den Hirndruck zu senken. Der Kopf wird in einer neutralen Position gehalten, um eine Kompression der Halsvenen zu vermeiden. Die Bauchlage wird strikt vermieden, da sie den venösen Abfluss behindern und den ICP erhöhen könnte.

Analgosedierung und Schmerzmanagement

Herr Schmidt wird mit einer Kombination aus Opioidanalgetika und Propofol ausreichend sediert, um Schmerzen und Unruhe zu minimieren, die den ICP erhöhen könnten. Der RASS wird verwendet, um den Sedierungsgrad zu überwachen und anzupassen. Ziel ist es, den Patienten im Bereich von −4 oder −5 zu halten, um eine tiefe Sedierung sicherzustellen. Der Wert wird mindestens stündlich oder zusätzlich bei pflegerisch notwendigen Tätigkeiten an Herrn Schmidt ermittelt, um die Sedierung auf der angestrebten Tiefe halten zu können. Bei der Durchführung der pflegerischen Tätigkeit wird gleichzeitig der CPOT erhoben, um zu entscheiden, ob zusätzliche Analgetika notwendig sind.

Pflege der externen Ventrikeldrainage

Die EVD erfordert eine sorgfältige Pflege und Überwachung. Der Druckdom der EVD wird auf Höhe des Foramen Monroi positioniert und zu Beginn jeder Schicht wird ein Nullabgleich durchgeführt. Die Durchlässigkeit und Funktionalität des Drainagesystems werden regelmäßig überprüft. Beobachtungen zur Menge, Farbe und Klarheit des abgeleiteten Liquors werden dokumentiert. Anzeichen einer Infektion an der Einstichstelle oder Komplikationen wie eine Verstopfung der Drainage werden sofort dem ärztlichen Team gemeldet. Verbandswechsel und Reinigung der Einstichstelle werden nach Herstellerangaben von Pflaster und Biopatch oder bei starker Verunreinigung durchgeführt. Abhängig vom jeweiligen Standard auf der Station kann es sein, dass der Verbandswechsel ausschließlich von den behandelnden Ärzt:innen durchgeführt wird.

Atemwegsmanagement

Herr Schmidt ist intubiert und maschinell beatmet. Die Beatmungsparameter werden regelmäßig überprüft und an die aktuellen Blutgasanalysewerte angepasst, um eine optimale

Oxygenierung und Ventilation sicherzustellen. Ziel ist es, den Sauerstoffpartialdruck (pO_2) >100 mmHg und den Kohlendioxidpartialdruck (pCO_2) im Bereich von 35–40 mmHg zu halten, um eine ausreichende Sauerstoffversorgung des Gehirns zu gewährleisten und den ICP nicht zu erhöhen.

Flüssigkeitshaushalt und Bilanzierung

Eine sorgfältige Überwachung des Flüssigkeitshaushalts ist essenziell, um eine Hypovolämie zu vermeiden, die den CPP negativ beeinflussen könnte. Die Bilanzierung erfolgt durch kontinuierliche Messung der Ein- und Ausfuhr. Isotone Lösungen werden bevorzugt verwendet, um das Risiko eines Hirnödems zu minimieren. Regelmäßige Blutgasanalysen und Laborkontrollen helfen, den Elektrolythaushalt zu überwachen und eine Hyponatriämie zu vermeiden. Falls Herr Schmidt eine spontane Polyurie entwickelt, werden die behandelnden Ärzt:innen informiert, um das mögliche Auftreten eines zerebralen Salzverlustsyndroms (Salt-Wasting-Syndrom) frühzeitig zu erkennen.

Temperaturmanagement

Das Temperaturmanagement spielt eine wichtige Rolle bei der Vermeidung eines Anstiegs des ICP. Die Körpertemperatur von Herrn Schmidt wird konstant unter 37,5 °C gehalten. Aktive Kühlmaßnahmen wie Wadenwickel, Stammkühlung, verordnete Antipyretika oder die Gabe kalter Infusionen werden angewendet. Die Temperaturüberwachung erfolgt kontinuierlich mittels eines Blasendauerkatheters mit Temperatursonde. Ist die Temperatur nicht zu senken bzw. entsteht Fieber, muss auf einen möglichen zu behandelnden Infekt geachtet werden. Die behandelnden Ärzt:innen werden daraufhin informiert, um mögliche Schritte zur Diagnostik einzuleiten. Von pflegerischer Seite können bereits die Einstichstellen der Zugänge kontrolliert, der Blasenkatheter gewechselt und, wenn gefordert, Trachealsekret abgenommen werden.

Beobachtung und Pflege

Regelmäßige neurologische Untersuchungen und die Überwachung der Vigilanz, Motorik und Pupillenreaktion sind entscheidend. Schutzreflexe wie der Korneal- und Würgereflex werden überprüft, um die Integrität des zentralen Nervensystems zu bewerten. Veränderungen im mentalen Status, Pupillendifferenzen oder Hirndruckzeichen wie Kopfschmerzen, Übelkeit und Erbrechen werden dokumentiert und umgehend dem ärztlichen Team gemeldet.

> **❶ Cave**
>
> Hirnblutungen, zerebrale Ischämien und ein erhöhter Hirndruck sowie Hypophysentumoren, traumatische Verletzungen und entzündliche Prozesse wie Meningitis, Vaskulitis oder Enzephalitis können zu einem **Diabetes insipidus centralis** führen. Dies äußert sich in einer gestörten Produktion bzw. Freisetzung des antidiuretischen Hormons (ADH). Wird ADH nicht ausreichend produziert, fehlt das Hormon, das normalerweise in den Nieren die Rückresorption von Wasser stimuliert. Dadurch wird vermehrt unkonzentrierter Urin (Polyurie) ausgeschieden und es setzt ein starker Durst (Polydipsie) ein. Diese pathophysiologischen Veränderungen führen letztlich zur Entwicklung des Diabetes insipidus (Amboss o. J.).

Frührehabilitation auf der Neurointensivstation

Im Fallbeispiel zielt die Frührehabilitation auf der Neurointensivstation darauf ab, die Funktionen von Herrn Schmidt so schnell wie möglich zu verbessern und Komplikationen durch Immobilität zu verhindern. Physiotherapeutische Maßnahmen beginnen bereits im Bett, wie passive Bewegungsübungen und Mobilisation zur Prävention von Muskelatrophie und Kontrakturen. Ergotherapeutische Maßnahmen zielen darauf ab, kognitive Funktionen zu stimulieren und grundlegende Alltagsfähigkeiten zu fördern. Auch sprachtherapeutische Ansätze können frühzeitig integriert werden, um sprachliche und kommunikative Fähigkeiten zu unterstützen. Die enge Zusammenarbeit mit einem interdisziplinären Team, bestehend aus Physiotherapeuten, Ergotherapeuten, Logopäden und Pflegefachpersonen, stellt sicher, dass Herr Schmidt eine umfassende und individuelle rehabilitative Betreuung erhält. Diese Maßnahmen tragen zur Förderung der Neuroplastizität bei und erhöhen die Chance auf eine funktionelle Erholung. Die frühen Rehabilitationsmaßnahmen können nur in soweit durchgeführt werden, wie der akute Zustand von Herrn Schmidt es aktuell zulässt. Wenn er sich beispielsweise in einer Hirndruckkrise befindet, ist eine häufige Manipulation kontraindiziert.

Literatur

Altschuler EL, Wisdom SB, Stone L, Foster C, Galasko D, Llewellyn DME, Ramachandran VS (1999) Rehabilitation of hemiparesis after stroke with a mirror. Lancet 353(9169):2035–2036

AMBOSS (o.J.) Diabetes Insipidus. https://www.amboss.com/de/wissen/diabetes-insipidus/. Zugegriffen am 15.04.2025

BMFSFJ (2018) Gesetz zur besseren Vereinbarkeit von Familie, Pflege und Beruf. https://www.bmfsfj.de/bmfsfj/service/gesetze/gesetz-zur-besseren-vereinbarkeit-von-familie-pflege-und-beruf%2D%2D78226. Zugegriffen am 19.05.2024

Burholt V (2010) Angehörige auf Intensivstation – welche Bedürfnisse haben sie? Intensiv 18(04):198–203. https://doi.org/10.1055/s-0030-1261777

Bösel J, Schellinger PD (2015) Neurologische Intensivmedizin. In: Hacke W (Hrsg) Neurologie, 14. Aufl. Springer, Berlin Heidelberg, S 903–916

Cumming TB, Thrift AG, Collier JM, Churilov L, Dewey HM, Donnan GA, Bernhardt J (2011) Very early mobilization after stroke Fast-Tracks return to walking: further results from the phase II AVERT randomized controlled trial. Stroke 42(1):153–158

Cushing H (1903) The control of bleeding in operations for brain tumors. Annals Surg 38(1):1–19

Diedler J, Henninger N, Huttner H (2015) Erhöhter intrakranieller Druck. In: Schwab S, Schellinger P, Unterberg A, Hacke W (Hrsg) NeuroIntensiv, 3. Aufl. Springer, Berlin Heidelberg, S 185–199

Greenberg M (2010) Handbook of Neurosurgery. Theime, Stuttgart/New York, S 906–907

Hoffmann M, Nydhal P, Brauchle M, Schwarz C, Amrein K, Jeitziner MM (2022) Angehörigenbetreuung auf Intensivstationen. Medizinische Klinik – Intensivmedizin und Notfallmedizin 117(5):349–357. https://doi.org/10.1007/s00063-022-00915-7

Kleem K, Bauer C (2021) Fallbeispiel Neurochirurgie – Hirndruck. In: Busch J (Hrsg) Pflegewissen Intermediate Care, 3. Aufl. Springer, Berlin Heidelberg, S 325–339

Kliegel A, Losert H, Sterz F, Kliegel M, Holzer M, Uray T, Domanovits H (2005) Cold simple intravenous infusions preceding special endovascular cooling for faster induction of mild hypothermia after cardiac arrest – a feasibility study. Resuscitation 64(3):347–351

Koenig E (2015) Frührehabilitation. In: Schwab S, Schellinger P, Unterberg A, Hacke W (Hrsg) NeuroIntensiv, 3. Aufl. Springer, Berlin Heidelberg, S 331–342

Kruse M (2015) Intensivpflege: Ablauf und Organisation. In: Schwab S, Schellinger P, Unterberg A, Hacke W (Hrsg) NeuroIntensiv, 3. Aufl. Springer, Berlin Heidelberg, S 15–21

Mokri B (2001) The Monro-Kellie hypothesis: applications in CSF volume depletion. Neurology 56(12):1746–1748

Ringleb P, Schellinger P, Schwab S, Veltkamp R, Horstmann S, Köhrmann M (2015a) Ischämie des vorderen Kreislaufs. In: Schwab S, Schellinger P, Unterberg A, Hacke W (Hrsg) NeuroIntensiv, 3. Aufl. Springer, Berlin Heidelberg, S 387–410

Ringleb P, Veltkamp R, Schwab S, Bendszus M, Hacke W (2015b) Zerebrale Durchblutungsstörungen: Ischämische Infarkte. In: Hacke W (Hrsg) Neurologie, 14. Aufl. Springer, Berlin Heidelberg, S 181–239

Schönle PW (1996) Frühe Phasen der Neurologischen Rehabilitation: Differentielle Schweregradbeurteilung bei Patienten in der Phase B (Frührehabilitation) und in der Phase C (Frühmobilisation/Postprimäre Rehabilitation) mit Hilfe des Frühreha-Barthel-Index (FRB). https://www.bfarm.de/SharedDocs/Downloads/DE/Kodiersysteme/Barthel-Index-Fr%C3%BCh-Reha.pdf?__blob=publicationFile. Zugegriffen am 24.04.2024

Smith M (2008) Monitoring intracranial pressure in traumatic brain injury. Anesth Analg 106(1):240–248

Tume LN, Baines P, Lisboa P (2011) The effect of nursing interventions on the intracranial pressure in paediatric traumatic brain injury. Nursing Crit Care 16(2):77–84

Wagner BP (2007) Akutes Versagen des Zentralennervensystems, Koma und intrakranielle Hypertension. In: Lentze MJ, Schaub J, Schulte FJ, Spranger J (Hrsg) Pädiatrie, 3. Aufl. Springer, Berlin Heidelberg, S 1783–1785

Wick W, Unterberg A, Debus J (2015) Hirntumoren. In: Hacke W (Hrsg) Neurologie, 14. Aufl. Springer, Berlin Heidelberg, S 313–365

Yee A, Burns JD, Wijdicks EFM (2010) Cerebral Salt wasting: pathophysiology, diagnosis and treatment. Neurosurg Clin North Am 21(2):339–352

Interprofessionelle Palliative Care

Nadja Hundertmark

Inhaltsverzeichnis

© Der/die Autor(en), exklusiv lizenziert an Springer-Verlag GmbH, DE, ein Teil von Springer Nature 2026
D. Beilharz-Gabold et al. (Hrsg.), *Pflegewissen Neurologie und Neurochirurgie*, Fachwissen Pflege,
https://doi.org/10.1007/978-3-662-71739-4_20

20.1 Allgemeines

Palliative Care ist als Grundeinstellung zu betrachten, welche die Bedürfnisse und die Lebensqualität eines Menschen mit einer lebensbedrohlichen Erkrankung und den damit verbundenen Problemen sowie auch die Betreuung der An- und Zugehörigen in den Mittelpunkt stellt. Während das Leben bejaht wird, erfolgt die Betrachtung des Sterbens als normaler Prozess, welcher weder beschleunigt noch verzögert wird. Die Grundhaltung von Palliative Care beruht auf ethischen Prinzipien der Autonomie, Fürsorge, Achtung der Würde, Wahrhaftigkeit, Gerechtigkeit und Verantwortung. Die Lebensqualität wird von der Weltgesundheitsorganisation (WHO) als subjektive Wahrnehmung jedes Einzelnen definiert, bezugnehmend auf eigene kulturelle, soziale, persönliche Werte, Erwartungen, Wünsche und Ziele.

Das Erleben der Betroffenen steht an erster Stelle, nicht die Einstellungen oder die Werte der umstehend Beteiligten. Das Ansehen der Palliativversorgung hat einen Wandel in den letzten Jahren vollzogen, wird aber dennoch vereinzelt von sowohl medizinischem Fachpersonal als auch Patient:innen und An- und Zugehörigen als „Sterbemedizin" angesehen. Patient:innen mit lebenszeitlimitierenden Erkrankungen profitieren aber nicht nur in der Sterbephase, sondern bereits vor einem möglichen Versterben von den deutlichen Vorteilen begleitender palliativer Behandlungen, selbst wenn manche kurative Maßnahmen noch ergriffen werden.

Palliative Care hat nicht nur das Ziel, die Lebensqualität zu verbessern. Weitere Aufgaben sind die Unterstützung der interprofessionellen Teams in der klinischen Versorgung bei Fragen der Symptomlinderung, die supportive Begleitung und Kommunikation mit Patient:innen und deren An- und Zugehörigen, Advance Care Planning (ACP), spirituelle Begleitung und Prävention von Moral Distress. Gemeinsam empfahlen die Fachgesellschaften 2023 in ihrem Konsensuspapier eine Gewährleistung der Palliativversorgung über 24 h an 365 Tagen in den Kliniken. Sollte ein spezialisiertes Palliativteam nicht zur Verfügung stehen, müsste zumindest eine allgemeine Palliativversorgung durch ärztliche und pflegerische Fachkräfte möglich sein, welche eine Basisqualifikation erworben haben. Es gilt, Grundkenntnisse der Palliative Care in hausinterne Standardvorgehensweisen, den sogenannten SOP, für alle richtungsweisend zu erarbeiten und anzuwenden.

20

Die frühzeitige Integration von Palliative Care bewirkt nicht nur eine bessere Symptomlinderung mit positiven Auswirkungen auf die Lebensqualität der Patient:innen und deren An- und Zugehörigen, sondern beeinflusst auch die Zufriedenheit des ärztlichen und pflegerischen Fachpersonals. Diese frühe Einbindung von Palliative Care kann zudem eine Verkürzung der Krankenhausverweildauer, eine Reduktion der Behandlungskosten und dabei, laut Studien, eine unveränderte oder sogar reduzierte Mortalität erreichen.

▶ Fallbeispiel

Herr Baum ist ein 82-jähriger verwitweter Mann mit zwei Töchtern. Er wohnte allein und war als ehemaliger Schreiner und begabter Bastler immer sehr selbstständig und aktiv gewesen. Die Töchter haben ihn gerne bei Besorgungen oder Terminen unterstützt. Nach einem Myokardinfarkt hatte er eine Koronarangiografie und erhielt in der kardiologischen Abteilung des Krankenhauses einen Stent. Postinterventionell zeigte er eine fluktuierende Vigilanz. Die Diagnostik zeigte einen Status epilepticus und multiple kleine Läsionen im Gehirn, woraufhin er in die neurologische Abteilung verlegt wurde.

Frau Stein ist 57 Jahre, verheiratet, mit einem erwachsenen Sohn. Sie arbeitet als Pflegefachperson für Kinder. Vor sieben Jahren hatte sie ein Melanom und nun sind, nach verschiedenen auffälligen Symptomen in ihrem Urlaub auf Mallorca, Metastasen in der Leber, der Lunge, den Lymphknoten und im Gehirn festgestellt wurden. Sie hat einer Immuntherapie zugestimmt, welche nun beginnen sollte. Sie war voller Hoffnung, denn sie hatte sich für die baldige Frührente viel mit ihrem Ehemann vorgenommen. Jedoch kam es davor zu einer Hirnblutung mit Symptomen einer Hemiparese und Aphasie. Nach einer operativen Intervention liegt sie nun auf der neurochirurgischen Intensivstation und zeigt leichte Aufwachreaktionen, aber auch schwere neurologische Residuen.

Herr Baum und Frau Stein befinden sich nicht in einer sterbenahen Situation, jedoch gilt es nun für sie, ihre An- und Zugehörigen und die ärztlichen Fachpersonen, wichtige Entscheidungen zu treffen.

Herr Baum leidet unter starker Übelkeit und Schmerzen sowie wiederkehrenden Aspirationspneumonien bei starker Dysphagie. Er ist eher abwehrend und verweigert manche pflegerischen Maßnahmen. Nur die physiotherapeutischen Übungen macht er, im Rahmen seiner Möglichkeiten, gut mit.

Frau Stein benötigt intensive pflegerische und medizinische Betreuung, sie kann auch mit Hilfsmitteln nicht kommunizieren. Sie ist respiratorisch und auch kreislauftechnisch instabil. ◄

20.2 Trigger-Faktoren und Hindernisse

Palliative Therapieansätze sollten nicht erst in der terminalen Phase der Patient:innen zum Einsatz kommen. Es ist kein punktuelles Umschalten von der kurativen hin zu einer palliativen Situation, sondern ein sich überlappender Prozess. Zur Erkennung von Patient:innen mit palliativmedizinischen Bedürfnissen können sogenannte Trigger-Faktoren eine Hilfe für das medizinische Fachpersonal sein.

Trigger-Faktoren als Auslöser für palliative Interventionen sind Anamnesen von chronischen oder lebenslimitierend unheilbaren Erkrankungen onkologischer Genese, fortgeschrittenen degenerativen neurologischen Erkrankungen sowie fortgeschrittenen Atemwegs-, Leber-, Herz- oder Nierenerkrankungen oder spezifischen akuten Erkrankungen wie hypoxische Hirnverletzungen. Ein schlechter funktioneller Allgemeinzustand mit signifikanten Komorbiditäten oder ein Alter > 80 Jahre stellen ebenso Kriterien dar, die für eine palliative Mitbehandlung sprechen. Unabdingbar ist die Einbeziehung palliativer Beratung, wenn der Patient/die Patientin oder Bevollmächtigte oder An- und Zugehörige dies wünschen, bei vorliegender Patientenverfügung mit begrenzendem Therapiewunsch, wenn bereits Zweifel über die medizinische Indikation bei Ärzt:innen existieren, aber durchaus auch bei einem über 30 Tage andauernden Klinikaufenthalt des Patienten/der Patientin oder in Konfliktsituationen zwischen ärztlichen und pflegerischen Fachpersonen und Patient:innen sowie An- und Zugehörigen. Als häufige Problemkonstellationen bei der Identifikation des palliativen Versorgungsbedarfs eines Patienten/einer Patientin bezeichnet Erbguth (2021) konflikthafte Interaktionen von mitbehandelnden ärztlichen Fachkräften sowie eine mangelnde Konsistenz von Informationen und Kommunikation sowohl zwischen pflegerischen und ärztlichen Fachpersonen als auch Patient:innen und deren An- und Zugehörigen. Gerhard (2015) führt Missverständnisse über die Palliative Care an, welche im Alltag immer noch nicht vollständig ausgeräumt sind. Während in der WHO-Definition von Palliative Care die Wörter Onkologie oder Tumorpatient nicht zu finden sind, sondern stattdessen die Begrifflichkeit der „lebensbedrohenden Erkrankung" verwendet wird, bleibt das Missverständnis bestehen, dass es bei der Palliative Care nur um onkologische Patient:innen ginge. Hartnäckig hält sich ebenso das Denken, die Palliativversorgung beträfe nur das Lebensende. Die WHO beschreibt mittels Parallelmodell die Parallelität der kurativ gedachten Therapie und der Integration palliativer Maßnahmen, um allen Krankheitsverläufen und Bedürfnissen der

Patient:innen gerecht zu werden. Zudem endet die Versorgung der Patient:innen und deren An- und Zugehörigen in der kurativen Therapie mit dem Tod, während durch die Inklusion der An- und Zugehörigen in der Palliative Care die Versorgungsbedürfnisse nach dem Tod sogar höher sein können – aufgrund von Trauer und Verlust.

Das Missverständnis, die Palliativversorgung verkürze das Leben, wird gezielt durch Studien widerlegt. Bei einer Studie unter strengen statistischen Kautelen der Harvard University zeigte sich, dass unter begleitender Palliativversorgung sogar eine Lebenszeitverlängerung möglich ist. Bis heute ist auch das Missverständnis aktuell, dass Palliativmedizin nur oder überwiegend Schmerztherapie bedeute und keine palliative Qualifizierung notwendig wäre, da bereits Analgesie gemacht würde. Manche Patient:innen haben keine Schmerzen, aber vielfältige andere Symptome oder Bedürfnisse. Einige Aufgaben der Palliative Care, insbesondere die Haltung gegenüber Patient:innen und An- und Zugehörigen, die ganzheitliche Sicht und individuelle Herangehensweise, sind auch ohne Weiterbildung umsetzbar und sowohl bei pflegerischen als auch ärztlichen Fachpersonen zu finden. Um Lücken zu schließen und das eigene Tun und Handeln stets zu hinterfragen, zu erweitern und zu verbessern, hilft die Zusammenarbeit und Akzeptanz der palliativen Expertise. Interprofessionelle palliativmedizinische Dienste verbessern die Symptomkontrolle, die Versorgungsqualität, generieren sinnvolle Ressourcennutzung, erhöhen die Zufriedenheit der Patient:innen sowie der Zu- und Angehörigen und reduzieren moralische Belastungen des Fachpersonals. Trotzdem werden die Möglichkeiten dieser Palliativversorgung noch nicht hinreichend genutzt.

▶ **Fallbeispiel**

Der erwachsene Sohn von Frau Stein sagt im Gespräch mit der leitenden Oberärztin der Intensivstation, er möchte, dass alles gemacht werde, damit seine Mutter die Immuntherapie beginnen kann und eine Chance bekommt, gesünder zu werden. Jedoch haben der Ehemann und Frau Stein sich ausführlich nach ihrem vor Jahren überstandenen Melanom über Wünsche und Lebensvorstellungen unterhalten. Daher sieht der Ehemann die Situation anders als sein Sohn. Zudem existiert eine Vorsorgevollmacht für den Ehemann und eine Patientenverfügung.

Die Töchter von Herrn Baum merken, wie unzufrieden und unglücklich ihr Vater in der Klinik und mit seiner Situation ist. Aufgrund der wechselnden Vigilanz hat eine Tochter die Betreuung und beide die Vorsorgevollmacht. Aufgrund der Dysphagie gilt es nun um die Entscheidung, ob eine parenterale Ernährung gestartet und im Verlauf eine PEG gelegt werden soll.

In beiden Fällen wird nach ersten ärztlichen und auch pflegerischen Gesprächen im Team und mit den Angehörigen der palliativmedizinische Dienst konsiliarisch hinzugezogen – sowohl für eine begleitende Beratung in der Symptombehandlung als auch für intensivere Gespräche mit den Angehörigen und, soweit möglich, mit der Patientin und dem Patienten. ◄

20.3 Übertherapie und Auswirkungen

Eine allgemein anerkannte, objektive Definition der Übertherapie gibt es nicht laut Schwarzkopf (2019). Jedoch besteht die Einigung, dass eine medizinische Maßnahme dann Übertherapie genannt werden kann, wenn keine ausreichende Wahrscheinlichkeit für einen physiologischen Effekt erwartet wird oder die Behandlung zwar einen Effekt erzielen kann, welcher jedoch keinen Nutzen für die betroffene Person bringt. Die Entstehung der Übertherapie/Überdiagnostik erklärt Buchardie (2014) durch den fundamentalen Wandel der Medizin. Während in den vergangenen Jahrhunderten eine Heilung, die kurative Behandlung, in vielen Fällen noch nicht möglich war, stand das Zuhören, Mitfühlen und Lindern von Leid im Mittelpunkt. Die rasante Entwicklung der kurativen Medizin, angefangen mit Hygiene, Medikamenten wie Antibiotika, möglichen Organersatzverfahren wie Dialyse oder Beatmung bis hin zur Organtransplantation, um nur wenige Meilensteine zu benennen, trug dazu bei, die Lebenserwartung zwischen 1875 und 2005 innerhalb von nur 130 Jahren annähernd zu verdoppeln. Das sachliche Kümmern um komplexe medizinische, pathophysiologische, technische und medikamentöse Zusammenhänge hatte somit auch Einfluss auf das Selbstverständnis der medizinischen Fachkräfte in Bezug auf die Patient:innen. Verschiedene Faktoren, wie gesellschaftliche Wertvorstellungen, Strukturen des Gesundheitssystems, demografische und medizinische Entwicklungen, ökonomische Interessen, aber auch die individuelle Beziehung zwischen ärztlichen sowie pflegerischen Fachpersonen und den Patient:innen nehmen unterschiedlichen Einfluss auf den Behandlungsumfang. In der Psychologie der Entscheidungsfindung zeigen Forschungen, wie bei Pfister, Jungermann und Fischer (2016) nachzulesen ist, dass folgende unwillkürliche Entscheidungsfehler eine Übertherapie begünstigen können:

- Der *Sunk Cost Effect*: Da bereits viel *investiert* wurde und dies nicht *umsonst* gewesen sein soll, wird von Behandelnden an einer getroffenen Entscheidung nichts mehr verändert. Dies kann so weit führen, dass immer mehr sinnlose Aktionen und Maßnahmen veranlasst werden.

- Der *Omission Bias*: Der sogenannte *Unterlassungseffekt* beschreibt die subjektiv deutlich schlimmer empfundene Situation des Versterbens von Patient:innen nach Therapielimitationen als ein Versterben unter der laufenden Maximaltherapie.

Druml & Druml (2019) bestätigen, dass der Automatismus des Weitermachens sowie auch *das Tun, weil es leichter als Nichtstun ist*, aber auch Hilflosigkeit oder das Empfinden des persönlichen Scheiterns, die Übertherapie begünstigen. Jedoch sind auch therapeutische Unsicherheit, Zeitmangel, fehlende Informationsweitergabe, festgefahrene überholte Traditionen („Das haben wir schon immer so gemacht!") und durch fehlende Weiter- oder Fortbildungen bestehende Unwissenheit weitere Gründe. Die Angst, etwas falsch zu machen, führt in eine defensive Medizin mit einer Abnahme der Bereitschaft, Entscheidungen zu treffen. Der Anfang einer Übertherapie liegt häufig schon in der prähospitalen Notfallmedizin und in nicht gerechtfertigten Aufnahmen auf die Intensivstation. Ein sehr deutliches und eindrückliches Beispiel sind schwer demente Patient:innen, welche durch einen Intensivaufenthalt mit künstlicher Beatmung kein positives Outcome haben.

Die Übertherapie deklariert sich als Missachtung aller Grundprinzipien der medizinischen Ethik, als Widerspruch zur Verteilungsgerechtigkeit und Vergeudung prinzipiell beschränkter Ressourcen und als Verletzung des Grundsatzes der Verpflichtung zur Fürsorge und des Nicht-Schaden. Das schädigt einerseits das öffentliche Gesundheitssystem und die gesamte Gesellschaft und verursacht bei den Patient:innen Belastungen, Schmerzen, unnötige Komplikationen bis hin zur Missachtung der Würde der Sterbenden. Als Kollateralschäden bezeichnen Druml & Druml (2019) die Folgen der Übertherapie für das Behandlungsteam. Durch die Wahrnehmung von Übertherapie wird eine Stressreaktion bei dem ärztlichen und pflegerischen Fachpersonal erzeugt, in der Pflegeethik auch Moral Distress genannt. Wiederholte und häufige Stressreaktionen haben langfristige Folgen wie das Burn-out. Wenn die Wahrnehmung einer Behandlung und Versorgung nicht zum Wohle des Patienten/der Patientin erscheint, manifestiert sich ein zentraler Wertekonflikt und wird zum Burn-out-Risikofaktor für die ärztlichen und pflegerischen Fachkräfte. Hartog (2019) erklärt, dass Burn-out sich als anhaltender negativer arbeitsbezogener Zustand auszeichnet.

Als frühes und zentrales Symptom steht die emotionale Erschöpfung, verbunden mit Energiemangel und die Unfähigkeit der Erholung in Pausen oder Urlaubstagen. Als fortgeschrittene Symptome etablieren sich Zynismus und Depersonalisation als Schutzmechanismus unter anhaltendem Arbeitsstress oder Moral Distress. Gefühllose, distanzierte Reaktionen gegenüber Kolleg:innen, Patient:innen und deren An- und Zugehörige als auch Verbitterung über die Arbeitsbedingungen treten immer häufiger auf. Zuletzt zeigt sich eine Leistungsunzufriedenheit mit dem Gefühl, bei der Arbeit zu versagen und trotz aller Anstrengungen und Fähigkeiten nichts ausrichten zu können. Schlafstörungen, Fatigue, Kopfschmerzen, Magen-Darm-Probleme, Ängste, Frustration, Hoffnungslosigkeit und Enttäuschung sind weitere mögliche Symptome. Eine Zunahme von Krankheitstagen und Fehlzeiten ist wahrscheinlich. Begünstigt werden kann ein Burnout durch Arbeitsplatzfaktoren wie hohe Arbeitsbelastung, dysfunktionale Arbeitsumgebung, mangelhafte Kommunikation und Zusammenarbeit, fehlende Kontrolle über Arbeitsbedingungen, geringe Wertschätzung und Anerkennung sowie ein nichteinbeziehender Führungsstil.

Die Wahrnehmung von Übertherapie als auch das Burnout erhöhen die Kündigungsabsichten und die Mitarbeiterfluktuation und verstärken den Fachkräftemangel. Ein Teufelskreis entsteht, da der Stress bei den anderen Mitarbeitenden dadurch weiter zunimmt und das Arbeitsklima und die Versorgungsqualität für alle wahrnehmbar schlechter wird. Die negativen Auswirkungen eines Burn-out beeinflussen nicht nur die Gesundheit der betroffenen ärztlichen und pflegerischen Fachpersonen, sondern nachweislich auch die Patientenversorgung und deren Sicherheit. Die Anzahl der Behandlungsfehler steigt, nosokomiale Infektionen, insbesondere Harnwegs- und Wundinfektionen nehmen zu. Aufgrund von hoher Arbeitsbelastung bei zunehmendem Burn-out werden pro Schicht 4 von 13 Pflegetätigkeiten nicht durchgeführt und die hygienerelevanten Leitlinien nicht ausreichend erfüllt. Um noch subjektiv eine akzeptable Versorgung der Patient:innen zu leisten, gaben viele pflegerische Fachkräfte bei einer Befragung an, auf die Pause zu verzichten. Laut Schwarzkopf (2019) zeigen sich Ursachen und Bedingungen in der Wahrnehmung von Übertherapie mit allen aufgeführten Folgen nach komplexen Interaktionsprozessen die Entscheidungen zur Therapiebegrenzung betreffend. Als Gründe für eine Verzögerung solcher Entscheidungen geben ärztliches und pflegerisches Personal die Interaktion mit behandelnden ärztlichen Fachkräften, das Fehlen von Patientenverfügungen und die Interaktion mit An- und Zugehörigen an. Assoziiert mit der Wahrnehmung von Übertherapie wird die Qualität der Kooperation zwischen pflegerischem und ärztlichem Fachpersonal, die Kooperation mit anderen Fachabteilungen und die zu hohe allgemeine Arbeitsbelastung. Eine bessere

Therapieplanung im interprofessionellen Team und eine verbesserte Kommunikation mit den Patient:innen und ihren An- und Zugehörigen könnte die Wahrnehmung von Übertherapie und damit auch das Burn-out-Risiko senken. Eine weitere vielversprechende Interventionsstrategie wäre das interdisziplinäre Advance Care Planning bei chronisch erkrankten Menschen und bereits vor schweren elektiven Eingriffen.

▶ **Fallbeispiel**

Insbesondere bei Herrn Baum merken die Pflegefachpersonen, wie gern er nach Hause möchte. In wachen Phasen reißt er sich seine Magensonde immer wieder heraus. Er verweigert nur die Mobilisation nicht. Kardial zeigt er sich mit seinem neuen Stent stabil, aber die Dysphagie und wechselnde Vigilanz verhindern einen reibungslosen Kostaufbau und führen erneut zu einer respiratorischen Verschlechterung durch stille Aspiration.

Auch Frau Stein hat sich respiratorisch verschlechtert, sodass es notfallmäßig zu einer Reintubation kam.

Der palliativmedizinische Dienst betreut nun in vielen intensiven Gesprächen die An- und Zugehörigen mit. ◀

20.4 Kommunikation der Therapiezielbegrenzung

Die meisten Menschen möchten gerne zu Hause sterben, jedoch erfüllt sich nur für wenige dieser Wunsch. Der häufigste Sterbeort in Deutschland, Österreich und der Schweiz ist das Krankenhaus. Dies ist jedoch kein Versagen, denn nicht alle Leben können gerettet werden. Es wird nur dann ein Versagen, wenn dem menschlichen Sterben weder Raum noch Würde oder Bedeutung gegeben wird. Die Erfolge der Medizin in den letzten 100 Jahren waren enorm, trotzdem bedarf es einer Rückbesinnung. Es gilt, Grenzen wieder zu erkennen und zu akzeptieren. Der Tod vermag durch fachliches Tun verzögert, jedoch nicht besiegt werden. Wenn eine kurative Heilung der zu pflegenden Person nicht mehr möglich ist, bedeutet dies nicht, dass es keine Hilfe mehr gibt. Es verändert sich stattdessen das Therapieziel und es kommt zu einem Paradigmenwechsel. Buchardie betont die Wichtigkeit, Aussagen wie: *Ich kann nichts mehr für sie/ihn tun!* und damit den Eindruck des Aufgebens, zu vermeiden.

Ärztliche und pflegerische Fürsorge ist weiterhin geboten. Sind die medizinische Indikation oder der Patientenwille nicht mehr gegeben, muss interprofessionell und interdisziplinär über eine Änderung des Therapieziels kommuniziert werden. Eine begriffliche Klarheit in der Benennung weiterer Maßnahmen und Therapieentscheidungen ist grundlegend wichtig, insbesondere auch in der Kommunikation mit den Patient:innen und deren An- und Zugehörigen.

Die Verwendung folgender Begrifflichkeiten und Vorgehensweisen wird nicht empfohlen: 1) Einfrieren einer laufenden Therapie: Hierbei handelt es sich um keine Änderung des Therapiezieles, denn die therapeutischen Maßnahmen werden auf einem nicht veränderten Level weitergeführt. 2) Therapieabbruch oder Therapiereduktion: Unpassend gewählte Ausdrücke können die psychische und moralische Belastung insbesondere für die An- und Zugehörigen aber auch das Behandlungsteam erhöhen. Es wird keine Behandlung abgebrochen oder vorenthalten, sondern medizinische Maßnahmen werden verändert und angepasst an ein neues Therapieziel der Symptomlinderung und Fokussierung auf Lebensqualität.

Termini, deren Verwendung empfohlen sind: 1) Therapiezieländerung und Therapiebegrenzung: Hier wird verdeutlicht, dass das kurative Behandlungsziel verändert und begrenzt wird. 2) Palliative Care/und/oder End of Life Care: Die Integration spezialisierter medizinischer, pflegerischer, psychosozialer und spiritueller Versorgung der Patient:innen und auch die Betreuung ihrer An- und Zugehörigen, wenn die medizinische Indikation der kurativen Therapien und/oder der Patientenwille nicht mehr gegeben ist oder sich der Patient/die Patientin in der letzten Lebensphase befindet und versterben wird. 3) Die Begriffe DNR („do not resuscitate"), gleichbedeutend mit dem Verzicht auf Wiederbelebung und DNI („do not intubate"), also ein Verzicht auf invasive künstliche Beatmung, welche in der Dokumentation deutlich für alle medizinischen Fachkräfte sein sollte. Im Falle von unsicheren Informationen über den Patientenwillen und unklarer Prognose bei akutem Handlungsbedarf kann ein zeitlich begrenzter Therapieversuch („time-limited trial", TLT) erwogen werden. Die Dauer des TLT-Zeitraums besteht zumeist innerhalb der ersten sieben Tage bei prognostischer Unsicherheit, hängt aber auch von anderen Faktoren ab, wie zum Beispiel Frailty, Komorbiditäten, Schwere der Erkrankung und benötigte Organunterstützung. Sobald sich der Zustand des Patienten/der Patientin stabilisiert, kann die Behandlung unter Berücksichtigung des patientenzentrierten Therapiezieles fortgesetzt werden. Sollte innerhalb eines festgelegten Zeitraumes das Behandlungsziel jedoch nicht erreicht werden, ist die Einbeziehung von palliativer Expertise indiziert.

Wenn aus medizinischer Sicht oder nach dem Willen des Patienten/der Patientin eine Therapiebegrenzung erfolgen muss, werden der Patient/die Patientin, die An- und Zugehörigen oder gesetzliche Vertreter darüber informiert. Am Ende des Gesprächs empfiehlt es sich die wiederholte Betonung der ärztlichen Verantwortung und medizinischen Entscheidung nach Indikation und/oder Patientenwille, damit dem Entstehen von Schuldgefühlen bei An- und Zugehörigen hinsichtlich der Therapiebegrenzung kein Raum geboten wird.

Die Therapiezielbegrenzung und Änderungen der nun greifenden palliativen Behandlung sind zu dokumentieren, um in Situationen wie Schichtwechseln durch klare, schriftlich festgelegte Vorgaben Missverständnissen vorzubeugen. Entscheidungen über Therapien, lebensverlängernde Maßnahmen und zum Wohl des Menschen und entsprechend seinem Willen zu treffen, gestaltet sich in den letzten Jahren immer schwieriger. Die Möglichkeiten der intensivmedizinischen Interventionen, einen menschlichen Körper am Leben zu erhalten, die Pluralisierung der Werte, Überzeugungen und Lebenseinstellungen als auch eine zunehmende Ressourcenknappheit im Gesundheitswesen (Fachkräftemangel, Bettenschließungen) stellt ärztliches und pflegerisches Fachpersonal und die An- und Zugehörigen oder Vertreter der Patient:innen vor große Herausforderungen und birgt manchmal Konfliktpotenzial. Durch die Etablierung verschiedener Formen der ethischen Beratung, wie zum Beispiel das klinische Ethikkomitee als interdisziplinäres Beratungsgremium, kann die Entscheidungsfindung in konkreten Konfliktfällen sowohl Mitarbeitenden als auch An- und Zugehörigen und Patient:innen unterstützen.

> **Fallbeispiel**
>
> Ausgehend vom Wunsch des Herrn Baum, welchen sowohl die Töchter als auch das medizinische Fachpersonal deutlich erkennen, wird Herr Baum für die Kurzzeitpflege in ein Pflegeheim verlegt – ohne PEG-Anlage oder anderweitige parenterale Ernährung. Der palliativmedizinische Dienst und die Brückenpflege stellten die Anbindung an ein Team der spezialisierten ambulanten Palliativversorgung (SAPV) sicher.
>
> Nach intensiven Gesprächen mit dem Sohn und Ehemann von Frau Stein über ihren Patientenwillen, nicht pflegebedürftig bettlägerig sein zu wollen, und die nicht gegebene medizinische Indikation weiterer Therapien wurde im Sinne der Patientin das Therapieziel geändert. Symptomkontrolle und eine empathische Begleitung der Familie durch das medizinische Fachpersonal, dem palliativmedizinischen Dienst und dem Seelsorger, welcher vom Sohn gewünscht wurde, sind jetzt die Hauptaufgaben.

20.5 Symptomkontrolle und End of Life Care

Nach einer Therapiezielbegrenzung liegt der Fokus aller pflegerischen und ärztlichen Maßnahmen auf der Symptomkontrolle und der zu pflegenden Person. Die apparative Überwachung wird auf ein Mindestmaß reduziert. Es gilt, Symptome wie zum Beispiel Schmerz, Angst, Unruhe, Delir, Atemnot, Übelkeit, Juckreiz und Mundtrockenheit zu erkennen und individuell zu lindern. Zur Analgesie und Anxiolyse werden auf der Intensivstation zumeist Opioide und Benzodiazepine häufig über Perfusoren, manchmal als Bolusgabe, intravenös verabreicht. Nicht die Höchst- oder Mindestmenge, sondern der gewünschte Effekt auf den zu pflegenden Menschen ist hier ausschlaggebend.

Hoch dosierte Opioidgaben gehen bis heute mit Befürchtungen von manchen verordnenden Ärzt:innen einher, dass mögliche Dosierungen zu hoch seien und zu einer Lebenszeitverkürzung führen könnten. Sie haben Sorge, dies stelle eine strafbare indirekte Sterbehilfe dar. Die gängige Rechtslage besagt jedoch eindeutig, dass dies nicht der Fall ist. Für eine gebotene adäquate Symptomlinderung entsprechend dem Patientenwillen wird in Kauf genommen, dass die Nebenwirkungen lebensverkürzend sein können. Eine gut evaluierte Schmerztherapie wird bei korrekter Medikamentenanwendung nur in seltenen Fällen die Situation einer indirekten Sterbehilfe hervorrufen. Da bei sedierten oder aufgrund der Erkrankung soporösen oder komatösen Patient:innen die Schmerzsymptomatik nicht durch die nummerische Rangskala (NRS) von 1–10 abgefragt werden kann, ist eine klinische Beobachtung von Bewegung, Mimik, Schwitzen, Muskeltonus, Atmung, Lautäußerungen und physiologischen Parametern ausschlaggebend, um adäquat Symptome zu lindern.

Die Behavioral Pain Scale (BPS) oder die für nicht intubierte, aber in ihrer Vigilanz geminderten Patient:innen die BPS-NI helfen bei der Erfassung und bieten eine nachvollziehbare Dokumentation der analgetischen und anxiolytischen Maßnahmen. Wenn durch pharmakologische, medizinische, pflegerische, komplementäre Maßnahmen und durch Zuwendung und psychologische, spirituelle Begleitung die Symptomlast nicht zu lindern ist, dann besteht die „Ultima Ratio" der palliativen Sedierung. Insbesondere begleitend zum Compassionate Weaning oder zur palliativen Extubation wird die palliative Sedierung zur Vermeidung von Angst und unterstützend bei Atemnot angewendet.

Zur Beendigung einer invasiven Beatmung beschreibt das Konsensuspapier der Fachgesellschaften zwei Wege. Zum einen kann der Beatmungszugang (Endotrachealtubus) belassen werden und im Sinne des Compassionate Weanings eine schrittweise Anpassung der Beatmungsparameter an physiologische Normalwerte (FiO$_2$ 21 %, PEEP 5, keine hohen Atemfrequenzen und Druckeinstellungen) mit begleitender Regulierung der Analgosedierung nach Bedarf erfolgen. Diese Deeskalation der Beatmung ist auch für tracheotomierte Patient:innen möglich. Eine Beendigung der Beatmung bei liegender Trachealkanüle erfolgt mit dem Aufsatz eines speziellen HME-Filters, der sogenannten *feuchten Nase*. Dies ist die Möglichkeit, welche der palliativen Extubation bei Patient:innen mit Endotrachealtubus gleichkommt. Die palliative Extubation (Compassionate Extubation) verhindert eine Verlängerung von unangemessenem Leiden der zu pflegenden Person, indem der Beatmungszugang (Endotrachealtubus) unter situationsangepasster und intensivierter Analgosedierung entfernt und damit die künstliche Beatmung beendet wird. Diese Vorgehen sorgt für Erleichterung bei Patient:innen, da der Fremdkörper in Nase oder zumeist Mund entfernt ist und damit auch mögliche unangenehme Reize im Mund-/Nasenrachenraum verschwinden. Im Vergleich zum Compassionate Weaning ist das Auftreten von Dyspnoe, Stridor, Husten und pharyngotrachealer Sekretbildung (Todesrasseln) wahrscheinlicher. Da pharyngotracheale oder endotracheale Absaugmanöver sowohl den Patienten/die Patientin als auch An- und Zugehörige belasten und nur temporär das Sekret entfernen, ist diese Maßnahme zu vermeiden. Die Gabe von Anticholinergika minimiert das Symptom des präfinalen Rasselns. Die intensive psychosoziale Begleitung und ruhige Kommunikation sowie Erklärung der Maßnahmen und möglichen körperlichen Reaktionen ist für die Patient:innen (stets auch bei analgosedierten Patient:innen) und die An- und Zugehörigen am elementarsten, da die Situation als sehr belastend und stressig empfunden werden kann.

Michalsen & Hartog (2013) betonen, dass entsprechend der Therapiezielbegrenzung aufgrund von medizinischer Indikation und Patientenwille die hämodynamische Therapie mittels Katecholaminen nicht weiterzuführen ist und auch die schrittweise Reduktion nur von der Unentschlossenheit des behandelnden Teams zeugt. Ausschließlich als zeitbegrenzte Maßnahme, um die Möglichkeit einer Verabschiedung durch An- und Zugehörige zu arrangieren, ist ein temporäres Belassen der Katecholamintherapie sinnvoll.

Studien belegen, dass Hunger oder Durst in der Sterbephase sehr selten sind und stattdessen durch individuell angepasste gute Mundpflege ein Wohlgefühl der Patient:innen erlangt wird – mehr als durch zugeführte Flüssigkeit und Nahrung. Die Gabe von künstlicher Ernährung und Flüssigkeit über Venenkatheter und/oder Sonden fällt unter medizinische

Maßnahmen und erfordert die medizinischen Indikation und die Einwilligung der Patient:innen oder deren Vertretungen. Im Falle der Therapiebegrenzung bedarf es einer guten Kommunikation über die physiologischen Prozesse in einem sterbenden menschlichen Körper mit den Patient:innen, deren Vertretung oder An- und Zugehörigen. Die Vorteile von vermindertem Durst und Hunger und damit einhergehender Nahrungs- und Flüssigkeitsablehnung oder, im intensivstationären Setting, die deutliche Verringerung der Flüssigkeitsgabe und das Beenden einer künstlichen Ernährung, zeigen sich in einer verringerten Sekretion aus der Lunge, weniger Aszites, reduzierten Pleuraergüssen und Ödemen, in der Verhinderung von Übelkeit und möglichem Erbrechen bei verringerter Stoffwechselaktivität, Magen-, Darmmotilität und dafür in einer vermehrten Ausschüttung von körpereigenen Endorphinen als Folge der Dehydration im Sterbeprozess.

Trotz knapper zeitlicher Ressourcen der ärztlichen und pflegerischen Fachkräfte ist die empathische Begleitung und der Beistand für die An- und Zugehörigen und die Patient:innen während der letzten Lebensphase von großer Wichtigkeit. Soweit gewünscht, kann geistige/seelsorgerische oder psychologische Unterstützung organisiert werden. Der Bettmonitor auf einer Intensivstation sollte auf den Modus *privat* gestellt werden, um die Monitorfixierung, Störungen oder Verunsicherungen durch laute Alarme zu vermeiden und den Sterbenden in den Mittelpunkt zu rücken. Zusätzlich geben kleine Gesten, wie das Erklären pflegerischer Hilfen und bei Wunsch das Durchführen der Maßnahmen (Mundpflege, Hautpflege oder Positionierung), das Aufstellen von künstlichen Kerzen für ein gedämpftes Licht, die Aromatherapie als komplementäre Maßnahme (Absprache über die Düfte wegen möglicher Abneigungen) oder das Abspielen von ausgewählter Musik der An- und Zugehörigen eine Möglichkeit, dem Abschied und der Trauer mehr Raum und Würde zu geben. Insbesondere das wortwörtliche Begleiten durch medizinische Fachpersonen, aber auch das Zeitgeben zum Verabschieden nach dem Versterben sowie die Berücksichtigung verschiedener kultureller und religiöser Aspekte haben eine besonders wichtige Bedeutung.

Auch für das pflegerische und ärztliche Fachpersonal sind im Umgang mit Krankheit, Sterben und Tod persönliche Rituale, Achtsamkeit, Resilienzstärkung und der Austausch und Gespräche – ob mit Kolleg:innen, im Freundeskreis oder im professionellen Bereich, wichtig für das körperliche und seelische Gleichgewicht. Geführte Supervisionen oder interdisziplinäre Teamkonferenzen für konkrete Fallbesprechungen oder belastende Themen in der Versorgung kranker Menschen können sowohl bei der Bewältigung von Situationen oder

Konflikten, aber auch für die interdisziplinäre Zusammenarbeit aller pflegerischen und ärztlichen Fachpersonen hilfreich und nützlich sein.

> ▶ **Fallbeispiel**
> Frau Stein verstarb im Beisein ihres Mannes und Sohnes, nachdem wenige Stunden zuvor eine palliative Extubation und Beendigung der Katecholamintherapie stattfand. Ernährung und Infusionen wurden ebenso pausiert. Mit künstlichen Kerzen (aus Sicherheitsgründen) und dem Monitor im Privat-Modus wurde eine ruhige Atmosphäre für die Familie geschaffen. Zur Mundpflege und Lagerung wurde auf den Wunsch des Ehemannes der Sohn mit einbezogen. Es wurde die Lieblingsmusik von Frau Stein gespielt. Das gesamte medizinische Team empfand die Entscheidungsfindung und die Umsorgung nicht nur von Frau Stein, sondern auch von ihrer Familie, als würdevoll und wertschätzend, dem Willen der Patientin gegenüber.
>
> Herr Baum wurde in eine Pflegeeinrichtung verlegt und war sehr skeptisch – auch dem neuen SAPV-Team gegenüber. Er bekam intensivierte Physiotherapie und einen Pflegerollstuhl für die Mobilisation rezeptiert. Die Dysphagie blieb bestehen, jedoch konnte Herr Baum mit entsprechender Kost und logopädischer Hilfe doch breiige Nahrung zu sich nehmen. Er blühte besonders dann auf, wenn seine Töchter ihn mit dem Rollstuhl in den Park vor der Pflegeeinrichtung fuhren und wenn es Musikabende im Speisesaal gab. Schmerzen und Übelkeit wurden vom SAPV-Team ebenso wie die opioidinduzierte Verstopfung und Einschlafprobleme behandelt. Nach drei Wochen zeigte sich Herr Baum in einem stabilen Zustand, was seine medizinischen Symptome betraf. Er konnte die Kurzzeitpflege verlassen und wird nun in seinem Zuhause von einer 24-Stunden-Haushaltskraft, seinen Töchtern und einem Pflegedienst sowie dem SAPV- Team weiter betreut. Er hat zusammen mit seinen Töchtern beschlossen, nicht mehr in eine Klinik zu gehen. Wenn seine Zeit kommt, möchte er sich friedlich zu Hause begleiten lassen und in seinem Pflegebett am Fenster versterben. ◀

Literatur

Buchardie H (2014) Intensiv- und Palliativmedizin. Med Klin Intensivmed Notfmed 109:34–40

Druml W, Druml C (2019) Übertherapie in der Intensivmedizin. Med Klein Intensivmed Notfmed 114:194–201

Erbguth F (2021) Entscheidungen am Lebensende und Palliativtherapie in der Intensivmedizin. Intensimedizin up2date 17(2):179–196

Gerhard C (2015) Praxiswissen Palliativmedizin. Thieme, Stuttgart

Hartog CS (2019) Ich kann nicht mehr: Burn- Out – Eine Aufrüttelung. Med Klin Intensivmed Notfmed 114:693–698

Michalsen A, Hartog C (2013) End- of-Life-Care in der Intensivmedizin. Springer, Berlin

Pfister HR, Jungermann H, Fischer K (2016) Die Psychologie der Entscheidung. Spektrum Akademischer, Berlin

Schwarzkopf D (2019) Übertherapie- eine Belastung für Behandler und Angehörige. Med Klin Intensivmed Notfmed 114:222–228

Organspende

Gabi Otero

Inhaltsverzeichnis

© Der/die Autor(en), exklusiv lizenziert an Springer-Verlag GmbH, DE, ein Teil von Springer Nature 2026
D. Beilharz-Gabold et al. (Hrsg.), *Pflegewissen Neurologie und Neurochirurgie*, Fachwissen Pflege,
https://doi.org/10.1007/978-3-662-71739-4_21

21

21.1 Einleitung

Leider gehört das Thema „Sterben" und „Tod" auch zur täglichen Arbeit auf der Intensivstation und obwohl man tatsächlich tagtäglich damit in Berührung kommt, spricht man nicht gerne darüber. Weder im Leben als Privatperson noch in der Pflegeausbildung nimmt dieses Thema einen großen Platz ein und somit ist es nicht verwunderlich, wenn sich dann Unsicherheiten bemerkbar machen, sobald man direkt damit konfrontiert wird. Wie ist also die Vorgehensweise und was gilt es in diesen Situationen zu beachten? Eine kleine Orientierungshilfe soll dieses Kapitel geben. Allerdings sind alle Situationen, Patient:innen und Angehörigen unterschiedlich und somit kann es keinen „einen richtigen Weg" geben, sondern ein individuelles Vorgehen ist von essenzieller Bedeutung.

21.2 Aktuelle Situation

Ende 2024 gab es in Deutschland, laut den öffentlichen Statistiken von EUROTRANSPLANT, 8.260 Patient:innen, die aktiv auf eines oder mehrere Organe gewartet haben. Dieser hohen Zahl an Patient:innen auf den Wartelisten stehen nur 953 Organspenden in Deutschland gegenüber, bei denen 2.854 Organe entnommen und wieder transplantiert wurden (Zahlen aus dem Jahr 2024). Noch kleiner werden die Zahlen, wenn man die durchschnittliche Anzahl an Organspenden pro Universitätsklinik pro Jahr betrachtet. Der Durchschnitt beträgt hier 8,2 Organspenden als Summe für alle Intensivstationen an einem Standort, und in über 70 % aller Kliniken fand überhaupt keine Organspende statt. Das heißt, dass die Wahrscheinlichkeit, überhaupt mit Organspendern in Kontakt zu kommen, sehr gering ist. Deswegen ist es umso wichtiger, für den Fall der Fälle die Besonderheiten zu kennen oder zu wissen, wo man diese nachlesen kann.

Von den insgesamt 1.000.000 Todesfällen im Jahr kommen nämlich nur ein Bruchteil für eine Organspende überhaupt infrage. Grundvoraussetzung für die Möglichkeit einer Organspende ist in Deutschland die Entwicklung und Feststellung des sogenannten irreversiblen Hirnfunktionsausfalls (IHA), der den unumkehrbaren vollständigen Ausfall aller Hirnfunktionen bezeichnet, landläufig auch „Hirntod" genannt wird, und den Tod eines Menschen darstellt. Bedingungen hierfür sind der Verlust sämtlicher Hirnstammreflexe und der Ausfall der Spontanatmung mit Notwendigkeit einer künstlichen Beatmung. Allerdings verstirbt nur rund die Hälfte der gesamten Todesfälle im Krankenhaus, davon haben nur circa

60.000 Patient:innen eine Hirnschädigung und nur 30.000 Patient:innen davon sind auch künstlich beatmet. Die Hälfte dieser Patient:innen zeigt keinen vollständigen irreversiblen Hirnfunktionsausfall und nahezu 40 % haben eine medizinische Kontraindikation für eine Organspende, wie ein nicht kurativ behandeltes Tumorleiden oder ein akuter Herz-Kreislauf-Stillstand. Es bleiben ca. 3.000 Patient:innen übrig, die als potenzielle Organspender:innen der Koordinierungsstelle gemeldet werden und davon bleiben letztlich circa 1.000 Organspenden/Jahr, die umgesetzt werden können.

Daher ist der erfolgreichen Erkennung dieser potenziellen Organspender:innen in den letzten Jahren deutlich mehr Bedeutung geschenkt worden. So wurde im zweiten Gesetz zur Änderung des Transplantationsgesetzes – Verbesserung der Zusammenarbeit und der Strukturen bei der Organspende (GZSO), die Rolle des sogenannten Transplantationsbeauftragten im Krankenhaus gestärkt und die Richtlinie der Bundesärztekammer zur Spendererkennung wurde überarbeitet.

21.3 Betreuung potenzieller Organspender:innen

Abgesehen von einer Lebendspende kommt selbstverständlich niemand mit dem Wunsch einer Organspende ins Krankenhaus und die primäre Intention der Behandlung gilt immer der kurativen Therapie der Grunderkrankung. Aber es gibt auch Situationen oder es entwickeln sich Situationen, in denen eine medizinische Therapie unmöglich ist oder keinen Sinn mehr macht – man spricht dann von der infausten Situation. Patient:innen, bei denen diese Situation eintritt, aufgrund einer Hirnschädigung, die so schwer ist, dass mit einem irreversiblen Hirnfunktionsausfall zu rechnen ist, gelten als potenzielle Organspender. Gemäß der Richtlinie der Bundesärztekammer ist in diesen Fällen der Patientenwille zur Organspende zu prüfen, bevor eine palliative Beendigung der Therapie eingeleitet wird. Neben der Befragung der direkten Angehörigen nach einem schriftlichen oder mündlichen Willen ist seit Einführung des Organspende-Registers auch die Suche nach einer Erklärung des Patienten/der Patientin gesetzlich vorgeschrieben. Gibt es keinerlei Willensbekundung des Patienten/der Patientin, dann dürfen die Angehörigen oder gleichgestellte Personen auch nach Patientenwillen oder nach eigenen Wertvorstellungen entscheiden. In Deutschland gilt weiterhin die Entscheidungslösung, das heißt, nur mit einer erteilten Zustimmung ist eine Organspende zulässig.

Der potenzielle Organspender wird wie alle anderen Patient:innen der Intensivstation betreut und überwacht. Das Pflegepersonal gehört meist zu den ersten betreuenden Personen, die durch die Überwachung der Hirnnerven (insbesondere der Pupillenreaktion und des Hustenreflexes) und aufgrund eines Fehlens der Spontanatmung auf einen möglichen Hirnfunktionsausfall aufmerksam werden können. Veränderungen, insbesondere ausgeprägte kardiozirkulatorische Schwankungen oder eine überschießende Diurese, können, neben einer nicht mehr beherrschbaren Hirndruckerhöhung, weitere Indizien eines eingetretenen Hirnfunktionsausfalls sein. Beweisend hingegen ist nur die Untersuchung durch zwei, in der intensivmedizinischen Behandlung von hirngeschädigten Patient:innen erfahrene Fachärzte, von denen mindestens einer Facharzt für Neurologie oder Neurochirurgie sein muss.

Bereits hier gibt es durch die Richtlinie der Bundesärztekammer zur Feststellung des irreversiblen Hirnfunktionsausfalls strenge Voraussetzungen, die auch die pflegerische Betreuung des Patienten/der Patientin betreffen. So kann die Diagnostik nur gestartet werden, wenn reversible Ursachen für einen Hirnfunktionsausfall sicher ausgeschlossen werden können. Hierzu gehört unter anderem neben einer ausreichenden Kreislaufsituation eine normotherme Körpertemperatur und die Freiheit von relaxierend oder sedierend wirkenden Medikamenten. Und auch für die Durchführung des obligat geforderten Apnoe-Testes im Rahmen der Diagnostik zur Feststellung des irreversiblen Hirnfunktionsausfalls gilt es, die strengen Vorgaben einzuhalten. So kann dieser Test nur bei einem normokapnischen Blutwert (p_aCO_2 35–45 mmHg) in der temperaturkorrigierten Blutgasanalyse gestartet werden.

Nach festgestelltem irreversiblen Hirnfunktionsausfall und Vorliegen einer Zustimmung zur Organspende wird in Zusammenarbeit mit der Koordinierungsstelle für die Organspende in Deutschland, der Deutschen Stiftung Organtransplantation, die Entnahmeoperation vorbereitet und durchgeführt. Notwendig ist die Beurteilung der Funktionen der zu transplantierenden Organe für die Sicherstellung des Empfängerschutzes, sodass keine Risiken auf die zukünftigen Empfänger:innen übertragen werden. Die Vermittlung gemäß Warteliste benötigt für diesen Prozess meist mehrere Stunden – in knapp über 50 % der Fälle zwischen 12 und 24 h. In dieser Zeit gilt es, die Organfunktionen zu erhalten oder sogar zu verbessern, um eine erfolgreiche Organspende realisieren zu können. Denn der potenzielle Organspender und seine Organfunktionen sind durch diverse pathophysiologische Veränderungen durch den eingetretenen Hirnfunktionsausfall gefährdet. Damit kann der Aufwand für den zu betreuenden Organspender steigen.

Insbesondere durch die sich verändernden Situationen der sympathiko-adrenergen Kreislaufregulation kommt es anfänglich zu einer Phase der Überstimulation mit Gefäßengstellung, Hypertonie und reflektorischer Bradykardie, gefolgt von einem schrittweisen Ausfall mit wild wechselnder Kreislaufsituationen bis hin zur anhaltenden Gefäßweitstellung und Katecholamin-pflichtigen Hypotonie. Katecholamin der ersten Wahl ist Noradrenalin, bei erniedrigtem Herzzeitvolumen auch in Kombination mit Dobutamin.

Allein aus diesem Grund sind für die adäquate Führung des Patienten/der Patientin neben einer invasiven Blutdrucküberwachung auch ein mehrlumiger zentraler Venenkatheter erforderlich. Weiter angefeuert wird die Kreislaufsituation durch die Unterbrechung der Hypothalamus-Hypophysen-Achse und den sich daraus häufig entwickelnden Diabetes insipidus centralis mit überschießender Diurese von literweise glasklarem Urin. Durch die fehlende Freisetzung des antidiuretischen Hormons kommt es zu einer fehlenden Konzentrierung des Urins und damit zu einer massiven Hypovolämie. Neben der einsetzenden Tachykardie findet man zusätzlich eine sich entwickelnde Hypernatriämie, die es zu verhindern gilt, da sich sonst Gewebeödeme entwickeln können, die die Transplantatfunktion reduziert. Zur frühzeitigen Erkennung des Diabetes insipidus bedarf es deswegen einer konsequenten Überwachung der Urinstundenportionen mittels geeignetem Dauerkatheter und der frühzeitigen Therapie mittels adäquatem Volumenersatz durch balancierte Kristalloide und Gabe von Desmopressin. Bei bereits eingetretener Hypernatriämie kann zusätzlich mit der Gabe von natriumarmen Flüssigkeiten, insbesondere 5 %-iger Glukoselösung, entgegengewirkt werden.

Gleichzeitig mit dem Ausfall der Hirnfunktionen kommt es auch zum Ausfall der zentralen Körpertemperaturregulation. Unbehandelt führt dies zu einer schleichenden Hypothermie mit den daraus resultierenden Komplikationen, wie eine verminderte kardiale Funktion, Arrhythmieneigung oder Störungen der Mikrozirkulation. Einfaches Zudecken oder die Erwärmung mit Heizdecken oder Warmluftgeräten und die Überwachung der Körpertemperatur sollten unbedingt berücksichtigt werden.

Neben den oben genannten resultierenden Ausfällen verschiedener Regulationsmechanismen findet man mit der Entwicklung des Hirnfunktionsausfalls einen Anstieg von proinflammatorischen Zytokinen. Diese bewirken unter anderem eine erhöhte Gefäßpermeabilität, welche sich nicht nur auf den Kreislauf auswirkt, sondern auch ein sogenanntes neurogenes Lungenödem mit sich verschlechternder Lungenfunktion auslösen kann. Zur Vermeidung dieses Effektes wird die Gabe von

21

Kortison nach festgestelltem irreversiblen Hirnfunktionsausfall und die konsequente Fortführung der Maßnahmen zur lungenprotektiven Beatmung und lungenprotektiven Pflege empfohlen. Auch angesichts der überschaubaren Zeit bis zur Organentnahme darf auf keinen Fall daran gedacht werden, auf diese Maßnahmen zu verzichten, da eine sich verschlechternde Oxygenierung sich auf sämtliche Organe auswirken kann. Oberkörperhochlagerung, regelmäßiger Lagerungswechsel, Rekruitierungsmanöver, Sekretmobilisierung und dessen mikrobiologische Untersuchung sowie Beatmung mit niedrigen Tidal-Volumina und erhöhten PEEP (Positive End-Expiratory Pressure) sind unentbehrliche Instrumente zur Vermeidung der neurogen induzierten Lungenschädigung.

Als jüngste Empfehlung hat die Gabe von niedrig dosiertem Dopamin Einzug in die organprotektiven Intensivmaßnahmen gefunden. Hierbei wird allerdings nicht die Wirkung der Katecholamine, sondern vielmehr die antioxidative Eigenschaft genutzt und dadurch die zu transplantierenden Organe vor Schädigungen durch die kalte Ischämie geschützt. Durch den intrazellulären Wirkmechanismus ist eine lange, niedrig dosierte kontinuierliche Gabe unmittelbar nach Feststellung des irreversiblen Hirnfunktionsausfalls empfohlen.

Einen detaillierten Überblick über gängige Standardregimes findet man auf der Webseite der Deutschen Stiftung Organtransplantation oder auch in klinikeigenen Verfahrensanweisungen zur Organspende.

21.4 Angehörigenbetreuung und -beratung

Die Betreuung der Angehörigen nimmt während des Aufenthaltes eines potenziellen Organspenders einen wichtigen Stellenwert ein. Nicht nur für die Angehörigen, sondern auch für das Pflegepersonal selbst kann die Situation sehr belastend sein, insbesondere dann, wenn es sich um Kinder oder Jugendliche handelt. In der Regel sind die Todesursachen, die zu einer Organspende führen, akut einsetzende Ereignisse ohne vorherige Ankündigung und betreffen jedes Alter. Von einem Moment zum anderen werden die Angehörigen mit der Situation konfrontiert, dass es keine medizinische Therapiemöglichkeit gibt und dass ihr geliebtes Familienmitglied versterben wird. Allein dies ist schon schwer zu verstehen und noch schwerer wird dies, wenn die Angehörigen ans Bett treten. Denn der Patient/die Patientin unterscheidet sich im intensivmedizinischen Setting nicht von den anderen Patient:innen und dies ändert sich auch nicht, wenn der irreversible Hirnfunktionsausfall nachgewiesen und der Tod des Patienten/der

Patientin damit festgestellt wurde. Der Körper bleibt warm und rosig und auch der Brustkorb hebt und senkt sich durch das Beatmungsgerät. Diese Diskrepanz und auch die Übermittlung der sogenannten infausten Prognose gilt es, im ersten Schritt zu verstehen und auch zu akzeptieren.

Während der behandelte Arzt/die behandelnde Ärztin im Allgemeinen nur wenig Zeit für die Angehörigen hat, ist der Pflegedienst das wichtige Brückenglied zwischen Familie, Patient:in und ärztlichen Behandlern. Häufig stellen sich auch die ersten Fragen der Angehörigen erst nach dem Arztgespräch am Patientenbett und die Pflege ist die erste und wichtige Anlaufstelle. Wünschenswert ist es, den individuellen Bedürfnissen gerecht zu werden und Zeit für die Ängste, Sorgen und den Schmerz der Angehörigen aufzubringen. Sollte dies, zum Beispiel aufgrund des Stationsalltags, nicht möglich sein, so sollte man sich nicht davor scheuen, die Hilfe von Seelsorgern oder sogar Psycholog:innen anzufordern. Eine ruhige, abgeschirmte Umgebung, die den emotional angespannten und trauernden Angehörigen eine gewisse Privatsphäre ermöglichen, wie eine einzelne Belegung des Behandlungszimmers, unterstützt den Verarbeitungsprozess und zeigt den Angehörigen, dass sie mit ihrem Schmerz ernst genommen werden.

Erst wenn der initiale Schock über die infauste Prognose verstanden und verarbeitet ist, dann sollte im zweiten Angehörigengespräch der Patientenwille zur Organspende ermittelt werden. Zwar steht im Fokus, was der Patient/die Patientin selbst in dieser Situation gewollt hätte, aber auch die zurückbleibenden Angehörigen müssen diese Entscheidung mittragen können. Deshalb ist es sinnvoll, wenn dieses Gespräch bevorzugt interdisziplinär erfolgt. Häufig existiert kein schriftlicher oder mündlicher Wille, sodass der behandelnde Arzt über die weiteren Behandlungsmöglichkeiten informieren muss und die Angehörigen nach dem mutmaßlichen Willen oder nach eigenen Wertvorstellungen entscheiden können. Die Anwesenheit der betreuenden Pflegefachperson wirkt zum einen als emotionale Stütze für die Angehörigen, dient aber gleichzeitig der eigenen Information über das Gesprochene, um im Nachgang Fragen beantworten zu können. Für tiefergreifende Fragen zur Organspende ist auch die Anwesenheit des klinikeigenen Transplantationsbeauftragten oder Koordinators der Deutschen Stiftung Organtransplantation empfohlen oder sollte spätestens bei Unterstützungsbedarf angefordert werden.

Bei einer Zustimmung für eine Organspende ist es notwendig, den Angehörigen einen Überblick über den Gesamtablauf zu geben, um dann die Wünsche miteinander abzustimmen. So kann die Zeit bis zur Organentnahme für manche

21

Angehörige belastend sein, sodass diese möglichst kurzgehalten werden sollte. Andere wiederum nutzen diese zusätzliche Zeit für eine intensive Verabschiedung oder Anreise weiterer Angehöriger. Einzelne Angehörige verabschieden sich sehr früh, andere möchten so lange wie möglich beim Familienmitglied verweilen. Daher gilt es, die individuellen Bedürfnisse zu identifizieren und ihnen Rechnung zu tragen. Dabei sollte es keine Wünsche geben, die nicht geäußert werden dürfen. So können spezielle Übergangsrituale während der Organentnahme oder auch die Verabschiedung nach erfolgter Operation erfolgen.

Während der Vorbereitung und nach einer erfolgten Organspende übernimmt auch die Deutsche Stiftung Organtransplantation die Angehörigenbetreuung. So wird allen Angehörigen angeboten, einen Informationsbrief zum Erfolg der Organspende zu empfangen oder an einem Treffen für Hinterbliebene für einen gemeinsamen Austausch teilzunehmen. Seit der Novellierung des Transplantationsgesetzes im Jahr 2019 besteht für die Organempfangenden die Möglichkeit, einen anonymen Dankesbrief an die Angehörigen des Organspenders zu verschicken. Einen so angestoßenen Briefkontakt können die Angehörigen über die Deutsche Stiftung Organtransplantation erwidern.

▶ **Fallbeispiel**

Frau Wagner, 50 Jahre, wird gegen 20 Uhr in den Schockraum mit dem Verdacht einer intrazerebralen Blutung eingeliefert. Sie ist analgosediert, intubiert und ohne Katecholamine hypertensiv. Im durchgeführten zerebralen Computertomogramm bestätigt sich der Verdacht einer schweren Subarachnoidalblutung. Aufgrund des Befundes und der bereits seit einer Stunde bestehenden Pupillenstörung sieht der diensthabende Neurochirurg keine sinnvolle Therapieoption und die Patientin wird zur Eruierung des Organspende-Willens auf die neurologische Intensivstation aufgenommen. Die Einsicht des Organspende-Registers ergab keine gefundene Erklärung. Der eintreffende Ehemann Herr Wagner wurde durch die Stationsärztin über die Befunde und über die infauste Prognose informiert. Zur Verarbeitung dieser Situation wird für den Folgetag ein weiteres Angehörigengespräch vereinbart. Frau Wagner wird als potenzielle Organspenderin über die Hotline bei der Deutschen Stiftung Organtransplantation gemeldet. Bei völligem Fehlen von Zeichen einer Stressreaktion wird sukzessive die Analgosedierung reduziert und schlussendlich beendet, bei zunehmend notwendiger Gabe von Noradrenalin wird ein 3-lumiger zentraler Venenkatheter gelegt. Am nächsten Tag erscheint Herr Wagner schon deutlich gefasster zum Angehörigengespräch und berichtet auf Nachfrage, dass es zwar keinen schriftlichen oder mündlichen Willen gibt, aber eine Organspende im mutmaßlichen Sinne seiner Frau gewesen wäre. Die durchgeführte Diagnostik zur Feststellung des irreversiblen Hirnfunktionsausfalls bestätigt den Befund und damit wird der Tod festgestellt. Die nachfolgende Anamnese und notwendige Untersuchungen ergeben keine Hindernisgründe und nach erfolgter Organvermittlung erfolgt die Multiorganentnahme. Die notwendige Zeit ermöglicht die Anreise beider Töchter, die sich bis zum Transport in den OP in Ruhe von ihrer Mutter verabschieden können. Im Anschluss wird Herr Wagner durch den Koordinator der Deutschen Stiftung Organtransplantation telefonisch über den Ausgang der Organspende unterrichtet und im Abstand von zwei Monaten nochmals schriftlich informiert. ◄

In Kürze

- **Allgemeiner Kontext**
  - Tod und Sterben sind zentrale, aber oft tabuisierte Themen auf Intensivstationen.
  - Organspenden erfordern ein individuelles Vorgehen.

- **Aktuelle Situation und Statistiken**
  - Rund 8.400 Patient:innen warten in Deutschland auf eine Organspende; ca. 965 Organspenden erfolgen.
  - Nur ein Bruchteil aller Todesfälle qualifiziert sich als potenzielle Organspender:innen.

- **Medizinische Voraussetzungen**
  - Voraussetzung: irreversibler Ausfall aller Hirnfunktionen (Hirntod).
  - Strenge Diagnostik und Richtlinien (z. B. Apnoe-Test unter normokapnischen Bedingungen) sind einzuhalten.

- **Betreuung potenzieller Organspender:innen**
  - Pflegepersonal überwacht zentrale Parameter (Pupillenreaktion, Spontanatmung).
  - Intensivmedizinische Maßnahmen (Blutdrucküberwachung, Kreislaufmanagement) sichern die Organfunktionen.

- **Koordination der Organentnahme**
  - Nach der Feststellung des irreversiblen Hirnfunktionsausfalls erfolgt die Abstimmung mit der Deutschen Stiftung Organtransplantation.
  - Der Entnahmeprozess dauert in der Regel mehrere Stunden, um optimale Organfunktionen zu gewährleisten.

21

> **Angehörigenbetreuung und -beratung**
> - Umfassende Betreuung, Beratung und interdisziplinäre Gespräche unterstützen Angehörige emotional.
> - Der mutmaßliche Organspendewille des Patienten/der Patientin wird in Gesprächen eruiert.

Literatur

Bundesärztekammer (2020) Richtlinie gemäß §16 Abs. 1 S. 1 Nr. 3 TPG zur ärztlichen Beurteilung nach §9a Abs. 2 Nr. 1 TPG (RL BÄK Spendererkennung) [PDF]. http://www.bundesaerztekammer.de/fileadmin/user_upload/downloads/pdf-Ordner/RL/RiliSpendererkennung_2020–09–01.pdf. Zugegriffen am 15.04.2025

Bundesärztekammer (2022) Richtlinie gemäß §16 Abs. 1 S. 1 Nr. 1 TPG für die Regeln zur Feststellung des Todes nach §3 Abs. 1 S. 1 Nr. 2 TPG und die Verfahrensregeln zur Feststellung des endgültigen, nicht behebbaren Ausfalls der Gesamtfunktion des Großhirns, des Kleinhirns und des Hirnstamms (Fünfte Fortschreibung) [PDF]. http://www.bundesaerztekammer.de/fileadmin/user_upload/downloads/pdf-Ordner/IHA_FuenfteFortschreibung.pdf. Zugegriffen am 15.04.2025

Bundesministerium der Justiz und für Verbraucherschutz (1997) Transplantationsgesetz (TPG) [Gesetz über die Spende, Entnahme und Übertragung von Organen und Geweben]. https://www.gesetze-im-internet.de/tpg/. Zugegriffen am 15.04.2025

Deutsche Stiftung Organtransplantation (o.J.) Home. https://www.dso.de/. Zugegriffen am 15.04.2025

Eurotransplant (o.J.) About Eurotransplant. https://www.eurotransplant.org/. Zugegriffen am 15.04.2025

Ethische und seelsorgliche Aspekte

Beate Herrmann, Ulrich Bickhardt und Verena Mätzke

Inhaltsverzeichnis

© Der/die Autor(en), exklusiv lizenziert an Springer-Verlag GmbH, DE, ein Teil von Springer Nature 2026
D. Beilharz-Gabold et al. (Hrsg.), *Pflegewissen Neurologie und Neurochirurgie*, Fachwissen Pflege,
https://doi.org/10.1007/978-3-662-71739-4_22

22

22.1 Einleitung

Patientinnen und Patienten, die eine schwerwiegende, oft auch lebenslimitierende, Diagnose erhalten, erleben sich mit einer Fülle von Fragen, Unsicherheiten und Ängsten konfrontiert. Das können Fragen sein, die die möglichen Behandlungen betreffen, aber auch die Folgen dieser Behandlung. So auch die Frage, welche Behandlung gewünscht wird oder welche Behandlung von medizinischer Seite noch angeboten werden kann. Hier können Konfliktsituationen entstehen, in denen ein Blick von außen hilfreich ist. Unterstützung in diesen Situationen kann eine ethische Fallbesprechung durch die Ethikberatung bieten.

Wie kann ich mit Unsicherheiten und Ängsten umgehen? Mit wem kann ich darüber sprechen, wenn ich den Eindruck habe, die eigenen Angehörigen und Freunde zu sehr zu belasten? Erkrankungen haben auch eine Auswirkung auf die seelische Verfasstheit. Hier kann die Religiosität oder Spiritualität der Patient:innen eine Ressource für den Umgang mit der Erkrankung sein. Klinikseelsorge, aber auch Pflegende und Ärzt:innen, die ihre Arbeit aus der Grundhaltung von Spiritual Care gestalten, begleiten Patient:innen in diesem Bereich.

22.2 Ethische Fallbesprechungen als Entscheidungshilfe für schwierige therapeutische Entscheidungen

▶ Fallbeispiel

Herr Gantner, ein 52-jähriger alleinlebender Patient, erleidet einen schweren Schlaganfall, der zu einer linksseitigen Lähmung und schweren Sprachstörungen führt. Er wird auf einer neurologischen Intensivstation beatmet. Nach einigen Tagen kann er extubiert werden. Er ist aber weiterhin nicht in der Lage, selbstständig zu essen und zu trinken. Der neurologische Status ist unklar. Zeitweise kann er einfache Anweisungen (Hand drücken) befolgen. Auch scheint es, dass er die Stimmung im Zimmer aufnimmt. Beispielsweise lächelt er, wenn die Pflegenden Scherze machen. Er ist jedoch nicht in der Lage, komplexeren Gesprächen zu folgen oder Fragen zu beantworten. Die Ärzte empfehlen die Anlage einer PEG-Sonde, um Herrn Gantner dauerhaft künstlich zu ernähren. Laut ärztlicher Einschätzung bestehe eine eher geringe Wahrscheinlichkeit, dass er sich mit nur leichten Beeinträchtigungen von dem Schlaganfall erholt. Mit einer höheren Wahrscheinlichkeit sei davon auszugehen, dass die Bewusstseinsstörungen, Lähmungen und Sprachstörungen anhalten und Herr Gantner zeitlebens auf Hilfe angewiesen ist.

Die Offenheit der Prognose stellt für die Behandelnden das entscheidende Argument für die Fortführung der künstlichen Ernährung dar. Die Schwester des Patienten ist der Ansicht, dass ihr Bruder auf keinen Fall als Pflegefall leben wolle, was er in Gesprächen zu einem früheren Zeitpunkt mehrfach geäußert habe, und steht der Anlage einer PEG-Sonde deshalb skeptisch gegenüber. Die Mutter des Patienten pflichtet ihr bei. ◄

22.2.1 Was ist eine ethische Fallbesprechung?

Ethische Fallbesprechungen (im Folgenden EFB) stellen ein wichtiges Instrument der interprofessionellen[1] Entscheidungsfindung im klinischen Kontext dar. Es handelt sich hierbei um Beratungen, in denen ein interdisziplinär und berufsgruppenübergreifend zusammengesetztes Behandlungs- und Beratungsteam über ethisch relevante Fragestellungen in Bezug auf die weitere Behandlung eines Patienten/einer Patientin beraten. Ziel ist es, möglichst im Konsens eine ethisch möglichst gut begründete, lösungsorientierte und praxisbezogene Handlungsempfehlung zu erarbeiten, die sich im Kontext der medizinischen Behandlung und Pflege von Patient:innen stellt (vgl. Steinkamp und Gordijn 2005). Die Bezeichnung *Ethikberatung* verweist bereits darauf, dass ein Konsens allein nicht hinreichend ist, sondern dass das Beratungsergebnis in einem noch näher zu bestimmenden Sinn „ethisch qualifiziert" sein sollte. Denn ein faktischer Konsens verbürgt noch nicht die normative Richtigkeit bzw. moralische Gültigkeit der Entscheidung (Herrmann 2011).

Die oben beschriebene Fallgeschichte ist in verschiedener Hinsicht typisch für Problemkonstellationen, wie sie bei EFB auftreten und beraten werden: Es geht um eine Entscheidung über das weitere medizinisch-therapeutische Vorgehen mit Blick auf eine mögliche Limitierung der Therapie. Der Krankheitsverlauf bei dem noch vergleichsweise jungen Patienten ist relativ dramatisch, unerwartet und die Prognose ist mit hohen Unsicherheiten behaftet. Die Angehörigen lehnen die von den Behandelnden vorgeschlagene Fortführung der künstlichen Ernährung via PEG-Sonde ab. Die Gesamtkonstellation erzeugt ein hohes Stresslevel für das gesamte Behandlungsteam sowie eine schwierige kommunikative Situation mit den Angehörigen.

---

1 Interprofessionalität soll hier im Sinne von Hirschmüller und Schöer verstanden werden, als gelebte Kooperation verschiedener Fachdisziplinen und Berufsgruppen auf Augenhöhe im Sinne des Patienten (Hirschmüller und Schöer 2014, S. 12).

22.2.2 Was ist ein ethisch relevantes Problem bei der Versorgung von Patient:innen?

Allgemein gesprochen zeigen sich ethisch relevante Konflikte immer dann, wenn z. B. bei der weiteren Therapieplanung neben medizinischen Einschätzungen auch wertbezogene Haltungen und Urteile involviert sind und diese miteinander in Konflikt geraten. So stehen in unserem Fallbeispiel unterschiedliche Auffassungen im Raum – zwischen den Behandelnden, die die Anlage der PEG-Sonde als medizinisch indizierte und einzige potenziell lebenserhaltende Maßnahme ansehen, und den Angehörigen. Diese sind der Überzeugung, dass der Patient als Pflegefall nicht weiterleben wolle, und lehnen diese Maßnahme deshalb ab. Neben der Kollision unterschiedlicher Wertüberzeugungen – einerseits die Fürsorgepflicht der Behandelnden, andererseits das Selbstbestimmungsrecht des Patienten, vertreten durch die Angehörigen –, ist zu berücksichtigen, dass bereits auf der Ebene der medizinischen Bewertung notwendige normative Entscheidungen involviert sind, die als solche kenntlich und damit einer Beurteilung zugänglich gemacht werden müssen.

Dies zeigt sich u. a. beim Begriff der medizinischen Indikation, der bestimmt werden kann als eine „fachlich begründete Einschätzung, dass eine ärztliche Maßnahme sinnvoll und hilfreich ist, um ein Behandlungsziel mit einer bestimmten Wahrscheinlichkeit zu erreichen" (Neitzke 2014, S. 8). Inhaltlich bezieht sich der Begriff der medizinischen Indikation also auf medizinisches Fachwissen, prognostische Beurteilungen und die Auswahl von Therapiemöglichkeiten. Darüber hinaus beinhaltet die medizinische Indikationsstellung, implizit oder explizit, Aussagen über die Sinnhaftigkeit von Behandlungsmaßnahmen. Neben der medizinisch-fachlichen Eignung einer Maßnahme geht es immer auch um die Sinnhaftigkeit von Behandlungszielen für die einzelne Person, und an dieser Stelle sind bei der Indikationsstellung auch wertbezogene Aspekte zu berücksichtigen, etwa Fragen nach der Bedeutung von Lebensqualität des Patienten/der Patientin oder der Sinn von Leid oder auch der Status von Leben als solchem.

Ob in unserem Fallbeispiel das Anlegen der PEG-Sonde medizinisch indiziert ist, ist nicht unabhängig von den wertbezogenen Einstellungen des Patienten zu beurteilen. Erschwerend kommt hinzu, dass Herr Gantner sich zur Frage seiner weiteren Behandlung nicht mehr äußern kann. In Ermangelung eines aktuell geäußerten Willens oder einer schriftlichen Vorausverfügung muss also auf das grundsätzlich irrtumsanfällige Rechtfertigungskonstrukt des mutmaßlichen Willens zurückgegriffen werden (vgl. Herrmann 2018). Die Ermittlung des mutmaßlichen Patientenwillens ist grundsätzlich mit vielen Unsicherheiten behaftet, da er immer unter der Bedingung unvollständiger und letztlich zufälliger Informationen erhoben wird.

22.2.3 Methoden ethischer Fallbesprechung

EFB mit dem Anspruch, ein ethisch begründetes Beratungsergebnis zu erzielen, erfordern die ethische Expertise des Moderators bzw. des anwesenden Ethikberaters sowie eine strukturierte Vorgehensweise, die systematisch ethisch relevante Fragestellungen identifiziert und thematisiert sowie zu einem ethisch begründeten Beratungsergebnis führt.[2] Es gibt unterschiedliche Methoden, um eine EFB durchzuführen. Im Folgenden werden exemplarisch drei Typen von ethischen Fallbesprechungen kurz skizziert (ausführlicher hierzu Herrmann 2021).

Der Nimwegener Leitfaden

Hier werden für verschiedene Gesprächsphasen (ethische Fragestellung, Erhebung der Fakten, Bewertung, Beschlussfassung) Leitfragen aufgelistet, die in Bezug auf die konkrete Fallkonstellation besprochen werden sollen (vgl. Steinkamp und Gordijn 2005, S. 221–224).

Methodisch wird getrennt zwischen den Sachfragen und der Bewertung. Auf der Ebene der Sachfragen geht es z. B. um das Eruieren von verschiedenen Handlungsoptionen und den zu erwartenden Folgen und Ergebnisse daraus. Im Anschluss daran sollen diese Handlungsoptionen im Hinblick darauf bewertet werden, welche aus einer ethischen Perspektive am ehesten angemessen und begründbar sind. Normatives Richtmaß für die Bewertung sind drei der vier medizinethischen Prinzipien von Beauchamp und Childress (2013), nämlich die Autonomie des Patienten/der Patientin und die Prinzipien „Wohltun und Nichtschaden", die hier unter dem Stichpunkt der Verantwortlichkeit der Behandelnden zusammengefasst sind.

Reflexionsmodell für Pflegende

Ausgangspunkt dieses Modells ist die Sicht der beteiligten Behandelnden, insbesondere der Pflegenden auf Station, ihre Gefühle und spontanen Reaktionen. In einem ersten Schritt,

---

2 Zu verschiedenen Arten der Moderation von EFB vgl. auch Neitzke (2009). Für das Erlangen ethischer Expertise ist die Fortbildung der Mitglieder eines KEK eine notwendige Voraussetzung (vgl. AEM 2019).

der *Situationsanalyse,* werden zunächst die persönlichen Reaktionen und die Sicht aller beteiligten Personen eruiert. Pflegende nehmen ein ethisch relevantes Problem oftmals als Erste wahr. Aufgrund der großen Nähe zu den Patient:innen ist auch der Leidensdruck oft höher als bei anderen Behandelnden (vgl. Alt-Epping 2021, S. 148). Im Folgenden werden die Handlungen und Motive der beteiligten Personen betrachtet, auch aus der Perspektive der jeweils anderen Person. Verschiedene Handlungsalternativen werden aufgezeigt, was „moralische Fantasie" und die Fähigkeit erfordere, sich von Sachzwängen, institutionellen Gewohnheiten zu lösen und neue Denkwege einzuschlagen (Rabe 2005, S. 140).

Im zweiten Schritt erfolgt die ethische Reflexion, und dies nicht anhand vorgegebener ethischer Prinzipien. Vielmehr legen die Teilnehmenden ihre normative Orientierung offen. Sie sollen selbst ethische Grundsätze formulieren und diese in ihrer Bedeutung für die konkrete Fallsituation erläutern. Eine bereits erfolgte ethische Schulung ist Voraussetzung für das Gelingen eines solchen Beratungsprozesses.

Im dritten Schritt werden die Ergebnisse formuliert. Eine „ethisch begründete Beurteilung" (ebd.) soll sich aus den wichtigsten Erkenntnissen, die in den ersten beiden Arbeitsschritten gewonnen wurden, ergeben. Diese kann sowohl Dissense wie Konsense enthalten und solche Faktoren offenlegen, die zwar problemrelevant, aber auch nicht ethisch relevant im engeren Sinne sind, wie etwa Kommunikationsprobleme, organisatorisch bedingte Mängel oder Schulungsbedarf in bestimmten Bereichen.

Prinzipienorientierte Fallbesprechung

Ein Modell, welches ein methodisch strukturiertes Vorgehen mit einer expliziten normativen Beurteilungsgrundlage verbindet, ist das Modell der prinzipienorientierten Fallbesprechung, (vgl. Marckmann 2015, S. 15–22). Ziel der prinzipienorientierten Fallbesprechung ist die Erarbeitung einer ethisch gut begründeten Handlungsoption. Dies geschieht in zwei Schritten. Im ersten Schritt wird geklärt, welche Handlungsoptionen grundsätzlich bestehen (Analyse), im zweiten Schritt erfolgt eine Bewertung dieser Handlungsoptionen. Die Fragestellung lautet hierbei: „Mit welchen Handlungsoptionen erfüllen wir unsere ethischen Verpflichtungen am besten?" (Marckmann 2015, S. 16). Die normative Grundlage, anhand der die sich ergebenden ethischen Verpflichtungen eruiert werden, sind die bereits erwähnten medizinethischen Prinzipien nach Beauchamp und Childress: „Wohltun, Nichtschaden, Respekt der Autonomie und Gerechtigkeit". Sie sollen das Wohlergehen der Patient:innen bestmöglich fördern, dabei keinen oder zumindest möglichst wenig Schaden zufügen, die Selbstbestimmung des Patienten/der Patientin respektieren und alle gerecht behandeln. Bei der Zusammenschau der ethischen Verpflichtungen („Synthese") müssen divergierende ethische Verpflichtungen gegeneinander abgewogen werden (ausführlicher hierzu vgl. Marckmann 2015, S. 17).

Die Interpretation der Prinzipien in Bezug auf die konkrete Fallkonstellation ebenso wie die Gewichtung der aus ihnen resultierenden Verpflichtungen erfordert die Berücksichtigung der relevanten Kontextbedingungen, in die die betrachtete Praxis eingebettet ist. Dabei geht es eher um Problembewältigung als um Problemlösung (Herrmann 2010). Das meint die kontextsensitive Angemessenheit und Richtigkeit einer Entscheidung und deren Umsetzung in konkrete Handlungsoptionen.

22.2.4 Nutzen interprofessioneller ethischer Fallbesprechungen für Mitarbeitende, Angehörige und Institutionen

EFB tragen zur Qualitätssicherung in der Versorgung von Patient:innen bei (AEM 2023). Dieses Angebot steht sowohl Mitarbeitenden wie auch Patient:innen und ihren Angehörigen zur Verfügung. Seitens der Behandelnden wird der Nutzen von EFB u. a. darin gesehen, dass die systematische und ethisch fundierte Diskussion von schwierigen Fallkonstellationen die Entscheidungssicherheit deutlich erhöht.

Was nützt eine ethische Fallberatung?
- Interdisziplinäre Analyse der Problemlage
- Höhere Entscheidungssicherheit
- Geteilte Verantwortungslast
- Explizite Begründung der Entscheidung
- Ethischer Kompetenzzuwachs im Team
- Beilegung von Konflikten

Häufig starten Gespräche mit verschiedenen Meinungen, moralischen Intuitionen und Perspektiven auf einen Sachverhalt. Die Beteiligten sehen sich mit mehreren Handlungsoptionen konfrontiert, sind von ihren moralischen Intuitionen hin und her gerissen und empfinden oftmals ein moralisches Unbehagen (Baumann-Hölzle et al. 2018, S. 32). Ziel ist es, ausgehend von moralischen Intuitionen zu ethisch belastbaren Argumenten hinsichtlich verschiedener (Be-)Handlungsoptionen zu gelangen. Dabei ist das Erzielen eines Konsenses zwar wünschenswert, ebenso möglich und zielführend ist es jedoch, wenn am Ende einer Beratung mehrere Handlungsoptionen mit ihren jeweiligen Gründen dargelegt werden. Dies kann den Verantwortlichen ebenso wie ein „einhelliges" Beratungsergebnis als qualifizierte Entscheidungsgrundlage dienen.

Auf Stationen, in denen regelmäßig ethische Fallbesprechungen stattfinden, steigen die Zufriedenheit und die Motivation der Mitarbeitenden. Die Beteiligung und das Mitspracherecht bei schwierigen Behandlungsentscheidungen fördern die Motivation, solche Entscheidungen mitzutragen und umzusetzen, auch dann, wenn sich die eigene Position im Ergebnis nicht durchgesetzt hat.

Schwierige Entscheidungssituationen gehen oftmals einher mit langen Aufenthalten der betroffenen Patient:innen auf Station. Dabei kommt es häufig explizit oder unterschwellig zu Konflikten, sei es zwischen Mitgliedern des Behandlungsteams, z. B. über das weitere medizinische und pflegerische Vorgehen, sei es zwischen den Behandelnden und dem Patienten/der Patientin bzw. seinen Angehörigen. Eine ethische Fallbesprechung, bei der die Beteiligten ihre jeweiligen Positionen, ggf auch ihren Unmut über den bisherigen Gang der Dinge, äußern können, ist oftmals ein wichtiger und effektiver Schritt zur Beilegung von Streitigkeiten bzw. vermeidet präventiv größere Konflikte.

Die regelmäßige Durchführung von ethischen Fallbesprechungen hat nicht zuletzt einen Lerneffekt für alle Beteiligten. Zum einen findet eine Sensibilisierung für das Auftreten ethisch relevanter Fragestellungen statt, zum anderen schult das systematische und prinzipienorientierte Bearbeiten die Analyse- und Reflexionskompetenzen aller Beteiligten. Auf Stationen, in denen regelmäßig Ethik-Fallbesprechungen stattfinden, erübrigt sich häufig die Moderation durch einen Ethikberatenden, insofern das Stationsteam auch ohne professionelle ethische Unterstützung zurechtkommt – angesichts sehr begrenzter personeller Ressourcen der Ethikberatung ein durchaus erwünschter Effekt.

Eine systematische und qualifizierte Analyse eines moralischen Konflikts in der Patientenversorgung erfordert die Einbeziehung aller relevanten Sichtweisen. Denn die Expertisen der einzelnen Berufsgruppen sind unverzichtbar, wenn es darum geht, komplexe Patientengeschichten in ihrer Vielschichtigkeit in einem ersten Schritt wahrzunehmen und in einem zweiten Schritt in den medizinisch wie ethisch relevanten Aspekten zu bewerten. Riedel et al. weisen auf die Verantwortung der Pflegenden in diesem Prozess hin und fordern eine Haltung der Verantwortung, „des wechselseitigen Verstehens und einer professionellen normativen Orientierung und der Bereitschaft, sich im interprofessionellen Dialog einzubringen und zu verständigen" (vgl. Baumann-Hölzle et al. 2018, S. 33). EFB tragen mit ihrer interdisziplinären Arbeitsweise der Tatsache Rechnung, dass die moralische Wirklichkeit komplex ist und daher am angemessensten durch eine multiperspektivische und fallibilistische (d. h. eine die grundsätzliche Fehlbarkeit von Entscheidungen anerkennende) Betrachtungsweise erfasst werden kann, wie sie sich in der interdisziplinären Arbeitsweise von Ethikgremien ausdrückt.

> **Angebote der Ethikberatung für Behandelnde, Patient:innen und Angehörige**
> - Beratung von Behandelnden und/oder Angehörigen bei schwierigen Therapieentscheidungen
> - Beratung von Behandelnden bei wiederkehrenden konflikthaften Situationen
> - Beratung beim Umgang mit Patientenverfügungen
> - Beratung von Angehörigen, die als Bevollmächtigter/Betreuer eingesetzt sind
> - Fortbildungen zu medizinethischen Themen
> - Begleitung von Visiten auf Station
> - Teilnahme an Übergaben auf Station

22.3 Spiritual Care und Klinikseelsorge

22.3.1 Dasein. Zuhören. Beistehen.

Die Sorge um die Kranken und Sterbenden gehört zu den Kernaufgaben der Kirchen (vgl. Sekretariat der Deutschen Bischofskonferenz 2018, S. 13), weswegen in vielen Kliniken kirchliche Seelsorgende tätig sind. Christliche Seelsorge begegnet den Menschen im Bewusstsein ihrer unverlierbaren, von Gott geschenkten Würde mit bedingungsloser Zuwendung und Anteilnahme.

Im Zuge der Palliativbewegung wurde die Ebene der Spiritualität als bedeutsame Dimension für das Erleben von Krankheit neu entdeckt. Spiritualität wird nach der Definition der Europäischen Palliativgesellschaft (EAPC) verstanden als „dynamische Dimension menschlichen Lebens, die sich darauf bezieht, wie Personen (individuell und in Gemeinschaft) Sinn, Bedeutung und Transzendenz erfahren, ausdrücken und/oder suchen, und wie sie in Verbindung stehen mit dem Moment, dem eigenen Selbst, mit Anderen/m, mit der Natur, mit dem Signifikanten und/oder dem Heiligen" (Nolan, S.

u.a.: Spiritual care in palliative care). Dieses weite Verständnis von Spiritualität ist nicht an eine bestimmte Religion gebunden. Es umfasst Fragen nach Sinn, nach der eigenen Identität, nach den tragenden Werten und nach dem Transzendenzbezug des eigenen Lebens. Die Hinwendung zu dieser Dimension menschlichen Lebens wird im Gesundheitswesen als „Spiritual Care" bezeichnet.

Spiritual Care als die Sorge um die spirituellen Bedürfnisse und Nöte von Patient:innen ist eine Aufgabe, die sich alle im medizinischen, pflegerischen und therapeutischen Bereich tätigen Personengruppen im Rahmen ihrer Berufsausübung teilen können. Darunter sind Klinikseelsorgende diejenigen, deren Hauptaufgabe im Bereich Spiritual Care liegt, in der absichtslosen Fürsorge für alle Patient:innen in ihrem Krankheitserleben, mit ihren existenziellen Fragen und ihren religiösen Bedürfnissen.

> **▶ Fallbeispiel**
>
> Herr H. wird mit Lähmungserscheinungen im linken Arm und Bein über die Notaufnahme in der neurologischen Klinik eingeliefert. Bei der anschließenden Untersuchung wird ein Glioblastom Grad 4 diagnostiziert. Ein Teil des Tumors kann entfernt werden, aber es bleibt eine fortschreitende Hemiparese auf der linken Seite. Herr H. ist Krankenpfleger bei einer Sozialstation und hat, auch über die eigene Berufserfahrung, einen guten und oft von Humor geprägten Kontakt zur Pflege. Zeit seines Lebens hatte er eine Anbindung an die Kirche, mal näher, mal ferner, wie er es selbst beschreibt. Für einige seiner Patienten, die er über die Sozialstation betreut, ist ihr Glaube ein wichtiger Halt in ihrer Erkrankung. So hatte er öfter mit ihnen am Ende seines Dienstes noch ein „Vaterunser" gebetet, bevor er zum nächsten Patienten gegangen war. Am Ende einer pflegerischen Maßnahme und einem kurzen Gespräch mit dem Pfleger, der ihn betreut, erzählt Herr H. davon und fragt ihn, ob er mit ihm beten würde. Der Pfleger verneint und verweist ihn auf die Klinikseelsorge, die er gerne für ihn verständigt. Herr H. stimmt zu und bedankt sich bei dem Pfleger für diese Unterstützung. ◀

22.3.2 Spiritual Care durch Klinikseelsorge – Klinikseelsorge als spezialisierte Spiritual Care

Während die Vertreter:innen der verschiedenen gesundheitsberuflichen Professionen den Blick auf spirituelle Nöte und Fragen der Patient:innen in ihre professionelle Berufsausübung einbauen, bezieht sich die Profession von Klinikseelsorgenden ganz auf Spiritual Care. Klinikseelsorgende sind derzeit vor allem Personen, die im Auftrag der beiden christlichen Kirchen in Kliniken tätig sind und von den Kirchen bezahlt werden: Priester, Diakon:innen, Gemeinde- und Pastoralreferent:innen und Pfarrer:innen. Zunehmend wird Seelsorge auch durch Vertreter:innen anderer Religions- und Weltanschauungsgemeinschaften in Kliniken angeboten.

Das Angebot von Seelsorge gilt allen Patient:innen, unabhängig von ihrer Religion oder Weltanschauung. Seelsorge ist ein Angebot der Mitmenschlichkeit.

22.3.3 Wie arbeiten Seelsorgende?

Seelsorgende machen keine Vorgaben im Gespräch. Sie sind offen für alle Themen, die Patient:innen ansprechen wollen. Dabei sind sie an die seelsorgliche Schweigepflicht gebunden (vgl. Sekretariat der Deutschen Bischofskonferenz 2018, S. 23). Sie achten auf die Quellen von Kraft und Zuversicht, die Menschen für sich selbst finden, und unterstützen sie in ihren Suchprozessen. Schmerzliches und Unverständliches halten sie mit aus. Bei Patient:innen, die nicht sprechen können, achten sie auf nonverbale Signale. Auch für An- und Zugehörige sowie für Mitarbeitende sind Seelsorgende da und begleiten sie bei Bedarf mit entlastenden Gesprächen. Wenn es von ihrem Gegenüber gewünscht wird, sprechen sie ein Gebet oder einen Segen. Aus ihrer Tradition bieten sie Rituale zur Stärkung oder für den Übergang und den Abschied am Ende des Lebens an.

Die christliche Religion kennt Rituale als Wegstärkung (Abendmahl bzw. Krankenkommunion, Krankensalbung und Krankensegen) sowie Abschiedsrituale am Ende des Lebens, die vor oder nach dem Eintritt des Todes gemeinsam mit Angehörigen gefeiert werden können (Sterbesegen, Abschiedsfeier).

22.3.4 Spiritual Care in der Krankenpflege

Jede schwere Erkrankung hat nicht nur eine körperliche, sondern auch eine psychosoziale und eine spirituelle Dimension (vgl. WHO-Definition „Palliative Care" 2002). Deshalb hat „jeder schwerstkranke und sterbende Mensch (…) ein Recht auf (…) spirituelle Betreuung." Das formuliert die Charta zur Betreuung schwerstkranker und sterbender Menschen in Deutschland (vgl. Charta zur Betreuung Sterbender 2010).

Die Begründerin der Palliativbewegung, Cicely Saunders, hat ein umfassendes Verständnis von „Schmerz" geprägt, wonach Leiden auch durch Hinwendung zur spirituellen Dimension menschlichen Lebens gelindert werden können (vgl. Evangelische Kirche in Deutschland 2020, S. 9). Die spirituelle Dimension von Schmerz und Krankheitserleben im Blick zu haben, kann Menschen am Ende des Lebens dabei unterstützen, das Leben und geliebte Menschen loszulassen, Ungelebtes zu betrauern, mit dem Gefühl von Verfehlung umzugehen, sich selbst und anderen zu vergeben, und Vorstellungen von dem, was nach dem Tod kommt, nachzugehen.

> **Zur Seelsorge in einer Klinik kann gehören**
> - Dasein - nonverbale Zeichen aufnehmen
> - Zuhören - sich für diese einzigartige Person interessieren
> - Beistand leisten - auch An- und Zugehörigen
> - Existenzielle und spirituelle Themen aufgreifen/ansprechen
> - Gemeinsam Kraftquellen suchen und entdecken
> - Dem Unfassbarem Raum und Ausdruck geben - auch durch Rituale und Symbole
> - Abschied ansprechen, ermöglichen und gestalten
> - Zugehörige im Blick haben, begleiten und einbinden
> - Andere Seelsorgende bzw. spirituell Begleitende vermitteln
> - Seelsorge für das Behandlungsteam, Gestaltung von Gedenkfeiern etc.
> - Fortbildungsangebote für unterschiedliche Berufsgruppen
>
> (vgl. Labitzke und Kuhn-Flammensfeld 2017, S. 3)

Zwar ist es innerhalb des Gesundheitswesens der Beitrag der Palliativmedizin, der dazu geführt hat, dass die spirituellen Bedürfnisse von Patient:innen verstärkt als integraler Bestandteil ihrer Versorgung am Ende des Lebens in den Blick genommen werden, jedoch kann die spirituelle Dimension in jeder Krankheitsphase eine Bedeutung haben. Wenn Menschen krank werden, kann es immer so sein, dass bisherige Sicherheiten brüchig werden, die eigene Schutzhülle verletzt ist, Ängste und Zukunftssorgen belastend werden. Plötzlich auf Hilfe angewiesen zu sein, für die Zeit einer Behandlungsphase aus dem strukturierten Alltag und dem Zuhause herausgerissen zu werden, eigene Aufgaben und Verantwortlichkeiten nicht mehr ausfüllen zu können, all das kann das Gefühl von Eingebundensein und Sinnerleben erschüttern und existenzielle

Fragen aufbrechen lassen. Es ist Teil einer ganzheitlichen Pflege, in der Versorgung von Patient:innen auch auf diese spirituelle Dimension zu achten.

> ▶ **Fallbeispiel**
>
> Herr W. ist seit mehreren Jahren immer wieder Patient auf der HNO-Station und hat einen guten Kontakt zu einer der Pflegerinnen. Bei einem ihrer Gespräche kommen sie auch darauf zu sprechen, was ihm immer wieder Hoffnung gibt. Die Pflegerin ist in ihrer Pfarrgemeinde aktiv und so bietet sie ihm an, mit ihm zu beten. ◀

22.3.5　Spiritual Care als interprofessionelle Aufgabe

Im Rahmen der eigenen Profession kann Spiritual Care auch von Pflegepersonal, Ärzt:innen, Psycholog:innen und Sozialarbeiter:innen wahrgenommen werden. Zunehmend gibt es Weiterbildungs- und Qualifizierungsangebote in Spiritual Care für Beschäftigte im Gesundheitswesen. Aber auch schon ohne gesonderte Weiterqualifizierung können Pflegende auf spirituelle Bedürfnisse von Patient:innen eingehen. Dazu gehört die Aufmerksamkeit für Äußerungen von Sinnfragen, Einsamkeit oder Fragen nach dem, was nach dem Tod kommt. Pflegende bieten in solchen Fällen Spiritual Care an, wenn sie diese Äußerungen ernst nehmen und zulassen, wenn sie trösten, zuhören, Interesse an den Gedanken, den Sorgen und den Erzählungen der Patient:innen zeigen. Je nach eigener religiöser Verwurzelung können auch Pflegende mit Einverständnis ein Gebet sprechen oder gute Wünsche in Form eines Segens aussprechen, wie im dritten Fallbeispiel dargestellt. All das stärkt, ermutigt und hilft Patient:innen, sich weniger allein und ausgeliefert in einer mitunter als bedrohlich und unsicher erlebten Situation zu fühlen. Daneben gehört es zur Wahrnehmung von Spiritual Care, bei Bedarf die Kontaktaufnahme zur Klinikseelsorge anzubieten und spirituelle Begleitung zu vermitteln.

Indikationen für (möglichen) Seelsorgebedarf (Uniklinikum Würzburg)

Eine Patientin/ein Patient
- äußert ein Gesprächsbedürfnis
- braucht eine Zuhörerin/einen Zuhörer
- ist aufgewühlt
- hat eine schwere Diagnose bekommen

22

- trauert
- ist unter Druck
- steht an einem Wendepunkt
- (Geburtstag, Hochzeitstag, Todestag, Ruhestand …)
- hat Schuldgefühle
- wirkt introvertiert
- ist sterbend

Angehörige
- erscheinen überfordert mit der Situation
- wünschen Unterstützung beim Abschiednehmen
- wünschen ein Abschiedsritual für ihren sterbenden oder verstorbenen Angehörigen

Wie arbeitet Seelsorge?
- fragt nach Ressourcen
- unterstützt die Selbstheilungskräfte
- achtet die Autonomie von Patient:innen
- stärkt Patient:innen in ihrer Spiritualität
- bietet Gebet/Segen an

In Kürze

Grundlagen
- Interdisziplinäre ethische Fallbesprechungen und spirituelle Betreuung als zentrale Elemente bei schwerwiegenden, oftmals lebenslimitierenden Diagnosen.
- Spannungsfeld zwischen Patient:innenautonomie, Fürsorgeprinzip und Verantwortung der Behandelnden.

Ethische Fallbesprechungen (EFB):
- Dienen der systematischen Reflexion und normativen Begründung schwieriger therapeutischer Entscheidungen.
- Adressieren Konflikte, etwa zwischen medizinisch indizierten Maßnahmen (z. B. PEG-Sonde) und mutmaßlichem Patientenwillen bzw. Angehörigenmeinungen.
- Verschiedene Methoden:
  - Leitfaden-basierte Modelle (z. B. Nimwegener Leitfaden) zur Trennung von Sachfragen und ethischer Bewertung.
  - Reflexionsmodelle, die persönliche Reaktionen und moralische Intuitionen einbeziehen.
  - Prinzipienorientierte Ansätze mit Bezug auf Autonomie, Wohltun, Nichtschaden und Gerechtigkeit.

- Nutzen: Erhöhte Entscheidungssicherheit, geteilte Verantwortung, Konfliktprävention und Förderung ethischer Kompetenz im Team.

Spirituelle Betreuung und Klinikseelsorge (Spiritual Care):
- Berücksichtigt die psychosozialen und spirituellen Dimensionen schwerer Erkrankungen.
- Spiritualität umfasst Fragen zu Sinn, Identität, Werten und Transzendenz – unabhängig von einer spezifischen Religion.
- Klinikseelsorge bietet bedingungslose Anteilnahme, Zuhören, Gebetsangebote, Rituale und Unterstützung beim Abschiednehmen.
- Auch andere Gesundheitsberufe (z. B. Pflege, Medizin, Psychologie, Sozialarbeit) können Spiritual Care leisten, indem sie spirituelle Bedürfnisse erkennen und entsprechende Hilfe initiieren.

Gesamtkonzept:
- Die Integration von Ethikberatung und Spiritual Care unterstützt eine ganzheitliche Patient:innenversorgung und fördert innovative Versorgungsmodelle sowie individuelle Karrierewege im Gesundheitswesen.

Literatur

Alt-Epping B (2021) Was leistet klinische Ethikberatung? Forum 36:145–149. https://doi.org/10.1007/s12312-021-00908-1

Baumann-Hölzle R, Riedel A, Dinges S (2018) Ethische Entscheidungen strukturieren und begründen. In: Riedel A, Linde A-C (Hrsg) Ethische Reflexion in der Pflege. Konzepte, Werte, Phänomene. Springer, S 31–40

Beachamp TL, Childress JF (2013) Principles of biomedical ethics. Oxford University Press,

Charta zur Betreuung Sterbender (2010). https://www.charta-zur-betreuung-sterbender.de/. Zugegriffen am 09.03.2024

Evangelische Kirche in Deutschland (2020) Spiritual Care durch Seelsorge. Zum Beitrag der evangelischen Kirche im Gesundheitswesen. https://www.ekd.de/ekd_de/ds_doc/spiritual_care_2020.pdf. Zugegriffen am 19.03.2024

Herrmann B (2010) What does the ethical expertise of a moral philosopher involve in clinical ethics consultancy? In: Schildmann J, Gordon J-S, Vollmann J (Hrsg) Clinical ethics consultation, theories and methods, implementation, evaluation. Ashgate, Farnham, S 107–117

Herrmann B (2011) Vom Rat zur Tat: Konzept und Praxis der Klinischen Ethikberatung. Ärzteblatt Baden-Württemberg 1:23–27

Herrmann B (2018) Advance directives in oncological therapy. In: Bob-bert M, Herrmann B (Hrsg) New issues in ethics and oncology. Alber, S 133–142

Herrmann B (2021) Ethische Fallbesprechungen in der interprofessionellen Entscheidungsfindung. In: Riedel A, Lehmeyer S (Hrsg) Ethik im

Gesundheitswesen. Springer-Referenz Pflege – Therapie – Gesundheit. https://doi.org/10.1007/978-3-662-58685-3_67

Hirschmüller S, Schröer M (2014) Interprofessionelle Teamarbeit als Ausgangspunkt für Palliativmedizin. In: M. Schell, C. Schulz (Hrsg) Basiswissen Palliativmedizin, 2. erw. Aufl. Springer, S 11–22

Labitzke K, Kuhn-Flammensfeld N (2017) Spiritual Care und Seelsorge in der Hospiz- und Palliativversorgung. Konzept der Sektion Seelsorge der Deutschen Gesellschaft für Palliativmedizin. https://www. dgpalliativmedizin.de/images/stories/pdf/fachkompetenz/Spiritual_ Care_Seelsorge_DGP_Endfassung_170915.pdf. Zugegriffen am 19.03.2024

Marckmann G (2015) Im Einzelfall ethisch gut begründet entscheiden: Das Modell der prinzipienorientierten Falldiskussion. In: Marckmann G (Hrsg) Praxisbuch Ethik der Medizin. Medizinisch Wissenschaftliche Verlagsgesellschaft, S 15–22

Neitzke G (2009) Formen und Strukturen Klinischer Ethikberatung. In: Vollmann J, Schildmann J, Simon A (Hrsg) Klinische Ethik. Aktuelle Entwicklungen in Theorie und Praxis. Campus, S 37–56

Neitzke G (2014) Indikation: fachliche und ethische Basis ärztlichen Handelns. Med Klin Intensivmed Notfmed 109:8–12

Nolan S, Saltmarsh P, Leget C (2011) Spiritual Care in palliative care: working towards an EAPC Task Force. Eur J Palliat Care 18(2):86–89; Übersetzung: Kammerer T, Roser T, Frick E (2013) Spiritualität und Religion. In: Michalsen A, Hartog CS (Hrsg) End-of-Life Care in der Intensivmedizin (S. 139–145). Zit. in: 250217_formatiert_Positionspapier_Sektion_Seelsorge_Spiritual_Care.pdf,

Rabe M (2005) Strukturierte Falldiskussion anhand eines Reflexionsmodells. In: der AG „Pflege und Ethik" der Akademie für Ethik in der Medizin e. V. (Hrsg) Für alle Fälle… Arbeit mit Fallgeschichten in der Pflegeethik, S 131–144

Sekretariat der Deutschen Bischofskonferenz (2018) „Ich war krank und ihr habt mich besucht" (Mt 25,36) – Ein Impulspapier zur Sorge der Kirche um die Kranken. Butzon & Bercker,

Steinkamp N, Gordijn B (2005) Ethik in der Klinik und Pflegeeinrichtung: Ein Arbeitsbuch. Luchterhand,

Vorstand der Akademie für Ethik in der Medizin e. V (2019) Curriculum Ethikberatung im Gesundheitswesen. https://www.aem-onli-ne.de/fileadmin/ user_upload/Curriculum_Ethikberatung_im__Gesundheitswesen_2019-06-24.pdf. Zugegriffen am 29.07.2021

Vorstand der Akademie für Ethik in der Medizin e. V (2023) Standards für Ethikberatung im Gesundheitswesen. Ethik Med 35:313–324. https:// doi.org/10.1007/s00481-023-00762-w

WHO Definition of Palliative Care (2002). https://www.dgpalliativmedizin.de/ images/stories/WHO_Definition_2002_Palliative_Care_englisch-deutsch.pdf. Zugegriffen am 19.03.2024

Versorgungsstrukturen in der Neurologie und Neurochirurgie

Jessica Golenia

Inhaltsverzeichnis

23.1   Einleitung

Die neurologische und neurochirurgische Versorgung sieht sich angesichts demografischer Entwicklungen, sich wandelnder Krankheitsbilder und der zunehmenden Komplexität der Behandlung vor großen Herausforderungen. Gleichzeitig eröffnen innovative Versorgungsmodelle neue Perspektiven, um Versorgungslücken zu schließen und die Betreuung chronisch erkrankter Patient:innen nachhaltig zu verbessern. In diesem Kapitel werden vielfältige Versorgungsstrukturen vorgestellt, die weit über die traditionelle stationäre Versorgung hinausgehen. Dabei stehen unter anderem spezialisierte Akut- und Reha-Einheiten wie Stroke Units, integrierte teleneurologische Netzwerke, koordinierte Lotsendienste, etablierte Pflegekonzepte wie Parkinson- und MS-Programme sowie spezialisierte Zentren in der Neuroonkologie und Kinderneurologie im Mittelpunkt.

Ziel dieses Kapitels ist es, die unterschiedlichen Versorgungsmodelle in ihrer Gesamtheit zu beleuchten und als Inspirationsquelle für Kliniken, Projekt-Entwicklerinnen und auch für den eigenen Karriereweg zu nutzen. Es zeigt, wie interdisziplinäre Zusammenarbeit, sektorübergreifende Konzepte und innovative Ansätze nicht nur die Versorgungsqualität verbessern, sondern auch neue berufliche Perspektiven eröffnen können. Die vorgestellten Modelle bieten Ansätze, die im eigenen klinischen Umfeld implementiert oder als Basis für weiterführende Projekte genutzt werden können.

Diese Darstellung soll den Leser:innen einen umfassenden Überblick über moderne Versorgungsstrukturen geben und zum eigenständigen Weiterdenken und Entwickeln von Lösungsansätzen anregen.

23.2   Lotsen- und Koordinationsdienste in der neurologischen Versorgung

Komplexe Krankheitsverläufe erfordern häufig eine persönliche Koordination durch geschulte Fachkräfte, sogenannte Patientenlotsen oder Case-Manager. Diese Lotsen begleiten Patient:innen sektorenübergreifend und stehen als feste Ansprechpartner zur Verfügung. Sie koordinieren Termine, Therapien und unterstützen bei sozialrechtlichen Fragen. Beispielsweise arbeiten in neuroonkologischen Tumorzentren spezialisierte Patientenlotsen, die PatientInnen mit u. a. Hirntumoren vom Erstkontakt über die Behandlung bis zur Nachsorge lotsen. Am Universitätsklinikum Regensburg wurden etwa Patientenlotsen etabliert, die für definierte Tumorentitäten, darunter auch Hirntumoren, zuständig sind und den gesamten Behandlungsprozess koordinieren. Sie vermitteln den Kontakt zu Selbsthilfegruppen, Psychoonkolog:innen und Palliativdiensten und entlasten so Ärzt:innen und Angehörige.

Auch im ambulanten Bereich gibt es Lotsenmodelle. In einigen Kommunen werden ehrenamtliche Demenzlotsen eingesetzt, die Menschen mit beginnender Demenz und deren Familien frühzeitig Orientierung bieten (Universitätsklinikum Regensburg (UKR) 2022).

▶ **Fallbeispiel**

Frau Versorgemann, 82 Jahre alt mit beginnender Alzheimer-Demenz, erhielt von der Demenzlotsin ihrer Stadt Informationsmaterial zu lokalen Gedächtnissprechstunden und eine persönliche Begleitung bei der Beantragung eines Pflegegrades. ◀

Die Demenzlotsen arbeiten häufig im Rahmen der „Lokalen Allianzen für Menschen mit Demenz" oder kommunalen Demenznetzwerke, indem sie zwischen Betroffenen, Hausärzt:innen, Gedächtnisambulanzen und Pflegestützpunkten vermitteln. Erste Erfahrungen zeigen, dass ein kontinuierlicher Ansprechpartner Ängste abbaut und den Zugang zu Hilfsangeboten erleichtert. Im Bereich der Multiplen Sklerose übernehmen teils zertifizierte MS-Nurses eine koordinierende Rolle. Sie fungieren als Bindeglied zwischen Patient:in, Neurolog:in und z. B. Physiotherapie, sie organisieren Schulungen und unterstützen die Therapieadhärenz (AMEOS Klinikum Oldenburg 2024). Insgesamt tragen Lotsen- und Koordinationsdienste dazu bei, die sektorale Fragmentierung zu überwinden und Patient:innen sicher durch das Versorgungssystem zu führen, ein Ansatz, der insbesondere bei chronischen neurologischen Erkrankungen eine bessere Versorgungsqualität ermöglicht (AMEOS Klinikum Oldenburg 2024.

23.3 Regionale Versorgungsnetzwerke und integrierte Versorgungsmodelle

Versorgungsnetzwerke verbinden verschiedene Leistungserbringer (Hausärzt:innen, Fachärzt:innen, Therapeut:innen, Pflegedienste, Kliniken) in einer Region mit dem Ziel, die Betreuung chronisch kranker neurologischer Patient:innen über Sektorengrenzen hinweg aus einer Hand zu gestalten. Ein prominentes Beispiel sind regionale Parkinson-Netzwerke. International vorbildhaft ist das niederländische ParkinsonNet, ein seit 2004 etabliertes Netzwerk aus Neurolog:innen, Parkinson-Therapeut:innen und Pflegekräften, das die Versorgungsqualität von Patient:innen mit Parkinson nachweislich verbessert.

23

Inspiriert davon wurden in Deutschland zuletzt mehrere Modellprojekte gestartet: etwa das „Kölner Parkinsonnetzwerk", in dem eine Parkinson-Nurse Hausbesuche durchführt, oder das Netzwerk „Parkinsonnetz Münsterland", ein Zusammenschluss regionaler Fachleute zum regelmäßigen Austausch, der die Expertise bündelt. Ebenso wurden das „Netzwerk Ost-Sachsen" (PANOS) und die „Allianz Marburg" (PANAMA) mit Fokus auf digitaler Vernetzung und Tele-Visiten ins Leben gerufen. Allen diesen Ansätzen ist gemein, dass sie feste Kommunikationsstrukturen zwischen den Beteiligten etablieren und so eine integrierte Langzeitbetreuung ermöglichen. Erste randomisierte Studien in Deutschland belegen, dass ein patient:innenzentriertes, vernetztes Versorgungsprogramm für Parkinson die Lebensqualität signifikant steigern kann (Eggers et al. 2018). Damit einher geht oft eine Reduktion von Komplikationen und Klinikaufenthalten.

Auch für andere Erkrankungen entstehen Netzwerke: **MS-Netzwerke** koordinieren ambulante Neurolog:innen, Reha-Kliniken und Selbsthilfegruppen, oft unterstützt durch die Deutsche Multiple Sklerose Gesellschaft (DMSG). **Demenznetzwerke** auf kommunaler Ebene bündeln Gedächtnisambulanzen, geriatrische Fachdienste, Pflegeberatung und Ehrenamtliche, um Betroffenen ein „demenzfreundliches" Umfeld zu schaffen. Solche Netzwerke erleichtern den Austausch von Befunden (z. B. Diagnostik aus Memory Clinics) mit Hausärzt:innen und Pflegediensten und fördern Schulungen für Angehörige.

Ein spezielles Versorgungsnetz ist für **seltene neurologische Erkrankungen** von Bedeutung. Aufgrund geringer Fallzahlen bündeln sich Experten in überregionalen Netzwerken. In Deutschland wurde 2019 das „Deutsche Referenznetzwerk für Seltene Neurologische Erkrankungen" (DRN-RND) gegründet. Hier kooperieren 14 universitäre Zentren, um Expertise z. B. für Huntington, spastische Ataxien oder Leukodystrophien verfügbar zu machen. Patient:innen mit einer seltenen Diagnose oder unklarer neurologischer Symptomatik können in solchen Netzwerken an ein spezialisiertes Zentrum vermittelt werden. Diese Vernetzung spiegelt sich auch auf EU-Ebene in den **European Reference Networks (ERN)** wider, etwa dem ERN-RND für seltene neurologische Erkrankungen. Dadurch entstehen grenzüberschreitende Behandlungsverbünde, die den Zugang zu Expertenwissen erleichtern. Netzwerke und integrierte Versorgungsmodelle verfolgen damit das Ziel, Kontinuität in der Betreuung zu schaffen: Informationen, Therapiepläne und Zuständigkeiten sollen so verknüpft sein, dass der Patient/die Patientin nahtlos versorgt wird. Ein Beispiel bietet die Epilepsieversorgung: Durch das hessische Telemedizinnetzwerk konnten periphere Kliniken konsiliarisch mit dem Epilepsiezentrum Frankfurt verbunden werden, was zu einer rascheren Diagnosesicherung und verbesserten Anfallskontrolle führte (Strzelczyk und Rosenow 2017).

23.4 Telemedizinische Angebote in der Neurologie

Die Telemedizin ergänzt klassische Versorgungsnetzwerke, indem sie Distanzen überbrückt und spezialisierte Fachexpertise „virtuell" verfügbar macht. Gerade in der Epileptologie, wo die Wege zum nächsten Epilepsiezentrum oft weit sind, wurden in den letzten Jahren Arzt-zu-Arzt-Telekonsile etabliert (Mues et al. 2021). So ermöglicht das Modellprojekt „Tele-Epileptologie Ruhr" (TE Ruhr) eine fallbezogene Onlineberatung zwischen einem peripheren Krankenhaus oder niedergelassenen Neurolog:innen und dem Epilepsiezentrum Bochum/Essen. Erste Evaluationen berichteten über hohe Zufriedenheit bei Ärzt:innen und Patient:innen sowie eine Beschleunigung der richtigen Diagnosestellung. Auch in Hessen wurde, initiiert durch das Epilepsiezentrum Frankfurt, ein telemedizinisches Epilepsienetzwerk aufgebaut, um flächendeckend neurologisches Expertenwissen verfügbar zu machen. Hier teilen Epileptolog:innen ihr Know-how via Videokonferenz mit regionalen Kliniken, was unter anderem verlängerte Klinikaufenthalte und Frühberentungen verringern soll. Ein weiteres Beispiel für innovative Telemedizin stellt das FAST Netzwerk in Heidelberg dar, das telemedizinisch unterstützte Schlaganfallversorgung anbietet und so zur schnellen Identifikation und Weiterleitung von Patient:innen in spezialisierte Behandlungseinheiten beiträgt.

Telemedizin kommt ferner in der Betreuung von Patient:innen mit Parkinson zum Einsatz. Viele Betroffene sind in ihrer Mobilität eingeschränkt, sodass Video-Visiten mit dem Facharzt/der Fachärztin oder das Telemonitoring von Motorik mittels Sensorsystemen sinnvolle Ergänzungen darstellen. Im Zuge des Digitale-Versorgung-Gesetzes (DVG) 2020 wurden in Deutschland digitale Gesundheitsanwendungen (Apps) für Parkinson zugelassen. Diese ermöglichen z. B. ein häusliches Training oder ein Symptomtagebuch per Smartphone, welches von Parkinson-Spezialist:innen aus der Ferne ausgewertet wird. Erste Projekte integrieren Telekonsile in Parkinson-Netzwerke, etwa das genannte Netzwerk PANOS in Ostsachsen, das gezielt Telemedizin und Case Management kombiniert. Ziel ist hier eine engmaschige Betreuung auch im ländlichen Raum.

23

Für Multiple Sklerose existieren ebenfalls telemedizinische Ansätze, wie digital gestützte Verlaufsvisiten oder Online-Schulungsprogramme für Patient:innen (z. B. zum Fatigue-Management). Nicht zuletzt hat die COVID-19-Pandemie den Ausbau von Videosprechstunden bei chronischen neurologischen Erkrankungen beschleunigt. Damit Telemedizin ihren Nutzen entfalten kann, sind jedoch entsprechende technische Infrastrukturen und Abrechnungsmodelle nötig (Mues et al. 2021). Insgesamt zeigt sich, dass telemedizinische Arzt-zu-Arzt-Anwendungen besonders dort wirksam sind, wo spezialisierte Expertise rar ist und vor Ort fehlende Kapazitäten ausgeglichen werden müssen, zum Beispiel bei Epilepsie, komplexen seltenen Erkrankungen oder auch zur Mitbeurteilung neuroradiologischer Befunde durch Expertenzentren. Auf Patient:innenseite können Televisiten zudem Wege ersparen und die Versorgung gerade immobiler oder entfernt wohnender Patient:innen verbessern. Langfristig wird eine telemedizinische Vernetzung aller Versorgungsebenen angestrebt, um wohnortnah eine qualitativ hochwertige neurologische Betreuung sicherzustellen.

Zusätzlich zu den hier dargestellten telemedizinischen Versorgungsmodellen im neurologischen Bereich existieren auch spezifische telemedizinische Angebote für die Pflege. Telenursing-Konzepte ermöglichen es, pflegebedürftige Patient:innen beispielsweise nach einem Schlaganfall in ihrem häuslichen Umfeld intensiv zu betreuen. Dabei kommen videobasierte Beratungsgespräche, Telekonsile sowie der Einsatz digitaler Anwendungen zum Einsatz, die auf den neuen Pflegebedürftigkeitsbegriff abgestimmt sind. Solche Maßnahmen beinhalten eine strukturierte Beratung und kontinuierliche Begleitung über Videosprechstunden, welche eine enge Betreuung und direkte Kommunikation zwischen Pflegefachpersonen und den zu betreuenden Personen ermöglichen. Der Einsatz von Telepräsenzrobotern und mobilen Geräten erlaubt es, individuelle Pflegeprozesse zu überwachen und gezielt Unterstützung anzubieten. Darüber hinaus unterstützen digitale Interventionen mittels speziell entwickelter Apps Pflegende im Rahmen von Psychoedukation, Empowerment und kognitivem Training. Diese Anwendungen erleichtern es, die Ressourcen und die Selbstständigkeit der Betroffenen zu fördern, individuelle Pflegeprozesse zu planen und kontinuierlich anzupassen. Erste Evaluationen aus Projekten wie „DeinHaus 4.0 Oberpfalz" deuten darauf hin, dass solche Telenursing-Angebote nicht nur den direkten Pflegeprozess verbessern, sondern auch zu einer Entlastung der Pflegefachpersonen beitragen und die Lebensqualität der Patient:innen nachhaltig steigern können (Ettl et al. 2022, Herzog et al. 2023).

23.5 Spezialisierte Zentren und stationäre Spezialeinrichtungen

In der Neurologie und Neurochirurgie haben sich zahlreiche spezialisierte Zentren gebildet, die auf bestimmte Krankheitsbilder fokussiert sind. Diese Zentren bündeln Expertise und Ausstattung und dienen häufig als tertiäre Anlaufstellen für schwere oder komplexe Fälle.

Epilepsiezentren sind hierfür ein typisches Beispiel. In Deutschland gibt es an Universitätskliniken und spezialisierten Fachkliniken (etwa Bethel/Bielefeld oder Kehl-Kork) Epilepsiezentren, die von der Deutschen Gesellschaft für Epileptologie (DGfE) zertifiziert werden. Sie verfügen über Spezialambulanzen und Monitoringeinheiten, in denen mittels Video-EEG-Langzeitaufnahmen unklare Anfälle abgeklärt werden können. Interdisziplinäre Teams (Neurolog:innen, Neuropsycholog:innen, Neurochirurg:innen, EEG-Techniker:innen, Sozialarbeiter.innen) entscheiden in Fallkonferenzen über optimale Therapien. Bei therapieresistenter Epilepsie kann so die Indikation für epilepsiechirurgische Eingriffe gestellt werden, ein Angebot, das außerhalb solcher Zentren kaum möglich ist. Allerdings sind die Kapazitäten begrenzt, sodass telemedizinische Konsile mit Epilepsiezentren (siehe oben) helfen, die **flächendeckende Versorgung** zu verbessern (Mues et al. 2021).

Ein weiteres spezialisiertes Setting sind **Memory Clinics** (Gedächtnisambulanzen) für Demenzdiagnostik. Bundesweit existieren über 200 Gedächtnisambulanzen, teils als Teil von psychiatrischen oder neurologischen Kliniken, teils an Universitätsgedächtniszentren oder in medizinischen Versorgungszentren. Ihre Aufgabe ist die frühzeitige (Differenzial-)Diagnose von kognitiven Störungen nach dem neuesten Stand der Wissenschaft (Hausner et al. 2021). Memory Clinics verfügen über speziell geschultes Personal (Gerontoneurolog:innen, Gerontopsychiater:innen, Neuropsycholog:innen) und Zugang zu modernsten diagnostischen Verfahren, etwa Liquor-Biomarker oder nuklearmedizinische Bildgebung, um zwischen Alzheimer, vaskulärer Demenz, frontotemporaler Demenz etc. differenzieren zu können. Sie bieten auch Beratungen zu Therapie, Fahreignung, Vorsorgevollmacht und Angehörigenentlastung an. Obwohl Memory Clinics nachweislich die Versorgungsqualität heben, ist ihre Finanzierung oft nicht kostendeckend, da die umfassende Betreuung über die reine ärztliche Leistung hinausgeht (Hausner et al. 2021). Hier plädieren Experten für eine Stärkung dieser regionalen Expertenzentren, da sie evidenzbasiertes Wissen in die Fläche tragen und Innovationen (z. B. neue Biomarker-Tests oder Alzheimer-Medikamente) frühzeitig in die Versorgung integrieren.

Multiple-Sklerose-Zentren stellen eine weitere Versorgungsstruktur dar. Viele neurologische Kliniken haben MS-Spezialambulanzen, oft mit dem Status eines zertifizierten MS-Schwerpunktzentrums. Dort werden moderne Immuntherapien wie monoklonale Antikörper verabreicht und Verlaufsuntersuchungen (Magnetresonanztomografie) koordiniert. Häufig sind MS-Zentren in Forschungsnetzwerke eingebunden und nehmen an Registerstudien teil, was den Zugang zu neuen Therapien ermöglicht. Durch die enge Anbindung von **MS-Nurses** können diese Zentren auch eine intensive Schulung und Beratung bieten, z. B. zu Familienthemen oder Kinderwunsch bei MS.

In der **Neuroonkologie** hat sich die Versorgung in den letzten Jahren verstärkt an den Onkologischen Zentren orientiert. Patient:innen mit Hirntumoren werden idealerweise in **Neuroonkologischen Zentren** behandelt, die meist Teil eines übergreifenden onkologischen Tumorzentrums (Comprehensive Cancer Center) sind. Dort findet eine enge Verzahnung von Neurochirurgie, Neurologie, Onkologie, Strahlentherapie und Palliativmedizin statt. Jeder Fall, sei es malignes Gliom, Meningeom oder ZNS-Lymphom, wird im interdisziplinären Tumorboard besprochen, um eine leitliniengerechte Therapieplanung sicherzustellen. Neben der Akuttherapie (Operation, Bestrahlung, Chemotherapie) legen neuroonkologische Zentren großen Wert auf supportive Maßnahmen: Psychoonkologische Betreuung und frühzeitige Palliativmitbetreuung gehören zum Standard, um Lebensqualität und Symptomkontrolle zu optimieren. Der hohe Bedarf an Palliativmedizin in der Neuroonkologie ist durch die oft begrenzte Prognose etwa beim Glioblastom gegeben, hier wird Palliativversorgung bereits ab Diagnosestellung empfohlen (Oberndorfer 2021). Spezialisten für Neuro-Palliativmedizin kümmern sich um für Hirntumorpatient:innen typische Probleme wie Epilepsie, Hirndruck, kognitive und Persönlichkeitsveränderungen und binden bei Bedarf Hospizdienste ein. Gleichzeitig gewährleisten solche Zentren die Nachsorge in Form von regelmäßigen Verlaufskontrollen und rehabilitativen Angeboten (Neurorehabilitation, Ergotherapie, Logopädie) in Kooperation mit Reha-Kliniken.

Auch **seltene neurologische Erkrankungen** werden zunehmend in spezialisierten Zentren betreut. Seit dem Nationalen Aktionsplan für seltene Erkrankungen 2013 wurden an vielen Unikliniken Zentren für Seltene Erkrankungen (ZSE) eingerichtet (NAMSE 2013). Diese fungieren als Referenzzentren für verschiedenste seltene Krankheiten und koordinieren ein Netzwerk von Typ-B-Fachzentren für bestimmte Krankheitsgruppen (z. B. neuromuskuläre Erkrankungen, seltene Demenzen). Ein ZSE in der Neurologie vereint z. B. Spezialambulanzen für ALS, Muskeldystrophien, Ataxien u. a. unter einem Dach und stellt interdisziplinäre Teams bereit, mit Neurolog:innen, Humangenetiker:innen, spezialisierten Therapeut:innen und Sozialarbeiter:innen. Diese Zentren sind oftmals zugleich Forschungszentren und tragen durch die Teilnahme an Registern und Studien zur Wissensvermehrung bei. Aktuell existieren über 30 übergreifende ZSE in Deutschland. Herausforderungen liegen noch in der Finanzierung, da die umfangreiche diagnostische Arbeit (insbesondere bei „Diagnoseodysseen" ohne klare Diagnose) zeitaufwendig ist und oft nicht adäquat vergütet wird. Dennoch haben ZSE-Modellcharakter: Sie bieten Patient:innen mit seltenen Erkrankungen eine strukturierte Anlaufstelle und bündeln die verstreute Expertise, sodass die oft lange Zeit bis zur Diagnose verkürzt und die Betreuung durch ein festes Zentrum verbessert wird (Hebestreit et al. 2021).

Sozialpädiatrische Zentren (SPZ) sind spezialisierte Einrichtungen an der Schnittstelle von Neurologie und Pädiatrie. Diese vom Gesetzgeber (§ 119 SGB V) verankerten, ambulanten Zentren richten sich an Kinder und Jugendliche mit Entwicklungsstörungen oder chronischen neurologischen Erkrankungen. Ein SPZ wird ärztlich (durch Kinderneurolog:innen) geleitet und vereint ein multiprofessionelles Team aus Kinderkrankenpflege, Psychologie, Physiotherapie, Logopädie, Ergotherapie, Sozialarbeit und Heilpädagogik unter einem Dach. Typischerweise betreut ein SPZ Kinder über längere Zeiträume, koordiniert individuelle Förderpläne und bindet das familiäre Umfeld eng mit ein. So kann z. B. ein frühkindlich an Epilepsie erkranktes Kind über Jahre im SPZ begleitet werden, von der Diagnosestellung, Hilfsmittelversorgung, Förderung in der Frühförderstelle und Schule bis zur Anpassung der Therapien in Pubertät und Adoleszenz. SPZ arbeiten komplementär zu niedergelassenen Kinderärzten: Während letztere die Grundversorgung sichern, übernimmt das SPZ komplexere diagnostische Abklärungen (z. B. genetische Tests bei Muskelerkrankungen) und veranlasst spezialisierte Therapien. Bundesweit sind etwa 144 SPZ zugelassen; einige bieten neben Ambulanzterminen auch teilstationäre diagnostische Aufenthalte an (DGSPJ 2019). SPZ stellen damit einen wichtigen Pfeiler der wohnortnahen Versorgung von Kindern mit Behinderung oder chronischer Krankheit dar.

23.6 Spezialisierte Pflegefachpersonen und multidisziplinäre Teams

Neben ärztlichen und institutionellen Strukturen kommt spezialisierten Pflegefachpersonen in der Neurologie eine zentrale Rolle zu Advanced-Practice-Nurses mit Zusatzausbildung, oft einfach nach dem Krankheitsbild benannt, z. B. Parkinson-Nurse, MS-Nurse, sind unverzichtbare Teammitglieder in der Versorgung chronisch neurologisch erkrankter Menschen. Sie verfügen über vertieftes Wissen, beraten Patient:innen und Angehörige, koordinieren Therapien und tragen wesentlich zur Verlaufsbetreuung bei.

Die **Parkinson-Nurse** ist ein etabliertes Beispiel: Seit 2006 existiert in Deutschland eine Weiterbildung zur Parkinson-Nurse, initiiert u. a. von der Deutschen Parkinson Vereinigung und spezialisierten Parkinson-Fachkliniken (Paracelsus-Elena Klinik Kassel 2021). Parkinson-Nurses betreuen Patient:innen mit Morbus Parkinson über den gesamten Krankheitsverlauf hinweg und übernehmen vielfältige Aufgaben. Sie schulen z. B. den Umgang mit Apomorphin-Pens oder Duodopa-Pumpen, begleiten tiefe Hirnstimulationstherapien, betreuen Studien und beraten in sozialmedizinischen Fragen. In der Paracelsus-Elena-Klinik Kassel, einer auf Parkinson spezialisierten Fachklinik, sind Parkinson-Nurses auch Motor der nichtmedikamentösen Therapien: Sie motivieren Patient:innen zu Physiotherapie und Bewegung, leiten Tanz- und Übungsgruppen an und achten auf die Psychohygiene.

> ▶ **Fallbeispiel**
>
> Frau Versorginski, 74 Jahre alt mit fortgeschrittenem Parkinsonsyndrom, berichtet, dass die Parkinson-Nurse ihrer Klinik ihr gezeigt habe, wie sie durch gezielte tägliche Übungen ihre Gehfähigkeit stabil halten kann, ein Rat, der ihr neues Selbstvertrauen gab. Die Weiterbildung solcher Pflegeexpert:innen trägt dem steigenden Bedarf Rechnung: Angesichts von rund 400.000 Patient:innen mit Parkinson in Deutschland sind Parkinson-Nurses zunehmend gefragt. ◀

Analog dazu sind **MS-Nurses** fest in die Versorgung von Menschen mit Multipler Sklerose integriert. In zertifizierten MS-Zentren gehören MS-Fachpflegekräfte zum Qualitätsstandard. Ihre Kernaufgaben liegen in der edukativen und koordinativen Unterstützung: MS-Nurses schulen Patient:innen in der Anwendung von verlaufsmodifizierenden Medikamenten, überwachen das Therapiemanagement (z. B. Laborkontrollen bei Immunsuppressiva), beraten bei Nebenwirkungen und begleiten psychosozial. Sie sind oft erste Anlaufstelle für Fragen im Alltag und sorgen so für eine enge Patientenbindung. Susanne Lietzau, MS-Schwester in Oldenburg, betont, dass erst durch intensive Erklärung der Therapiezwecke die Patient:innen Vertrauen in die Behandlung fassen. Solche kontinuierliche Begleitung steigert die Adhärenz (Therapietreue) und verhindert Therapieabbrüche. Zudem können MS-Nurses auftretende Probleme früh abfangen und in Zusammenarbeit mit dem Neurolog:innen gegensteuern, etwa bei Anzeichen einer Depression oder Fatigue. Internationale Erfahrungen zeigen, dass MS-Spezialpflegende auch die Notwendigkeit akuter Krankenhauseinweisungen reduzieren, indem sie als Case Manager fungieren und proaktiv Versorgungsbedarfe adressieren (AMEOS Klinikum Oldenburg 2024).

Auch in der **Epilepsieversorgung** spielen spezialisierte nichtärztliche Fachpersonen eine Rolle. So gibt es an Epilepsiezentren Epilepsie-Fachassistent:innen, die Patient:innen und ihre Familien im Umgang mit Epilepsie schulen (z. B. Anfalls-Erste-Hilfe, Führerscheinberatung) und das ärztliche Team unterstützen. In Großbritannien sind Epilepsy-Specialist-Nurses etabliert, die ähnlich wie MS-Nurses als Ansprechpersonen für Patient:innen zwischen den ärztlichen Besuchen dienen und z. B. bei Medikamentenumstellungen engmaschig nachfassen. In Deutschland wird dieser Aufgabenbereich teils von Epileptolog:innen selbst und teils von spezialisierten medizinischen Fachangestellten übernommen; mit wachsender Zahl neuer Epilepsietherapien könnte sich hier eigene Ausbildungsprogramme entwickeln.

Eine besondere Ausprägung spezialisierter Pflege findet sich im Bereich **Demenz**: Hier wurden in Forschungsprojekten sogenannte Dementia Care Manager erprobt. In der DelpHi-MV-Studie (Rostock/Greifswald) besuchten geschulte Pflegefachkräfte ein Jahr lang Patient:innen mit Demenz regelmäßig zu Hause und koordinierten gemeinsam mit dem Hausärztlichen Dienst die Versorgung (z. B. Anpassung der Medikation, Organisation von Hilfsmitteln, Schulung der Angehörigen). Die Ergebnisse waren beeindruckend: Patient:innen unter diesem Versorgungsmanagement hatten weniger neuropsychiatrische Symptome (Depression, Unruhe) und waren medikamentös besser eingestellt als die Kontrollgruppe. Auch die Lebensqualität der Patient:innen, vor allem derjenigen, die mit Familie leben, verbesserte sich signifikant, und die pflegenden Angehörigen fühlten sich entlastet. Dieser Ansatz zeigt, welches Potenzial in einer von Pflegefachkräften gesteuerten, engmaschigen Betreuung liegt (Michalowsky et al. 2024). Während das Dementia Care Management zunächst ein Modellprojekt war, fließen die Erkenntnisse in neue Versorgungskonzepte ein. Einige Regionen implementieren Demenz-Case-Manager analog zu diesem Vorbild.

23

Nicht zuletzt gehören zum multidisziplinären Team in vielen Bereichen auch Therapeut:innen und Sozialarbeiter:innen, die spezifisches Know-how aufbauen. So arbeiten in der Neurorehabilitation (Phase B-D) häufig Neuropsycholog:innen und Neuro-Ergotherapeut:innen, die auf kognitive Rehabilitation spezialisiert sind. In Palliativteams gibt es Neuro-Palliative-Care-Nurses, die besonders im Umgang mit neurologischen Ausfällen bei terminal erkrankten Patient:inen (z. B. Locked-in-Syndrom bei ALS im Endstadium, Aphasie bei Tumorpatient:innen) geschult sind. Insgesamt zeigt sich: Je komplexer ein Krankheitsbild, desto wichtiger ist die Einbindung spezialisierter Berufsgruppen, um eine ganzheitliche Betreuung sicherzustellen. Spezialisierte Pflegefachpersonen fungieren hier als „Knotenpunkte" zwischen Patient:innen und System und tragen wesentlich dazu bei, evidenzbasiertes Wissen in praktisches Behandlungshandeln zu übersetzen.

23.7 Versorgungsstrukturen in der Kinderneurologie und -neurochirurgie

In der Versorgung neurologisch erkrankter Kinder gelten zum Teil andere Strukturprinzipien als in der Erwachsenenmedizin. Kinder und Jugendliche mit chronischen Neurologien (z. B. Epilepsien, neuromuskuläre Erkrankungen, angeborene Fehlbildungen des Nervensystems) werden idealerweise in **spezialisierten kinderneurologischen Einrichtungen** betreut. Neben den bereits beschriebenen SPZ, die ambulant eine Schlüsselrolle spielen, gibt es an vielen Kinderkliniken eigene Abteilungen für Neuropädiatrie. Diese bündeln Expertise in der Diagnostik seltener neurogenetischer Syndrome, bieten Sprechstunden für komplexe Epilepsien im Kindesalter an und führen Behandlungen, wie z. B. das Ketogene-Diät-Programm bei therapieresistenter Epilepsie durch. **Kinderneurochirurgie** ist ebenfalls in spezialisierten Zentren konzentriert, komplexe neurochirurgische Eingriffe (z. B. Entfernung kindlicher Hirntumoren, Behandlung von Spina bifida, selektive dorsale Rhizotomie bei Spastik) erfolgen in Deutschland nur in ausgewählten kinderneurochirurgischen Zentren an Universitätskliniken. Dies sichert Erfahrung und Routine der Operateure, bedeutet aber auch weite Wege für Familien, weshalb begleitende Angebote (Elternwohnungen, psychosoziale Betreuung) in diesen Zentren Standard sind.

Eine große Herausforderung in der Kinderneurologie ist der Übergang ins Erwachsenenalter, die **Transition**. Erkrankungen, wie z. B. angeborene Muskeldystrophien, Epilepsien oder Stoffwechselerkrankungen beginnen im Kindesalter, bestehen aber lebenslang, die Patient:innen „wechseln" meist um das 18. Lebensjahr aus der Kinder- in die Erwachsenenmedizin. Ohne strukturierte Transition gehen in dieser Phase oft Informationen verloren und Versorgungsabbrüche drohen (DGM 2023). Daher wurden an einigen Zentren **Transitionsprogramme** etabliert. Ein bekanntes Beispiel ist das „Essener Modell", bei dem Jugendliche mit neuromuskulärer Erkrankung ab ca. 16 Jahren schrittweise an die Ambulanz der Erwachsenenneurologie herangeführt werden (Fleischer et al. 2023). Zentral sind ausführliche Übergabedokumentationen, eine altersgerechte Vorbereitung der Jugendlichen auf mehr Selbstverantwortung und feste Ansprechpartner auf beiden Seiten (Amboss 2023).

▶ **Fallbeispiel**

Antonio Versorgenelli, 17 Jahre alt, mit Duchenne-Muskeldystrophie, profitierte von einem Transition-Programm: Bereits ein Jahr vor dem Wechsel lernte er seinen zukünftigen Neurologen in der Erwachsenenklinik kennen und besprach in Anwesenheit der bisherigen Kinderärztin mit ihm alle wichtigen Punkte. Dadurch fühlte er sich sicher und gut begleitet. ◀

Eine gelungene Transition steigert nachweislich Adhärenz und Therapieerfolg und kann sogar Ressourcen sparen, weil Notfälle und Doppeluntersuchungen reduziert werden. Leider fehlen noch flächendeckende Strukturen; vielerorts hängt die Transition vom Engagement Einzelner ab (DGM 2023). Gesundheitspolitisch werden jedoch verstärkt Anreize geschaffen, Übergangsprogramme aufzubauen, da die Zahl chronisch kranker Jugendlicher steigt.

In der Pädiatrie gibt es zudem spezialisierte Rehabilitationsangebote, z. B. neuropädiatrische Reha-Kliniken für Schädel-Hirn-Traumen im Kindesalter, sowie **sozialmedizinische Nachsorgeprojekte** (wie der „Bunte Kreis"), die den Übergang vom Krankenhaus nach Hause begleiten. Diese ergänzenden Versorgungsformen, häufig durch Stiftungen gefördert, sorgen dafür, dass Familien nach langen Klinikaufenthalten nicht allein gelassen werden und ambulante Pflege, Hilfsmittel und Therapien rechtzeitig organisiert werden.

23

> **In Kürze**
>
> **Lotsen- und Koordinationsdienste:**
> - Geschulte Lotsen und Case-Manager koordinieren Behandlungsabläufe interdisziplinär, z. B. in neuroonkologischen Tumorzentren.
>
> **Regionale Netzwerke:**
> - Netzwerke verbinden Hausärzt:innen, Fachärzt:innen, Therapeut:innen, Pflegedienste und Pflegestützpunkte, um chronisch neurologisch erkrankte Patient:innen zentral zu betreuen.
>
> **Telemedizinische Angebote:**
> - Telemedizin überbrückt Distanzen und stellt spezialisierte Expertise bereit (z. B. Tele-Epileptologie RU, FAST Netzwerk Heidelberg).
>
> **Spezialisierte Zentren:**
> - Zentren wie Epilepsiezentren, Gedächtnisambulanzen bzw. Memory Clinics, neuroonkologische und MS-Zentren bündeln Expertise für komplexe Fälle.
>
> **Spezialisierte Pflegefachpersonen:**
> - Parkinson-Nurses, MS-Nurses etc. unterstützen kontinuierlich die patientenzentrierte Versorgung.
>
> **Kinderneurologie:**
> Sozialpädiatrische Zentren und Transitionprogramme sichern den nahtlosen Übergang von der Kinder- in die Erwachseneneurologie.

Literatur

Amboss (2023) Duchenne-Muskeldystrophie. https://www.amboss.com/de/wissen/progressive-muskeldystrophien/. Zugegriffen am 13.06.2024

AMEOS Klinikum Oldenburg (2024, 13. August) Wichtig in der Multiple Sklerose-Therapie: Die MS-Schwester (Pressemitteilung). Oldenburg: AMEOS. https://www.ameos.de/klinikum-oldenburg/aktuelles/nachrichten/artikel/wichtig-in-der-multiple-sklerose-therapie-die-ms-schwestern/. Zugegriffen am 01.03.2025

Deutsche Gesellschaft für Muskelkranke (DGM) (2023) Transition: Übergang chronisch kranker Jugendlicher in die Erwachsenenversorgung (Artikel). Freiburg: DGM. https://www.dgm.org/news/transition. Zugegriffen am 05.04.2025

Deutsche Gesellschaft für Sozialpädiatrie und Jugendmedizin (DGSPJ) (2019) Sozialpädiatrische Zentren – Aufgaben und Angebote. https://www.dgspj.de/. Zugegriffen am 02.04.2019

Eggers C, Dano R, Schill J, Fink GR, Hellwig D, Timmermann L (2018) Patient-centered integrated healthcare improves quality of life in Parkinson's disease patients: a randomized controlled trial. J Neurol 265(4):764–773. https://doi.org/10.1007/s00415-018-8761-7

Ettl K, Lichtenauer N, Mohr C (2022) Telenursing bei Schlaganfall. In: Weber K, Haug S, Lauer N, Meussling-Sentpali A, Mohr C, Pfingsten A, Raptis G, Bahr G (Hrsg) Digitale Technik für ambulante Pflege und Therapie. Herausforderungen, Lösungen, Anwendungen und Forschungsperspektiven. transcript, S, Bielefeld, S 79–96

Fleischer M, Coskun B, Stolte B, Della-Marina A, Kölbel H, Lax H, Nonnemacher M, Kleinschnitz C, Schara-Schmidt U, Hagenacker T (2023) „Essener Transitionsmodell" bei neuromuskulären Erkrankungen. Der Nervenarzt 94:129–135. https://doi.org/10.1007/s00115-022-01274-6

Hausner L, Frölich L, von Arnim CAF, Bohlken J, Dodel R, Jessen F (2021) Gedächtnisambulanzen in Deutschland – strukturelle Voraussetzungen und Aufgabenfelder. Der Nervenarzt 92(7):708–715. https://doi.org/10.1007/s00115-020-01007-7

Hebestreit H (2021) Zentren für Seltene Erkrankungen – Strukturen, Aufgaben und Netzwerke. Gefässchirurgie 26:577–582. https://doi.org/10.1007/s00772-021-00813-w

Herzog F, Sert M, Hoffmann J, Stang C, Seker F, Purrucker J et al (2023) Vergleich von Behandlungspfaden beim akuten Schlaganfall–eine qualitative multizentrische Studie in drei zuweisenden Kliniken eines Schlaganfallnetzwerkes. Der Nervenarzt 94(10):913–922

Michalowsky B, Blotenberg I, Platen M, Teipel S, Kilimann I, Portacolone E et al (2024) Clinical outcomes and cost-effectiveness of collaborative dementia care: a secondary analysis of a cluster randomized clinical trial. JAMA Network Open 7(7):e2419282–e2419282

Mues S, Hamer HM, Rosenow F, Strzelczyk A, Zöllner JP (2021) Telemedizin in der Epilepsieversorgung: Arzt-zu-Arzt-Anwendungen. Teil I: State-of-the-Art, Herausforderungen, Perspektiven. Zeitschrift für Epileptologie 34(3):202–210. https://doi.org/10.1007/s10309-021-00424-1

Nationales Aktionsbündnis für Menschen mit Seltenen Erkrankungen (NAMSE) (2013) Nationaler Aktionsplan für Menschen mit Seltenen Erkrankungen. Bundesministerium für Gesundheit, Berlin. https://www.namse.de/fileadmin/user_upload/downloads/Nationaler_Aktionsplan.pdf. Zugegriffen am 13.06.2024

Oberndorfer S (2021) Neuroonkologie und Palliativmedizin – Einführung zum Schwerpunktthema. Wiener Klinische Wochenschrift – Education 133(1):1–3. https://doi.org/10.1007/s00508-021-01910-7

Paracelsus-Elena Klinik Kassel (2021) Was macht eigentlich eine Parkinson Nurse? (Blog-Beitrag). Paracelsus-Kliniken, Kassel. https://www.paracelsus-kliniken.de/parkinson-nurse/. Zugegriffen am 28.02.2025

Strzelczyk A, Rosenow F (2017, 20. Dezember) Versorgung von Epilepsie-Patienten flächendeckend durch Telemedizin möglich? NeuroAktuell – Neuropädiatrie. https://www.neuromedizin.de/Neurop%C3%A4diatrie/Versorgung-von-Epilepsie-Patienten-flaechendeckend-durch-Tel.htm. Zugegriffen am 03.04.2025

Universitätsklinikum Regensburg (UKR) (2022) Patientenlotsen & Bürgertelefon – Informationen für Patienten (Flyer). University Cancer Center Regensburg, Regensburg. https://www.ukr.de/fileadmin/UKR/2--medizin-pflege/zentren/viszeralonkologische_zentrum/Patientenlotse--E11_1-2.pdf. Zugegriffen am 13.06.2024

Rechtliche Aspekte in der neurologischen und neurochirurgischen Versorgung

Heinrich Hergert

Inhaltsverzeichnis

▶ **Fallbeispiel**

Herr Recht, ein 65-jähriger Patient, leidet seit über zehn Jahren an Morbus Parkinson. Trotz intensiver medikamentöser Therapie verschlechterten sich seine Symptome zunehmend. Insbesondere der Tremor und die motorischen Einschränkungen beeinträchtigten seine Lebensqualität erheblich. Nach gründlicher Beratung und umfassenden Untersuchungen entschied sich Herr Recht gemeinsam mit seinem behandelnden Neurologen für die Implantation eines Hirnstimulationsgeräts. Das ausgewählte Hirnstimulationsimplantat musste den strengen Anforderungen des Medizinproduktegesetzes entsprechen, das in Deutschland die rechtlichen Rahmenbedingungen für Medizinprodukte regelt. Dies beinhaltete die CE-Kennzeichnung, die sicherstellt, dass das Gerät den europäischen Sicherheits- und Gesundheitsanforderungen entspricht. Vor der Implantation wurde das Gerät umfassend getestet und alle notwendigen technischen Unterlagen und Prüfberichte wurden vom Hersteller bereitgestellt.

Das Hirnstimulationsimplantat fällt in die Klasse III, da es sich um ein Produkt mit hohem Risiko handelt. Diese Klassifizierung bedeutet, dass strenge Kontrollen und Überwachungsmaßnahmen erforderlich sind. Der Hersteller ist verpflichtet, ein umfassendes Qualitätsmanagementsystem zu implementieren, das die gesamte Lebensdauer des Produkts abdeckt – von der Entwicklung bis zur Marktüberwachung nach der Implantation.

Die Operation wurde in einer spezialisierten neurochirurgischen Klinik durchgeführt. Der Neurochirurg implantierte Elektroden in spezifische Bereiche des Gehirns, die mit den Parkinsonsymptomen assoziiert sind, und verband diese mit einem Impulsgeber, der unter die Haut im Brustbereich eingesetzt wurde. Die ordnungsgemäße Funktion des Implantats wurde sofort überprüft.

Nach dem Eingriff wurden regelmäßige Nachsorgetermine vereinbart, um die Einstellungen des Impulsgebers zu optimieren und sicherzustellen, dass das Implantat korrekt funktioniert. Pflegefachpersonen und Angehörige von Herrn Recht wurden intensiv geschult, um die Bedienung des Geräts zu verstehen und bei möglichen Komplikationen sofort reagieren zu können. Diese Schulung umfasste auch das Verständnis der gesetzlichen Anforderungen gemäß dem MPG, die Sicherstellung der Rückverfolgbarkeit und die Meldepflicht bei Vorkommnissen.

Einige Monate nach der Implantation berichtete Herr Recht von einer signifikanten Verbesserung seiner Lebensqualität. Die Tremorsymptome waren deutlich reduziert und seine motorischen Fähigkeiten hatten sich verbessert. Dies verdeutlicht die essenzielle Rolle des Medizinproduktegesetzes in der Sicherstellung der Sicherheit und Effektivität von Medizinprodukten und den positiven Einfluss solcher Technologien auf die Behandlung von Patient:innen mit neurologischen Erkrankungen. ◀

24.1 Medizinproduktegesetz

Das Medizinproduktegesetz (MPG) ist ein zentrales Gesetz in Deutschland, das die rechtlichen Rahmenbedingungen für Medizinprodukte regelt. Dazu gehören Implantate, Injektions- und Infusionsprodukte, Dialysegeräte, humanmedizinische Instrumente, Software, Katheter, Herzschrittmacher, Dentalprodukte, Verbandstoffe, Sehhilfen, Röntgengeräte, Kondome, ärztliche Instrumente, Labordiagnostika, Produkte zur Empfängnisregelung sowie In-vitro-Diagnostika. Medizinprodukte sind auch Produkte, die einen Stoff oder Zubereitungen aus Stoffen enthalten oder mit solchen beschichtet sind, die bei gesonderter Verwendung als Arzneimittel oder Bestandteil eines Arzneimittels (einschließlich Plasmaderivate) angesehen werden und in Ergänzung zu den Funktionen des Produktes eine Wirkung auf den menschlichen Körper entfalten können. Anders als bei Arzneimitteln, die pharmakologisch, immunologisch oder metabolisch wirken, wird die bestimmungsgemäße Hauptwirkung bei Medizinprodukten primär auf physikalischem Weg erreicht (Spielberg 2009).

24.1.1 Anforderungen und Überwachung der Medizinprodukte

Das MPG legt fest, welche Anforderungen Medizinprodukte erfüllen müssen, um in Deutschland vertrieben werden zu dürfen. Dies umfasst die Sicherheit und Leistungsfähigkeit des Produkts, die Einhaltung von Qualitätsstandards und die Erfüllung der Anforderungen an die Kennzeichnung und Gebrauchsanweisung. Die CE-Kennzeichnung spielt eine wesentliche Rolle und dient als Nachweis dafür, dass ein Produkt den europäischen Sicherheits- und Gesundheitsanforderungen entspricht. Die Überwachung und Kontrolle der Medizinprodukte werden durch benannte Stellen durchgeführt, die sicherstellen, dass die Produkte den gesetzlichen Anforderungen entsprechen (Spielberg 2009)

Die Hersteller sind verpflichtet, ein Qualitätsmanagementsystem zu implementieren, das alle Aspekte des Produktlebenszyklus abdeckt, von der Entwicklung über die Produktion bis hin zur Überwachung nach dem Inverkehrbringen. Dieses System muss regelmäßig auditiert werden, um sicherzustellen, dass es den Anforderungen entspricht. Zusätzlich sind Marktüberwachungsmaßnahmen vorgesehen, um sicherzustellen, dass Produkte, die einmal auf dem Markt sind, kontinuierlich sicher und wirksam bleiben (Deutsch et al. 2010).

24.1.2   Klassifizierung und Verantwortlichkeiten im Medizinproduktegesetz

Das Medizinproduktegesetz unterscheidet zwischen verschiedenen Klassen von Medizinprodukten, je nach ihrem Risikopotenzial. Diese Klassen reichen von Klasse I (Produkte mit geringem Risiko) bis Klasse III (Produkte mit hohem Risiko). Die Klassifizierung beeinflusst die Anforderungen an die Konformitätsbewertung und die Überwachung der Produkte. Die Verantwortlichkeiten der verschiedenen Akteure im Zusammenhang mit Medizinprodukten sind klar definiert. Hersteller, Bevollmächtigte, Importeure, Händler und Betreiber von Gesundheitseinrichtungen haben bestimmte Pflichten, um sicherzustellen, dass Medizinprodukte sicher und wirksam sind. Hersteller müssen beispielsweise sicherstellen, dass ihre Produkte den grundlegenden Anforderungen entsprechen und dass sie alle notwendigen technischen Unterlagen und Prüfberichte bereitstellen können (Deutsch et al. 2010; Spielberg 2009).

24.1.3   Meldung von Vorkommnissen und Rückverfolgbarkeit

Das MPG regelt die Meldung von Vorkommnissen, die im Zusammenhang mit Medizinprodukten stehen und zu Schäden oder Risiken für Patient:innen führen könnten. Hersteller und Betreiber von Gesundheitseinrichtungen sind verpflichtet, solche Vorkommnisse an die zuständigen Behörden zu melden. Dies ist wichtig, um schnell auf potenzielle Probleme reagieren zu können und gegebenenfalls Korrekturmaßnahmen zu ergreifen. Die Rückverfolgbarkeit von Medizinprodukten ermöglicht es, im Falle von Problemen oder Rückrufen die betroffenen Produkte schnell zu identifizieren und Maßnahmen zu ergreifen. Dies beinhaltet die Aufzeichnung der Chargennummern und anderer Identifikationsmerkmale, um eine lückenlose Verfolgung vom Hersteller bis zum Endanwender zu gewährleisten (Deutsch et al. 2010; Spielberg 2009).

24.1.4 Medizinprodukte in Bezug auf die neurologische und neurochirurgische Pflege

In der Neurologie und Neurochirurgie spielen medizinische Geräte eine essenzielle Rolle bei der Diagnose, Behandlung und Überwachung von Patient:innen. Pflegefachpersonen müssen sicherstellen, dass die verwendeten Geräte ordnungsgemäß funktionieren, regelmäßig gewartet, gereinigt und desinfiziert werden. Eine fortlaufende Schulung der Pflegefachpersonen ist unerlässlich, um den sicheren und effektiven Einsatz der Geräte zu gewährleisten. Neue Mitarbeitende werden intensiv geschult und erhalten einen Gerätepass, der sie zur Bedienung der Geräte befähigt (Rolf 2017).

Speziell in Funktionsbereichen wird eine enorme Anzahl an Geräten und Produkten täglich angewandt und verbraucht. Daher ist eine fortlaufende Schulung, Bildung und Informationsweitergabe darüber mittels implementierter MPG-Beauftragten unersetzlich. Neue Mitarbeitende werden zu Beginn ihrer Tätigkeit geschult und eingewiesen, beispielsweise an Geräte-Parcours oder Trainee-Days. Diese erhalten dann einen Gerätepass und dürfen die Geräte und Produkte anwenden und bedienen. Durch die Fluktuation der Mitarbeitenden und die Erneuerung der Geräte sind MPG-Schulungen zu regelmäßigen Bildungsmaßnahmen innerhalb der Funktionsbereiche geworden.

Ärzt:innen und Pflegefachpersonen müssen sicherstellen, dass die medizinischen Geräte ordnungsgemäß gekennzeichnet sind und alle erforderlichen Zulassungen vorliegen. Bei der Verwendung von implantierbaren Geräten müssen Patient:innen über mögliche Risiken und Nebenwirkungen informiert werden und ihre Einwilligung zur Implantation geben. Die Einhaltung dieser rechtlichen Vorgaben trägt zur Sicherheit und Effektivität der medizinischen Versorgung bei (Rolf 2017).

In der Neurologie ist der Einsatz von medizinischen Geräten besonders wichtig für die Diagnostik und Therapie neurologischer Erkrankungen. Geräte wie die Magnetresonanztomografie (MRT) sind unerlässlich für die genaue Diagnosestellung und Verlaufskontrolle. Durch den technologischen Fortschritt, wie die Entwicklung der Ultrahochfeld-MRT, können immer detailliertere Bilder des Gehirns erstellt werden, was die Diagnostik weiter verbessert (Kuchling et al. 2014).

Weitere spezialisierte Geräte wie Elektroenzephalogramme (EEG) und Elektromyogramme (EMG) sind ebenfalls von großer Bedeutung. Diese Geräte helfen dabei, die elektrische Aktivität des Gehirns und der Muskeln zu messen und Anomalien zu identifizieren, die auf neurologische Erkrankungen hinweisen können. Pflegefachpersonen in der Neurologie müssen in der Bedienung dieser Geräte geschult sein und sicherstellen, dass die Geräte korrekt kalibriert und gewartet werden, um genaue Diagnosen zu ermöglichen (Kuchling et al. 2014).

24.2 Rechtliche Aspekte der Dokumentation

Die Dokumentation in der Neurologie und Neurochirurgie dient dazu, den Verlauf von Krankheiten, Behandlungen und Operationen genau festzuhalten und zu überwachen. Dadurch können Ärzt:innen und medizinisches Personal wichtige Informationen über den Zustand des Patient:innen erhalten und fundierte Entscheidungen treffen. Ärztliche und pflegerische Dokumentation stehen gleichwertig und gleichzeitig nebeneinander. Die ausführlichen pflegerischen und ärztlichen Dokumentationen sind als Informationsquellen unerlässlich. Unterschiedliche funktionelle Zuständigkeitsbereiche, Schichtarbeit, Krankheits- und Ausfallzeiten gebieten es, dass die notwendigen Informationen zur Absicherung einer angemessenen Versorgung vorliegen. Ohne eine schriftliche Dokumentation kann die erforderliche Qualität der Behandlung und Pflege nicht sichergestellt werden. Deshalb ist die schriftliche Dokumentation der ärztlichen und pflegerischen Leistung eine unabdingbare therapeutische Pflicht.

Die Dokumentation umfasst in der Regel Anamnesen, Untersuchungsergebnisse, Diagnosen, Behandlungspläne und Fortschrittsberichte. Es ist wichtig, dass diese Dokumente sorgfältig und genau erstellt werden, um eine qualitativ hochwertige Versorgung der Patient:innen zu gewährleisten. Sie ist einer der zentralen Punkte, um eine detaillierte Übersicht und Auflistung aller Pflegemaßnahmen sowie der Erfolge und Misserfolge der Pflege festzuhalten. Die Dokumentation in der Pflege erlaubt, nicht nur zeitnah zu erkennen, welche Maßnahmen erfolgversprechend sind, sondern ermöglicht es auch, die Pflegebemühungen der Pflegenden transparent nach außen hin zu beschreiben und als Teil der Beweislast rechtfertigen zu können.

24.2.1 Rechtliche Aspekte der Dokumentation

Datenschutz ist entscheidend, um alle personenbezogenen Daten der Patient:innen gemäß den geltenden Datenschutzgesetzen zu schützen. Dazu gehört die Einhaltung von Vorschriften wie der Datenschutz-Grundverordnung (DSGVO) und anderen nationalen Datenschutzgesetzen. Diese Vorschriften legen fest, wie personenbezogene Daten erfasst, gespeichert, verarbeitet und weitergegeben werden dürfen, um die Privatsphäre und die Rechte der Patient:innen zu wahren (DSGVO 2016; Schmidt und Döbele 2016).

Vor der Dokumentation von Patientendaten ist es unerlässlich, dass die Patient:innen umfassend über den Zweck und den Umfang der Datenerhebung informiert werden. Dies beinhaltet die Aufklärung darüber, warum ihre Daten benötigt werden, wie sie verwendet und wie lange sie gespeichert werden. Es ist wichtig, dass Patient:innen ihre Einwilligung zur Speicherung und Verarbeitung ihrer Daten geben. Diese Einwilligung kann in Form einer schriftlichen Zustimmung oder mündlich erteilt werden, wobei in beiden Fällen die Zustimmung dokumentiert werden sollte, um rechtlichen Anforderungen gerecht zu werden (Wittmann et al. 2024).

Ärzt:innen und medizinisches Personal sind gesetzlich dazu verpflichtet, alle relevanten Informationen über die Behandlung von Patient:innen korrekt und vollständig zu dokumentieren. Diese Dokumentationspflicht umfasst die detaillierte Aufzeichnung von Diagnosen, Behandlungsverläufen, verabreichten Medikationen und anderen relevanten medizinischen Details. Eine präzise Dokumentation ist nicht nur aus rechtlichen Gründen erforderlich, sondern auch essenziell für die Kontinuität der Patientenversorgung und die Sicherstellung der Qualität der medizinischen Behandlung (Schmidt und Döbele 2016).

Es gibt klare gesetzliche Vorgaben zur Aufbewahrung von medizinischen Dokumenten. Diese Aufbewahrungsfristen variieren je nach Land und Art der Dokumente. Beispielsweise müssen Krankenakten und Behandlungsdokumentationen über einen bestimmten Zeitraum aufbewahrt werden, der je nach Gesetzgebung unterschiedlich sein kann. Die Einhaltung dieser Fristen ist wichtig, um rechtlichen Anforderungen zu entsprechen und sicherzustellen, dass medizinische Informationen bei Bedarf verfügbar sind. Es ist daher notwendig, dass die Dokumente für den vorgeschriebenen Zeitraum sicher und zugänglich aufbewahrt werden (Wittmann et al. 2024).

Der Zugriff auf medizinische Dokumente sollte streng auf autorisiertes Personal beschränkt sein, um die Vertraulichkeit der Patientendaten zu gewährleisten. Es ist entscheidend, dass nur diejenigen Personen Zugriff auf die medizinischen Informationen haben, die diese für ihre Arbeit benötigen. Dies kann durch die Implementierung von Zugangskontrollen und Authentifizierungsmaßnahmen sichergestellt werden. Der

Schutz der Patientendaten vor unbefugtem Zugriff ist ein zentraler Aspekt des Datenschutzes und der Datensicherheit in Gesundheitseinrichtungen (Kubek et al. 2020).

24.2.2 Besondere Anforderungen an die Dokumentation in der neurologischen Pflege

In der Neurologie und Neurochirurgie ist eine sorgfältige und detaillierte Dokumentation besonders wichtig, um den komplexen Verlauf neurologischer Erkrankungen adäquat zu erfassen und zu behandeln. Die Anforderungen an die Dokumentation in diesen Fachbereichen sind spezifisch und umfangreich, um den besonderen Bedürfnissen der Patient:innen gerecht zu werden und die Pflegequalität zu gewährleisten.

Neurologische Erkrankungen zeichnen sich oft durch variable und dynamische Verläufe aus, die eine kontinuierliche und präzise Dokumentation erforderlich machen. Symptome wie motorische Störungen, sensorische Defizite, kognitive Beeinträchtigungen und Bewusstseinsveränderungen müssen detailliert festgehalten werden. Dies ermöglicht eine genaue Beobachtung des Krankheitsverlaufs und hilft, Veränderungen frühzeitig zu erkennen und darauf zu reagieren (Rollnik und Deichsel 2014).

Die therapeutisch-aktivierende Pflege, die einen wichtigen Bestandteil rehabilitativer Interventionen darstellt, erfordert eine exakte Dokumentation der durchgeführten Maßnahmen und deren Ergebnisse. Dies umfasst Maßnahmen zur Mobilisierung, Training der Feinmotorik, kognitive Übungen und Kommunikationsförderung. Jede durchgeführte Maßnahme und deren Ergebnisse müssen genau dokumentiert werden, um den Erfolg der Interventionen zu bewerten und den Pflegeprozess anzupassen (Schmidt und Döbele 2016).

Neben den grundpflegerischen Aufgaben sind in der Neurologie auch zahlreiche behandlungspflegerische Tätigkeiten erforderlich. Diese umfassen die Verabreichung von Medikamenten, die Überwachung von Infusionstherapien, die Durchführung von Wundbehandlungen und die Überwachung von Vitalparametern. Diese Maßnahmen müssen nicht nur durchgeführt, sondern auch lückenlos dokumentiert werden, um eine umfassende Patientenüberwachung sicherzustellen (Wittmann et al. 2024).

Die Pflege in der Neurologie erfordert eine enge Zusammenarbeit mit verschiedenen Fachdisziplinen wie Physiotherapie, Ergotherapie, Logopädie und Sozialarbeit. Die Dokumentation spielt eine entscheidende Rolle in der Kommuni-

24

kation zwischen diesen Disziplinen. Sie stellt sicher, dass alle relevanten Informationen zum Patientenstatus und den durchgeführten Maßnahmen jederzeit zugänglich sind und eine koordinierte Versorgung ermöglichen (Kubek et al. 2020).

Zusätzlich zu den allgemeinen Dokumentationsanforderungen gibt es in der neurologischen Pflege spezielle Dokumentationsanforderungen, wie das Festhalten von EEG-Befunden, die Überwachung von Liquor-Diagnostik-Ergebnissen und die Dokumentation von neuropsychologischen Tests. Diese spezifischen Anforderungen tragen dazu bei, ein umfassendes Bild des Patienten/der Patientin zu erstellen und die Basis für fundierte diagnostische und therapeutische Entscheidungen zu liefern (Rollnik & Deichsel 2014).

Die Komplexität der neurologischen Pflege stellt hohe Anforderungen an die Pflegedokumentation. Um diesen Anforderungen gerecht zu werden, sind regelmäßige Schulungen und Fortbildungen des Pflegepersonals unerlässlich. Zudem kann die Einführung elektronischer Dokumentationssysteme die Effizienz und Genauigkeit der Dokumentation verbessern. Elektronische Systeme erleichtern das Erfassen und Abrufen von Daten, reduzieren das Risiko von Dokumentationsfehlern und unterstützen die interdisziplinäre Zusammenarbeit (Kubek et al. 2020).

Eine präzise und umfassende Dokumentation ist unerlässlich, um die Qualität der Patientenversorgung sicherzustellen und den komplexen Verlauf neurologischer Erkrankungen adäquat zu erfassen. Durch den Einsatz moderner Dokumentationstechnologien und regelmäßige Schulungen des Pflegepersonals kann die Effizienz und Genauigkeit der Pflegedokumentation weiter verbessert werden.

Ein entscheidender Aspekt der Dokumentation ist, dass sie flächendeckend erfolgt. Der Austausch relevanter Informationen zwischen Kolleg:innen und anderen Berufsgruppen ist der Schlüssel für die Behandlung der Patient:innen und die Vermeidung von Pflegefehlern. Häufig werden Informationen mündlich übergeben. Diese Übergaben sind kurz und manchmal kommt es vor, dass sich Pflegefachpersonen beim Schichtwechsel überhaupt nicht sehen. Dann gehen wichtige Informationen zum Gesundheitszustand verloren oder werden mehrfach eingeholt. Es entstehen Lücken und Redundanzen in der Pflege. Daher ist die Dokumentation in der Pflege die einzige verlässliche Möglichkeit, um Informationen über die Pflegebedürftigen weiterzugeben und bei Bedarf auch später noch nachvollziehen zu können, wie und warum diese Informationen im Pflegeverlauf entstanden sind.

24.2.3 Haftungsrechtliche Relevanz

Die Pflegedokumentation in der Dokumentationsmappe ist haftungsrechtlich relevant für alle Pflegedienstleister. Fehlende Informationen in der Patientenakte können nicht nur zu einer qualitativ minderwertigen, lückenhaften Pflegeplanung führen, sondern auch Schäden und Pflegefehler verursachen. Durch eine lückenhafte Pflegedokumentation im Pflegeverlauf werden die erbrachten Pflegeleistungen und pflegerischen Maßnahmen nicht vollständig wiedergegeben. Dies führt zu Fehlern im Pflegeprozess und setzt die Einrichtung einem größeren Haftungsrisiko aus. Eine sorgfältige Informationssammlung und der Einbezug von Angehörigen und Ärzt:innen hilft, die Daten immer auf dem aktuellen Stand zu halten.

24.2.4 Elektronische Dokumentation

Mit der zunehmenden Digitalisierung im Gesundheitswesen gewinnt die elektronische Dokumentation an Bedeutung. Elektronische Systeme bieten die Möglichkeit, Daten effizienter zu erfassen, zu speichern und zu analysieren. Sie ermöglichen einen schnellen Zugriff auf wichtige Informationen und verbessern die Kommunikation zwischen den verschiedenen Akteuren im Gesundheitswesen. Die Einführung elektronischer Dokumentationssysteme erfordert jedoch eine sorgfältige Planung und Schulung des Personals, um sicherzustellen, dass die Systeme effektiv genutzt werden können

Elektronische Dokumentationssysteme bieten zudem eine höhere Sicherheit und Vertraulichkeit der Daten, da Zugriffsrechte präzise definiert und überwacht werden können. Sie erleichtern die Einhaltung der gesetzlichen Aufbewahrungsfristen und verbessern die Nachvollziehbarkeit der Dokumentationen (Kubek et al. 2020; Wittmann et al. 2024).

Die Dokumentation in der Pflege und insbesondere in der Neurologie und Neurochirurgie ist von zentraler Bedeutung für die Sicherstellung einer qualitativ hochwertigen Patientenversorgung. Sie umfasst zahlreiche rechtliche Aspekte, von der Datenschutzkonformität bis hin zur Aufbewahrungspflicht. Eine sorgfältige und umfassende Dokumentation ist unerlässlich, um Pflegefehler zu vermeiden und die rechtlichen Anforderungen zu erfüllen. Mit der fortschreitenden Digitalisierung bieten elektronische Dokumentationssysteme neue Möglichkeiten, die Effizienz und Qualität der Dokumentation weiter zu verbessern.

24.3 Ehegattennotvertretungsgesetz

Das Ehegattennotvertretungsgesetz, verankert in § 1358 des Bürgerlichen Gesetzbuches (BGB), ermöglicht es Ehegatten in Deutschland, sich im Notfall gegenseitig für maximal sechs Monate zu vertreten. Diese Regelung trat am 1. Januar 2023 in Kraft und ist insbesondere in akuten Krankheitssituationen von Bedeutung. Sie gilt ausschließlich für nicht getrennt lebende Ehepaare und beschränkt sich auf Entscheidungen im medizinischen Bereich.

24.3.1 Gesetzliche Regelungen

Seit dem 1. Januar 2023 haben Ehegatten ein gesetzliches Notvertretungsrecht für Gesundheitsangelegenheiten. Dies gilt nur für nicht getrennt lebende Verheiratete und ermöglicht es, dass behandelnde Ärztinnen und Ärzte von ihrer Schweigepflicht entbunden werden, wenn eine verheiratete Person beispielsweise wegen Bewusstlosigkeit oder Koma selbst nicht mehr in der Lage ist, in Gesundheitsangelegenheiten zu entscheiden. Der vertretende Ehepartner/die vertretende Ehepartnerin kann in solchen Fällen in ärztliche Untersuchungen oder Heilbehandlungen einwilligen sowie Krankenhaus- und Behandlungsverträge abschließen.

Das Notvertretungsrecht erstreckt sich jedoch nicht auf Entscheidungen im Bereich der Vermögenssorge. Um umfassend vorzusorgen, empfiehlt sich daher weiterhin eine Vorsorgevollmacht (Bundesministerium für Justiz 2023).

24.3.2 Medizinische Voraussetzungen und Gültigkeitsdauer

Das Gesetz sieht vor, dass der behandelnde Arzt/die behandelnde Ärztin die Voraussetzungen für das Ehegattennotvertretungsrecht prüfen und schriftlich bescheinigen muss, dass der Patient/die Patientin aufgrund einer Erkrankung oder Bewusstlosigkeit nicht mehr einwilligungsfähig ist. Diese Bescheinigung ist der Ausgangspunkt für die sechsmonatige Vertretungsbefugnis des Ehepartners. Das Notvertretungsrecht gilt, solange der Patient/die Patientin seine Angelegenheiten der Gesundheitssorge nicht selbst besorgen kann, jedoch längstens für sechs Monate (DIVI, Sektion Ethik 2023).

Die Frist beginnt in dem Moment, in dem der behandelnde Arzt/die behandelnde Ärztin schriftlich bescheinigt, dass die gesetzlichen Voraussetzungen für das Ehegattennotvertretungsrecht vorliegen und seit welchem Zeitpunkt diese Voraussetzungen erfüllt sind (Bundesministerium für Justiz 2023).

24.3.3 Ausschlussgründe und Priorität

Das Ehegattennotvertretungsrecht tritt nicht in Kraft, wenn dem Arzt/der Ärztin bekannt ist, dass der handlungsunfähige Ehepartner nicht von dem anderen vertreten werden möchte. Ein formloser Widerspruch genügt, um die Vertretung abzulehnen. Dieser Widerspruch kann dem Ehepartner oder anderen geeigneten Personen bekannt gemacht werden und lässt sich auch im Zentralen Vorsorgeregister eintragen, auf das die Ärztin oder der Arzt Zugriff hat (Bundesministerium für Justiz 2023; DIVI, Sektion Ethik 2023).

Darüber hinaus gilt das Notvertretungsrecht nicht, wenn bereits ein rechtlicher Betreuer bestellt wurde oder eine Vorsorgevollmacht existiert, die die Gesundheitsangelegenheiten umfasst. Liegt eine Patientenverfügung vor, bleiben deren Festlegungen verbindlich, auch wenn ein Ehegattennotvertretungsrecht besteht (Klein 2023).

24.3.4 Praktische Umsetzung und Herausforderungen

In der Praxis müssen behandelnde Ärzt:innen sicherstellen, dass alle rechtlichen und medizinischen Voraussetzungen für die Anwendung des Notvertretungsrechts erfüllt sind. Dazu gehört auch die Aufklärung des vertretenden Ehepartners über die Aufgaben und möglichen Konsequenzen der Gesundheitsfürsorge. Diese können erhebliche Schäden, Langzeitfolgen oder den Tod des Patienten/der Patientin umfassen (DIVI, Sektion Ethik 2023).

Ein weiteres wichtiges Element ist die Dokumentation. Die Bescheinigungen über die medizinischen Voraussetzungen und das Nichtvorliegen von Ausschlussgründen müssen sorgfältig in der Patientenakte dokumentiert werden. Dies dient nicht nur der rechtlichen Absicherung, sondern auch der Klarheit und Transparenz im Behandlungsprozess (Röttger 2024).

Die Umsetzung des Ehegattennotvertretungsrechts stellt auch organisatorische Herausforderungen dar. Krankenhäuser und andere Gesundheitseinrichtungen müssen sicherstellen, dass alle relevanten Mitarbeiter über die neuen Regelungen informiert und geschult sind. Dies umfasst sowohl die medizinischen als auch die administrativen Aspekte, um eine reibungslose Anwendung des Gesetzes zu gewährleisten (Röttger 2024).

In der Intensivmedizin ist das Ehegattennotvertretungsrecht besonders relevant. Hier sind die Patient:innen häufig nicht in der Lage, selbst Entscheidungen zu treffen, und es müssen schnell lebenswichtige Maßnahmen ergriffen werden. Das Gesetz ermöglicht es den Ehepartnern, unmittelbar einzuschreiten und die notwendigen medizinischen Maßnahmen zu autorisieren (Röttger 2024).

24.3.5 Abgrenzung zur Vorsorgevollmacht

Das Ehegattennotvertretungsrecht ist eine Ergänzung zur Vorsorgevollmacht, jedoch keine Alternative. Während die Notvertretung auf sechs Monate begrenzt ist und ausschließlich medizinische Entscheidungen umfasst, bietet die Vorsorgevollmacht eine umfassendere und langfristige Lösung. Eine Vorsorgevollmacht kann auch Vermögensangelegenheiten und andere persönliche Belange regeln. Daher bleibt es wichtig, dass Ehepartner neben dem Notvertretungsrecht auch eine Vorsorgevollmacht erstellen, um für alle Eventualitäten abgesichert zu sein (Bundesministerium für Justiz 2023).

Das Ehegattennotvertretungsgesetz stellt eine wichtige rechtliche Neuerung dar, die Ehegatten in akuten medizinischen Notfällen die Möglichkeit gibt, schnell und effektiv Entscheidungen im Gesundheitsbereich zu treffen. Trotz seiner Vorteile sind die Grenzen und Ausschlussgründe dieser Regelung zu beachten, um Missbrauch und rechtliche Konflikte zu vermeiden. Eine umfassende Vorsorgevollmacht bleibt weiterhin ein wichtiger Bestandteil der persönlichen Vorsorgeplanung.

▶ **Fallbeispiel**

Herr Richter, ein 72-jähriger langjähriger Patient mit chronischen Herz-Kreislauf-Erkrankungen, wird aufgrund einer akuten, lebensbedrohlichen Herzinsuffizienz notfallmäßig in die Intensivstation eingeliefert. Aufgrund der schweren Erkrankung und des daraus resultierenden Bewusstseinsverlustes ist Herr Richter nicht in der Lage, eigenständig medizinische Entscheidungen zu treffen. In dieser Situation greift das Ehegattennotvertretungsgesetz.

Da Herr Richter und seine Ehefrau weiterhin nicht getrennt leben, kann letztere von ihrem gesetzlichen Notvertretungsrecht Gebrauch machen. Nach gründlicher Untersuchung bescheinigt der behandelnde Arzt schriftlich, dass Herr Richter aufgrund seines kritischen Zustands nicht einwilligungsfähig ist. Aufgrund dieser Bescheinigung wird der Ehegatten-Notvertretungsbefugnis gemäß § 1358 BGB aktiviert, für maximal sechs Monate.

In der Folge erläutert der Arzt der Ehefrau die Konsequenzen der Vertretung, die unter anderem die Einwilligung in weiterführende diagnostische Maßnahmen sowie Notbehandlungen umfasst. Nach sorgfältiger Information und unter Berücksichtigung möglicher Ausschlussgründe entscheidet sich Frau Richter, in ihrem Auftrag den notwendigen medizinischen Maßnahmen zuzustimmen, um die bestmögliche Versorgung für Herrn Richter zu gewährleisten. ◄

Dieses Fallbeispiel verdeutlicht, wie das Ehegattennotvertretungsgesetz in einer kritischen Situation angewendet wird und welche wichtigen rechtlichen sowie organisatorischen Schritte (z. B. schriftliche Bescheinigung der Bewusstlosigkeit und klare Dokumentation) notwendig sind, um die Gesundheitsversorgung im Notfall sicherzustellen.

24.4 Schweigepflicht

§ 3 Nr. 1: „Professionell Pflegende sind gemäß § 203 Strafgesetzbuch gegenüber Dritten zur Verschwiegenheit über alle ihnen in Ausübung ihres Berufes anvertrauten oder bekannt gewordenen Geheimnisse über die Leistungsempfänger und deren Bezugspersonen verpflichtet."

Die Schweigepflicht ist ein ethisches Prinzip, das darauf abzielt, die Vertraulichkeit von Informationen zu wahren, die während der medizinischen oder pflegerischen Behandlung offenbart werden. Sie ist ein grundlegendes Recht für Patient:innen und stellt sicher, dass ihre persönlichen und sensiblen Informationen geschützt bleiben.

Die Schweigepflicht gilt für alle Angehörigen der medizinischen und pflegerischen Berufe, einschließlich Ärzt:innen, Pflegefachpersonen und Therapeut:innen. Sie sind gesetzlich verpflichtet, alle Informationen, die sie während der Behandlung erhalten, vertraulich zu behandeln und dürfen diese nur mit ausdrücklicher Zustimmung des Patienten/der Patientin weitergeben.

Es gibt jedoch einige Ausnahmen von der Schweigepflicht, die in bestimmten Situationen greifen können. Zum Beispiel kann eine Offenlegung von Informationen erforderlich sein, wenn es um die Sicherheit des Patienten/der Patientin oder anderer Personen geht, wie bei Verdacht auf Kindesmisshandlung oder Selbstmordgefahr. In solchen Fällen müssen die medizinischen Fachpersonen abwägen, ob das öffentliche

Interesse an der Offenlegung der Informationen das Recht auf Vertraulichkeit überwiegt.

Es ist wichtig zu betonen, dass die Schweigepflicht nicht nur eine rechtliche Verpflichtung ist, sondern auch eine ethische Verantwortung. Patient:innen müssen sich darauf verlassen können, dass ihre persönlichen Informationen in sicheren Händen sind und nicht ohne ihre Zustimmung weitergegeben werden. Dies fördert das Vertrauen zwischen Patient:innen und medizinischem Fachpersonal und ermöglicht eine offene und ehrliche Kommunikation während der Behandlung.

In der Neurologie und Neurochirurgie können pflegerische Herausforderungen im Zusammenhang mit der Schweigepflicht auftreten, da es sich um medizinische Fachgebiete handelt, die mit sensiblen Informationen über Patient:innen verbunden sind. Die Schweigepflicht ist ein ethisches Prinzip, das die Vertraulichkeit von medizinischen Informationen schützt und sicherstellt, dass diese Informationen nicht ohne Zustimmung des Patient:innen weitergegeben werden.

Eine Herausforderung besteht darin, sicherzustellen, dass alle Mitglieder des Pflegeteams über die Bedeutung der Schweigepflicht informiert sind und diese respektieren. Dies beinhaltet die Sensibilisierung für den Schutz der Privatsphäre des Patient:innen und die Vermeidung von unautorisierten Offenlegungen von Informationen.

Ein weiteres Problem kann auftreten, wenn es um die Kommunikation mit anderen Fachkräften oder Familienmitgliedern des Patient:innen geht. Es ist wichtig, dass das Pflegepersonal die Zustimmung des Patient:innen einholt, bevor sie medizinische Informationen weitergeben. Dies kann in einigen Fällen schwierig sein, insbesondere wenn der Patient/die Patientin aufgrund seiner neurologischen oder neurochirurgischen Erkrankung nicht in der Lage ist, selbst zu kommunizieren.

Darüber hinaus kann die Einhaltung der Schweigepflicht auch bei der Dokumentation von Patienteninformationen eine Herausforderung darstellen. Es ist wichtig, dass das Pflegepersonal sicherstellt, dass alle medizinischen Aufzeichnungen angemessen geschützt und vor unbefugtem Zugriff geschützt sind.

Pflegende erhalten jede Menge vertrauliche Informationen. Manche von ihnen müssen weitergeleitet werden, zum Beispiel an Krankenkassen oder den MDK. Doch grundsätzlich sind Pflegende verpflichtet, den Patienten/die Patientin betreffende Geheimisse für sich zu behalten. Wann gilt die Pflicht zur Verschwiegenheit – wo bestehen Ausnahmen?

Die Pflicht zur Verschwiegenheit kann in der täglichen Praxis schnell einmal unter die Räder geraten – ohne bösen Willen, zum Beispiel, wenn plötzlich der Sohn eines Patienten/

einer Patientin auftaucht und sich nach dem Befinden des Vaters erkundigt. Gibt die Pflegeperson dann allzu bereitwillig Auskunft, verletzt sie womöglich dessen persönlichen Lebens- und Geheimnisbereich. Denn allein die Stellung als Sohn gibt diesem noch nicht das Recht, Auskunft über die Gesundheit des Vaters zu erhalten.

Pflegende kommen nicht nur mit zahlreichen Informationen über Patient:innen in Kontakt, sie erfahren auch etliche Betriebsinterna. Die Verschwiegenheitspflicht gilt in beiden Bereichen(BublimedPflege (o.J.)).

24.4.1 Welche Regelungen sind maßgeblich?

Zunächst ist die Rahmen-Berufsordnung für professionell Pflegende des Deutschen Pflegerat e. V. maßgeblich. Dort heißt es in § 3 Nr. 1, dass Professionell Pflegende gemäß § 203 Strafgesetzbuch gegenüber Dritten zur Verschwiegenheit über alle ihnen in Ausübung ihres Berufes anvertrauten oder bekannt gewordenen Geheimnisse über die Leistungsempfänger und deren Bezugspersonen verpflichtet sind. „Die Bestimmungen des Datenschutzgesetzes sind analog anzuwenden" Deutscher Pflegerat e.V. (o.J.).

Ähnliches findet sich in Berufsordnungen, die in dem einen oder anderen Bundesland erlassen wurden. Allerdings enthalten die Berufsordnungen, wenn sie denn überhaupt unmittelbar verpflichtend sind, keine eigenen Regelungen. Sie greifen lediglich auf gesetzliche Vorschriften zurück.

Wichtige gesetzliche Regelungen zur Verschwiegenheit finden sich zunächst im Datenschutzrecht. Bereits aus dem Grundgesetz hat das Bundesverfassungsgericht das Recht auf informationelle Selbstbestimmung herausgelesen. Dabei handelt es sich um das Recht jedes Einzelnen, grundsätzlich selbst über die Preisgabe und Verwendung seiner personenbezogenen Daten zu bestimmen.

Umgesetzt wird dieses Grundrecht vor allem durch das Bundesdatenschutzgesetz (BDSG). Dieses wird durch weitere Regelungen ergänzt und konkretisiert. Für die Pflege greifen vor allem die Vorschriften zum Sozialdatenschutz (§§ 67 ff. SGB X) (SGB V (o.J.).

Neben dem Datenschutzrecht verpflichtet auch das Vertragsrecht zur Verschwiegenheit. Denn in jedem Vertrag steckt regelmäßig die Nebenpflicht, nicht nur über personenbezogene Daten, sondern auch über Privat- oder Geschäftsgeheimnisse Stillschweigen zu bewahren. Das gilt zum Beispiel für die in der Pflege relevanten Behandlungs-, Wohn-, Betreuungs- oder Pflegeverträge. Da sich die Träger zur Erfüllung dieser Verträge ihrer Mitarbeitenden bedienen, gilt die Verschwiegenheitspflicht nicht nur für die Träger selbst, sondern auch für die von ihnen eingesetzten Pflegenden.

Auch im Arbeitsvertrag steckt die Pflicht zur Verschwiegenheit. In diesem Fall sind vor allem Betriebsgeheimnisse betroffen. Arbeitsverträge enthalten mitunter ausdrückliche Verschwiegenheitsklauseln. Diese können ebenso über die Arbeitsvertragsrichtlinien der Caritas oder der Diakonie einbezogen werden (z. B. § 5 Abs. 1 AVR Caritas). Selbst ohne ausdrückliche Regelung unterliegen Arbeitnehmer der Pflicht zur Verschwiegenheit (BDSG 2018).

24.4.2 Verletzung ist strafbar

Die Verschwiegenheitspflicht wird neben den zuvor genannten Regelungen auch noch strafrechtlich abgesichert. Nach § 203 Abs. 1 StGB wird die Verletzung von Privatgeheimnissen mit Freiheitsstrafe bis zu einem Jahr oder mit Geldstrafe bestraft. Folgende vier Voraussetzungen müssen dazu vorliegen: Ein fremdes Geheimnis wurde einem Geheimnisträger anvertraut oder ist ihm sonst bekannt geworden und wurde unbefugt offenbart.

Mit einem Geheimnis sind zunächst einmal medizinische oder sonstige mit der pflegerischen Versorgung zusammenhängende Tatsachen gemeint. Aber auch alles, was damit eng zusammenhängt, zum Beispiel Suchtprobleme oder die sexuelle Orientierung von Patient:innen. Schon allein die Tatsache, dass sich jemand in einem Krankenhaus oder einer Pflegeeinrichtung aufhält, gilt als schützenswertes Geheimnis. Als Geheimnisträger gelten unter anderem Ärzt:innen und Pflegefachpersonen.

Ausreichend ist es, wenn der Pflegeperson das Geheimnis sonst irgendwie bekannt, ihr also nicht unbedingt ausdrücklich anvertraut wird. Beispiel: Eine Pflegefachperson erfährt bei einem Hausbesuch etwas über die dortigen Wohnverhältnisse. Des Weiteren muss die Pflegeperson Außenstehende von dem Geheimnis in Kenntnis gesetzt haben („offenbaren"), also beispielsweise den Ehepartner oder Verwandte des Patienten/der Patientin, oder die eigenen Familienangehörigen, Freunde oder Bekannte. Wenn eine Pflegeperson allerdings anonym, beispielsweise zu Hause, über Erlebnisse bei der Arbeit berichtet, so dürfte das in aller Regel unproblematisch sein.

Die Offenbarung eines fremden Geheimnisses ist jedoch nur dann strafbar, wenn sie unbefugt erfolgt ist. Umgekehrt gilt also: Wer sich auf eine Befugnis berufen kann, der bleibt straffrei.

Die wichtigste Befugnis ergibt sich aus der Einwilligung des Betroffenen. Wenn der Patient/die Patientin darin einwilligt, dass beispielsweise der Sohn aus dem Eingangsbeispiel über den Gesundheitszustand informiert werden darf, dann entfällt die Strafbarkeit. Dabei kann die Einwilligung ausdrücklich erteilt werden, sie kann sich aber auch aus den Umständen ergeben. Wenn bei den Gesprächen mit dem Arzt/der Ärztin oder den Pflegenden der Sohn immer mit dabei ist, dann darf man davon ausgehen, dass darin eine Entbindung von der Schweigepflicht liegt.

Eine weitere Befugnis zur Offenbarung eines Geheimnisses kann sich ergeben, wenn rechtfertigender Notstand vorliegt (§ 34 StGB). Wenn beispielsweise eine Pflegefachperson den Besucher eines Patienten/einer Patientin wegen akuter Ansteckungsgefahr abweist, dann gibt sie damit ein Geheimnis preis: die infektionsbedingte Erkrankung. Das ist allerdings gerechtfertigt – um eine weitere Ansteckung zu verhindern. Oder: Eine Pflegefachperson kann sich vor Gericht nur dadurch von einem Pflegefehler entlasten, indem sie die Pflegedokumentation offenbart.

Auch aus gesetzlichen Vorschriften kann sich die Befugnis ergeben, Geheimnisse zu offenbaren. So müssen nach §§ 6, 7 IfSG bestimmte Krankheiten oder Krankheitserreger gemeldet werden. Außerdem müssen Krankenhäuser den Krankenkassen bestimmte personenbezogene Daten mitteilen (§ 301 SGB V). Und: Die Planung schwerwiegender (!) Straftaten muss nach § 138 StGB angezeigt werden (Ausnahmen stehen in § 139 StGB) (IfSG (o.J.).

Wichtig: § 203 Abs. 5 StGB regelt ausdrücklich, dass sich der Geheimnisschutz auch auf die Zeit nach dem Tod des Betroffenen erstreckt. Allerdings kann eine mutmaßliche Einwilligung vorliegen. So wird man zum Beispiel annehmen dürfen, dass der Patient/die Patientin es im Normalfall wollte, dass Angehörige über seinen Tod informiert werden dürfen – selbst wenn das nie besprochen wurde und selbst wenn es sich um Angehörige dreht, die noch nie vor Ort waren (Strafgesetzbuch §203 o.J.).

24.4.3 Wann besteht Zeugnisverweigerungsrecht?

Die Pflicht zur Verschwiegenheit gilt grundsätzlich auch gegenüber Polizei, Staatsanwaltschaft und Gericht. Zwar besteht auch hier die Möglichkeit, dass der Betroffene die Pflegeperson von der Schweigepflicht entbindet. Geschieht das jedoch nicht, so muss sich die Pflegeperson auf ihr Zeugnisverweigerungsrecht berufen.

Zunächst einmal sind die sogenannten Berufsgeheimnisträger nach § 53 Strafprozessordnung (StPO) zur Verweigerung des Zeugnisses berechtigt. Also zum Beispiel Ärzt:innen. Diesen Personen stehen aber die sogenannten „Hilfsberufe" gleich (§ 53 a StPO). Erfasst sind also auch Pflegende. Umgesetzt wird deren Zeugnisverweigerungsrecht wie folgt: Zunächst einmal entscheidet der Arzt/die Ärztin, ob die Pflegekraft eine Aussage machen darf. Nur wenn die Entscheidung des Arztes/ der Ärztin „in absehbarer Zeit nicht herbeigeführt werden kann", entscheidet die Pflegefachperson selbst.

In der Praxis ist manchmal fraglich, ob das Zeugnisverweigerungsrecht überhaupt greift. Dazu folgender Fall: Ein Angeklagter hatte angeblich das Opfer seiner Tat im Krankenhaus besucht und dort bedroht. Von einer Krankenschwester wollte das Gericht dazu eine Zeugenaussage. Doch diese hatte Angst und wollte nichts sagen. Das Gericht hat das Dilemma zwar gesehen, letztlich aber ein Zwangsgeld in Höhe von 300 € festgesetzt.

Das Oberlandesgericht Hamm hat die Festsetzung bestätigt (Beschluss vom 20.01.2009, Az. 5 Ws 24/09). Die Begründung: Eine Pflegeperson darf sich nur dann auf ihr Zeugnisverweigerungsrecht berufen, wenn es sich auf die medizinischen Erkenntnisse und alles, was damit zusammenhängt, bezieht. Hier ging es allerdings um Dinge, die über das Arzt/Ärztin-Patienten-Verhältnis hinausgingen, nämlich um eine eventuelle Bedrohung des Patienten/der Patientin. Dazu hätte die Krankenschwester eine Aussage machen müssen (Oberlandesgericht Hamm 2009).

24.4.4 Verschwiegenheit im Arbeitsverhältnis

Die Pflicht zur Verschwiegenheit spielt nicht nur im Verhältnis zu Patient:innen, sondern auch im Verhältnis zum Arbeitgeber und zu den Kollegen eine Rolle. Dabei fängt die Pflicht zur Wahrung von Betriebsgeheimnissen bereits bei der Bewerbung an. So müssen die Bewerber beispielsweise all solche betrieblichen Dinge für sich behalten, die sie bei einem Bewerbungsgespräch erfahren. Auch nach Beendigung des Arbeitsverhältnisses gilt die Verschwiegenheitspflicht fort. Selbstverständlich gilt die Verschwiegenheitspflicht auch im laufenden Arbeitsverhältnis. Allerdings gibt es da Ausnahmen.

Erstes Beispiel: Sind Beschäftigte aufgrund konkreter Anhaltspunkte der Auffassung, dass der Arbeitgeber seinen Verpflichtungen zum Arbeitsschutz nicht (ausreichend) nachkommt, so können sie sich an die zuständige Behörde wenden (§ 17 Abs. 2 ArbSchG). Das dürfen sie allerdings nur dann tun, wenn sie zuvor eine Beschwerde an den Arbeitgeber gerichtet haben und dieser der Beschwerde nicht abgeholfen hat. Mit anderen Worten: Pflegefachpersonen dürfen in derartigen Situationen ausnahmsweise Betriebsgeheimnisse nach außen tragen – und damit ihre an sich bestehende Pflicht zur Verschwiegenheit verletzen.

Zweites Beispiel: Whistleblowing. Sehr bekannt wurde der Fall der Altenpflegerin Brigitte Heinisch, die bis vor den Europäischen Gerichtshof für Menschenrechte zog (Urteil vom 21.07.2011, Beschwerdenummer 28274/08). Die Pflegerin hatte krasse Missstände in ihrer Pflegeeinrichtung über Flugblätter nach außen getragen. Damit hatte sie Betriebsgeheimnisse verraten. Das europäische Gericht ließ das jedoch durchgehen. Es ging um schlimme Zustände in der Pflegeeinrichtung. Außerdem hatte sich die Altenpflegerin zunächst innerbetrieblich (aber erfolglos) um eine Lösung bemüht. Die Freiheit zur Meinungsäußerung rechtfertigte in diesem besonderen Fall die Offenlegung der Mängel gegenüber der Öffentlichkeit.

24.4.5 Was droht bei Verstößen?

Gerade in Krankenhäusern und Pflegeunternehmen ist die Verschwiegenheitspflicht das A und O. Wer ohne Rechtfertigung dagegen verstößt, muss mit Abmahnung und Kündigung rechnen. Außerdem drohen Schadensersatz oder Vertragsstrafe. Und nicht zuletzt kann ein Verstoß strafbar sein. In gravierenden Fällen ist sogar ein Berufsverbot denkbar.

Um all das zu vermeiden, sollten Pflegende vor allem darauf achten, dass eine Einwilligung die Weitergabe von Informationen deckt. Oder dass eine gesetzliche Regelung sie dazu ermächtigt.

In Kürze

Medizinproduktegesetz (MPG):

- Legt die Sicherheits- und Qualitätsstandards für Medizinprodukte fest (z. B. CE-Kennzeichnung, Qualitätsmanagement, Risikoklassifizierung).
- Hersteller sind dazu verpflichtet, ein umfassendes Qualitätsmanagementsystem zu implementieren und eine lückenlose Rückverfolgbarkeit zu gewährleisten.

Dokumentation:

- Eine sorgfältige, vollständige Aufzeichnung aller ärztlichen und pflegerischen Maßnahmen ist essenziell zur Sicherung der Versorgungsqualität.
- Der Datenschutz (DSGVO, BDSG) und rechtliche Aufbewahrungsfristen müssen strikt eingehalten werden.

24

- Elektronische Dokumentationssysteme bieten Vorteile in Effizienz und Datensicherheit, setzen jedoch regelmäßige Schulungen voraus.

Ehegattennotvertretungsgesetz:
- Ermöglicht nicht getrennt lebenden Ehegatten in Notfallsituationen die Gesundheitsvertretung für einen Zeitraum von bis zu sechs Monaten.
- Setzt eine ärztliche Bescheinigung der fehlenden Einwilligungsfähigkeit sowie eine klare Dokumentation voraus.
- Gilt ausschließlich für medizinische Entscheidungen, nicht jedoch für den Vermögensbereich; eine Vorsorgevollmacht bleibt ergänzend wichtig.

Schweigepflicht:
- Schutz der vertraulichen Patientendaten ist ein zentrales ethisches und rechtliches Gebot (berufs- und datenschutzrechtlich verankert).
- Unbefugte Weitergabe sensibler Informationen kann arbeits-, zivil- und strafrechtliche Konsequenzen nach sich ziehen.
- Besondere Regelungen gelten für Zeugnisverweigerungsrechte, den Umgang mit Betriebsgeheimnissen sowie Ausnahmen bei besonderen Notlagen.

Literatur

BublimedPFLEGE (o.J.) Verschwiegenheit erwünscht. https://www.bibliomed-pflege.de/sp/artikel/34264-verschwiegenheit-erwuenscht. Zugegriffen am 26.08.2024

Bundesministerium der Justiz (2023) Ehegattennotvertretungsrecht. https://www.bmj.de/DE/themen/vorsorge_betreuungsrecht/ehegattennotvertretung/ehegattennotvertretung_node.html. Zugegriffen am 26.08.2024

Bundesdatenschutzgesetz (BDSG) (2018). https://www.gesetze-im-internet.de/bdsg_2018/. Zugegriffen am 26.08.2024

Datenschutz-Grundverordnung (DSGVO) (EU) 2016/679 (2016) EUR-Lex

Deutsch E, Lippert H-D, Ratzel R, Tag B, Gassner UM (2010) Kommentar zum Medizinproduktegesetz (MPG), Bd 2. Springer, Berlin

Deutsche Interdisziplinäre Vereinigung für Intensiv- und Notfallmedizin, Sektion Ethik. (2023) Ehegattennotvertretungsrecht: Handreichung für die klinische Praxis. DIVI. https://www.divi.de/sektionen/ethik/ehegattennotvertretungsrecht. Zugegriffen am 26.08.2024

Deutscher Pflegerat e.V (o.J.) Rahmenberufsordnung für Professionell Pflegende. https://www.deutscher-pflegerat.de/. Zugegriffen am 26.08.2024

Dutzmann J, et al (2023) Ehegattennotvertretungsrecht. Eine Handreichung der Sektion Ethik der DIVI.

Infektionsschutzgesetz (IfSG) (o.J.). https://www.gesetze-im-internet.de/ifsg/. Zugegriffen am 26.08.2024

Klein M (2023) Beitrag. In: Zimmermann (Hrsg.), Vorsorgevollmacht – Betreuungsverfügung – Patientenverfügung – Ehegattennotvertretungsrecht.

Kubek V, Velten S, Eierdanz F, Blaudszun-Lahm A (2020) Digitalisierung in der Pflege. Springer, Berlin/Heidelberg

Kuchling J, Sinnecker T, Bozin I, Dörr J, Madai V, Sobesky J, Niendorf T, Paul F, Wuerfel J (2014) Ultrahochfeld-MRT im Kontext neurologischer Erkrankungen. Nervenarzt 85:445–458

Oberlandesgericht Hamm (2009) Beschluss vom 20. Januar 2009, Az. 5 Ws 24/09

Rolf H (2017) Von Fall zu Fall-Pflege im Recht: Rechtsfragen von AZ. Springer, Berlin/Heidelberg

Rollnik J, Deichsel H (2014) Dokumentation von Leistungen der therapeutisch-aktivierenden Pflege in der neurologisch-neurochirurgischen Frührehabilitation mit Hilfe des Katalogs der niedersächsischen „Arbeitsgemeinschaft neurologische Frührehabilitationspflege" (AGnFP). Die Rehabilitation 53(06):396–401

Röttger S (2024) Die Verantwortlichkeit der Ärzt:innen im Zuge des Ehegattennotvertretungsrechts. gesundheitsrecht.blog.

Schmidt S, Döbele M (2016) Psychische Erkrankungen. In Demenzbegleiter: Leitfaden für zusätzliche Betreuungskräfte in der Pflege. Springer Berlin Heidelberg, Berlin/Heidelberg, S 15–24

Sozialgesetzbuch V (SGB V) (o.J.). https://www.gesetze-im-internet.de/sgb_5/. Zugegriffen am 26.08.2024

Spielberg P, von Medizinprodukten Z (2009) Gefährliche Lücken im System. Dtsch Arztebl 106:33

Strafgesetzbuch (StGB) §203 (o.J.). https://www.gesetze-im-internet.de/stgb/__203.html. Zugegriffen am 26.08.2024

Wittmann S, Radke O, Heller A (2024) „… was nicht dokumentiert ist, ist nicht gemacht!"Dokumentation: Lästige Pflicht, aber wichtiges Beweismittel. Anaesthesiologie & Intensivmedizin 65:129–136

Serviceteil

Stichwortverzeichnis